颅咽管瘤

Craniopharyngioma

主　编　漆松涛

副主编　潘　军　陆云涛

编　者　叶春玲　张喜安　刘　忆　黄广龙　樊　俊

彭俊祥　邱炳辉　包　赟　张世超　汪潮湖

冯展鹏　毛　健　周　杰　颜小荣

人民卫生出版社

图书在版编目（CIP）数据

颅咽管瘤/漆松涛主编. —北京：人民卫生出版社，
2018

ISBN 978-7-117-26463-1

Ⅰ. ①颅… Ⅱ. ①漆… Ⅲ. ①颅咽管瘤-诊疗
Ⅳ. ①R739. 41

中国版本图书馆 CIP 数据核字（2018）第 071042 号

| 人卫智网 | www. ipmph. com | 医学教育、学术、考试、健康，
购书智慧智能综合服务平台 |
| 人卫官网 | www. pmph. com | 人卫官方资讯发布平台 |

颅 咽 管 瘤

主　　编：漆松涛

出版发行：人民卫生出版社（中继线 010-59780011）

地　　址：北京市朝阳区潘家园南里 19 号

邮　　编：100021

E - mail：pmph @ pmph. com

购书热线：010-59787592　010-59787584　010-65264830

印　　刷：北京顶佳世纪印刷有限公司

经　　销：新华书店

开　　本：889×1194　1/16　印张：27

字　　数：798 千字

版　　次：2018 年 5 月第 1 版　2018 年 5 月第 1 版第 1 次印刷

标准书号：ISBN 978-7-117-26463-1/R·26464

定　　价：298. 00 元

打击盗版举报电话：010-59787491　E-mail：WQ @ pmph. com

（凡属印装质量问题请与本社市场营销中心联系退换）

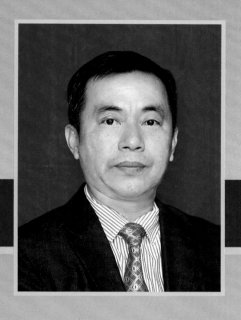

主编简介

漆松涛 江西宜丰人,教授,主任医师,博士生导师,享受国务院特殊津贴。现任南方医科大学南方医院神经外科主任、神经外科研究所所长、南方医院大外科主任。

现为中华医学会神经外科分会副主任委员、全国小儿神经外科学组组长、广东省神经外科学会主任委员、中国计算机辅助神经外科分会副主委、国家自然科学基金评审专家、美国外科学院院士;为《Neruosurgery 中文版》《WebmedCentral》《中华神经外科杂志》等十几家中外医学杂志副主编和编委;荣获广东省首届名医,获第12届丁颖科技奖"中国名医百强榜"等称号。

在颅底、鞍区与松果体区等深部肿瘤的手术治疗方面具有很高的造诣,在国际、国内享有重要发言权,是中国极少有对国际医疗有原创性贡献的专家。承担国家和省部级课题20余项,获得省部级奖励12次,发表文章350余篇,其中SCI论文100余篇,出版中文专著3部,英文专著1部。

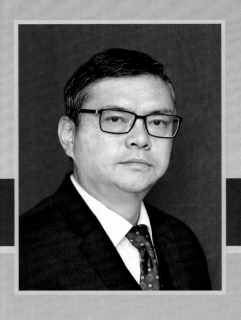

副主编简介

潘军 博士、主任医师,副教授,硕士研究生导师。现任南方医科大学南方医院神经外科副主任,颅底鞍区及内镜专业组组长。

从事神经外科医、教、研工作 26 年。主要从事鞍区肿瘤的临床及基础研究,擅长垂体腺瘤、颅咽管瘤、鞍区脑膜瘤等鞍区疾病显微外科及内镜经鼻微创手术治疗,对鞍区疾病内分泌紊乱的处理积累了丰富的经验,鞍区颅底手术量 200 ~ 250 台次/年。近 5 年作为第一作者或通讯作者发表 SCI 论文 10 余篇,出版英文专著 1 部,承担多项国家及广东省科研课题,获广东省科技进步一等奖一项。

中华医学会神经外科学分会第六届青年委员、垂体瘤协作组委员;中国医师协会脑胶质瘤专业委员会手术及相关技术委员会委员;广东省医学会神经外科学分会委员,鞍区颅底学组副组长;广东省抗癌协会常委。

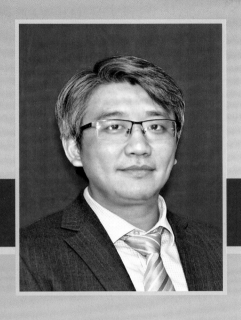

副主编简介

　　陆云涛 博士,副教授,硕士生导师,南方医院神经外科副主任医师。毕业于第一军医大学,加拿大多伦多大学脑肿瘤研究中心博士后,美国克利夫兰医院神经外科访问学者。

　　自2014年开始在南方医院负责神经脊髓脊柱专业组的临床工作,结合了神经外科显微操作和脊柱生物力学稳定内固定的外科技术,现已全面开展包括枕骨大孔区(延颈髓)到骶尾部(腰骶髓)等各类神经脊髓脊柱疾病的相关手术。

　　目前担任中国医师协会神经外科分会脊髓脊柱专业组委员,中国研究型医院脊髓脊柱专业委员会委员,中国神经脊柱学会理事,中国医师协会胶质瘤委员会青年委员,中国医师协会神经外科分会英语教育和对外交流委员会委员,中国康复医学会神经再生审委员会委员,广东省医学会神经外科分会脊髓脊柱学组组长,广东省医学会神经外科青年委员会副主任委员。

　　受聘为《中华神经外科杂志(英文版)》、南方医科大学学报编委,《中国临床解剖学杂志》青年编委,《Journal of hematology and oncology》《Oncotarget》和《Oncogene》等杂志审稿专家。近5年以第一作者或通讯作者发表SCI文章11篇,承担国家自然科学基金项目2项,其他省部级课题5项。

颅咽管瘤

近来,本人在翻阅国内外杂志时,不时看到漆松涛教授及其团队发表的有关颅咽管瘤的论文。今春伊始,漆教授来电和托人捎来其大作《颅咽管瘤》,并要求写序。实话说,这任务不轻松,因为颅咽管瘤诊断和治疗不仅在学界是难题,而且长期以来争论不休。可是,静心细想,在当今我国神经外科界,像漆教授这种青年学者型医生为数不多,应该支持。因此,不敢怠慢,匆忙以本人平时的读书心得和对漆教授及其团队所写大作的理解,写下一短文,权当做序。

虽然颅咽管瘤在 1932 年被 Cushing 命名,但是它早在尸解(Zenker,1851)和病理学分类(Saver,1902)中提及,甚至 1909 年 Halstead 报道经蝶入路切除 1 例颅咽管瘤。因此,可以说颅咽管瘤被认识已有 100 年历史。在这百年中,颅咽管瘤的诊断和治疗、临床和基础研究取得很大进步。可是,同很多脑瘤一样,它的治疗没有取得突破性进展,因为迄今颅咽管瘤还不能完全根治,还是我们面临的巨大挑战。

在 CT/MRI 应用以及激素替代治疗出现以前,由于受当时科学技术发展地限制,颅咽管瘤的诊治疗效不佳,围术期死亡率高达 25%～80%,肿瘤全切除率<50%(Barkhoudarian,2013)。Castro-Dufourng(2017)收集 1921—1973 年法国文献报道的 65 例颅咽管瘤病例,病人年龄 6.5～60.0 岁,男女分别为 38 例和 29 例,除 1 例经蝶入路手术,其余均行开颅手术。肿瘤肉眼全切除、部分切除和姑息治疗(囊液抽吸或开颅减压)分别为 41%、49% 和 10%。随访 0～48 年,随访时间超过 1 年者占 42.7%。结果:手术总死亡率 12.7%,其中肿瘤累及脑室者死亡率 50%;良好率 52.4%,严重病残 35%,其中肿瘤累及脑室或肉眼全切者的病残率分别为 46.2% 和 44.0%,姑息和部分切除者最终仍死亡。

CT/MRI 的应用使颅咽管瘤的诊断步上了一个新台阶,它们不仅能准确定位肿瘤,而且可显示肿瘤的生长方向、周围受累的神经、血管结构,为手术入路选择、疗效判断提供依据。加上精心的围术期(激素、水电解质等)处置、手术显微镜/内镜技术的应用及常规放疗/放射外科的应用,使现代医学治疗颅咽管瘤的疗效显著提高。大组病例报道,显微外科手术肿瘤全切除率达 80%～90%,手术死亡率 0%～3.9%,复发率 13%～17%(Buchfelder,2012)。肿瘤囊内注药,囊肿全部或部分缩小达 71%～88%。单独放疗 10 年肿瘤复发率≤23%(Karavitaki,2006)。近来,经颅和经蝶肿瘤全切除率分别达到 90.7% 和 85.6%(Jeswani,2016)。可是,由于上述报道多是回顾性研究,缺乏高级别循证医学证据。因此,究竟单纯外科、外科+放疗、囊肿穿刺注药以及放射外科等治疗方法哪一种更好,长期以来一直有争论。鉴于颅咽管瘤绝大多数为良性的,经适当治疗后病人 10 年平均生存率可达 85%～93%(Mortina 2013)。长期随访资料显示,远期并发症如视力视野障碍、垂体-下视丘功能低下,神经行为和认知功能障碍等严重影响病人生存质量。这些并发症与下列因素有关:外科手术损伤(特别是多次手术)、放射损伤(特别是多次放疗)、肿瘤大、年龄(<15岁)等(Yano,2016)。因此,在当今精准医学时代,有识之士多主张应根据每个病人的情况,如年龄、身体一般状况、影像学表现和医院、医生的条件、经验,设计个体化的治疗方案:①适合外科手术者,首选在安全前提下,争取肿瘤全切除。这是根治肿瘤的方法。可是必须指出,不论是术者、术中或术后的MRI检查均不十分准确,CT更不可靠。研究发现,术中认为"全切"者,术后10年内仍有≤62%的复发率(Karavitaki,2014)。因此,对初步判断"全切"者,术后要密切随访MRI,一旦发现残留或复发,应酌情再次手术或进行放疗或放射外科治疗。而外科手术可酌情采用开颅或经鼻蝶入路,应用显微镜或内镜技术,但须知它们各有其适应证,是互补的。②外科手术不能全切除者,术后应酌情放疗或行放射外科治疗,后两者可减少或延缓肿瘤复发。应注意放射剂量的控制,特别对小儿患者,注意减少放射性近、远期损伤和致瘤副作用。③放射外科(伽马刀、射波刀)适用小瘤、边界清晰、实质性复发瘤。④不适合上述3种治疗方法者,可选用囊内注药或放射物质(如^{32}I、^{90}Ir等)或全身用药。近来颅咽管瘤分子生物学研究发现,超过90%的釉质型和乳头型颅咽管瘤分别有 *CTNNB1* 和 *BRAF V600 E* 基因突变。美国Brastianos(2016)报道1例多次复发的颅咽管瘤,应用BRAF/MER抑制剂,肿瘤体积缩小85%,再经蝶内镜切除肿瘤并进行放疗,迄今病人无症状生存>18个月。为此,他们开展了临床Ⅱ期研究。

在我国,很多医院开展颅咽管瘤的诊治和研究工作,但像漆松涛教授团队那样对其展开深入研究的并不多。他们在近20年时间内,收集了500多例外科手术治疗的资料,结合自己的经验,总结成书。该书观点明确,认为颅咽管瘤的治疗首选外科手术,根据肿瘤分型,采用不同手术入路。全组病人肿瘤全切除率达90%以上,手术死亡率1%,达到国际一流水平。对不全切除者也主张术后辅以放疗等非外科方法。他选送"鞍上结节漏斗型颅咽管瘤(Type T)"给我看。有经验的神经外科医生都清楚,这型颅咽管瘤是所有颅咽管瘤手术中难度最大的,是显示外科医生水准的手术,因为它既考验外科医生的手术技巧,又考验外科医生的思考和判断能力。正如作者所说"在制订手术策略时,神经外科医生面临尴尬的境地,即如何在尽最大可能切除肿瘤、减少复发与避免严重下丘脑反应之间进行平衡"。我认为还应加上一句话"在术中游离肿瘤包膜与下丘脑时,神经外科医生更面临尴尬的境地,即如何确认'胶质增生带'和分离程度,以求最大安全与最大切除间的平衡"。当然这不仅要求外科医生有知识和智慧,更要求其有实践经验,作者在这方面做了详尽地描述,这也是本书的特色之一。总之,本书图文并茂,内容翔实,不失为一本有用的神经外科参考书。

中国工程院院士

华山医院神经外科教授

2017-4-10

颅咽管瘤（craniopharyngioma）属鞍区良性肿瘤，是儿童最常见的先天性肿瘤，占鞍区肿瘤的首位。成人颅咽管瘤占蝶鞍区肿瘤的20%。颅咽管瘤有两个发病高峰：5~15岁和40~60岁，从婴儿到80岁均可发病，男性较女性多见。

由于颅咽管瘤位置深在，毗邻重要结构，全切除困难，临床多辅以放、化疗等治疗。颅咽管瘤组织学属于良性肿瘤，但是治疗效果欠佳。近百年前，Harvey Cushing 曾认为，颅咽管瘤是令神经外科医师十分尴尬的疾病，为此值得神经外科医师付出更多地努力。

漆松涛教授及其团队在近20年的临床与基础研究中取得了对颅咽管瘤较为系统地认识与经验。继他的英文版《cramiopharyugioma》出版后，专著《颅咽管瘤》即将由人民卫生出版社出版。相信该书的出版一定会对提高我国颅咽管瘤的外科治疗起到重要的推动作用。

作者书中介绍的病例数量多、疗效好，并结合临床问题做了大量的解剖和基础研究。漆松涛教授认为，以前较为广泛采用的颅咽管瘤分类大致可分为：①以影像学表现及作者临床经验总结肿瘤占位性分型，重点关注肿瘤与下丘脑的关系；②以视交叉、垂体柄等结构为相对关系分型，重点关注手术间隙。这些分型缺乏坚实的解剖研究支持，故出现了与胚胎学观点相悖的分型——"Ⅲ脑室内型"。漆松涛教授在本书中将颅咽管瘤以 Q、S、T 分型；Q、S、T 分型不但有大量的病例支持，而且有充分的解剖根据。这种分型以肿瘤起源为基础，结合膜性结构对肿瘤生长方式的影响，符合胚胎学观点。临床应用结果显示，这种分型不仅能全面反映颅咽管瘤临床特点、有利于外科方法选择；还能预测治疗难度和预后。国内外文献认为，这是一种针对颅咽管瘤的原创且有影响力的分型，也引起了 Pascual 等专家地关注与引用，并撰写综述评价，是我国在颅咽管瘤临床和基础研究领域具有国际影响的工作。

作者在本书中不仅系统全面地介绍了颅咽管瘤的临床治疗经验，还阐述了颅咽管瘤相关解剖及基础研究成果，使颅咽管瘤病人经过神经外科医生手术治疗获得较好的疗效。著作中图片精美，均为作者团队绘制而成,为本书增色不少。

相信本书的出版将给颅咽管瘤的诊断和治疗带来全新的经验。

赵继宗

中国科学院院士

国家神经系统疾病临床研究中心主任

首都医科大学附属北京天坛医院神经外科学系主任、教授

2017 年 5 月 19 日

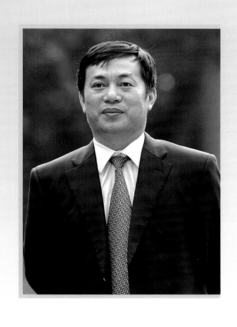

20 世纪 30 年代，神经外科巨匠 Harvey Cushing 曾论述道："The craniopharyngioma is the most buffering problem to the neuro-surgeon."（颅咽管瘤是最使神经外科医生尴尬的疾病。）近一个世纪过去，这句著名的论述仍被经常运用，说明颅咽管瘤的治疗依旧困难，是困扰医、患双方的重要疾病。

近 10 余年来，许多有关脑肿瘤发生的流行分布的文章表明，颅咽管瘤占颅内肿瘤的 6% ~9%，占儿童鞍区肿瘤的 54%，人群发生率为每年 1.3/百万。这些数据表明，颅咽管瘤不但不是罕见肿瘤，而且是一种儿童最为常见的颅内肿瘤。

正是这种常见的来源于胚胎残余上皮组织的良性肿瘤，由于其手术治疗困难，不少国家、地区的医院将放疗、立体定向放射外科治疗、内照射治疗以及化疗等治疗恶性肿瘤的方法用于治疗颅咽管瘤。即使这样，颅咽管瘤仍然呈现出复发率高、生存质量低下、无瘤长期生存率低的状态，使颅咽管瘤成为唯一被冠以呈恶性结果的颅内良性肿瘤。

手术是治疗颅咽管瘤的主要方法，也可以说颅咽管瘤是严格意义上的外科疾病，手术是治愈颅咽管瘤的唯一方法。近半个世纪以来，随着显微外科技术的发展与应用，积极的外科切除为主要外科中心和成熟的神经外科医生所接受，外科技术也有了长足的进步，不少文章报道全切除率已达 80% 以上。但是，由于颅咽管瘤位置深在且毗邻重要结构，造成其手术困难和围术期风险度高，这些成为颅咽管瘤治疗中面临着的主要问题。许多外科巨匠如 Pascaod、yasigil、Kassam 等，不但进行了大量的临床实践工作，也发表了许多重要的文献，为合理选择外科手术入路和提高外科治疗水平，提出了不少有重要影响的外科分型。这些分型可能在临床和文献中均有应用，但由于他们只是根据肿瘤占据的解剖空间或与三脑室的位置关系的纯影像学分类，对经验不足的神经外科医生来说，通过这些分型难以真正地理解颅咽管瘤的起源，特别是与下丘脑重要组织结构的真正关系，导致其学习曲线的延长，如三脑室内外型和三脑室内型。严格意义上来说，像三脑室内型这样的分型，会导致神经外科医生认为，相当部分的颅咽管瘤的手术切除难以避免会触碰或损伤下丘脑组织,因而得出了这部分病例无法实现肿瘤全切除的结论,这也是为什么多种放疗和化疗方法被如此广泛地用以治疗颅咽管瘤的原因。

我们的治疗团队自 1998 年以来,采取积极或"近激进"的根治性手术治疗原则,手术病例已超过500 例次。我们经过了注重肿瘤占据的解剖部位的阶段,而后转为更加注重肿瘤的起源及其生长过程中周边重要结构相互影响的阶段,关注重心的变化为外科手术的结果带来了非常好的、戏剧性的变化。据此,我们提出了以肿瘤起源为根据,兼顾解剖部位的新的颅咽管瘤分型方法。

巨大的外科技术和治疗方法上的进步,必然是解剖知识重新认识和正确应用的结果。我们在鞍区:垂体、垂体柄、下丘脑底部的解剖研究成果是我们从事鞍区疾病外科工作的基础,也是这本书的明显特色。这样庞大的临床与实验室工作绝不仅是书中已署名的这些作者所能完成的,他们还包括在我们单位学习工作过的研究生、进修医生、实验室的工作人员以及我办公室的秘书们,在这里一并对他们致以衷心地感谢。

颅咽管瘤的复杂、其围术期治疗的困难以及长期内分泌替代治疗等各方面均要求从业人员要有更大的耐心,感恩之心和怜悯之心。以上这些并不只是对我个人的要求,它们已成为我们整个团队的作风。我相信这种素质的培养不但会使我们的病友受益,也会让我们的生活充满祥和的春风。

谨以此书献给选择我们为其治疗的病友与家属,还有为我们默默奉献的家人。

漆松涛

于 2016 年 1 月 12 日广州

第一部分 总 论

第二部分　颅咽管瘤相关的解剖和手术入路选择

第三部分　颅咽管瘤的外科治疗

第四部分 颅咽管瘤的内分泌评价及随访

第五部分　儿童颅咽管瘤的临床表现及手术治疗

第六部分　颅咽管瘤典型病例

附　录

网络增值服务

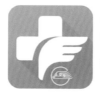

人卫临床助手
中国临床决策辅助系统
Chinese Clinical Decision Assistant System

扫描二维码，
免费下载

第一部分

总 论

颅咽管瘤

第1章　颅咽管瘤概述

第一节　历史及流行病学资料

一、历史和命名

1857 年，Zenke 首先描述了位于垂体远侧部和结节部可见有鳞状上皮组织的肿物；1860 年，Luschka 对腺垂体鳞状上皮细胞进行了广泛研究，然而这些发现并没有得到学术界的充分重视，而且在其后几十年间仍然被忽略。直到 1902 年，Saxer 报道了含有这种细胞的肿瘤，限于当时的认识水平，尚无法给该类肿瘤以准确的命名。1904 年，Erdheim 通过对腺垂体鳞状上皮的系统研究，认为它们仅仅存在于成年患者的垂体腺中，通常位于漏斗的前表面，呈现大小、形状和数量各异的岛样分布。由于这种肿物通常会包含有一些小囊，且类似于未命名的垂体来源的肿瘤，故当时认为它们可能具有相同起源，并予以命名为"垂体管肿瘤(或囊肿)"。有趣的是，他在退化的颅咽管通路上并没有发现有细胞的残迹。颅咽管(拉克囊)是由 Von Mihalkovitcs 发现的，他的理论认为腺垂体的发生伴随有腺体向前和向上方的旋转，并插入颅内，而其通路上可能会存在一些残余的颅咽管细胞。其后 Duffy、Kiyono 和 Carmichael 等也均报道了关于在颅咽管通路上聚集的残余细胞的发现。

颅咽管瘤的手术治疗，可以追溯到 1910 年，St. Luke's hospital（Chicago，IL）的 Halstead 医生（Dr. AE Halstead）为一位具有垂体性生长相关症状，但并非肢端肥大症的病人进行了手术治疗。在其后，随着垂体胚胎发生学的研究，不同的名词被用来描述该种肿瘤，包括垂体管、颅咽管（或者拉克囊）肿瘤、鞍上或者颅颊囊肿、鞍上表皮样囊肿和釉质上皮瘤等等。直到 1932 年，Cushing 提出了"颅咽管瘤"这个名词，对于这一新名词，Cushing 是这样描述的，"This admittedly somewhat cumbersome term has been employed for want of something more brief to include the kaleidoscopic（千变万化的，笔者注）tumors, solid and cystic, which take their origin from epithelial rests ascribable to an imperfect closure of the hypophyseal or craniopharyngeal duct"。同年，Susman 在儿童垂体腺中发现了造釉上皮细胞。此后，"颅咽管瘤"这一名称被广泛采用并沿用至今。近期发现，以往认为的混合性颅咽管瘤可能并不存在。

二、流行病学和人口分布

目前认为颅咽管瘤是由外胚叶形成的颅咽管残余上皮细胞发展起来的一种常见的胚胎残余组织肿瘤，为颅内最常见的先天性肿瘤。发病率占原发性颅内肿瘤的 2% ~ 5%,好发于鞍区垂体窝、鞍上池和第三脑室;占儿童鞍区肿瘤的 50%、占儿童颅内肿瘤的 12% ~ 13%;在鞍区肿瘤中占第二位,略低于垂体瘤的发病率。好发于年龄 20岁以下的人群,30 ~ 60 岁为第二发病高峰(图 1-1)。美国每年新发病例 300 余例,无种族差异(表 1-1,表 1-2)。个别西方国家脑肿瘤注册机构资料显示,该病人群发病率约为每年 0.14/10 万,而亚洲与非洲发病率略高于西方国家。国内尚缺乏颅咽管瘤病人普通人群中的流行病学资料。

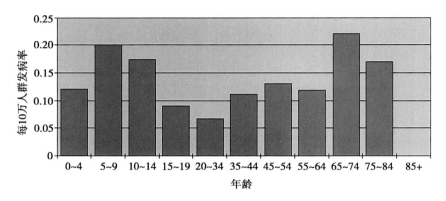

图 1-1   全美中央脑肿瘤注册部(CBTRUS)颅咽管瘤年龄发病率(1990—1993)
(引自:Bunin GR1,Surawicz TS,Witman PA,er al. The descriptive epidemiology of craniopharyngioma,Neurosurgical Focus,1997,3(6):e1.)

表 1-1   全美不同性别、种族颅咽管瘤年发病率

美国中央脑肿瘤注册部(1990—1993)			洛杉矶脑肿瘤注册部(LAC)(1972—1995)			
	例数	发病率*			例数	发病率*
全部	135	0.13	全部		221	
男性	68	0.13	男性		118	0.13
女性	67	0.12	女性		103	0.11
白种人	109	0.12	男性	白人	62	0.14
黑种人	11	0.13		黑人	12	0.12
			女性	白人	59	0.11
				黑人	11	0.10

* 每 10 万人口年发病率

表 1-2   全美儿童颅咽管瘤不同年龄段年平均发病率

年龄分组	CBTRUS(全美)		GDVPTR(美国东部)		LAC(洛杉矶)			
					男		女	
	病例数	发病率	病例数	发病率	病例数	发病率	病例数	发病率
0 ~ 4	10	0.12	15	0.13	10	0.12	4	0.05
5 ~ 9	16	0.20	34	0.27	15	0.20	7	0.10
10 ~ 14	14	0.17	18	0.13	13	0.18	9	0.13

颅咽管瘤经常以一种不规则的生长方式来表现,尽管其组织学上表现呈良性,但其可能与周边重要的结构以粘连、卵榫等方式生长,即使能成功的手术,也极易造成下丘脑-垂体柄-垂体轴的损害,从而伴随一系列内分泌功能障碍,造成了很大的医疗和社会问题。Rutka 曾说过“可能没有任何一种其他脑内原发肿瘤像颅咽管瘤这样,能带来如此多的精神、心理和医疗方面的争议”。

虽然颅咽管瘤被划分为鞍区肿瘤,但实际上可以出现在中枢神经系统多个解剖部位,甚至是鼻咽部。目前,对于其预测危险因素(例如人种、环境和射线等)均没有明确的答案。几乎所有的文献资料均证实颅咽管瘤没有明显的性别倾向性,而家族性遗传病例的报告也非常罕见,文献中有同胞姐妹及母女共患此病的报道,但目前没有明确的证据能证实颅咽管瘤与家族性遗传的相关性。

虽然颅咽管瘤总发病例数有限,但根据亚洲和非洲的统计数据显示,颅咽管瘤在东方国家发病率略高于西方国家。中国 2587 例颅咽管瘤的年龄分布中,0～10 岁 586 例,占 22.7%;11～20 岁 778 例,占 30.1%。胎儿及新生儿期被诊断为颅咽管瘤的报道也屡见不鲜。约 70% 的病变可同时累及鞍上和鞍内,其余 20% 为鞍上,10% 为鞍内;25% 可伸展到颅前窝、颅中窝、颅后窝,文献中也有单独发生于桥脑小脑区、颞叶实质、胼胝体甚至松果体区颅咽管瘤的报道。对于颅咽管瘤的人群发病率目前了解不多,部分是因为这是一类介于良恶性之间的肿瘤,另一个原因可能是这是一种发病率很低的肿瘤。Bunin GR 统计全美 1990—1993 年间 135 例患者年人群发病率为 0.13/10 万(图 1-1),而儿童人群发病率略高于全年龄组,在 5～9 岁以及 10～14 岁儿童中的发病率为每年 0.18～0.20/10 万(图 1-2)。

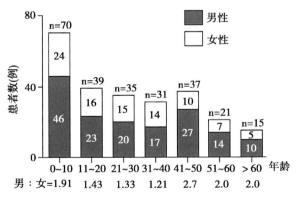

图 1-2　颅咽管瘤和年龄的相关性分布

0～10 岁组有 70 例,占所有 248 例的 28.2%,是最常见的发病年龄;11～20 岁 39 例(15.7%)、21～30 岁 35 例(14.1%)、31～40 岁 31 例(12.5%)、41～50 岁 37 例(14.9%)、51～60 岁 21 例(8.5%)和>60 岁 15 例(6.1%)。我们的结果提示,颅咽管瘤发病具有明显的年龄趋势。此外,在性别上也略有趋势,男/女发病比例在不同的组群中波动在 1.21 到 2.70 之间

三、临床表现

颅咽管瘤的临床表现主要是由于肿瘤对于鞍区周边重要结构的压迫引起的,包括视路、下丘脑、垂体柄、脑室系统,以及垂体腺。其造成的各种症状的严重程度,和肿瘤的位置、大小,以及肿瘤潜在生长密切相关。有文献报道显示,病人从出现症状到就诊的时间为 1 周～372 个月。最常见的就诊原因包括头痛、恶心/呕吐、视力障碍,生长迟滞(儿童)和性功能减退(成人)。其他的内分泌表现如表 1-3 所示。视野缺损也是另外一个常见的就诊原因,其主要表现为双颞侧偏盲(发生率高达 49%)。值得注意的是,其症状可能会暂时性好转,原因是由于囊肿自发性破裂,囊液排入脑室内等。还有些其他少发的症状,例如运动障碍(包括轻偏瘫或单侧肢体瘫)、抽搐、精神症状、情绪不稳定、幻觉、偏执、自主功能障碍,以及青春期早熟、抗利尿激素分泌不当综合征、自发性肿瘤囊腔破裂造成的化学性脑膜炎、听力丧失、嗅觉丧失、鼻腔填塞、鼻出血、畏光、消瘦、Weber's 综合征(由于中脑梗死造成的同侧Ⅲ麻痹伴随对侧偏瘫)和 Wallenberg 综合征(症状由于小脑后下动脉受压梗阻引起)等。

颅咽管瘤患者在就诊时,下丘脑-垂体功能可能已经存在问题,不同分型的肿瘤对下丘脑-垂体功能的损害程度不同。Van Effenterre 对 122 例病人进行检查,发现有 85% 有着 1～3 种激素轴功能损害(缺乏)。文献中对颅咽管瘤导致的内分泌紊乱,特别是垂体激素轴功能损害报道不一,而且不同的病例组可能采用了不同的测试方法和诊断标准,通过对多项研究结果的总结显示:生长激素(growth hormone,GH)缺乏占 35%～95%;卵泡刺激素(follicle stimulating hormone,FSH)/黄体生成素(luteinizing hormone,LH)缺乏占 38%～82%,促皮质激素(adrenocorticotrophic hormone,ACTH)缺乏占 21%～62%,促甲状腺激素(thyroid-stimulating hormone,TSH)缺乏占 21%～42%,而尿崩症(diabetes insipidus,DI)为 6%～38%(表 1-3)。Karavitaki 等认为,在很多研究中 GH 缺乏的发生率被高估了,其真实的发生率并没有报道的那么高,可能的原因是病人的选择偏差,特别是成年人,因为往往出现了症状的病人才会被检测和评估。

表1-3　文献中儿童和成人颅咽管瘤中内分泌激素缺乏以及高泌乳素血症的情况

文献编号	病例数	年龄(岁)	内分泌功能障碍					
			GH轴(%)	FSH/LH轴(%)	ACTH轴(%)	TSH轴(%)	高泌乳素血症(%)	尿崩(%)
55	42	儿童(≤17.2)	13/18(72)	3/8(38)	4/17(24)	7/29(24)		4/24(17)
48	74	38(<18)			18/74(24)	31/74(42)		8/74(12)
56	61	儿童(<21)	12/34(35)		7/34(21)	7/34(21)		8/34(23)
57	35	13(<19)	27/35(77)	27/33(82)	12/35(34)	13/35(37)	7/29(24)	13/35(38)
58	75	儿童(<16.3)	13/15(87)	3/6(50)	16/50(32)	20/62(32)	12/37(32)	22/75(29)
59	143	30(<16)	59/82,儿童17/23(74)	96/143(77),儿童10/11(91)[a]	45/143(32),儿童8/30(27)	35/143(25),儿童6/30(20)	59/143(41),儿童5/30(17)	23/143(16),儿童3/30(10)
60	18	未明确	7/18(39)	10/18(56)	9/18(50)	7/18(39)	6/18(33)	1/18(6)
54	121	42(<16)	21/22(95)儿童15/15(100)	40/54(74)[b]	40/65(62),儿童15/22(68)	29/81(36),儿童7/28(25)	24/44(55)[b]	19/104(18),儿童7/32(22)
发生率(%)			35~100	38~91	21~68	20~42	17~55	6~38

注:不同研究中使用的检测方法及判断标准可能存在差异。[a]青春期前儿童被排除;[b]仅成年人被检测

也有文献报道认为,在不同年龄组其症状的发生率是不同的:在儿童病人中颅内压增高是最常见的表现;性功能障碍常常发生在青春期及更年长的病人中;而在青年和中年成人中,视野缺损、垂体功能障碍最为常见;对于老年病人,精神系统改变常常发生。从笔者的大宗病例经验看,在成人发生的鳞状乳头型颅咽管瘤中精神障碍更为多见。一系列针对儿童和成人病人的调查显示,头痛、恶心/呕吐、视乳头水肿和颅神经麻痹更常见于儿童,这很可能是由于儿童病人中脑积水的高发生率引起。而除此之外,儿童和成人间在临床表现、症状持续时间和内分泌障碍发生率方面没有差别。Karavitaki 等也认为,这些临床表现相关的数据应该被谨慎解读,因为他们都是从一些回顾性研究中提取的,而并非基于特异的系统化问卷调查的结果。

以南方医院神经外科从 1996 年 1 月到 2010 年 12 月收治的 226 例原发颅咽管瘤病人来分析,颅咽管瘤的临床表现更多地与肿瘤的生长方式有关,根据肿瘤起源部位和肿瘤与鞍上蛛网膜结构的形态学关系,我们把颅咽管瘤分为鞍膈下型(Q型)、鞍上蛛网膜池内型(S 型)和鞍上结节漏斗型

(T 型)。在这三种类型中,头痛的发生率分别为 43.7%、30.4% 和 66.9%;视路症状的发生率分别为 88.7%、76.1% 和 45.8%;垂体功能低下的发生率分别为 87.1%、76.1% 和 83.6%,其中全垂体功能低下的发生率分别为 38.7%、8.7% 和 20.0%;尿崩症的发生率分别为 41.9%、13.0% 和 12.8%。通常来讲,垂体功能低下的发生率在术后还将进一步增高,特别是术后短期尿崩症在全切除术后的发生率几乎接近 100%。由于成人和儿童在肿瘤生长方式方面存在显著差异,因此颅咽管瘤的临床表现在成人和儿童患者也存在显著差异。总体来讲,儿童多以视力障碍、生长发育迟缓就诊,虽然视力下降为主诉的比例不高,但通过严格的眼科学检查发现儿童视路症状发生率明显高于成人,主要的原因是儿童巨大鞍膈下颅咽管瘤占所有儿童病例近一半,另外也与儿童鞍上颅咽管瘤更多地伴有脑积水相关;而成人多以头痛、性功能障碍入院,另外成人精神障碍发生率也明显高于儿童病例,可能的原因为成人鳞状乳头型颅咽管瘤精神障碍发生率显著高于成釉细胞型颅咽管瘤。此外,儿童患者肿瘤常常巨大,因此常常出现颅神经功能障碍、步态不稳、癫痫等症状。

参 考 文 献

1. Raimondi AJ, Rougerie J. A critical review of personal experiences with craniopharyngioma: clinical history, surgical technique and operative results. 1983. Pediatr Neurosurg, 1994, 21(2): 134-150; discussion 151-134.

2. H LD. Gehirnhang und die Steissdruese des Menschen. Berlin. G. Reimer, 1860.

3. Hirsch O. Hypophyseal duct tumors (craniopharyngiomas) versus adamantinomas. J Neuropathol Exp Neurol, 1958, 17(2): 305-314.

4. Saxer F. Ein Beitrag zur Kenntniss der Dermoide und Teratome. Ziegler's Beitr, 1902.

5. J E. Über hypophysengangsgeschwulste und hirmcholesteatome. Sitzungsb Kais Akad Wissen Math Naturw Klin 1904, 113: 537-726.

6. Cushing H. The craniopharyngioma. Intralcranial tumors. London: Bailliere, 1932: 93-98.

7. Susman W. Embryonic epithelial rests in the pituitary. British Journal of Surgery, 1932, 19(76): 571-576.

8. Liu Y, Wang CH, Li DL, et al. TREM-1 expression in craniopharyngioma and Rathke's cleft cyst: its possible implication for controversial pathology. Oncotarget, 2016, 7(31): 50564-50574.

9. Parisi JE MH, Nonglial tumors. In: Nelson JS, Parisi JE, Schochet Jr SS, eds. Principles and practice of neuropathology. 1st ed. St. Louis, MO: Mosby, 1993: 203-266.

10. Bunin GR, Surawicz TS, Witman PA, et al. The descriptive epidemiology of craniopharyngioma. J Neurosurg, 1998, 89(4): 547-551.

11. Rutka JT. Craniopharyngioma. J Neurosurg, 2002, 97(1): 1-2; discussion 2.

12. Schoenberg BS, Schoenberg DG, Christine BW, et al. The epidemiology of primary intracranial neoplasms of childhood. A population study. Mayo Clin Proc, 1976, 51(1): 51-56.

13. Boch AL, van Effenterre R, Kujas M. Craniopharyngiomas in two consanguineous siblings: case report. Neurosurgery, 1997, 41(5): 1185-1187.

14. Green AL, Yeh JS, Dias PS. Craniopharyngioma in a mother and daughter. Acta Neurochir (Wien), 2002, 144(4): 403-404.

15. Haupt R, Magnani C, Pavanello M, et al. Epidemiological aspects of craniopharyngioma. J Pediatr Endocrinol Metab, 2006, 19 Suppl 1: 289-293.

16. Bunin GR, Surawicz TS, Witman PA, et al. The descrip-

17. Petito CK, DeGirolami U, Earle KM. Craniopharyngiomas: a clinical and pathological review. Cancer, 1976, 37(4): 1944-1952.

18. Weiner HL, Wisoff JH, Rosenberg ME, et al. Craniopharyngiomas: a clinicopathological analysis of factors predictive of recurrence and functional outcome. Neurosurgery, 1994, 35(6): 1001-1010; discussion 1010-1001.

19. Baskin DS, Wilson CB. Surgical management of craniopharyngiomas. A review of 74 cases. J Neurosurg, 1986, 65(1): 22-27.

20. Hoffman HJ, De Silva M, Humphreys RP, et al. Aggressive surgical management of craniopharyngiomas in children. J Neurosurg, 1992, 76(1): 47-52.

21. Duff J, Meyer FB, Ilstrup DM, et al. Long-term outcomes for surgically resected craniopharyngiomas. Neurosurgery, 2000, 46(2): 291-302; discussion 302-295.

22. Love JG, Marshall TM. Craniopharyngiomas. Surg Gynecol Obstet, 1950, 90(5): 591-601.

23. Pan J, Qi S, Liu Y, et al. Growth patterns of craniopharyngiomas: clinical analysis of 226 patients. J Neurosurg Pediatr, 2016, 17(4): 418-433.

24. Bao Y, Qiu B, Qi S, et al. Influence of previous treatments on repeat surgery for recurrent craniopharyngiomas in children. Childs Nerv Syst, 2016, 32(3): 485-491.

25. Chen C, Okera S, Davies PE, et al. Craniopharyngioma: a review of long-term visual outcome. Clin Exp Ophthalmol, 2003, 31(3): 220-228.

26. Van Effenterre R, Boch AL. Craniopharyngioma in adults and children: a study of 122 surgical cases. J Neurosurg, 2002, 97(1): 3-11.

27. Karavitaki N, Brufani C, Warner JT, et al. Craniopharyngiomas in children and adults: systematic analysis of 121 cases with long-term follow-up. Clin Endocrinol (Oxf), 2005, 62(4): 397-409.

28. Banna M, Hoare RD, Stanley P, et al. Craniopharyngioma in children. J Pediatr, 1973, 83(5): 781-785.

29. Gonzales-Portillo G, Tomita T. The syndrome of inappropriate secretion of antidiuretic hormone: an unusual presentation for childhood craniopharyngioma: report of three cases. Neurosurgery, 1998, 42(4): 917-921; discussion 921-912.

30. Qi S, Lu Y, Pan J, et al. Anatomic relations of the arachnoidea around the pituitary stalk: relevance for surgical removal of craniopharyngiomas. Acta Neurochir (Wien), 2011, 153(4): 785-796.

31. Qi S, Pan J, Lu Y, et al. The impact of the site of origin and rate of tumour growth on clinical outcome in children

with craniopharyngiomas. Clin Endocrinol（Oxf），2012，76（1）:103-110.

第二节　颅咽管瘤的影像学表现及鉴别诊断

一、概述

目前认为颅咽管瘤来源于胚胎 Rathke 囊的残余上皮细胞,病理学属于良性上皮来源肿瘤。胚胎拉克囊上皮细胞在发育过程中将形成腺垂体(包括远侧部、中间叶以及结节部)。拉克囊形成腺垂体路径上的颅咽管逐渐演变成为垂体前后叶间的裂隙(Rathke's cleft),正常情况下在发育过程中逐渐退化。病理状态下这些细胞可能形成与之相关的两种病理结局:颅咽管瘤和拉克囊肿。有研究认为两者属于鞍区囊性上皮型病变的不同阶段,对此目前尚无一致的观点。

从发生学上可以发现,颅咽管瘤可以起源于胚胎拉克囊发生路径的任何部位,因此临床上颅咽管瘤是鞍区病变中影像学表现最为多变的疾病。颅咽管瘤有鳞状乳头型和成釉细胞型两种病理类型。肿瘤可以呈囊性、实性或者囊实混合性,囊性部分及实性部分肿瘤在 CT 以及 MR 扫描中可以表现多样的密度或信号。多数肿瘤位于蝶鞍区,以鞍内-鞍上或完全鞍上多见,但位于三脑室、蝶窦筛窦、鼻咽部的颅咽管瘤也屡见不鲜,罕见的肿瘤甚至可以由于手术或自发破裂沿蛛网膜下腔种植生长。由于典型的视路、内分泌,以及影像学表现(钙化、囊性变等),颅咽管瘤的诊断一般不难,需要鉴别的鞍区及鞍上疾病包括:视路及下丘脑胶质瘤、拉克囊肿(Rather's cleft cyst,RCC)、皮样囊肿、表皮样囊肿、垂体腺瘤、鞍区生殖细胞瘤、下丘脑错构瘤、动脉瘤、蛛网膜囊肿、鞍上区脓肿、朗格汉斯细胞组织细胞增生症、结核、鞍区脑膜瘤等,无论如何,尽早诊断、尽早治疗至关重要。

二、颅咽管瘤影像学方面的一般概念

颅咽管瘤约占颅内肿瘤的3%,是儿童最常见的鞍区肿瘤,占儿童期颅内肿瘤的9%～16%,发病有两个高峰年龄段,最常见的发病年龄段为5～10岁,另一个发病高峰见于50～60岁。成釉细胞型颅咽管瘤可见于任何年龄,但多发于儿童,而鳞状乳头型颅咽管瘤仅见于成人,因此年龄是

诊断颅咽管瘤时一个重要的参考因素。

MR 平扫及增强扫描是最重要的诊断手段,一般 1.5T 或 3.0T 场强的 MR 薄层轴位、矢状位及冠状位平扫及增强扫描是必备的标准检查。对于拟经蝶手术的病例而言,CT 薄层扫描可以明确蝶窦筛窦气化及分隔等,同时 CT 扫描对于钙化、局部骨质改变的诊断至关重要,因此也是必备的影像学检查之一,特别是对成釉细胞型颅咽管瘤而言。钙化形态(沙砾样、蛋壳样及大块钙化)的确定也有利于手术难度评估及手术方案的确定。同时,CT 扫描有助于鉴别鞍区富含脂质成分的病变例如 Rathke 囊肿、脂肪瘤、皮样囊肿、畸胎瘤、动脉瘤内亚急性血肿(正铁血红蛋白)、转移性黑色素瘤等。

颅咽管瘤的解剖部位通常位于鞍上视交叉池(75%),可以沿视交叉池向周围脑池扩展,完全位于鞍内的肿瘤少见,仅占 5% 左右,鞍内-鞍上占20%。肿瘤分型及累及的解剖部位可以参见本书第 8 章中关于颅咽管瘤分型的部分,在此就不再赘述。

为了方便记忆,有学者对影像学发现的鞍区疾病鉴别诊断总结为 S-A-T-C-M-O。

S = sellar tumor,sarcoid

A = aneurysm,arachnoid cyst

T = teratoma/dermoid,tuberculosis

C = craniopharnyngioma,cleft cyst（Rathke）,choristoma,chordoid glioma

H = hypothalamic glioma,hamartoma of the tuber cinereum,histiocytosis

M = meningioma,metastasis

O = optic chiasm glioma

三、成釉细胞型颅咽管瘤

成釉细胞型颅咽管瘤是最常见的病理类型,占颅咽管瘤的90%,可见于任何年龄段,所有的儿童病例均为成釉细胞型颅咽管瘤。病理学上表现为:成釉上皮,湿性角化珠、坏死碎屑,以及含有胆固醇结晶和脂质成分的囊肿,90%以上有钙化,囊内容物可以呈机油样或黄绿色清亮液体。CT 扫描表现三个典型特征:囊变、钙化以及实质和囊壁的强化。囊变部分在 CT 上可以是高或者低密度,取决于囊内容物的成分,囊腔大小多变,常见分叶状或巨大的囊腔。儿童病例倾向于出现巨大囊腔,同时常见巨型钙化,可能与儿童病例病程长、诊断时间晚有关。钙化可以是沙砾样或碎屑样,可以沿囊壁形成蛋壳样钙化,需要与 Willis 环发生的鞍区动脉瘤壁

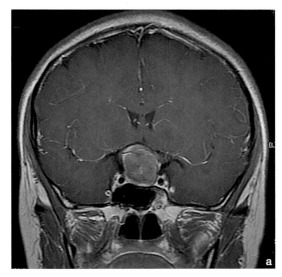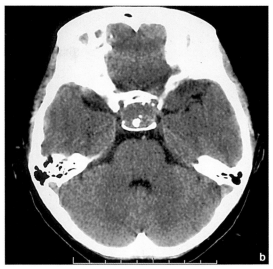

图 1-3　1 例 27 岁女性鞍内鞍上鞍膈下颅咽管瘤 MR 及 CT 扫描

a. MR 冠状位扫描提示肿瘤为实质性，轻度强化，类似垂体腺瘤；b. CT 扫描提示鞍内钙化，符合颅咽管瘤诊断，术后病理结果为成釉细胞型颅咽管瘤

内的线性钙化鉴别，此外鞍区其他病变例如脑膜瘤、结核瘤以及少数寄生虫等也可出现钙化，需要注意鉴别。通常鞍内钙化是鞍内起源颅咽管瘤区别垂体腺瘤的特征性改变（图 1-3）。

除非需要明确肿瘤与周边血管的形态关系或者需要了解局部血管构筑（例如确定是否存在离断前交通动脉的可能），否则颅咽管瘤一般不需要行血管造影检查，颅咽管瘤可以导致颈内动脉向两侧移位，后下方推挤基底动脉尖端、向上方推挤前交通动脉复合体，但通常不直接侵犯血管。有时通过 MRA 检查无法排除动脉瘤时需要行 CTA 或 DSA 检查。

MR 扫描中成釉细胞型颅咽管瘤通常表现为信号多样、分叶状的囊实混合性占位，囊变部分一般界限清晰，内部信号均匀，囊内容物信号多变，通常取决于蛋白含量以及正铁血红蛋白的含量。在 T_1、T_2 以及 FLAIR 相上高信号，或者 T_1 低信号、T_2 高信号多见。囊内出现液平时多提示为卒中后的垂体腺瘤，罕见的也可见于颅咽管瘤。在肿瘤累及三脑室壁、视束部位时如果出现 T_2 以及 fFLAIR 相高信号通常提示肿瘤压迫或内容物导致的水肿，肿瘤三脑室壁内的胶质增生带也可表现为 T_2 及 fFLAIR 相高信号。成釉细胞型颅咽管瘤常常在鞍上池内向多个方向扩张，但累及海绵窦罕见，显著区别于鞍区脑膜瘤和垂体腺瘤。

四、鳞状乳头型颅咽管瘤

鳞状乳头型颅咽管瘤仅占所有颅咽管瘤病例的大约 10%，且几乎仅见于成人。肿瘤病理学表现为：成熟的复层鳞状上皮并伴有乳头形成，缺乏成釉细胞型颅咽管瘤常见的湿性角化珠、坏死、胆固醇结晶、炎症反应及纤维化等特征。钙化罕见，少数鳞状乳头型颅咽管瘤在 MR 扫描上表现为与成釉细胞型颅咽管瘤类似的特征（例如囊性变等）（图 1-4），但多数典型鳞状乳头型颅咽管瘤影像学表现与成釉细胞型颅咽管瘤存在明显区别：肿瘤部位通常完全位于鞍上三脑室前部；呈类圆形（而非分叶状）实质性；增强扫描通常均匀一致强化；CT 扫描不伴有钙化；几乎仅见于成人。这些影像学及临床特点可以使多数病人得到明确的术前诊断（图 1-5）。当存在囊变时，通常表现为瘤内囊（图 1-6），而非成釉细胞型颅咽管瘤的分叶状囊变；肿瘤实质结节通常位于前下部（结节漏斗部起源部位），肿瘤实质通常在 CT 扫描表现为低密度或等密度影，T_1 扫描等信号，而 T_2 相扫描通常信号多变。见于成釉细胞型颅咽管瘤的 T_1 巨大高信号囊腔在鳞状乳头型颅咽管瘤中罕见，通常鳞状乳头型颅咽管瘤囊变内蛋白含量不高，多表现为 T_1 低信号 T_2 高信号。以往文献认为，鳞状乳头型颅咽管瘤易于与周边神经结构分离，复发概率小，但从我们的经验来看实不尽然，通常肿瘤实质虽然与三脑室壁界限清晰，但在漏斗结节部起源部位通常粘连紧密，残留细胞仍然存在很高的复发风险。

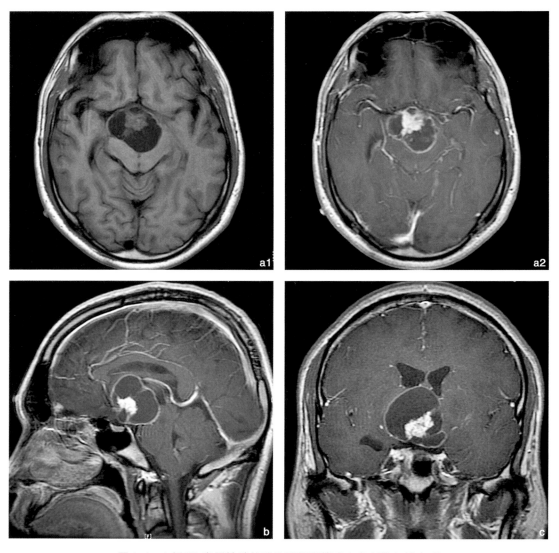

图 1-4   1 例 36 岁男性鳞状乳头型颅咽管瘤患者 MR 扫描表现

a1、a2. 轴位 MRT₁ 加权像平扫及增强扫描显示鞍上占据脚间窝的囊实性肿物,增强扫描实性部分及囊壁强化;b、c. MR 矢状位及冠状位增强扫描提示肿瘤囊变呈类似分叶状,但肿瘤实质成分位于囊内,符合鳞状乳头型颅咽管瘤囊变特征,该患者术后病理提示典型鳞状乳头型颅咽管瘤

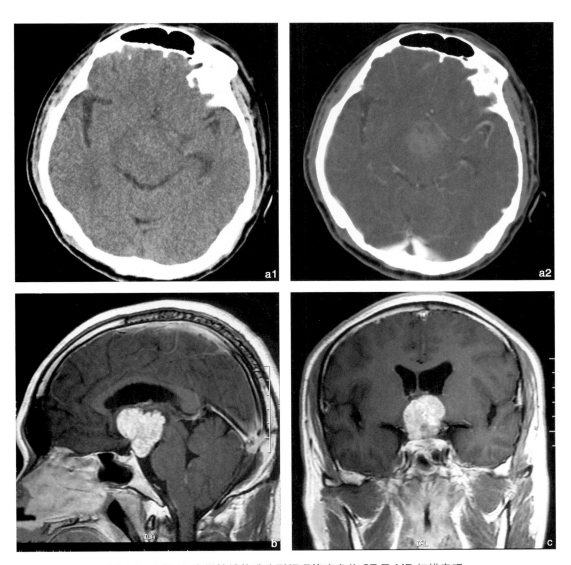

图 1-5　1 例 49 岁男性鳞状乳头型颅咽管瘤术前 CT 及 MR 扫描表现

a1. CT 扫描提示等密度鞍上池肿块,未见钙化;a2. MR 增强扫描提示肿瘤均匀强化,未见囊变;b、c. MR 增强扫描显示主要占据三脑室空间的鞍上实质性肿瘤,合并梗阻性脑积水,肿瘤下端可见远端残存垂体柄及正常垂体影,肿瘤实质性、无钙化及囊变,符合典型鳞状乳头型颅咽管瘤影像表现,该患者术后病理检查提示典型鳞状乳头型颅咽管瘤

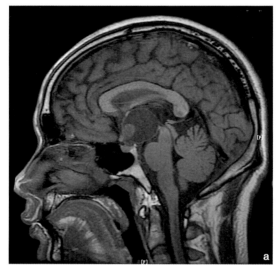
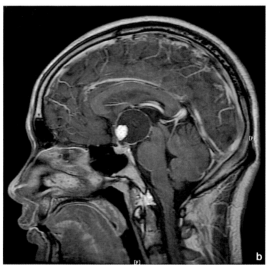
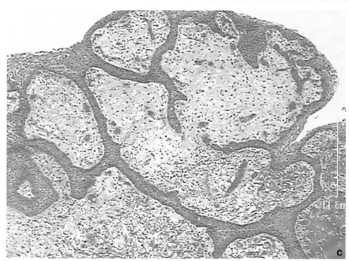

图1-6   1例27岁男性鳞状乳头型颅咽管瘤患者术前MR扫描及术后病理检查

a、b. MR矢状位平扫及增强扫描提示主要占据三脑室空间的囊实性肿物,肿瘤囊变呈类圆形,实质部分位于前下方,为垂体柄漏斗结节部肿瘤起源部位,增强扫描肿瘤实质及囊壁强化,囊内容物一般为清亮液体,这种囊变形式是鳞状乳头型颅咽管瘤囊性变的典型特征,可与成釉细胞型颅咽管瘤分叶状囊变鉴别;c. 术后病理提示为典型鳞状乳头型颅咽管瘤

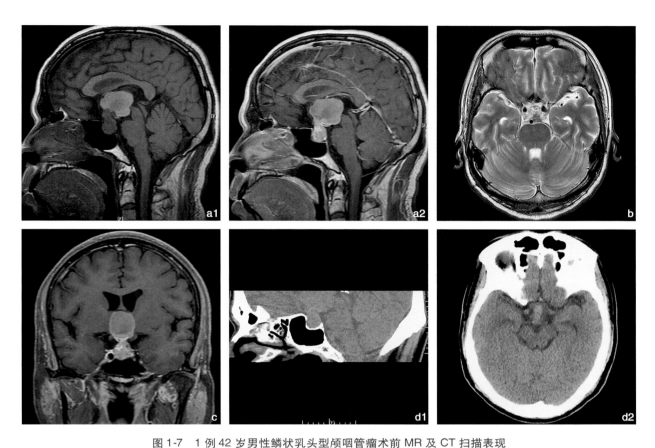

图 1-7 1 例 42 岁男性鳞状乳头型颅咽管瘤术前 MR 及 CT 扫描表现

a. 术前 MR 矢状位平扫及增强扫描,提示鞍内鞍上囊实性肿物,肿瘤实质部分及囊壁可见强化,肿瘤呈穿垂体柄生长,实质部位位于漏斗结节部肿瘤起源部位,并沿垂体柄累及鞍内,囊性部分占据三脑室空间;b. MR 轴位 T_2 加权像提示鞍上池段垂体柄增粗;c. MR 冠状位扫描提示肿瘤穿垂体柄生长,在漏斗部垂体柄呈沙漏状改变,为穿垂体生长颅咽管瘤常见的生长模式;d1、d2. CT 扫描提示肿瘤未见钙化,符合鳞状乳头型颅咽管瘤特征,该患者术后病理检查提示鳞状乳头型颅咽管瘤

少数鳞状乳头型颅咽管瘤影像学表现与成釉细胞型很难鉴别,例如肿瘤呈鞍内-鞍上穿垂体柄生长,合并囊性变等(图 1-7),此时需要根据 CT 扫描无钙化、囊变特征不符合成釉细胞型颅咽管瘤分叶状囊等来综合判断,少数情况下的鉴别可能需要依靠病理检查。有学者认为,可能存在混合性病理表现的颅咽管瘤,部分可能是肿瘤取材偏倚导致鳞状乳头型颅咽管瘤诊断,事实上可能是混合性颅咽管瘤,但最近的研究并没有支持这样的说法,对此仍需要进一步研究。无论如何,颅咽管瘤减少复发的最重要措施是肿瘤的全切除。

五、颅咽管瘤的影像学鉴别诊断

颅咽管瘤由于典型的临床及影像学表现,结合患者年龄一般均可在术前明确诊断,需要鉴别的疾病与肿瘤的发生部位相关,主要向三脑室空间生长的颅咽管瘤需要与鞍上脊索样胶质瘤、三脑室胶样囊肿、脉络丛乳突状瘤/癌、生殖细胞瘤以及罕见的转移性肿瘤相鉴别。其中一个易于混淆的疾病是鞍上脊索样胶质瘤,该病发生于三脑室前部,通常占据三脑室空间,瘤内结构在影像学上相对均一,好发于年轻成人,但极为罕见,易于与实性鳞状乳头型颅咽管瘤混淆,部分病人最终明确诊断需要依靠病理。

(一)拉克囊肿

另一个需要鉴别的常见疾病是 RCC,由于理论上与颅咽管瘤具有共同的细胞来源,因此两者之间的鉴别可能更多的是病理特征方面的鉴别,也有学者认为两者是来源于拉克囊上皮细胞的鞍区疾病谱中的不同阶段。RCC 是由于胚胎拉克囊未闭、囊内容物聚集导致的胚胎性非肿瘤性疾病,正常人群的解剖研究表明,拉克裂隙是普遍存在的发育现象,有人总结认为在正常人群中存在拉克裂隙的比率高达 10% ~ 30%,当其增大并引起临床症状时临床诊断为 RCC,该病可以见于各种年龄,但在 40 ~ 60 岁人群多发,女性略多于男性,可能与女性患者易于因月经紊乱而就诊相关。大部分的 RCC 位于鞍内或鞍内-鞍上，完全位于鞍上的 RCC 也屡见报道。从笔者的经验看，与颅咽管瘤类似，在拉克囊上皮细胞存在的区域均可能发生 RCC。

与垂体腺瘤不同，RCC 通常位于腺垂体后方的前叶与中间叶之间，因此多数病例正常垂体位于病变前方，但囊肿与正常垂体间的形态关系多变（图 1-8）；如前所述，在围绕垂体柄的鞍内、鞍上区域均可能发生 RCC（图 1-9 ~ 图 1-18）。RCC 影像检查方式与颅咽管瘤类似，CT 扫描一般罕见钙化，但有学者认为 CT 扫描 RCC 内容物内结节可以呈现高密度影，可能具有鉴别诊断价值（图 1-9 ~ 图 1-11）。RCC 一般在 CT 及 MR 扫描上呈现鞍内或者鞍内-鞍上囊性占位表现，具有囊壁锐利、边界清晰的特点。囊内容物性质多变，典型内容物为灰白色或黄白色无结构胶冻样物（图 1-12），有时囊内容物中出现致密结节样物质，文献

认为是导致 CT 出现高密度的原因。但也可以呈清亮脑脊液样物、黄绿色液体甚至机油样物（图 1-13 ~ 图 1-15）。囊壁一般不强化，但少数病例可出现囊壁线性强化（图 1-15），易与颅咽管瘤混淆，准确的诊断可能更多地依据病理检查，值得注意的是，由于 RCC 治疗方式以囊肿壁的开窗引流为主，因此可能由于病例取材偏倚出现错误的诊断。大宗病例研究显示，多数 RCC 经姑息性引流术治疗后预后良好，复发的预测因素包括：①影像学囊壁出现强化影；②囊壁病理检查合并有鳞状上皮增生。也有学者认为，合并鳞状上皮增生的病例可能是介于 RCC 与颅咽管瘤的过渡病理类型。因此当 RCC 合并囊壁强化特别是厚壁强化时手术切除倾向于彻底和激进。另一个需要注意的问题是，RCC 可能与其他病变混合存在（图 1-18），例如与垂体腺瘤、颅咽管瘤、炎症性疾病等，此时充足的病理可能对确诊有利。

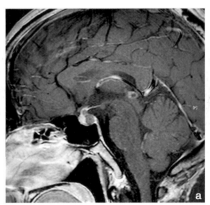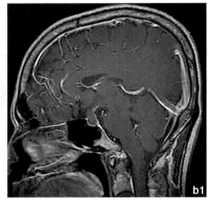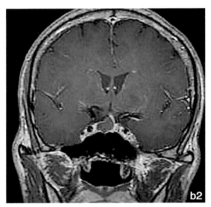

图 1-8　2 例无特异性症状的偶发 RCC MR 扫描

囊肿与正常垂体间的形态学位置关系多变，多数囊肿位于垂体前后叶之间，正常垂体前叶位于病变前方（a），但少数情况下正常垂体可能位于囊肿周围（b1、b2），取决于囊肿起源部位、鞍膈孔的发育以及囊肿的扩展方向等多种因素

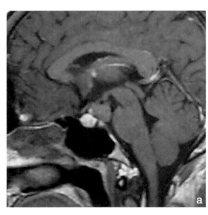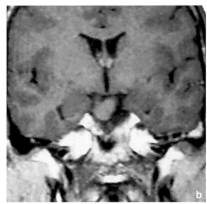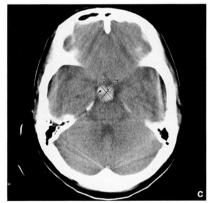

图 1-9　1 例 37 岁女性 RCC 患者术前 MR 及 CT 扫描

该病变位置特殊，囊肿完全位于鞍上，呈蒂状生长于垂体柄后份（a、b）；CT 扫描显示囊肿内容物呈高密度结节影（c），有文献认为是 RCC 具有鉴别意义的特征

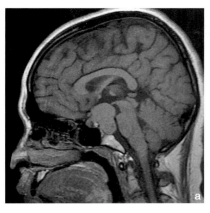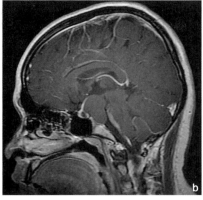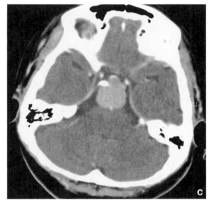

图 1-10　1 例 18 岁女性 RCC 患者 MR 及 CT 扫描

囊肿完全位于鞍上且体积较大,垂体柄受囊肿推挤前移,增强扫描可见垂体柄强化,囊肿未见强化(a、b),CT 扫描提示囊内容物呈高密度影(c);该患者术中囊壁连接于垂体柄靠近鞍膈孔段,内容物为黏稠胶冻样无结构物质,符合典型 RCC 特点,该类型 RCC 的形成除了由于囊肿起源部位偏高外,鞍膈孔的发育缺陷可能也是原因之一

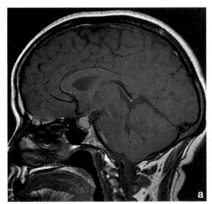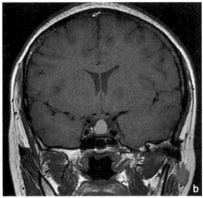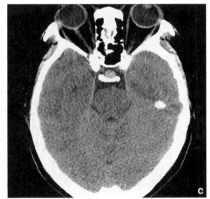

图 1-11　1 例 41 岁女性 RCC 患者术前 MR 及 CT 扫描

MR 扫描可见囊肿主要位于鞍内,正常垂体位于囊肿前方(a、b),囊肿内容物呈 T_1 扫描高信号;CT 扫描可见囊内容物呈高密度影(c)

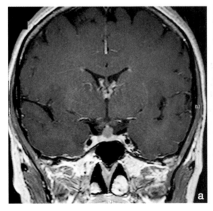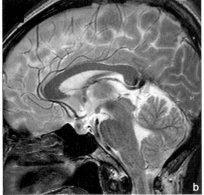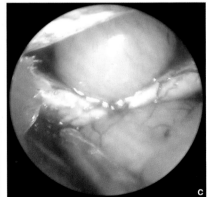

图 1-12　1 例 43 岁女性 RCC 患者术前 MR 扫描及术中所见

术前 MR 扫描提示囊肿向鞍上生长,正常垂体位于囊肿底部(a),T_2 扫描可见囊内容物信号混杂,内部有低信号结节影(b);为该患者选择行内镜下眉弓锁孔入路手术,术中可见囊肿呈黄白色,内容物为胶冻样无结构物,内有高密度结节,与 MR 扫描 T_2 相低信号结节相符,病理诊断确诊为 RCC

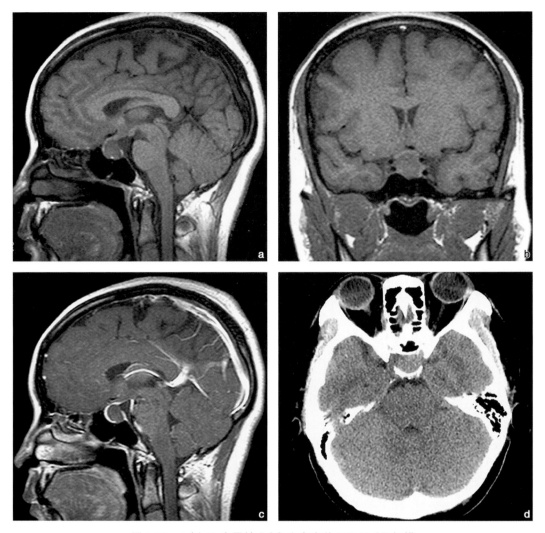

图1-13　1例43岁男性RCC患者术前MR及CT扫描

可见囊肿主要位于鞍内,正常垂体被推挤向前方(a、b),增强扫描可见正常垂体环状强化(c),应避免与囊壁强化混淆;CT扫描显示囊肿内容物大致呈等高至略高密度影(d)

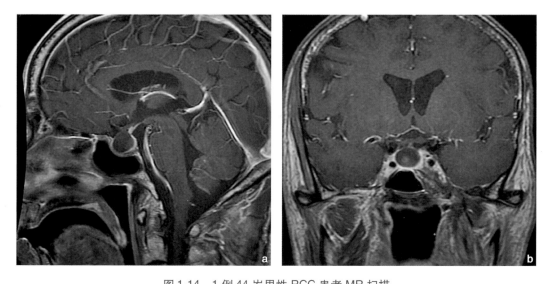

图1-14　1例44岁男性RCC患者MR扫描

可见囊肿完全位于鞍内,增强扫描囊肿后份新月形强化影考虑为垂体后叶增强(a),冠状位扫描可见囊内有结节样高信号影(b),有助于与垂体腺瘤鉴别

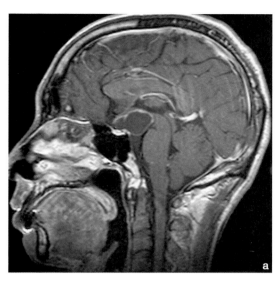
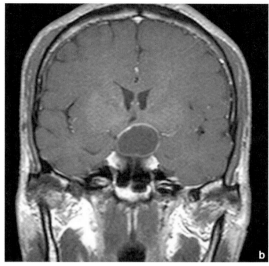

图 1-15　1 例 32 岁男性 RCC 患者术前 MR 增强扫描

可见囊肿位于垂体柄后,三脑室底推挤上移(a),囊壁有轻度增强表现(b),该类型 RCC 术前影像检查很难与颅咽管瘤相鉴别,最终诊断主要依赖于术后病理诊断。该患者术后病理诊断为 RCC,但合并有鳞状上皮增生,该类型 RCC 需要密切随访观察

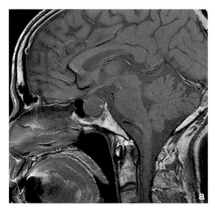
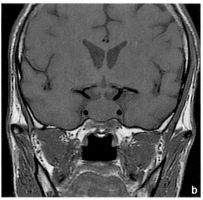
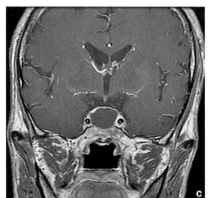

图 1-16　1 例 55 岁女性 RCC 患者术前 MR 平扫(a、b)及增强扫描(c)

可见囊肿位于鞍内,强化扫描可见正常垂体位于囊肿顶部,考虑囊肿起源部位靠近鞍底,另外鞍膈孔发育完整,对肿瘤生长有束缚作用

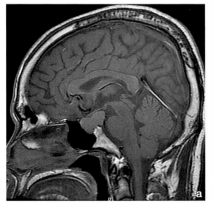
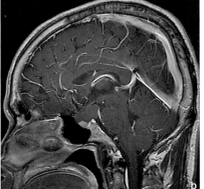
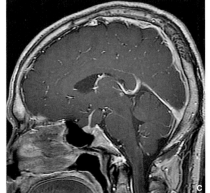

图 1-17　1 例 47 岁女性 RCC 患者术前 MR 矢状位扫描

囊肿完全位于鞍上,不同层面 MR 矢状位扫描(a~c)反映囊肿围绕垂体柄生长,增强扫描囊壁未见强化,是与颅咽管瘤鉴别的重点

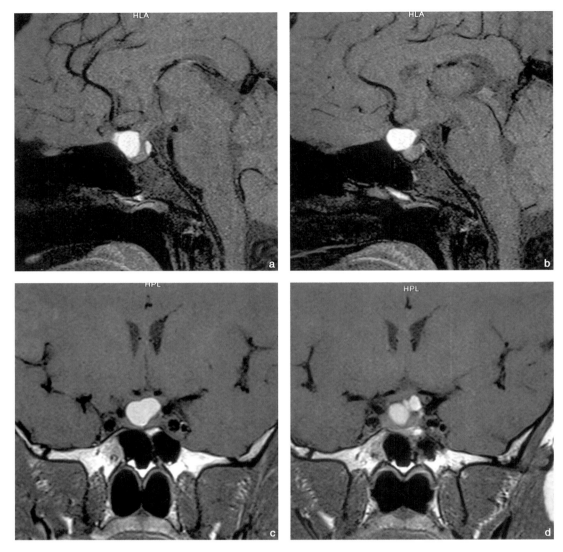

图 1-18　1 例 36 岁女性患者术前矢状位(a,c)及冠状位(b,d)MR 扫描
可见围绕垂体柄生长的囊性病变,内容物呈 T_1 扫描高信号,术后诊断垂体腺瘤及 RCC 混合瘤

（二）垂体腺瘤

在鞍区常见肿瘤中,垂体腺瘤由于总是表现为鞍内或鞍内-鞍上占位,与发生于鞍上的鳞状乳头型颅咽管瘤易于鉴别,临床上少数发生卒中囊变的垂体腺瘤可能与成釉细胞型颅咽管瘤混淆,需要鉴别,垂体腺瘤卒中由于卒中发生时间的不同可能在 MR 扫描上信号多样。垂体腺瘤罕见于青春期前儿童,巨大的垂体腺瘤可能出现分叶状、信号多变的囊内容物以及实质部分强化的表现,但垂体腺瘤囊变通常仍然位于瘤内,与颅咽管瘤明显突出肿瘤实质部分的分叶状囊变不同,另外垂体腺瘤卒中囊变后囊内容易出现液平,可资鉴别(图 1-19 ~ 图 1-20)。与成釉细胞型颅咽管瘤相比,垂体腺瘤总体来讲 MR 信号相对均匀,罕见钙化,同时巨大垂体

腺瘤易于侵犯海绵窦、包绕颈内动脉等均有别于颅咽管瘤。另外,瘤周水肿也更易于出现在颅咽管瘤中。有分泌功能的垂体腺瘤还可以通过临床内分泌功能改变来鉴别。因此,多数垂体腺瘤在临床上容易与颅咽管瘤相鉴别。与颅咽管瘤易于混淆的更多见于主要向鞍上特别是三脑室方向扩展,合并囊变的无功能腺瘤(图 1-21),但通过其囊变形态、钙化等多种方式一般鉴别诊断不难。

（三）鞍上蛛网膜囊肿和上皮样囊肿

1. 鞍上蛛网膜囊肿　在 CT 及 MR 扫描中显示其内容物密度和信号与脑脊液类似(图 1-22),少数情况下可能存在 MR 扫描脑脊液波动性伪影。蛛网膜囊肿不合并实质性肿瘤成分,无强化及钙化等,好发于儿童。

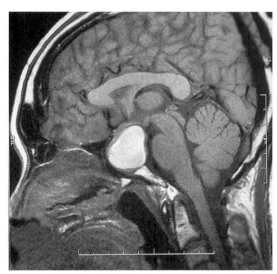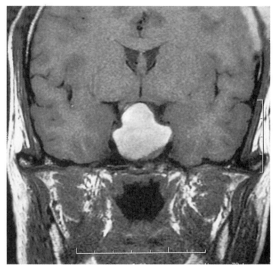

图 1-19　1 例 37 岁男性卒中囊变的垂体腺瘤 MR 扫描

可见肿瘤大部卒中囊变,周边可见残存垂体瘤组织,病变无钙化,可与鞍膈下颅咽管瘤相鉴别

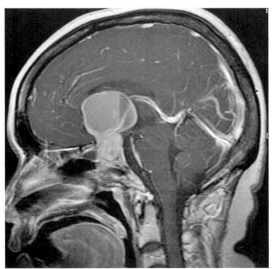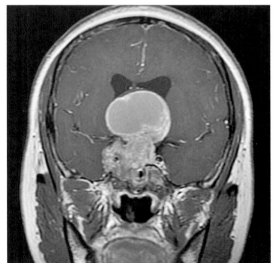

图 1-20　1 例 51 岁男性垂体腺瘤患者术前 MR 扫描

可见瘤内局限性卒中囊变,根据病程不同可表现为混杂信号,少数病例可出现瘤内液平

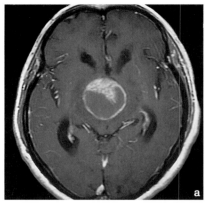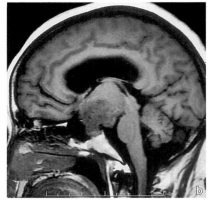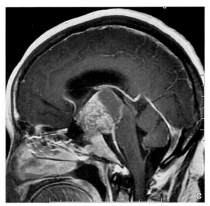

图 1-21　1 例鞍上扩展的 43 岁女性垂体腺瘤 MR 扫描

肿瘤主要向鞍上三脑室扩展(a),合并囊性变(b),增强扫描(c)可见实质部分强化,需要与 T 型颅咽管瘤相鉴别

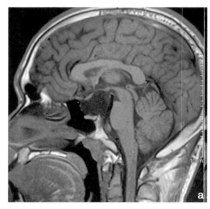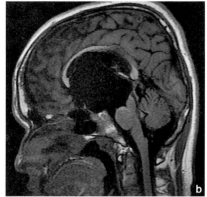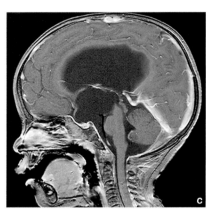

图 1-22　鞍上蛛网膜囊肿常见的 MR 扫描表现

囊肿位置一般位于视交叉后垂体柄后份的脚间池内,MR 扫描时内容物为类似脑脊液信号,无钙化、增强扫描无强化。囊肿较小时仅推挤三脑室底及视交叉上抬,无梗阻性脑积水(a);当囊肿体积增大时可推挤周围脑池蛛网膜并伴有梗阻性脑积水(b、c)

2. 鞍上上皮样囊肿　在 T₁ 及 T₂ 相 MR 扫描表现与 CSF 类似的信号,但在 FLAIR 相信号多变,弥散成像存在弥散受限,病变可能存在轻度增强现象,而且上皮样囊肿通常偏侧多见,有沿蛛网膜下腔间隙塑形性生长特点。

（四）鞍上区皮样囊肿和畸胎瘤

鞍上区皮样囊肿和畸胎瘤通常位于中轴生长,影像学表现多变,可以有钙化,但通常合并有脂肪信号,具有重要的鉴别诊断价值。由于其多含有多胚层成分,因此常常信号不一,且囊变少见可资鉴别(图 1-23、图 1-24)。皮样囊肿可以无强化或仅轻度强化,而且常见自发破裂,破裂后脂肪颗粒的外溢可以形成蛛网膜下腔或脑室系统播散,表现为 MR 扫描高信号颗粒。

（五）动脉瘤

鞍上占位性影像改变时动脉瘤总是需要考虑的鉴别诊断之一,特别是当肿块内包含 T₁ 相

高信号时需要警惕是否是部分或完全栓塞的鞍上动脉瘤。动脉瘤一般呈类圆形,CT 扫描密度多变(瘤内栓塞及未栓塞血液成分),巨大动脉瘤可能由于病史较长出现瘤壁的钙化。MR 扫描通常可以在瘤内出现 T₁ 相高信号影,T₂ 相低信号影,血管流空影是具有鉴别诊断价值的发现(图1-25)。

（六）下丘脑-视交叉胶质瘤和下丘脑错构瘤

影像学与颅咽管瘤相鉴别的另一大类疾病为下丘脑-视交叉胶质瘤及下丘脑错构瘤,两者均易发生于儿童。

1. 下丘脑-视交叉胶质瘤　尽管更高级别的胶质瘤也可见到,但下丘脑-视交叉胶质瘤多为毛细胞型星形细胞瘤,通常表现为实质性可强化的巨大肿块(图 1-26),有时瘤内可以伴有微小囊变或坏死成分,钙化少见(图 1-27、图 1-28)。

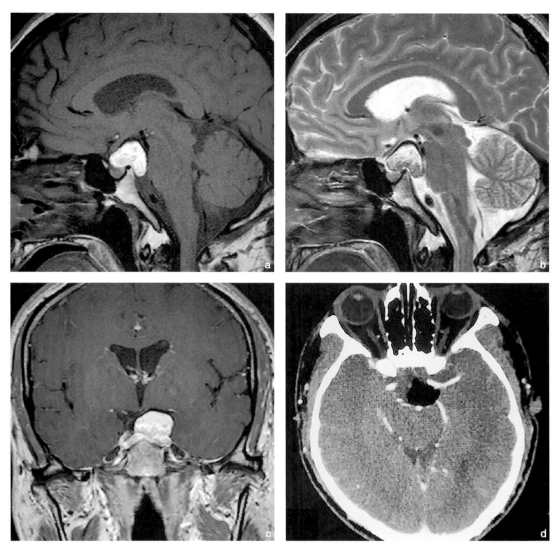

图 1-23　1 例 36 岁男性鞍区皮样囊肿患者的术前 MR 及 CT 扫描

可见肿瘤 T_1、T_2 相扫描均表现为高信号（a～c），是由于病变内富含脂肪所致；CT 扫描表现为脂肪密度（d）

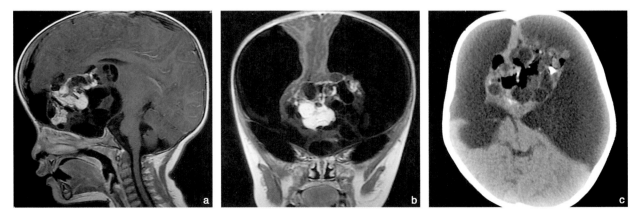

图 1-24　1 例 3 岁男性鞍区巨大畸胎瘤患者术前 MR 及 CT 扫描

病变 MR 扫描（a、b）信号混杂，伴有囊性变、重度脑积水；CT 扫描可见钙化（c），需要注意与颅咽管瘤鉴别

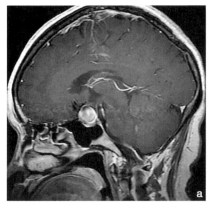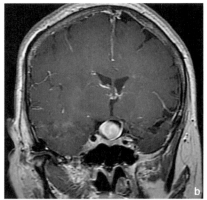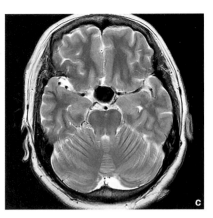

图 1-25　1 例 59 岁女性颈内动脉床突上段动脉瘤术前 MR 扫描

可见动脉瘤主要向中线生长(a、b),T₂扫描可见流空影(c),增强扫描可见强化。该患者 DSA 检查确诊动脉瘤

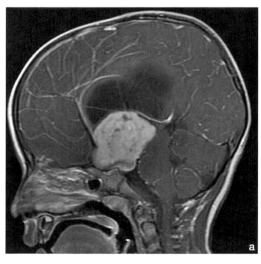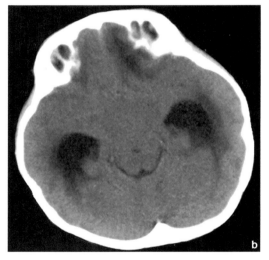

图 1-26　1 例 3 岁女性下丘脑视交叉胶质瘤患儿术前 MR 及 CT 扫描

MR 矢状位 T₁增强扫描(a)可见病变位于下丘脑区,大致均匀一致强化,无囊变;CT 扫描(b)可见病变大致等密度,无囊性变及钙化,可与儿童颅咽管瘤相鉴别

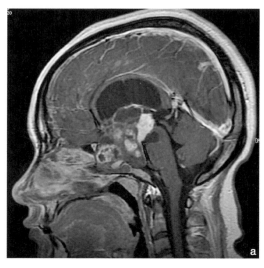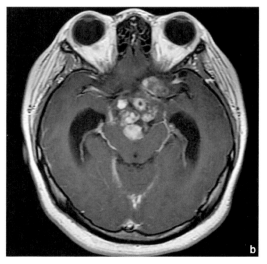

图 1-27　1 例 17 岁女性下丘脑胶质瘤患者术前 MR 扫描

可见病变多发微囊变,从下丘脑区域向垂体窝、鞍背等扩展(a),病变从鞍上池向左侧动眼神经池、颞叶内侧扩展,受到血管、神经影像呈分叶状(b),需要与颅咽管瘤相鉴别,该患者术后病理为毛细胞型星形细胞瘤

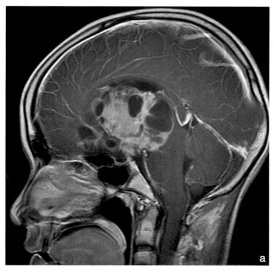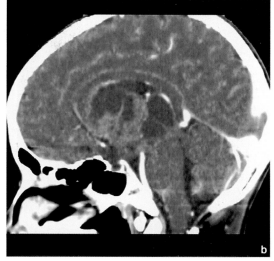

图 1-28　1 例 23 岁女性下丘脑胶质瘤术前 MR 矢状位增强扫描

可见病变微小囊变,实质部分强化明显(a),与缺乏钙化的下丘脑部位颅咽管瘤区别困难(b),该患者术后病理提示星形细胞瘤 2 级

2. 错构瘤　属于下丘脑灰结节来源的灰质移位,非肿瘤性改变,一般病变 CT 及 MR 扫描性质类似脑的灰质,无强化、囊变及钙化,病变可以呈蒂状生长于三脑室底实质,也可与三脑室底神经结构乳头体等融合生长(图 1-29 ~ 图 1-31)。另外临床性早熟、痴笑样癫痫等表现有助于与颅咽管瘤鉴别。

（七）位于垂体柄漏斗部的其他非肿瘤性疾病

位于垂体柄漏斗部的其他非肿瘤性疾病还包括朗格汉斯细胞组织细胞增生症、肉芽肿性、淋巴细胞性垂体炎以及黄瘤样垂体炎。

垂体柄和漏斗增粗在垂体炎常见,因为垂体柄不是垂体腺瘤发生的常见部位,因此垂体柄增粗高度提示垂体炎的诊断。这种现象可发生于肉芽肿性垂体炎(66%)或淋巴细胞性垂体炎(56%),可以是其主要的表现,也可以同时伴有垂体前叶炎症表现。通常增粗的垂体柄和扩大的垂体组织都表现为均匀强化,可以看到颗粒状的强化(图 1-32)。垂体炎强化形式还包括斑片状强化、环形强化,强化程度可从轻微强化至显著强化不等。MRI 是垂体炎最理想的检查方法。MRI 上垂体弥漫性扩大,可见于 83% 的患者,病变向鞍上扩展是常见的表现。病变在 T_1 加权像相上常呈等或低信号,在 T_2 加权像相上呈高信号,注射增强剂后显著强化,类似垂体腺瘤的表现,然而

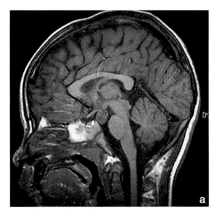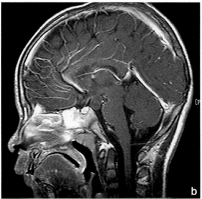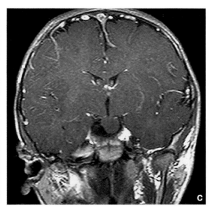

图 1-29　1 例 2 岁男性患儿错构瘤 MR 术前扫描

可见病变位于垂体柄后部,呈蒂状生长于下丘脑,MR 扫描 T_1 呈等信号(a),增强扫描病变未见强化(b、c);该患儿临床表现合并有性早熟,血浆睾酮水平显著增高,未见痴笑样癫痫

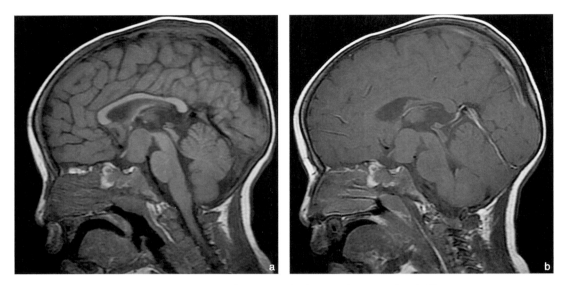

图 1-30　1 例 2 岁男性错构瘤患儿术前 MR 平扫（a）及增强扫描（b）

可见病变推挤三脑室底下丘脑结构,异位灰质与下丘脑间呈宽基结合,该患儿临床表现合并有典型痴笑样癫痫,未见性早熟表现

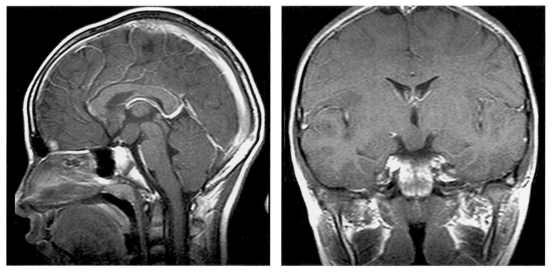

图 1-31　1 例 5 岁女性患儿的错构瘤 MR 增强扫描表现

可见病变未见强化,与下丘脑结构融合生长,临床上以痴笑样癫痫入院,该类型错构瘤手术治疗困难

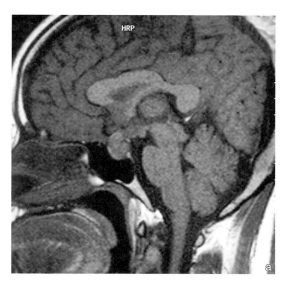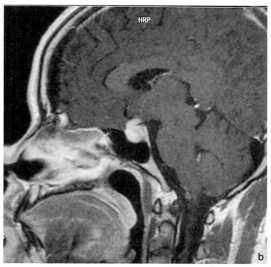

图 1-32　1 例 29 岁女性垂体炎患者 MR 平扫（a）及增强扫描（b）表现
病变沿垂体柄呈舌样强化，为垂体炎的典型表现，术后病理提示淋巴细胞增生，诊断淋巴细胞性垂体炎

强化形式为颗粒状的。垂体呈正常大小甚至萎缩也可见到。空蝶鞍可见于 7% 的肉芽肿性垂体炎患者和 9% 的淋巴细胞性垂体炎患者。在大约 9% 的垂体炎患者，MRI 可无明显的异常。蝶鞍内容物对称性扩大可见于 66% 的垂体炎患者，不对称性扩大仅见于 18% 的垂体炎患者。与垂体瘤容易造成早期不对称性鞍底压迫不同，垂体炎患者的鞍底常是平坦的。正常垂体后叶高信号的消失很常见，神经垂体的扩大可以出现，然而影像学上神经垂体受累并不与临床上表现出尿崩症相关。不均匀的强化在肉芽肿性垂体炎和淋巴细胞性垂体炎分别为 20% 和 12%。鞍膈和（或）邻近硬膜的强化，或强化沿下丘脑底面舌样的扩展可提示垂体炎的诊断。海绵窦或下丘脑受累在肉芽肿性垂体炎和淋巴细胞性垂体炎分别为 8% 和 12%。在蛛网膜下腔出现结节状强化的上皮样组织细胞聚集是罕见的表现。蝶窦黏膜增生和蝶骨骨髓改变在垂体炎是常见的表现，可出现黏膜下的强化。这种改变是垂体炎本身造成的，还是蝶窦炎症侵犯垂体造成垂体炎，抑或偶然的关系尚不清楚。值得注意的是，尽管大多数垂体炎表现为垂体、垂体柄部位实质性的强化结节，但少数垂体炎也可以是囊性的，特别是黄瘤性垂体炎比其他形式的垂体炎更容易呈囊状病变（图 1-33）。有学者认为，鞍区黄色瘤样病变可能是颅咽管瘤的一种特殊类型，在 2007 年版 WHO 中枢神经系统肿瘤分类中曾经出现成釉细胞型颅咽管瘤、鳞状乳头型颅咽管瘤以及黄色瘤样颅咽管瘤的病理

分类，但通常黄色瘤样颅咽管瘤病理学上主要以胆固醇结晶、异物巨细胞反应、含铁血黄素沉积以及淋巴细胞浸润等慢性炎性改变为主，而缺乏上皮细胞，因此目前仍倾向于将其纳入垂体炎的范畴，该病一般以鞍内或者鞍内-鞍上累及为主，治疗效果良好，复发少见，因此不论临床表现还是预后均与颅咽管瘤存在区别，但是在影像学表现上常常难以区分，更多的鉴别来源于术后病理学检查，因此更应注意与颅咽管瘤相鉴别。当诊断不同类型垂体炎时另一个需要关注的问题是，这些炎症性病变是否继发于类似 RathkeRCC 囊肿、颅咽管瘤、垂体腺瘤等情况，有学者认为鞍区黄瘤样变可能伴随于多种疾病。由于总体发病率低，对此目前仍没有统一的认识。

（八）鞍区脊索瘤

本质上是硬膜外来源肿瘤，主要侵犯蝶骨及枕骨斜坡区域，典型病变垂体及垂体柄被推挤移位但多数仍能辨认（图 1-34），易于鉴别；少数情况下肿瘤向垂体窝甚至鞍上扩展，局部骨质破坏易与鞍内颅咽管瘤钙化混淆（图 1-35）。但脊索瘤通常见于成人，与鞍膈下颅咽管瘤常见于儿童不同，且脊索瘤临床上内分泌改变较颅咽管瘤轻微。

（九）鞍区恶性肿瘤

鞍区少见的恶性肿瘤性疾病包括异位的生殖细胞肿瘤、淋巴瘤以及转移瘤等。鞍区生殖细胞瘤好发于男性儿童，多以尿崩起病，典型 MR 扫描"爆米花"样强化（图 1-36）是可资诊断的特征，但

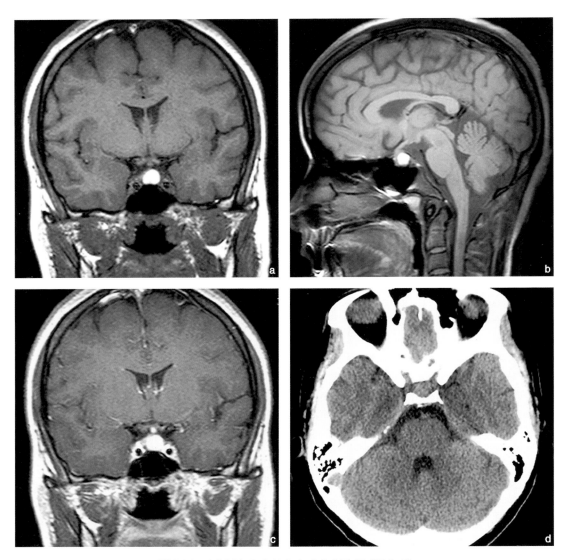

图 1-33 1 例 31 岁女性患者术前 MR 及 CT 扫描

可见病变位于鞍内(a),垂体柄后方(b),T_1 扫描呈高信号,增强扫描病变强化与正常垂体强化无法分辨(c),CT 扫描显示病变内容物为略高密度影(d),术前诊断颅咽管瘤与 RCC 鉴别。经蝶入路手术后病理提示病变为大量胆固醇结晶、纤维组织增生、异物巨细胞反应,未见明显上皮,病理诊断为鞍区黄色瘤样变。该类病变目前仍倾向于诊断颅咽管瘤,目前仍存在争论

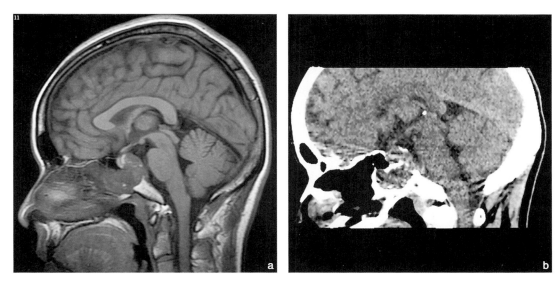

图 1-34　1 例 43 岁男性脊索瘤患者术前 MR 矢状位扫描及 CT 矢状位重建

可见病变位于硬膜外(a),主要累及蝶骨及斜坡骨质,局部骨质破坏(b),符合典型鞍区脊索瘤改变,术后病理证实脊索瘤诊断

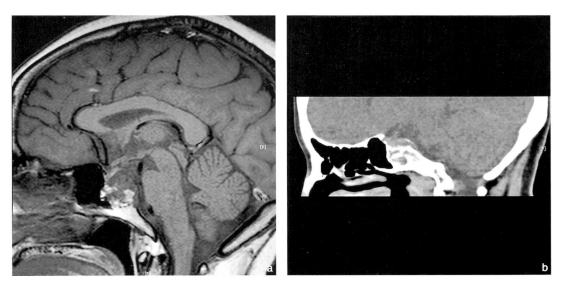

图 1-35　1 例 56 岁女性脊索瘤患者术前 MR 矢状位扫描及 CT 矢状位重建

可见病变累及鞍区垂体窝骨质,同时向鞍上扩展(a),CT 扫描局部骨质破坏(b),需要与鞍膈下颅咽管瘤钙化相鉴别

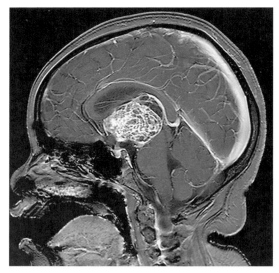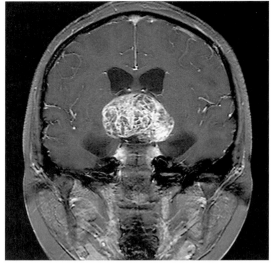

图 1-36　1 例 9 岁女性鞍区生殖细胞瘤 MR 增强扫描

病变呈典型"爆米花"样增强,临床上以尿崩起病,同时病变缺乏钙化与囊变,易与儿童下丘脑部位颅咽管瘤相鉴别

少数情况下生殖细胞瘤也可呈微囊变并向周围脑池扩张,或者沿垂体柄长轴侵犯甚至侵入鞍内,易于与颅咽管瘤混淆(图 1-37)。中枢神经系统淋巴瘤及转移瘤累及鞍区者少见,影像表现不典型,但多数钙化及囊变少见。垂体柄来源的肿瘤包括垂体细胞瘤、颗粒细胞瘤(图 1-38),一般好发于成人,囊变及钙化少见,病变通常沿垂体后叶或垂体柄生长,易与颅咽管瘤鉴别。

（十）三脑室胶样囊肿

三脑室胶样囊肿为发生于三脑室内的先天性肿瘤,极为罕见,肿瘤完全位于三脑室内(图 1-39),与颅咽管瘤通常累及三脑室底内或脑室内外不同,一般不伴有囊变及钙化,影像学上区分不难。

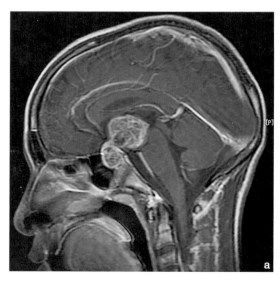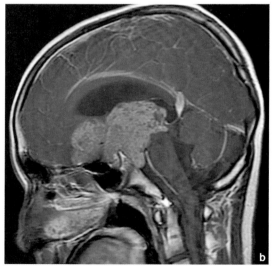

图 1-37　2 例鞍区生殖细胞瘤患儿 MR 扫描

a. 为 14 岁男性患儿,尿崩起病,病变沿垂体柄长轴生长,缺乏钙化及囊变,需要与穿垂体柄生长颅咽管瘤相鉴别,该患儿术后诊断精原细胞瘤;b. 为 1 例 16 岁男性巨大鞍区生殖细胞瘤,沿蛛网膜下腔向视交叉前、前颅窝、斜坡及三脑室生长,累及范围类似巨大儿童颅咽管瘤,但病变无囊变,无钙化,经诊断性化疗有显著疗效,临床诊断生殖细胞瘤

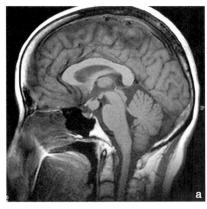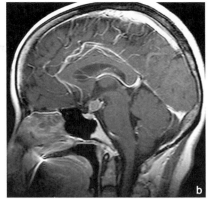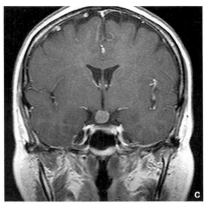

图 1-38　1 例 57 岁女性垂体颗粒细胞瘤患者术前 MR 扫描

患者临床表现头痛头昏，无其他特异性症状，MR 矢状位扫描为发生于垂体柄的等信号结节(a)，矢状位(b)及冠状位(c)增强扫描均匀强化。手术后病理诊断垂体后叶颗粒细胞瘤。该类病变症状隐匿，预后良好，主要累及垂体后叶或垂体柄，需要与鞍上颅咽管瘤相鉴别，一般术前诊断困难，多需要病理确诊

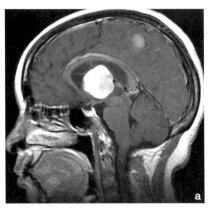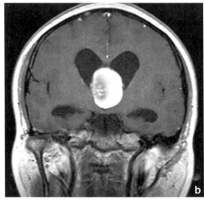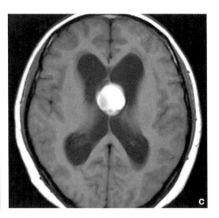

图 1-39　1 例 42 岁女性三脑室胶样囊肿术前 MR 扫描

可见病变完全位于三脑室内，三脑室底清晰可辨(a、b)，病变 MR 扫描 T_1 呈高信号(c)，缺乏囊变及钙化，易于与累及三脑室的颅咽管瘤鉴别

六、结语

总之，颅咽管瘤由于多点起源，肿瘤影像学表现多样，是鞍区疾病中鉴别诊断最复杂的疾病，影像学鉴别需要考虑①上皮性病变，许多仍存在病理学争论；②部位多变，从鞍内到三脑室均有许多疾病需要与不同类型颅咽管瘤相鉴别。因此颅咽管瘤的影像学鉴别诊断需要考虑综合因素，全面评估才能得到准确的诊断。

参 考 文 献

1. Cheung CC, Ezzat S, Smyth HS, et al. The spectrum and significance of primary hypophysitis. J Clin Endocrinol Metab. 2001,86(3):1048-1053.

2. Choi SH, Kwon BJ, Na DG, et al. Pituitary adenoma, craniopharyngioma, and Rathke cleft cyst involving both intrasellar and suprasellar regions: differentiation using MRI. Clin Radiol. 2007 62(5):453-462.

3. Chotai S, Liu Y, Pan J, et al. Characteristics of Rathke's cleft cyst based on cyst location with a primary focus on recurrence after resection. J Neurosurg. 2015, 122(6):1380-1389.

4. Crotty TB, Scheithauer BW, Young WF Jr, et al. Papillary craniopharyngioma: a clinicopathological study of 48 cases. J Neurosurg. 1995,83(2):206-214.

5. Donovan JL, Nesbit GM. Distinction of masses involving the sella and suprasellar space: specificity of imaging features. AJR Am J Roentgenol. 1996,167(3):597-603.

6. Gopal-Kothandapani JS, Bagga V, Wharton SB, et al. Xanthogranulomatous hypophysitis: a rare and often mistaken pituitary lesion. Endocrinol Diabetes Metab Case Rep. 2015,2015:140089.

7. Harrison MJ, Morgello S, Post KD. Epithelial cystic lesions of the sellar and parasellar region: a continuum of ectodermal derivatives? J Neurosurg. 1994, 80(6): 1018-1025.

8. Hojo M, Ishibashi R, Arai H, et al. Granulomatous hypophysitis caused by Rathke's cleft cyst mimicking a growth hormone-secreting pituitary adenoma. Asian J Neurosurg. 2017, 12(2): 283-286.

9. Karavitaki N, Cudlip S, Adams CB, et al. Craniopharyngiomas. Endocr Rev. 2006, 27(4): 371-397.

10. Laws ER, Vance ML, Jane JA, et al. Hypophysitis. Pituitary. 2006, 9(4): 331-333.

11. Miller DC. Pathology of craniopharyngiomas: clinical import of pathological findings. Pediatr Neurosurg. 1994, 21 Suppl 1: 11-17.

12. Mukherjee JJ, Islam N, Kaltsas G, et al. Clinical, radiological and pathological features of patients with Rathke's cleft cysts: tumors that may recur. J Clin Endocrinol Metab. 1997, 82(7): 2357-2362.

13. Oka H, Kawano N, Suwa T, et al. Radiological study of symptomatic Rathke's cleft cysts. Neurosurgery. 1994, 35 (4): 632-636; discussion 636-637.

14. Pan J, Qi S, Liu Y, et al. Growth patterns of craniopharyngiomas: clinical analysis of 226 patients. J Neurosurg Pediatr. 2016, 17(4): 418-433.

15. Paulus W, Honegger J, Keyvani K, et al. Xanthogranuloma of the sellar region: a clinicopathological entity different from adamantinomatous craniopharyngioma. Acta Neuropathol. 1999, 97(4): 377-382.

16. Prabhu VC, Brown HG. The pathogenesis of craniopharyngiomas. Childs Nerv Syst. 2005, 21(8-9): 622-627.

17. Tavangar SM, Larijani B, Mahta A, et al. Craniopharyngioma: a clinicopathological study of 141 cases. Endocr Pathol. 2004, 15(4): 339-344.

18. Voelker JL, Campbell RL, Muller J. Clinical, radiographic, and pathological features of symptomatic Rathke's cleft cysts. J Neurosurg. 1991, 74(4): 535-544.

19. Zada G, Lin N, Ojerholm E, et al. Craniopharyngioma and other cystic epithelial lesions of the sellar region: a review of clinical, imaging, and histopathological relationships. Neurosurg Focus. 2010, 28(4): E4.

第三节　颅咽管瘤的外科治疗

一、概述

外科手术在颅咽管瘤治疗中占据首要地位这一点已经被大多数神经外科医生所接受。颅咽管瘤的病理特征属于良性肿瘤，因此理论上通过手术全部切除可以治愈。但由于肿瘤特殊的位置以及与垂体柄、三脑室底等重要结构的密切关系，使得真正意义上的手术全切除在部分病例存在困难，因此逐渐衍生出各种形式的放射治疗、系统或局部的化疗以帮助未能得到全切除的病例巩固手术疗效、减少或延缓复发。

最佳的治疗方案应该达到以下效果：①能够阻止病情的进一步恶化；②挽救患者的视力、维持其内分泌状态、保持人格及行为方面的大致正常，提高生存质量；③更重要的一点是经过治疗后尽量减少或延缓复发。达到上述三个方面目标的最佳途径仍然是根治性的手术全切除。

虽然部分肿瘤追求手术全切除存在着导致严重下丘脑损伤的风险，但颅咽管瘤有几个特点是支持我们追求手术全切除的原因：①虽然病理学上为良性肿瘤，但临床观察及基础研究均证明肿瘤细胞有着强烈的增殖活性，与一般意义上的良性肿瘤有着本质的区别；②囊性变是颅咽管瘤的特点，未能全切除的肿瘤囊腔常常快速再生长导致症状再次出现；③随着病程的延长，选择姑息性治疗的患者出现下丘脑功能障碍（例如病理性肥胖）等的概率明显增高，已有文献报道病理性肥胖等严重并发症的发生率在全切除患者与姑息性治疗患者间无统计学差异；④复发患者再次手术时更易导致重要结构损伤；⑤对于儿童患者，由于放疗更受限，姑息性治疗往往导致其以后的生长发育中肿瘤反复复发并最终导致病理性肥胖、人格行为异常等灾难性后果。

二、治疗方法回顾

颅咽管瘤特殊的生长方式使得肿瘤实质部分以及肿瘤钙化成分与下丘脑、垂体柄、Willis 环血管及其分支、视路结构等粘连紧密，故给手术治疗带来很大的困难。

在 20 世纪 50 年代之前，颅咽管瘤的治疗效果是让人悲观的。Cushing 曾写到：除非有一种能够在原位摧毁或使其静止化的治疗手段，否则颅咽管瘤手术治疗的死亡率将势必维持在一个较高的水平。"Cushing 时代做出这样的断言是无可厚非的。当时对颅咽管瘤的治疗主要为姑息性手术（例如活检、囊肿引流减压等）以及各种形式的放射治疗，由于对术后垂体功能损害没有有效的激素替代手段，还没有人尝试进行根治性的手术全切除。

1950 年，皮质醇的出现为手术全切除颅咽管瘤带来可能性；1950—1968 年间，波士顿儿童医院神经外科医生 Matson 等对 51 例颅咽管瘤患儿尝试了手术全切除，并且观察到在颅咽管瘤外周有一层可供手术分离的胶质增生带，从而可以做到安全全切除而不损伤下丘脑组织。Katz 在 1975 年对该组病例进行了随访总结，手术全切除率被认为在 66.7%（34 例），其中 22 例（65%）仍然存活，这一结果直到今天仍然是令人仰慕的。与该医院 1950 年前颅咽管瘤病例无一例长期存活相比，颅咽管瘤的治疗效果已经大为改观。该组病例可以被认为是颅咽管瘤现代外科治疗的开端，Matson 也被认为是颅咽管瘤现代外科手术治疗的开拓者。此后几代神经外科医生为提高全切除率、改善手术疗效进行了不懈地努力，但由于当时影像学手段、手术设备、激素替代手段等方面的限制，这种追求肿瘤全切除的勇气随着根治性切除后仍然较低的全切率、较高的死亡率和致残率而逐渐消退。在实施全切除手术的病例中，不但死亡率高（文献报道最高可达 67%），而且原有的内分泌症状和视力障碍也有进一步加重。此后积极切除颅咽管瘤的呼声渐弱，神经外科医生的目光自然而然转到了各种形式的放疗上来。

将放射治疗应用于颅咽管瘤可以追溯到 1937 年，Carpenter 报道了他对颅咽管瘤手术后患者辅以放疗并取得良好疗效。1960 年，Karmer 等报道的一组病例中，次全切除辅以放射治疗的长期生存率可以与全切除病例相媲美。此后有大量文献报道放疗应用于颅咽管瘤治疗并取得良好的肿瘤控制率及远期疗效，部分作者甚至得出姑息性手术（例如活检或囊腔减压）联合放疗取得与手术全切除相当的疗效的结论。此后，多种形式的放疗逐渐受到重视。肿瘤次全切除而无术后辅助治疗的患者复发率约为 57%（31% ~81%），术后放疗能降低复发率至 29% 左右。Manaka 等（1985 年）总结次全切除术后伴或不伴放疗的预后的结果表明，放疗组术后 5 年和 10 年的存活率分别为 88.9% 和 76.0%，而非放疗组分别为 34.9% 和 27.1%。因此，次全切除术后联合放疗一度成为颅咽管瘤治疗的主要潮流。但无论如何，放疗仅是作为手术治疗后的辅助手段，这一观点目前已经被绝大多数学者所认可。尽管放疗对肿瘤部分切除、囊肿引流患者可延缓复发，但放疗有众多的副作用，包括内分泌障碍、视神经炎、痴呆、放射性脑组织坏死等，严重限制了其应用，特

别是在儿童患者。因此，绝大多数学者认为，对于儿童，特别是 <6 岁的小儿患者，放射治疗最好延缓使用，以减少对智力的影响。内照射虽然减少了对周围结构的损伤，但仅对单囊性肿瘤有效，对多囊性和实质性肿瘤不适用。Voges 等（1997 年）报道内照射治疗单囊性颅咽管瘤 10 年生存率仅为 64%。由于首次治疗后一旦肿瘤重新增大或复发，再次手术将十分困难，其远期疗效和生存质量很差，因此如不能达到肿瘤全切除，则任何形式的放疗仅仅是一种姑息性治疗。

影像技术的飞速发展为颅咽管瘤的手术全切除带来了曙光，CT、MRI 扫描技术的广泛应用，使得术者可以在术前对肿瘤位置、毗邻结构、侵袭范围、钙化特点做出全面地了解，从而设计最佳手术路径，得到肿瘤最佳暴露。同时，激素检测及替代手段、手术照明设备及显微手术器械等方面地不断进步，也为颅咽管瘤全切除这一公认的神经外科技术难题的解决奠定了坚实的基础。1990 年，Yasargil 报道了关于颅咽管瘤全切除入路选择与长期疗效的里程碑式文章，在 144 例患者中，全切率达到了 90.0%，总死亡率 16.7%，在 22 年的随访中，67.3% 的患者取得良好疗效，这一结果是令人振奋的。此后，主张积极进行根治性手术的呼声逐渐高涨起来，Samii、Hoffman、Symon、Fahl-busch 等均报道了令人鼓舞的手术效果，手术总体死亡率已降至 2% ~15%，在最近的几宗病例中手术死亡率为 0 ~2%（也有的报道中死亡率为 0 ~15%，多数仍是因下丘脑损伤造成死亡），表 1-4 总结了文献中关于颅咽管瘤长期生存率的报道。目前对颅咽管瘤进行手术的目的，应定位于尽可能争取全切除，但如果术中预计重要结构可能损伤时应采取次全切除或部分切除，并辅以术后放疗以降低术后死亡率和致残率。

现今有许多神经外科单位将根治性全切除术作为首选的治疗方法，但也有一些单位使用有限的手术切除加放疗为治疗方案，甚至将单纯放疗作为基本治疗方法的报道也时有所见。颅咽管瘤的手术全切除率和次全切除率文献报道各不相同，有时甚至大相径庭，主张全切除的神经外科医生在文章中极力推崇手术全切除的优点，而主张姑息性手术辅以放射治疗的医生也在发表文章说明经这样的治疗后也能取得良好的肿瘤控制，对于两种治疗方法的比较，最客观的结论应该是统计大宗病例治疗后 5 年、10 年，乃至 15 年的生存

表 1-4　不同治疗方法颅咽管瘤患者的长期生存率及复发时间比较

作者	治疗方法	病例数	时间	疗效
Sung 等	手术	74	1950—1977	5 年生存率 63%；10 年生存率 48%
	手术+放疗	32		5 年生存率 82%；10 年生存率 71%
Danoff 等	手术+放疗	19	1961—1978	5 年生存率 73%；10 年生存率 64%
Manaka 等	手术+放疗	45	1950—1979	5 年生存率 89%；10 年生存率 76%
	手术	80		5 年生存率 35%；10 年生存率 27%
Cabezudo 等	全切除	13	1967—1980	30% 复发,平均复发时间 2 年
	次全切除	14		71% 复发
	手术+放疗	16		6% 复发
Yasargil 等	90% 全切除	144	1967—1989	7% 复发
Hoffman 等	90% 全切除	50	1975—1989	34% 复发
Regine and Kramer	手术+放疗	12	1961—1981	20 年生存率 78%
Flickinger 等	手术+放疗	21	1971—1981	5 年生存率 89%；10 年生存率 82%
Sorva 等	全切除	11	1970—1981	无复发
	部分切除	9		4 例复发
	部分切除+放疗	1		无复发
Stahnke 等	全切除	7	未描述	2 例复发
	部分切除	12		6 例复发
	部分切除+放疗	13		无复发
Fahlbusch 等	全切除	73	1983—1997	5 年生存率 87%；10 年生存率 81%
	部分切除(部分辅以放疗)	75		5 年生存率 49%；10 年生存率 41%
Duff 等	全切除	66	1974—1991	69% 预后良好,30.3% 预后差
	次全切除	30		43.3% 预后良好,65.7% 预后差
	次全切除+放疗	22		54.5% 预后良好,45.5% 预后差
Khafaga 等	全切除	17	1975—1996	10 生存率 75%
	次全切除	22		5 年生存率 0%
	次全切除+放疗	5		5 年生存率 100%

率以及患者生活质量。由于病例选择方面的差异,不同文献中该两种疗法治疗结果是缺乏可比性的。

三、术前准备

（一）全面的内分泌功能评价

颅咽管瘤治疗最困难的方面是维持或者改善患者的内分泌功能障碍,因此当接手一例颅咽管瘤患者时,术者首要的任务是全面客观地评价患者的内分泌功能。

1. 临床表现　最多见者如儿童肥胖-生殖无能综合征,多由于肿瘤累及下丘脑结构所致;儿童患者生长发育障碍(患者身高较正常同龄、同性人群身高均值低两个标准差以上),女性患者的月经周期紊乱或闭经,男性患者性功能丧失或低下,另外患者可以有多饮多尿、嗜睡、记忆力减退、智力下降、食欲异常、睡眠障碍、骨发育异常、糖耐量异常等多种临床表现。

2. 实验室检查　颅咽管瘤病人多表现为下丘脑垂体功能低下,常用的检查包括以下方面。

（1）血清各种垂体前叶激素基础水平的测定:各种垂体前叶激素(包括 ACTH、GH、IGF-Ⅰ、

PRL、TSH、LH、FSH)检测;值得强调的是由于血浆激素水平的检测仅作为术前筛查手段,下丘脑-垂体-靶腺轴的功能评估多数需要各种类型的激发或兴奋试验,对此在本书第 16 章有详细阐述。

(2)促肾上腺皮质激素(adrenocorticotropic hormone,ACTH)兴奋试验:血清皮质激素基础量 <7μg/dl 或 250μg ACTH 静脉注射后皮质激素 <18μg/dl 提示皮质激素功能不足。

(3)胰岛素低血糖兴奋试验:低血糖对垂体具有强烈的刺激作用,当血糖<2.2mmol/L(40mg/dl)时,可激发多种垂体促激素的分泌和释放。因此当给机体注射胰岛素引起低血糖反应时,测定血激素水平可以估计腺垂体的储备功能,该实验虽然有一定的风险,但却是了解患者垂体功能低下程度的金标准,可同时了解患者垂体-肾上腺素轴和垂体-生长激素轴的功能。

(4)促甲状腺激素释放激素(thyrotropin-releasing hormone,TRH)兴奋试验:血清甲状腺素水平低于正常或对 TSH 刺激试验反应不足被认为是甲状腺功能低下。

(5)促性腺激素释放激素(gonadotropin-releasing hormone,GnRH)兴奋试验:经 GRH 刺激试验后血清 LH 水平升高不足基础水平的 3 倍或 FSH 水平低于基础水平的 2 倍被认为是性腺功能不足。泌乳素水平的升高常常提示肿瘤对垂体柄的戒断症状。

(6)垂体后叶功能评价:多饮多尿为颅咽管瘤患者垂体后叶功能损害最常见的临床表现,通过仔细统计出入量,特别是尿量、尿比重、血浆渗透压及尿渗透压可以明确诊断,条件允许的医院可以直接测定血抗利尿激素(ADH)水平。尿崩诊断标准为:尿量>200ml/h,尿比重<1.005。其中尿量 5000ml/24h 以上,尿比重在 1.001~1.005 者确定为完全性尿崩,尿量在 2500~5000ml/24h,尿比重在 1.005~1.010 者诊断为部分性尿崩。

(二)影像学检查

MRI 扫描及 CT 头颅扫描均必不可少,MR 扫描有助于了解肿瘤的生长部位、累及范围、与重要结构间的解剖关系以及是否合并脑积水等。CT 扫描可了解肿瘤钙化位置、大小、形态,同时可以帮助判断额窦的发育、肿瘤导致的颅底骨质破坏情况等,对于选择经蝶入路者还可以明确蝶鞍部骨质发育情况。必要时还应行冠状位扫描以及蝶鞍区薄层扫描。对于少数估计术中需要选择终板间隙进行手术操作的患者,还应选择行血管造影检查了解前交通动脉复合体发育状况,为术中可能的前交通等血管离断提供依据。

(三)术者对肿瘤的认识与手术危险因素评估

术者对肿瘤生长方式的正确认识是选择最佳手术入路、判断手术难度并做出相应准备的最重要的因素。文献中类似手术危险因素评估的报道较多,总结起来不利于手术全切除的因素主要有:①年龄偏小(多数文献认为<5 岁);②肿瘤巨大(例如>4cm);③肿瘤钙化明显;④术前已存在内分泌障碍特别是下丘脑功能障碍;⑤术前伴有脑积水。从我们的经验看,这些因素均不是阻碍手术全切除的最主要原因。总体上讲,起源于漏斗、灰结节部位的所谓漏斗-结节部颅咽管瘤手术切除难度较大,而主体位于鞍上池蛛网膜下腔的肿瘤以及以垂体窝为中心向鞍上扩展的颅咽管瘤一般均可安全全切除。术者对这些生长方式的充分认识是提高全切除率的关键。

(四)其他

视力、视野、眼底检查;准确了解患者的身高、体重,在儿童患者这点尤为重要。术前维持水、电解质平衡,特别是纠正低钠等电解质紊乱;术前 3 天起给予皮质激素准备,一般口服泼尼松 5mg,3 次/日,严重情况时也可给予静脉氢化可的松。

四、手术治疗

(一)概述

颅咽管瘤切除术中最大的障碍是肿瘤与下丘脑-垂体柄紧密的关系,这些部位目前也被认为是颅咽管瘤起源的部位。肿瘤在鞍上池各个方向的生长在绝大多数患者是存在蛛网膜下腔以及软脑膜分离界面的,既可以是通过胶质反应层,也可以是通过肿瘤包膜外蛛网膜下腔间隙,这样不会损伤正常神经组织及 Willis 环在蛛网膜下腔细小分支血管。有时肿瘤钙化与上述组织紧密粘连,过早分离钙化块可能造成血管撕裂或血管壁薄弱导致术后动脉瘤的发生,还可引起视路和下丘脑结构损伤,此种钙化粘连通常并非很牢固,经过仔细地锐性分离(多数情况下只要在直视下锐性分离)就能既完全又安全地切除。通过我们的观察,部分肿瘤与下丘脑垂体柄根部没有清晰的分离界面,对该部位肿瘤的切除是颅咽管瘤手术全切除的重点与难点所在。对该处肿瘤的切除要尽量追求直视下锐性分离，以减少下丘脑结构的损伤，对于视交叉后型肿瘤更是如此，因此选择恰当的手术入路，得到肿瘤良好的暴露显得非常重要。同时要充分利用鞍区手术间隙包括自然和潜在的间隙。垂体柄的保留程度直接影响到术后内分泌紊乱的发生率和严重程度，术中垂体柄的辨认与保护可以作为下丘脑保护的标志性结构，应积极寻找和保护，它可以被推挤变薄，也可以被撑开呈喇叭口状，甚至成为肿瘤包膜的一部分而完全无法辨认。术前根据影像学证据判断垂体柄的位置，术中根据垂体柄与肿瘤不同类型的关系，尽可能多或完整地保留垂体柄，可减少和减轻术后尿崩症的发生。

（二）手术入路的选择

根据肿瘤的位置和术者的习惯选择合理的入路是手术成功与否的重要保证。手术入路的选择取决于肿瘤的形状、大小和生长方向，有时也受肿瘤内部囊肿位置、大小，以及钙化位置等的影响。

1. 手术入路选择的原则　①尽量选择创伤性较小的入路（例如尽量选择单侧入路）；②尽量不切开或破坏正常神经结构；③尽量减少为暴露肿瘤而切除功能性神经组织。

2. 常用的手术入路　包括：经蝶窦入路、额下入路（单侧或双侧）、翼点入路、三脑室入路（包括终板入路、纵裂穿隆间入路及经皮层侧脑室室间孔三脑室入路）、前纵裂入路。

（1）经蝶窦入路：经蝶窦入路切除颅咽管瘤最早可以追溯到 20 世纪初，神经外科先驱 Cushing 早期即进行过尝试，只不过限于当时照明、器械以及影像定位等手段的限制，Cushing 在其后期的神经外科生涯中摒弃了经蝶窦入路。随着技术及设备的进步，显微镜下经蝶窦入路以及内镜下经蝶窦入路被重新重视起来，初期主要用于完全在鞍内，或通过广泛撑开的鞍膈向鞍上生长的鞍膈下颅咽管瘤。Laws 强调：经蝶窦入路对于垂体功能正常的患者应慎用，因为经此入路切除颅咽管瘤在保留残余垂体功能方面并不优于经颅入路。在颅咽管瘤，垂体前、后叶功能非常脆弱，其原因一是因为垂体常被肿瘤推挤到腹下侧，暴露肿瘤常需切开垂体；二是因为绝大多数鞍内颅咽管瘤与垂体柄关系密切，锐性分离时即使轻柔也可造成无法恢复的功能性损伤。由于颅咽管瘤常有钙化，特别是当钙化较大或周边钙

化粘连时，位于肿瘤周边的重要结构难以辨认容易被损伤。

最近的 20～30 年，内镜技术的应用改善了术中照明以及颅底骨质的切除范围，使得经蝶窦入路不仅仅局限于蝶鞍垂体窝区域，许多累及鞍上的中线部位肿瘤可以通过扩大经蝶入路得到安全有效地切除，而颅咽管瘤正是符合沿垂体柄长轴生长的中线部位肿瘤，因此内镜经蝶窦入路在颅咽管瘤中的适应证正在逐步扩大。

【优点】

- 理论上讲，扩大经蝶窦入路经视交叉腹侧暴露肿瘤，符合颅咽管瘤多数位于视交叉腹侧的解剖特点，避免或减少了对脑、视交叉等结构的牵拉。
- 内镜广角视野、抵近观察。
- 可避免在第1、2间隙操作对神经血管的牵拉。
- 可早期辨识下丘脑-垂体轴，有利于分离与保护。
- 总体并发症少，没有外部切口和瘢痕。
- 术后恢复快、住院时间短。

【缺点】

- 缺乏景深。
- 操作学习曲线较长，对设备和器械需求较高。
- 处理大血管破裂的安全可控性差。
- 对于向两侧生长较多（>4cm）的病变处理困难。
- 对于多腔池广泛生长、包裹重要血管的病变处理困难。
- 受病变本身特性的影响较大（如软硬度和血运等）。
- 易引起脑脊液漏。

【技术要点】

- 体位：区别于传统显微镜下经蝶窦入路，内镜经蝶窦入路体位摆放需要满足术者及助手3～4手同时操作的要求，同时减少术者不适感为最佳。
- 双鼻孔/双人3～4手操作。
- 由于大多数鞍上颅咽管瘤位于颅底基底蛛网膜下，手术中蛛网膜下腔池完全开放，多数颅咽管瘤的经蝶窦入路手术存在高流量的脑脊液漏，因此需要手术早期带蒂黏膜瓣的准备以利于结束手术时的颅底修补。
- 根据肿瘤大小部位进行鞍底的广泛暴露，有别于垂体腺瘤的经蝶窦入路手术，颅咽管瘤经蝶窦入路手术时鞍底暴露范围需要更为广泛才

能满足循边分离切除的目的,以减少肿瘤残留和复发。

- 未明显累及鞍内的鞍上颅咽管瘤多数需要海绵间窦的处理。
- 肿瘤切除过程需要沿着蛛网膜边界分离,三脑室底及垂体柄漏斗部位需要直视下锐性分离,与垂体腺瘤截然不同。
- 妥善地鞍底修补是手术成功的必要保障,修补方法及修补材料仍有待标准化,特别是对于初学者。

表 1-5 总结了文献报道的部分扩大经蝶窦入路病例组的手术结果,从表格可以看出,目前扩大经蝶窦入路在颅咽管瘤中的应用方兴未艾,与传统经颅颅咽管瘤手术相比,仍有诸多问题需要明确,总结起来主要有:①病例数总体仍较少,且多为高度选择性病例;②从已有的文献报道看,总体肿瘤体积仍偏小,不符合多数(特别是儿童病例)颅咽管瘤体积巨大的现实;③尽管方兴未艾,但扩大经蝶窦入路手术切除颅咽管瘤的适应证选择标准仍不明确;④由于总体开展时间偏短(近 10～20 年),对于颅咽管瘤这样一种需要长期随访观察的良性肿瘤来说,仍缺乏大宗病例长期手术结果总结;⑤从文献及笔者自身经验来看,扩大经蝶窦入路应用于颅咽管瘤手术切除时对于周边结构特别是三脑室底的损伤仍然偏大,特别是累及三脑室的下丘脑颅咽管瘤(T 型),手术全切除在大多数病例伴随着三脑室底大的缺损,而在部分病例三脑室的完整性可能在经颅终板路径时得到保留;已有少数文献对比经蝶与经颅颅咽管瘤术后下丘脑相关并发症方面并没有显著差异,提示经蝶窦路径手术导致的下丘脑损伤可能并没有理论上那么乐观。

表 1-5　2002—2014 年文献报道的扩大经蝶窦入路颅咽管瘤手术切除结果总结

作者、发表时间	病例数	肿瘤大小(>2cm)(%)	术后内分泌 DI(%)/HP(%)	术后视力 正常(%)	术后视力 改善(%)	全切除率(%)	脑脊液漏(%)
Cappahianca et al,2002	4	NR	NR	NR	NR	100.0	NR
Frank et al,2006	10	80.0	60.0/100.0	40	70.0	70.0	30.0
Laufer et al,2007	4	75.0	100.0/100.0	NR	NR	100.0	0
De Divitiis et al,2007	10	NR	60.0/60.0	30.0	50.0	70.0	20.0
Stamm et al,2008	7	NR	85.7/NR	57.1	67.0	57.0	29.0
Gardner et al,2008	16	81.3	56.3/88.3	50.0	75.0	50.0	58.0
Cavallo et al,2009	22	91.0	72.7/91.0	36.4	68.1	40.9	13.6
Dehdashti et al,2009	6	NR	50.0/NR	16.7	80.0	16.7	33.3
Campbell et al,2010	14	85.7	64.3/57.1	42.9	85.7	28.6	35.7
Leng et al,2011	24	62.5	42.0/38.0	NR	77.0	69.0	3.8
Cavallo et al,2014	103	NR	48.1/46.8	NR	74.7	68.9	14.6

注:NR:未报道;DI:尿崩症;HP:垂体功能低下

因此,目前对于扩大经蝶窦入路在颅咽管瘤手术中的最大适应证在哪里? 明确的禁忌证是什么? 可能是今后需要重点研究的内容。

(2)额下入路:与翼点入路相比,额下入路能更好地观察视路前部,通过终板入路处理三脑室内的肿瘤部分也更为直接。文献中有许多经单侧额下入路(包括眉弓锁孔以及额外侧入路)进行颅咽管瘤切除的报道,根据我们的经验,单侧额下入路视野狭窄;由于没有经过侧裂开放及脑脊液的引流,对额叶的牵拉相对较重;此入路无法观察同侧视束和视交叉下方的肿瘤;此入路受蝶骨平台和鞍结节的阻挡,使此平面以下的结构无法直视,鞍内的肿瘤部分需盲掏;部分肿瘤视交叉前间隙狭小,无法充分利用;累及三脑室的位置较高的肿瘤部分同样暴露困难,此时选择额下入路更需慎重。双侧额下入路通过结扎处理矢状窦前端,游离鸡冠处的大脑镰附着处,额底空间明显增加,通过终板进入三脑室、脚间池、甚至上斜坡的视角也更为直接,对于向三脑室甚至侧脑室生长明显的肿瘤,此入路还可联合经纵裂的三脑室入路,因此在我科该入路作为对视交叉后部大型颅咽管瘤的常用手术入路。

【优点】

- 双额下入路采用额下前颅窝底空间到达鞍区,头位的特别摆放使双侧额叶受重力作用自然下垂,减少了对脑组织的牵拉损伤。
- 矢状窦前部及大脑镰游离后暴露范围广泛,特别适合于巨大颅咽管瘤的手术。
- 提供了对视交叉后部终板结构的直视视角,对侵入三脑室内肿瘤的暴露优于侧方进入的翼点入路。

【缺点】

- 双额下入路切口长,皮瓣范围广泛,额窦开放增加了感染的危险,容易损伤嗅神经,矢状窦前端需要结扎游离,总的来说损伤较大。
- 由于侧裂未充分开放,可能导致额叶牵拉损伤。
- 少数视交叉前置病人术中无法充分利用视交叉前间隙,增加了手术切除难度。
- 肿瘤明显向侧方生长时(例如累及一侧中颅窝),侧方肿瘤暴露困难。

【技术要点】

- 额部骨瓣应尽量平前颅窝底,以减少暴露肿瘤时对额叶的牵拉,额窦多需要开放,黏膜需要剥除并妥善封闭额窦。
- 双侧嗅神经在额叶底面,解剖蛛网膜粘连后要注意对其游离并保护,以免牵拉额叶时损伤。
- 根据肿瘤的位置和扩展范围确定骨窗的前后及左右界。
- 必要时可离断矢状窦前部,实质上获得了大脑前纵裂的间隙,有利于沿中线纵轴生长的大型颅咽管瘤的切除。

(3)翼点入路:由 Yasargil 倡导,目前对于累及鞍上颅咽管瘤应用最广泛的入路是翼点入路。翼点入路适用范围最广,提供了到达鞍上、鞍旁最短的路径,并且利用鞍区的自然手术间隙(视交叉前间隙、视神经颈内动脉间隙、颈内动脉动眼神经间隙)和扩展的手术间隙(终板切开间隙、颈内动脉分叉上间隙等)几乎可以到达大型颅咽管瘤的所有部分。此入路可提供进入 Willis 环下方的通路,并能很好地直视视神经和视交叉,对鞍后及桥前池基底动脉顶端的直视效果优于额下入路。

通过终板切开可到达三脑室前部切除突入脑室的肿瘤部分。肿瘤的鞍内部分也可以通过此入路切除。该入路的体位和头位的特定摆置,可使额叶借重力自然下垂,从而减少了对额叶的牵拉损伤。整个操作是在脑池中进行,脑和神经不易受损伤,病人术后恢复迅速,因此翼点入路作为颅咽管瘤全切除最重要的手术路径的地位是无疑的。笔者在 10 余年的神经外科实践中,采用翼点入路进行了近百例颅咽管瘤患者的手术切除,并取得良好疗效。翼点入路暴露的范围可以从鞍结节、蝶骨平台到鞍后脚间池、基底动脉分叉甚至中上斜坡的广泛区域。经过改良后的翼点入路暴露范围更广,例如结合单侧额底入路形成额颞部开颅可以在保留标准翼点入路优点的同时取得与额下入路相类似的对视交叉前及终板间隙的良好显露;向颞部改良时,经充分地侧裂解剖,可以暴露同侧中颅窝底、鞍背、脚间池等区域,在病理条件下由于正常脑池的扩大,切开天幕后可以暴露上、中、下斜坡甚至双侧桥小脑角等后颅窝广泛区域,可以满足大多数颅咽管瘤的手术全切除。

【优点】

- 标准的翼点入路皮瓣、骨窗及脑组织损伤轻。
- 使用颅内自然间隙操作,脑组织损伤少,病人术后恢复快。
- 提供从侧方到达鞍区的最短路径,适用于大多数颅咽管瘤的手术切除。
- 经改良后的翼点入路显露范围更为广泛,特别适合颅咽管瘤侵袭范围多变的特点。

【缺点】

- 对视交叉后部垂体柄根部肿瘤暴露不佳,因此对于视交叉后型颅咽管瘤的切除需要牵拉,使该部位肿瘤进入直视下,可能导致垂体柄及下丘脑损伤。
- 侧方视线可能受到 Willis 环穿支血管阻挡。

【技术要点】

- 翻开皮瓣时应紧贴颞浅筋膜下层分离(筋膜间开瓣),以免损伤面神经分支。
- 蝶骨嵴应充分磨除至蝶骨嵴弧形的最顶点,即眶上裂外侧。
- 根据肿瘤的位置和扩展范围决定是联合额下入路和(或)颞下入路,确定骨窗的前后界。
- 侧裂应充分开放,特别是肿瘤较大时,应暴露视神经、视交叉、大脑前动脉 A1 段、前交通动脉、大脑中动脉 M1 和 M2 段。

- 向额部改良时,额部骨窗应尽量平前颅窝底,以减少对额叶的牵拉。

（4）前纵裂入路:早期开展前纵裂入路时由于存在额叶损伤导致的精神症状以及静脉回流障碍等并发症,以及开颅过程复杂,导致其应用受到一定的限制,随着手术器械、显微镜照明设备的改进,通过微创技术经该入路到达鞍区已被证明是安全有效的手术方法。

开颅过程中需要注意的要点包括:①骨瓣下缘要尽量靠近颅底,额窦一般情况下均会开放,需要妥善处理窦内黏膜;②必要时可磨除部分额窦后壁以减少视野阻挡;③鸡冠根部骨质需要硬膜外磨除,这样做的好处在于硬膜内处理大脑镰鸡冠附着处时可安全咬除鸡冠,平行颅底到达视交叉池;④分离嗅神经与额叶底面蛛网膜以减少嗅神经牵拉损伤。

经前纵裂入路时主要的手术操作空间在视交叉前间隙以及终板间隙,对于视交叉前间隙宽大的囊性颅咽管瘤,术中通过放出囊液等减压措施,可以得到充足的操作空间,多数病例可单纯经视交叉前间隙完成手术。对视交叉前间隙狭小,视神经很短的视交叉后颅咽管瘤,术中主要使用终板间隙手术,前交通动脉复合体可适当向后牵拉以得到足够的操作空间,有时肿瘤钙化或实质巨大,经终板间隙切除困难时也可使用前交通动脉后方间隙,必要时可阻断前交通动脉以得到充足的手术空间。有时由于肿瘤巨大,两侧与颈内动脉及其分支的关系不易早期暴露,因此术中需要通过耐心放出囊液或瘤内分块减压来增加手术空间,然后处理肿瘤与血管的边界。肿瘤通常与垂体柄漏斗部有不同形式的紧密粘连,该部位也被认为是肿瘤起源部位,前纵裂入路由于提供了对漏斗部到达垂体窝内的直视视角,使得该部位肿瘤的切除更为方便,减少了下丘脑结构的损伤。

对于侵及鞍内的肿瘤部分,经该入路可直视下刮除肿瘤鞍内部分,多数情况下无需磨开蝶骨平台。

【优点】
- 骨窗范围小,主要的操作空间为双侧近中线额底空间。
- 通过纵裂解剖,提供了暴露下丘脑-垂体柄-垂体长轴的通道,特别适合处理视交叉后三脑室累及位置较高的巨大T型肿瘤,而该类型肿瘤占颅咽管瘤的大多数,且传统经颅底入路（包

括扩大经蝶窦入路)手术困难。
- 术中操作空间主要为前交通动脉复合体前后的终板间隙,必要时可通过离断前交通动脉以增加充足的手术操作空间。
- 该入路对于额叶的牵拉相对额下入路偏小,嗅神经多能得到双侧保留。

【缺点】
- 需要开发额窦,处理黏膜,增加了感染概率。
- 不同于侧裂开放,前纵裂间隙为潜在的解剖间隙,对手术操作要求较高,特别是合并有脑积水时。
- 少数患者前额部可能出现引流静脉影响暴露,部分病例可能在术后早期出现额叶损伤导致的精神障碍。
- 前纵裂间隙主要满足严格按中线生长的颅咽管瘤,对于向两侧扩展明显的肿瘤可能暴露困难。
- 冠状开颅皮瓣切口长,术后皮下积液等发生率高于经侧方入路。

【技术要点】
- 额部骨瓣尽量靠近鼻根部,额窦人为开放处理。
- 根据需要(肿瘤生长方式及大小)开放前纵裂间隙,纵裂开放高度需要满足肿瘤顶端终板暴露的需要。
- 手术操作间隙主要为视交叉前间隙,以及前交通动脉复合体前后的终板间隙,术中充分解剖开放终板间隙及两侧视交叉内外侧膜,以减少对额叶及视束的牵拉损伤。
- 部分病例可选择性离断前交通动脉以增加终板暴露范围。

（5）经三脑室入路:经纵裂胼胝体入路或经皮层侧脑室室间孔三脑室入路适用于完全或大部分位于三脑室内的肿瘤,但此类颅咽管瘤所占比例很小。利用此入路时容易损伤双侧穹隆,且难以分辨解剖标志,特别是合并有脑水肿时、肿瘤大时易出现下丘脑结构失认导致下丘脑损伤。由于大部分侵入三脑室内肿瘤的基底部分仍位于视交叉下方,经此入路肿瘤与漏斗、三脑室底的粘连位于术野远端,存在显露不佳及操作困难的问题,且该入路提供的手术操作空间有限、路径深在,故适合单纯经此入路手术的病例非常少见,通常此入路仅在少数情况下作为联合入路使用。

参 考 文 献

1. Cabezudo JM, Vaquero J, Areitio E, et al. Craniopharyngiomas: a critical approach to treatment. J Neurosurg. 1981,55 (3):371-375.

2. Campbell PG, McGettigan B, Luginbuhl A, et al. Endocrinological and ophthalmological consequences of an initial endonasal endoscopic approach for resection of craniopharyngiomas. Neurosurg Focus. 2010,28(4):E8.

3. Cappabianca P, Cavallo LM. The evolving role of the transsphenoidal route in the management of craniopharyngiomas. World Neurosurg. 2012,77(2):273-274.

4. Cavallo LM, Cappabianca P. Craniopharyngiomas: infradiaphragmatic and supradiaphragmatic type and their management in modern times. World Neurosurg. 2014,81(5-6):683-684.

5. Cavallo LM, Frank G, Cappabianca P, et al. The endoscopic endonasal approach for the management of craniopharyngiomas: a series of 103 patients. J Neurosurg. 2014,121(1):100-113.

6. Cavallo LM, Prevedello DM, Solari D, et al. Extended endoscopic endonasal transsphenoidal approach for residual or recurrent craniopharyngiomas. J Neurosurg. 2009,111(3):578-589.

7. Danoff BF, Cowchock FS, Kramer S. Childhood craniopharyngioma: survival, local control, endocrine and neurologic function following radiotherapy. Int J Radiat Oncol Biol Phys. 1983,9(2):171-175.

8. de Divitiis E, Cappabianca P, Cavallo LM, et al. Extended endoscopic transsphenoidal approach for extrasellar craniopharyngiomas. Neurosurgery. 2007, 61 (5 Suppl): 219-227; discussion 228.

9. Duff J, Meyer FB, Ilstrup DM, et al. Long-term outcomes for surgically resected craniopharyngiomas. Neurosurgery. 2000,46(2):291-302; discussion 302-295.

10. Fahlbusch R, Honegger J, Paulus W, et al. Surgical treatment of craniopharyngiomas: experience with 168 patients. J Neurosurg. 1999,90(2):237-250.

11. Flickinger JC, Lunsford LD, Singer J, et al. Megavoltage external beam irradiation of craniopharyngiomas: analysis of tumor control and morbidity. Int J Radiat Oncol Biol Phys. 1990,19(1):117-122.

12. Gardner PA, Kassam AB, Snyderman CH, et al. Outcomes following endoscopic, expanded endonasal resection of suprasellar craniopharyngiomas: a case series. J Neurosurg. 2008,109(1):6-16.

13. Gardner PA, Prevedello DM, Kassam AB, et al. The evolution of the endonasal approach for craniopharyngiomas. J Neurosurg. 2008,108(5):1043-1047.

14. Hoffman HJ. Surgical management of craniopharyngioma. Pediatr Neurosurg. 1994,21 Suppl 1:44-49.

15. Hoffman HJ, De Silva M, Humphreys RP, et al. Aggressive surgical management of craniopharyngiomas in children. J Neurosurg. 1992,76(1):47-52.

16. Honegger J, Buchfelder M, Fahlbusch R, et al. Transsphenoidal microsurgery for craniopharyngioma. Surg Neurol. 1992,37(3):189-196.

17. Kalapurakal JA. Radiation therapy in the management of pediatric craniopharyngiomas—a review. Childs Nerv Syst. 2005,21(8-9):808-816.

18. Kassam AB, Gardner PA, Snyderman CH, et al. Expanded endonasal approach, a fully endoscopic transnasal approach for the resection of midline suprasellar craniopharyngiomas: a new classification based on the infundibulum. J Neurosurg. 2008,108(4):715-728.

19. Katz EL. Late results of radical excision of craniopharyngiomas in children. J Neurosurg. 1975,42(1):86-93.

20. Khafaga Y, Jenkin D, Kanaan I, et al. Craniopharyngioma in children. Int J Radiat Oncol Biol Phys. 1998,42(3):601-606.

21. Kramer S, McKissock W, Concannon JP. Craniopharyngiomas. Treatment by combined surgery and radiation therapy. J Neurosurg. 1961,18:217-226.

22. Laws ER Jr. Transsphenoidal microsurgery in the management of craniopharyngioma. J Neurosurg. 1980,52(5):661-666.

23. Lindholm J, Nielsen EH. Craniopharyngioma: historical notes. Pituitary. 2009,12(4):352-359.

24. Manaka S, Teramoto A, Takakura K. The efficacy of radiotherapy for craniopharyngioma. J Neurosurg. 1985, 62 (5):648-656.

25. Matson DD, Crigler JF Jr. Management of craniopharyngioma in childhood. J Neurosurg. 1969,30(4):377-390.

26. Regine WF, Kramer S. Pediatric craniopharyngiomas: long term results of combined treatment with surgery and radiation. Int J Radiat Oncol Biol Phys. 1992, 24 (4):611-617.

27. Regine WF, Mohiuddin M, Kramer S. Long-term results of pediatric and adult craniopharyngiomas treated with combined surgery and radiation. Radiother Oncol. 1993, 27 (1):13-21.

28. Samii M, Bini W. Surgical treatment of craniopharyngiomas. Zentralbl Neurochir. 1991,52(1):17-23.

29. Sorva R, Jaaskinen J, Heiskanen O. Craniopharyngioma in children and adults. Correlations between radiological and

clinical manifestations. Acta Neurochir（Wien）. 1987,89（1-2）:3-9.

30. Stahnke N,Grubel G,Lagenstein I,et al. Long-term follow-up of children with craniopharyngioma. Eur J Pediatr. 1984,142（3）:179-185.

31. Symon L,Sprich W. Radical excision of craniopharyngioma. Results in 20 patients. J Neurosurg. 1985,62（2）: 174-181.

32. Van Effenterre R,Boch AL. Craniopharyngioma in adults and children:a study of 122 surgical cases. J Neurosurg. 2002,97（1）:3-11.

33. Varlotto JM,Flickinger JC,Kondziolka D,et al. External beam irradiation of craniopharyngiomas:long-term analysis of tumor control and morbidity. Int J Radiat Oncol Biol Phys. 2002,54（2）:492-499.

34. Voges J,Sturm V,Lehrke R,et al. Cystic craniopharyngioma:long-term results after intracavitary irradiation with stereotactically applied colloidal beta-emitting radioactive sources. Neurosurgery. 1997,40（2）:263-269; discussion 269-270.

35. Yasargil MG,Curcic M,Kis M,et al. Total removal of craniopharyngiomas. Approaches and long-term results in 144 patients. J Neurosurg. 1990,73（1）:3-11.

第2章　垂体及颅咽管瘤的发生

颅咽管瘤从病理学和生物特性上来说属于良性肿瘤，但正是由于肿瘤和垂体、垂体柄以及下丘脑等重要的神经功能部位关系密切，使得该鞍区疾病的治疗预后不甚满意。因此，关于颅咽管瘤的起源问题，一直是关于本疾病最大的谜团。几个世纪以来，众多的神经外科学者都试图揭开这一起源的面纱，但由于肿瘤在临床表现和病理表现上的多变性，使得目前对于其起源和位置仍然存在较大争议。而现有的关于颅咽管瘤起源的假想都是基于垂体正常组织细胞学及胚胎发生为基础的，所以为了清楚描述疾病的起源，我们首先要了解垂体正常形态及其胚胎发育的过程。

第一节　垂体形态学和细胞学

一、垂体的基本解剖学概念

垂体（hypophysis，pituitary gland）位于颅底蝶鞍垂体窝内，借助垂体柄与下丘脑相连。垂体为卵圆形，长约 1cm，宽 1.0～1.5cm，高 0.5cm 左右。新生儿的垂体重约 0.1g，随着年龄增长其体积和重量不断增加，一般成年男性的垂体重量为 0.5～0.7g；女性的稍重，且在妊娠期间垂体会出现生理性增大，重量也明显增加，经产妇可达 1.5g。垂体虽然体积小，但却是机体内最重要的内分泌腺体之一，其不仅能分泌多种激素作用于靶器官而发挥生理作用，同时还可以通过下丘脑垂体轴与高级内分泌调控中枢相联系，从而在内分泌和神经调控系统中起到枢纽的作用。

经典教科书将垂体分为：腺垂体（adenohypophysis）和神经垂体（neurohypophysis）两部分。

1. 腺垂体　约占整个垂体的前 3/4，又包括远侧部（pars distalis）、结节部（pars tuberalis，又称之为漏斗部）和中间部（pars intermedia）；远侧部是腺垂体的主体，呈肾形，在正常人体呈金黄色，位于鞍内最前端，其质地较韧，含有呈腺样排列的内皮细胞和毛细血管，这些内皮细胞能分泌多种激素。

2. 神经垂体　占据垂体的后 1/4，由神经部、漏斗（也称正中隆起，median eminance）和漏斗柄（infundibular stem）构成。其中漏斗也即正中隆起起自视交叉后缘与乳头体之间的灰结节向下延伸的部分，为一中空结构，内含第三脑室的漏斗隐窝（infundibular recess），有文献报道约有 20% 的漏斗隐窝向下可深达垂体柄的下半部。在出现梗阻性脑积水时，该隐窝会增大、扩张而更为明显，这点在"三脑室底内型"的颅咽管瘤中经常可见。正中隆起为漏斗基底部向后下方的轻微隆起，是下丘脑和垂体之间血管联系的重要部位。视上核和室旁核分泌的血管加压素和催产素经漏斗和漏斗柄的长轴运送至神经部,并储存和释放。

3. 垂体柄 由腺垂体的结节部和神经垂体的漏斗(正中隆起)、漏斗柄共同组成,并以正中隆起和下丘脑进行分界(图2-1)。关于垂体柄,在目前各解剖学专著中并没有详细说明,单从其解剖学描述看,垂体柄其实是由腺垂体的结节部以及神经垂体的漏斗柄共同构成的,其向下和垂体相连,向上和下丘脑的正中隆起相连,从解剖学上看,垂体柄为垂体的一部分,而不是一个独立于垂体和下丘脑的独立器官。而垂体柄的概念更像是一个临床概念,在临床上,往往将位于鞍膈下的垂体主体称之为"垂体"或"垂体腺",而鞍膈上的部分统称为"垂体柄"。垂体柄在活体上呈灰红色,其上有较多的纵形血管纹。

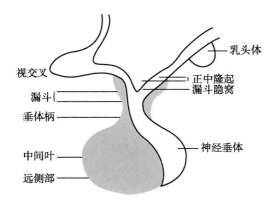

图2-1 正常垂体解剖、分部及其相关结构

另在文献中也经常可见将垂体分为前叶(anterior lobe)和后叶(posterior lobe),经典教科书将腺垂体远侧部和结节部称之为垂体前叶;中间部和神经垂体神经部称为垂体后叶。而格氏解剖学等很多权威解剖专著对于中间部的划分并未明确表明,它们甚至认为中间部无具体功能,归于前叶或者后叶关系不大。但无论从组织细胞来源、细胞学形态和分泌功能来说,中间部都和腺垂体更为接近,而中间部作为颅颊囊的发育产物,也可能含有源于颅颊囊的残余细胞(见垂体胚胎发育),故认为垂体前叶应该包括远侧部、结节部和中间部。

二、垂体组织细胞学

(一)腺垂体(adenohypohoysis)(图 2-2)

对于腺垂体细胞学的研究可以追溯到20世纪初,在经历了光镜、电镜和免疫组化三个时期后,目前对于腺垂体的细胞学分类已经基本明确。

且最近的研究认为,腺垂体的各类细胞均起源于同种多能干细胞,其增殖分化为具有双向分化能力的细胞,从而分别分化为未成熟的嗜酸性和嗜碱性细胞,再分化为各种内分泌细胞。而这些分化成熟的细胞不再分裂,在一定时期后衰老死亡,由干细胞不断增殖补充。垂体细胞的这种不断更新的假说和鞍区疾病的发生有着密切的联系。

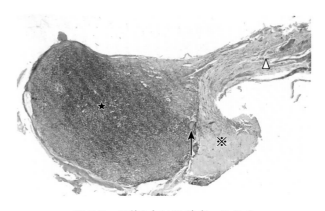

图2-2 垂体(人)HE染色 2.5×1
★:垂体远侧部;△:漏斗柄;↑:中间部;※:神经部

1. 远侧部(pars distalis) 是腺垂体的主要部分,腺细胞集合成团索状(图2-4),偶见围成小滤泡,细胞间有丰富的窦样毛细血管。该部细胞的数量和比例因个体和生理状况及年龄的不同有很大差异。其主要细胞包括嗜酸性细胞(根据分泌颗粒的大小及免疫组化反应,又可分为生长激素(growth hormone,GH 或 somatotropin,STH)细胞和泌乳素(prolactin,PR 或 lactogenic hormone,LTH)细胞、嗜碱性细胞[又可分为促甲状腺素(thyroid stimulating hormone,TSH)细胞、卵泡刺激素(follicle stimulating hormone,FSH)细胞和黄体生成素(luteinizing hormone,LH)细胞和促肾上腺皮质激素(corticotroph,ACTH)细胞]、嫌色细胞(chromophobe cell)和滤泡细胞(follicular cell)。

一般来说嫌色细胞约占50%,嗜酸性细胞占40%,嗜碱性细胞占10%,而滤泡细胞含量很少。嗜酸性细胞常分布在边缘区,而嗜碱性细胞和嫌色细胞分布在中心区。

(1)嗜酸性细胞和嗜碱性细胞:这两类细胞主要是内分泌相关细胞,它们各自的形态和功能各异,均根据其所分泌的激素来命名。而每个细胞都与同种和(或)其他类型的细胞相邻接,并彼此密切接触。近年来有学者研究认为,这些分泌细胞中有的仅仅产生一种激素,而另一些可产生两种乃至多种激素。这些细胞间形态和功能上的关系均表明，各种内分泌细胞间不是相互独立的，它们在发育、分化及生理功能等诸多方面都存在联系。这些内分泌细胞按照其各自功能分布在垂体的不同区域：PR 细胞和 GH 细胞主要分布在侧翼；TSH 细胞和 FSH 及 LH 细胞位于中 1/3；而 ACTH 细胞则位于靠后的内侧区，且临床已经证实这一分布特征和各类垂体腺瘤好发部位相符合。

（2）嫌色细胞：在远侧部内数量最多，它们成团分布于细胞索内（图 2-3）。以往由于在光镜下未见嫌色细胞胞质中含有分泌颗粒，故认为它没有分泌功能或者是未分化的储备细胞。但近年来在电镜下发现，仅仅很少的嫌色细胞无分泌颗粒，而绝大多数细胞中含有一种或者几种分泌颗粒，有的细胞内还含有类似嗜碱性细胞的高尔基复合体，据此推断可能存在不同类型的嫌色细胞，这些细胞能定向分化为某种嗜酸或嗜碱性细胞。还有另外一些学者认为，嫌色细胞就是前面所提到的垂体内的干细胞，其中少量不含有分泌颗粒的未分化细胞为具有多向分化功能的祖细胞，这些祖细胞和垂体瘤的发生有何关系，及其在病人垂体功能受损后修复过程中的作用仍然有待进一步的研究。

（3）滤泡细胞：又被称之为星形细胞，它们具有长的基底突起，在相邻腺细胞之间延伸，细胞游离面有微绒毛，偶见纤毛，细胞间有连接复合体。该类细胞曾经由于其胞质内无分泌颗粒而被

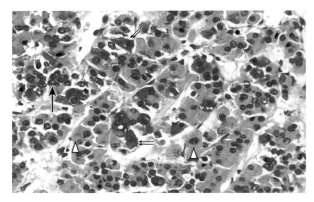

图 2-3　垂体远侧部（人垂体）HE 染色　3.3×40
↑：嫌色细胞；↑↑：嗜碱性细胞；△：嗜酸性细胞

当成是嫌色细胞的一种，但近年的研究表明：这些细胞的突起伸至分泌细胞之间，形成一种疏松的细胞网架，遍布腺垂体内，起到支持作用；同时发现其能包绕并消化死亡细胞及碎片，具有吞噬作用；另外 Tsuyoshi 对于大鼠垂体的研究显示滤泡细胞突起彼此相连形成网络，对于"缺乏"直接神经支配的腺垂体来说，可能起到了传递信息的作用，其所形成的通路可能是垂体整体功能的重要解剖基础。

最近，一些学者认为一个亚组的分泌性细胞可能只产生一种类型的激素，而其他的细胞可能分泌多种激素。许多研究表明，各种内分泌细胞亚群和相关的发育、分化以及其他生理学功能上有紧密的关系。各种内分泌细胞的分布也具有特异性（图 2-4），泌乳素和生长激素分泌细胞通常

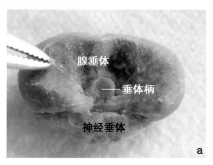

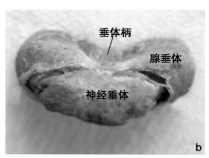

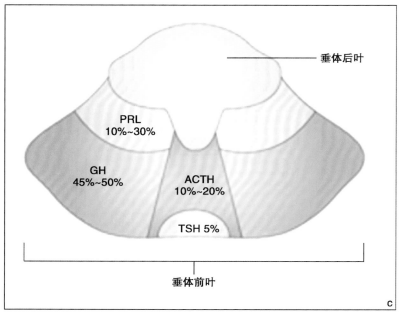

图 2-4　各种内分泌细胞的分布特点

位于两外侧翼,而 TSH、FSH 和 LH 分泌细胞则位于中间部位,ACTH 分泌细胞位于后正中部。这一分布模式也和各种垂体腺瘤的发生部位有关系。

2. 结节部(pars tuberalis)　是垂体前叶向背侧伸展的部分,借薄层结缔组织与漏斗柄相分隔。目前认为,结节部包绕整个漏斗柄,但是在其前方部分最厚,而后方则较薄或者缺如。由于进入远侧部的主要血管即下丘脑垂体门静脉从此部通过,故此部位是垂体中高度血管化的部位,这也是为何垂体柄在活体上呈现紫红色,且有较多标志性的纵形血管纹的原因。

结节部的细胞呈索状纵向排列在血管之间,其中包括较多未分化细胞及少量较小的嗜酸性细胞和嗜碱性细胞,其多数细胞为立方状或柱状。这些细胞的胞质内含有许多小颗粒、小脂滴以及大量糖原,是成人垂体中唯一含有大量糖原的细胞。在胞质内有时可以见到小的胶质滴。其细胞可排列成滤泡状结构,也可出现一些鳞状上皮细胞岛。目前认为,结节部的血管是下丘脑和远侧部之间通过门静脉传递物质的通道,但其细胞学功能还尚未明确。有学者认为,其具有分泌功能,并对远侧部的功能是一种调节和补充,但以上观点都有待进一步研究。

结节部是颅咽管瘤来源学说的热点之一,具体将在颅咽管瘤起源部分详述。针对其细胞学特点研究发现,其胞体中含有大量糖原,且细胞形态幼稚,从形态上看属于未分化细胞,故组织学上认为结节部细胞相对活跃,这也是颅咽管瘤的细胞化生学说的细胞学基础。另外,结节部和远侧部虽然都为颅颊囊前壁细胞来源,但它们的细胞形态和构成比例上却存在很大的差别,于是有学者提出:结节部细胞是否作为远侧部细胞的储备仓库?而当远侧部分泌细胞丧失过多时,结节部细胞是否会定向分化为相应的分泌细胞,起到代偿作用。这些问题对于研究颅咽管瘤的起源、结节部细胞的功能,以及在颅咽管瘤术中垂体及垂体柄损伤后,机体内分泌功能代偿机制上都非常有意义。

3. 中间部(pars intermedia)　是位于远侧部和神经部之间的狭窄部分。在多种哺乳动物中,远侧部仅借一裂隙与神经垂体相分隔。而啮齿类

等动物的中间部几乎完全缺如。人垂体的中间部也不发达,仅由一些大小不等的囊泡及其周围的一些嫌色细胞和嗜碱性细胞所构成(图 2-5)。囊泡由立方或柱状的纤毛细胞构成,囊腔内含有胶体物质,胶体黏度不一,从稀薄至高度黏稠,滤泡的功能意义尚不清楚。中间部的发育有明显的退行性变化,在人胚胎时期、幼儿时期均明显可见,但在成年时多已经消失。

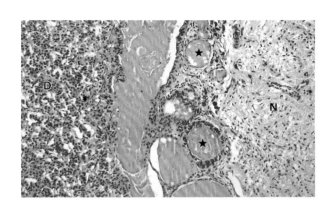

图 2-5　垂体中间部(人垂体)HE 染色　3.3×10
D:远侧部;N:神经部;★:中间部内的滤泡,其内含有胶体

中间部的嗜碱性细胞包括黑素细胞刺激素(melanocyte stimulating hormone, MSH)细胞和一种类似与远侧部促肾上腺皮质激素(ACTH)细胞相类似的细胞,MSH 细胞功能是产生黑素细胞刺激素,这点在两栖类动物的研究中得到证实,切除青蛙的中间部,可致皮肤颜色变浅。在人类,MSH 的作用似乎也是促黑色素的生成,人妊娠时也是由于 MSH 分泌增多而常常产生皮肤色斑。而另外一种细胞的功能至今尚不清楚。

(二)神经垂体(neurohypophysis)

由间脑底部发育而来,与下丘脑直接相连,其主要由大量无髓神经纤维和胶质细胞(垂体细胞)构成(图 2-6)。神经纤维来自下丘脑垂体束,由大约 50 000 条来自下丘脑大细胞神经元的轴突构成,试验证实这些神经纤维大多来自视上核和室旁核。而下丘脑神经元胞体内的分泌颗粒沿轴突运行到神经部,并沿途存储于轴突膨体内,故神经垂体实为激素存储和释放的部位。

在光镜观察下,可见神经部内有大量神经纤维及一些大小不等的嗜酸性团块,被称之为赫林

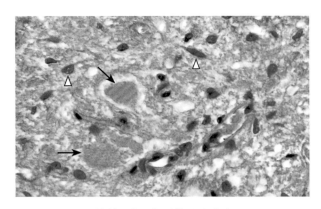

图 2-6　垂体神经部（人垂体）HE 染色　3.3×40
↑：赫林体；△：垂体细胞

体（herring body）。在电镜下，即可见这些无髓神经纤维粗细不等，轴突内含有纵形微管、散在神经丝、少量线粒体及分泌颗粒等。有的轴突沿途呈串珠样膨大为膨体（varicosities），膨体及轴突终末内充满致密颗粒，即为光镜下所见的赫林体。

神经垂体的功能包括神经内分泌作用，主要是存储和释放催产素（OT）和血管加压素/抗利尿激素（AVP/antidiuretic hormone，ADH），对于维持机体水电解质平衡，稳定血压具有重要作用；另外，神经垂体内除了 AVP 能和 OT 能神经纤维外，还存在少量肽能（如 P 物质、脑啡肽、内啡肽和强啡肽等）神经纤维，以及具有促甲状腺激素释放激素（TRH）、黄体激素释放激素（LHRH）、胆囊收缩素（CCK）、生长抑素（SOM/SRIF）等的神经纤维，还存在一些胺能和氨基酸能［如儿茶酚胺（CA）、去甲肾上腺素（NT）、多巴胺（DA）和 γ-氨基丁酸（GABA）等］神经纤维。这些神经纤维使得神经垂体还具有对垂体前叶激素释放的中枢调控作用。同时有研究表明，神经垂体激素释放的调节，既有上述各种不同性质的神经纤维之间的相互调节，也有同一种神经纤维的自身调节，既可以通过终末间的轴-轴突触实现，也可以通过神经-胶质细胞（垂体细胞）间的突触样连接完成。

1. 垂体细胞（pituicyte）　是神经垂体内的主要细胞成分，是一种特殊分化的神经胶质细胞，分布在神经部神经纤维之间。有学者对垂体细胞进行电镜观察，显示细胞通常有数个突起，相邻细胞间的突起彼此连接成网，而神经纤维和轴突终末均位于细胞突起之间，这些垂体细胞类似于中枢

神经系统的星形胶质细胞。目前认为，垂体细胞除具有一般胶质细胞的支持营养作用外，还有吞噬和保护作用。另外有学者认为，其可能释放一些活性物质，可促进新生神经纤维的生长，并能引导神经纤维的再生。还有些人认为，垂体细胞可合成和分泌 γ-氨基丁酸（GABA）及其他一些化学物质以调节神经纤维的活动及激素的释放。而且，垂体细胞能和轴突末梢或者赫林体之间形成突触或突触样结构，也参与激素释放的调节。

漆松涛等人在对颅咽管瘤和下丘脑结构关系进行研究时发现，有些病例术中可见肿瘤后下方或侧方与肿瘤囊壁紧密粘连的垂体柄，病理学检查此处胶质增生明显，瘤细胞团与胶质增生带间可见明显的炎性细胞反应带，在肿瘤边界可见规则的肿瘤组织、血管及炎细胞反应带、胶质增生带分层排列（图 2-7），少量病例胶质增生带内可见孤立的瘤细胞团。而神经垂体内的胶质细胞即为垂体细胞，那么肿瘤和漏斗柄（由神经纤维构成）之间的胶质增生带是否就是垂体细胞所形成的呢？垂体细胞在颅咽管瘤病理情况下是否仍然具有支持、保护、吞噬等功能，值得进一步研究。

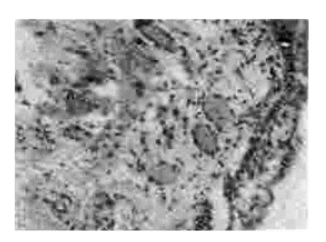

图 2-7　颅咽管瘤周边的胶质增生带

2. 垂体柄离断下的病理改变　手术切断下丘脑垂体轴后，远侧段轴突的赫林体消失，而近侧段轴突内可见分泌颗粒堆积。且在激素耗竭的情况下，神经垂体内的赫林体也消失。同时，在切断垂体柄后，可见下丘脑的视上核和室旁核神经元胞体发生逆行性退变，而其原有的分泌颗粒继续经神经纤维束向远端传递并堆积。漆松涛等对于

临床垂体柄离断后,尿崩症的表现进行归纳,发现其呈现三相性的临床特点,可分为急性期、中间期和持续期。①急性期:由于视上核和室旁核分泌的抗利尿激素无法通过正常下丘脑垂体轴而到达神经部,也就无法通过常规的神经内分泌通路释放入血,造成在神经纤维断端堆积,从而表现出垂体柄离断后早期的尿崩;②中间期:由于视上核和室旁核的逆行性退变,神经元胞体凋亡碎裂,使得原来堆积的激素分泌颗粒得以释放,从而形成了临床上短期的尿量正常;③持续期:也是后期。由于神经核团退变严重,无新生分泌颗粒释放,最终出现持续尿崩的表现。

（三）咽垂体（pharyngeal hypophysis）

位于鼻中隔后缘,咽顶部的黏膜下层,是由 Rathke 囊近端残留部发育而成。最早是 Erdheim 在 1904 年首先命名,并认为在人类咽垂体的出现较为恒定。但由于在动物体内少有咽垂体出现,故对其试验观察较为困难。但由于临床上鼻咽部的颅咽管瘤时有发生,故很多学者认为咽垂体也是垂体发生过程的残迹,是颅咽管瘤的起源位置之一。Carlos 报道认为,咽垂体宽约 1mm 或不足 1mm,长为 3.5～7.0mm,并经免疫组化证实咽垂体具有分泌生长激素和泌乳素的作用。有学者认为它是腺垂体的副腺,在不同年龄阶段,其对内分泌的调控可能具有重要作用。

第二节　垂体及其附属结构的胚胎发育

现已经明确,脑垂体由两种不同的胚胎成分组成,来自原始口腔顶向上迁移的拉克囊（腺垂体）和间脑腹侧憩室（神经垂体）融合而成,且其被结缔组织膜（垂体囊）和固有膜所包裹。而颅咽管瘤作为一种和胚胎发育密切相关的疾病,其起源位置、临床病理类型及其影像学表现形式,均和垂体及其附属结构的发生密不可分。

一、垂体的胚胎发育

腺垂体和神经垂体虽然同是垂体的一部分,但是它们的发育过程却完全不同,也就是说整个垂体的发生、发育是由两个部分组成,即腺垂体的发育和神经垂体的发育（图 2-8）。

腺垂体来源于原始口腔的外胚层。在人胚胎

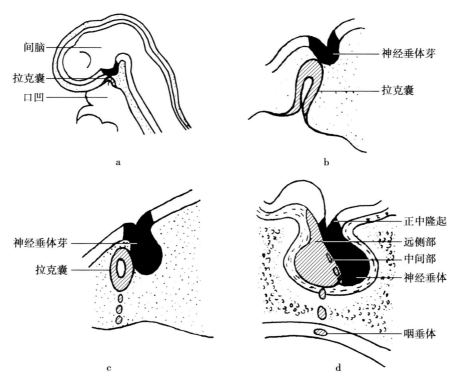

图 2-8　人胚胎垂体发生简图
a. 胚胎第 24 天；b. 第 6 周；c. 第 8 周；d. 发育后期

第24天,原始口腔顶部外胚层上皮向背侧突出一囊状结构,称之为颅颊囊(Rathke's pouch)。颅颊囊向间脑底部方向生长,在人胚胎第7~8周时其与口腔上皮相连接的柄部萎缩,和原始口腔间的通道封闭,最终已经闭塞的颅咽管将退化消失。颅颊囊细胞发生速度不同,其中以前下壁细胞增长最快,分化为圆球状并逐渐增厚,最终形成垂体结节部和远侧部;后壁细胞增生缓慢,并形成狭窄的中间部和腺体内的缝状裂隙。整个垂体前叶的生长过程其实是旋转的,囊的前壁腹侧细胞生长最快,并向前上旋转,最终围绕漏斗柄形成结节部。腺垂体的中间部与远侧部紧紧相贴,囊腔消失,或残留一狭小的裂隙,称为拉克裂。

神经垂体来源于间脑的神经外胚层。在颅颊囊发育的同时,间脑底部(第三脑室底)的神经外胚层向腹侧突出成漏斗状,称神经垂体芽(neurohypophyseal bud),此芽向腹侧伸展,并在人胚胎第10~11周,其远端和颅颊囊后壁相近的部分发育成神经垂体的神经部,其中的神经上皮细胞增殖分化为垂体细胞(pituicyte)。而神经垂体芽的近端,即神经部和下丘脑相连的部分,形成正中隆起和漏斗柄;来自下丘脑分泌性神经元的轴突经漏斗进入神经部。

二、垂体囊的胚胎发育

目前,关于垂体囊的胚胎发育仍然存在争议,但均认为垂体囊来源于中胚层。一般认为,除来源于口凹上皮的腺垂体外尚有来自中胚层的基质细胞所包绕,并且在胚胎第7~8周(图2-9),这些基质细胞逐渐分化成熟,细胞数量减少而纤维含量迅速增多,同时形成了垂体囊原基。到胚胎9~10周时,随着颅底软骨化的加速,垂体在前后方分别受限于斜坡和前蝶骨软骨,自中心部位陷入原始垂体窝内。此时垂体囊已经初具规模,但仅由少量纤维层构成,能将垂体不完全地和两侧原始海绵窦腔分隔开。在胚胎12周时,颅底的软骨化基本完成,此时更多基质细胞无规律地包绕在原始垂体囊周围,垂体囊向两侧更加突出。胚胎14~16周时,随着垂体的进

一步发育膨大,垂体囊也逐渐增厚,纤维排列也更为规则。囊向上与鞍膈游离缘相融合,一些小血管也沿着垂体囊和软骨膜之间长入。胚胎17周时,基质细胞进一步在垂体腺周围积聚,与垂体囊疏松结合,并且随着胚龄的增加而逐渐增厚,最终形成完整的垂体囊结构。而早期的胚胎研究也表明,随着相对较大的腺垂体部分包绕神经垂体,垂体囊也包裹在神经垂体表面,但由于神经垂体发育晚于囊的发育成形,故最终虽然垂体囊完整包被整个腺垂体和神经垂体,但囊后部相对较薄。事实上,垂体囊是由致密结缔组织所构成,独立于鞍区的软脑膜,仅在鞍膈孔附近和鞍膈相融合。

对于在胚胎发育过程中,垂体囊的形成与拉克囊的形成、鞍区硬膜和软膜的发育以及和神经垂体诱导之间的关系,目前仍然存在较大争议。Wisloki 和 Ciric 提出,垂体囊来源于硬膜或者蛛网膜的学说;而 Chi 和 Lee 通过对 21 例 4~40 周的胎儿进行组织学研究后,认为垂体囊来源于拉克囊。Chi 和 Lee 认为,随着腺垂体由原始口凹处上行,并和神经垂体相接触,其周围的间充质细胞逐渐发育增厚形成囊,之后由于腺垂体对神经垂体的包绕,以及远端的逐渐退化作用,最终使得二者包绕在一个共同的囊内。其实,临床上有两种先天性疾病也表明了垂体囊的来源:①在先天性无脑畸形的胎儿,可见单独的腺垂体完全被纤维囊所包裹;②先天性腺垂体缺如的胎儿,鞍膈孔较大,但仅见神经垂体位于鞍内,鞍上蛛网膜进入鞍内,并包绕神经垂体,而未见明确的垂体囊。这些事实表明,不仅腺垂体的发育和拉克囊有关,而且垂体囊的形成更是由于拉克囊的细胞旋转发育而触发,同时也引导鞍膈向中心区域延伸,并和鞍膈融合以阻止鞍上蛛网膜下陷进入鞍内;而神经垂体则是在有腺垂体发育的基础上,后加入到垂体囊中,再被囊所包裹的。这些胚胎发育过程中任何一步的异常,均和临床中出现的疾病相联系,例如,原发性空蝶鞍综合征。同样,它们在颅咽管瘤的起源及发生部位上也起到重要作用。

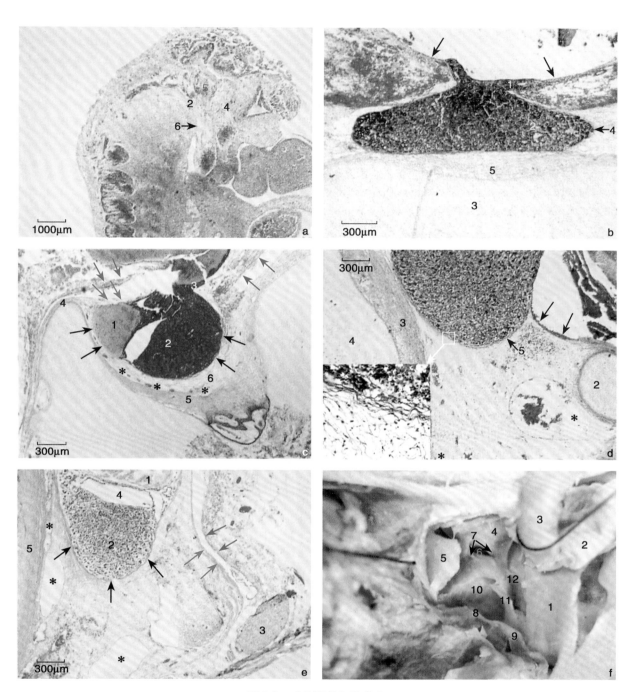

图 2-9 垂体囊的胚胎发育

a. 6 周胚胎的矢状位切片(H. E 染色)。1,腺垂体原始细胞;2,神经垂体原始细胞;3,三叉神经节;4,三叉神经根;5,原始头静脉;6,Rathke's 囊;b. 12 周胎儿的冠状位切片(Masson 染色)。1,垂体柄;2,腺垂体;3,蝶骨软骨;4,垂体囊;5,蝶骨软骨膜;↑:脑膜原基;c. 15 周胎儿的矢状位切片(Masson 染色)。1,神经垂体;2,腺垂体;3,垂体柄;4,斜坡软骨膜;5,蝶骨软骨膜;6,骨基质;绿色箭头,蛛网膜;蓝色箭头,鞍膈;黑色箭头,垂体囊;星号,静脉丛;d. 16 周胎儿的冠状位切片(Masson 染色)。1,腺垂体;2,退化的蝶骨嵴软骨;3,蝶骨软骨膜;4,蝶骨软骨;5,垂体囊;↑:鞍膈原基;星号,静脉;左下图,扩大显示垂体囊的结缔组织纤维(200×)。e. 25 周胎儿的冠状位切片(Masson 染色)。1,神经垂体;2,腺垂体;3,动眼神经;4,中间裂;5,蝶骨骨膜;绿色箭头,蛛网膜;蓝色箭头,鞍膈;黑色箭头,垂体囊;星号,静脉;f. 成人垂体囊的显微解剖。1,鞍结节的硬膜;2,视神经;3,颈内动脉床突段;4,颈内动脉水平段;5,后床突;6,内侧空间;7,颈内动脉和垂体囊之间的结缔组织纤维;8,垂体柄;9,蛛网膜;10,垂体腺;11,鞍膈;12,前海绵间窦

[引自:王永谦,丁美修,谭多盛,等. 垂体囊的胚胎发育和显微解剖研究. 中国临床解剖学杂志. 2005,23(2):137-141.]

第三节　颅咽管瘤起源假说

从颅咽管瘤发现至今的100多年来,其先后被称为克拉克氏囊肿瘤、垂体管肿瘤、颅咽管囊肿瘤、Erdheim肿瘤、釉质瘤、表皮瘤、垂体柄肿瘤、髓样癌等。名称的改变反映了人们对该肿瘤的认识过程,而至今颅咽管瘤的起源尚有争论。目前,就其发生机制主要有以下三种学说较为可取。

一、源于颅咽管残留细胞

如前所述,在胚胎早期外胚层牙板附近处,口凹向内凹陷形成颅颊囊,它将形成以后的垂体前叶。之后,颅颊囊形成一囊泡,其与口凹之间由闭塞的颅咽管相连。颅颊囊细胞生长速度不同,前壁细胞生长迅速,压向颅底(以后的蝶鞍)后,即向前上旋转,并将已闭塞的颅咽管残余细胞带至新的部位,即垂体上方,甚至第三脑室前部(图2-10)。该学说认为,颅咽管瘤即起源于残余的颅咽管细胞。在我们的临床工作中,尤其是在对于鞍膈下颅咽管瘤的手术中,通常在肿瘤全切除后,能在垂体窝的底部见到一个小孔(图2-11),这是对颅咽管瘤从残余的颅咽管细胞起源的最好证据。

根据前面垂体发生过程的描述(图2-9),我们可以发现,颅咽管瘤残余细胞存在于从口咽部到三脑室之间的任何位置,该学说也解释了鼻咽部颅咽管瘤、源于蝶骨的颅咽管瘤和三脑室内颅咽管瘤的发生;同时该学说认为,肿瘤和胚胎时期

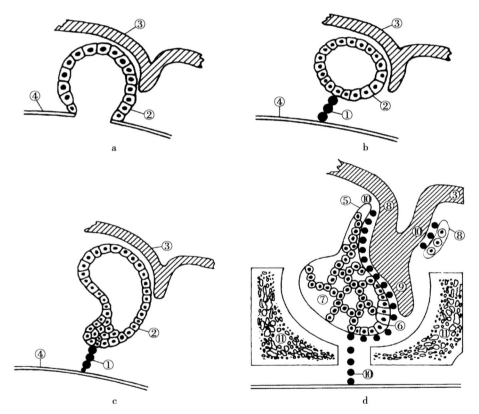

图2-10　颅咽管瘤起源机制示意图

a. 胚胎发生早期,口凹内陷形成颅颊囊;b. 颅颊囊进一步内陷和封闭,形成一囊泡,以闭塞的颅咽管与口凹外胚层相连;c 颅颊囊在发育为垂体前叶过程中,前下部细胞增生较快,并且整个生长过程为一旋转过程,腹侧的细胞最后构成垂体结节部;d. 因前下部细胞大量增生,达鞍底后继而向上旋转,从而将闭塞的颅咽管的残余细胞带向鞍上。颅咽管瘤可能源于这种颅咽管残余细胞。间脑向尾侧凹陷,形成垂体后叶。另外垂体前叶内残留的未分化的颅颊囊细胞也可能是颅咽管瘤的来源;①颅咽管细胞;②颅颊囊细胞;③间脑;④牙板;⑤垂体前叶结节部;⑥垂体前叶中间部;⑦垂体前叶远侧部;⑧漏斗柄;⑨垂体后叶神经部;⑩残余的颅咽管细胞;⑪蝶鞍

修改自 Sartoretti-Schefer S,Wichmann W,Aguzzi A,Valavanis A:MR differentiation of adamantinous and squamous-papillary craniopharyngiomas. AJNR Am J Neuroradiol 18:77-87, 1997.

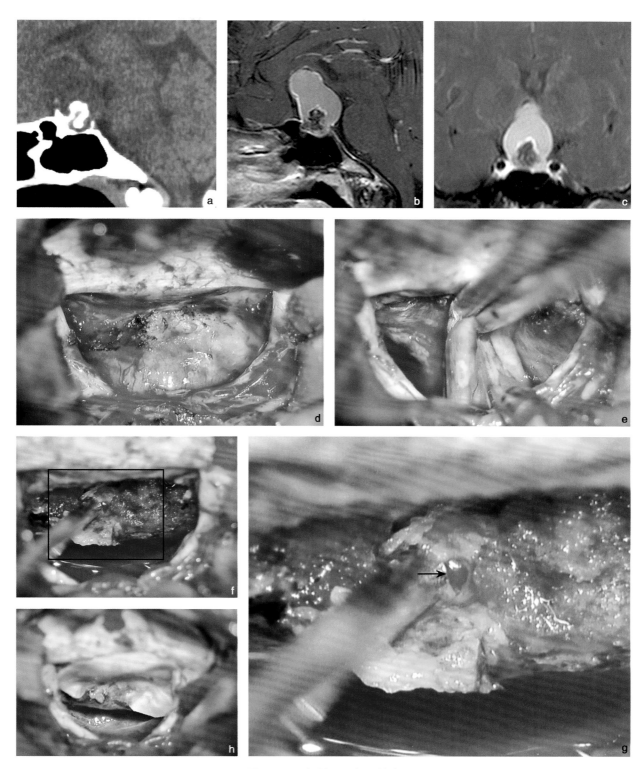

图 2-11　1 例鞍膈下颅咽管瘤

a ~ c. CT 和 MRI 扫描,1 例 22 岁女性患者,鞍内鞍上占位,以囊性为主,但鞍内有明显钙化;d ~ e. 前纵裂入路切除肿瘤;f. 肿瘤全切后,可见一小孔（黑色箭头）位于垂体窝的底部(其放大图见图 g),这一小孔可能暗示了鞍膈下颅咽管瘤的起源;h. 肿瘤全切后,一块人工硬膜用来修补鞍膈缺损

口凹与牙板所在部位关系十分密切,而牙板将形成牙齿的釉质器,这样也就解释了颌部牙釉质细胞癌、角质化,以及钙化性齿源囊肿和牙釉质型颅咽管瘤在组织学上甚为相似的原因;另外,有文献报道颅咽管瘤内曾发现有牙齿的存在。

二、源于颅颊囊的残余细胞

Goldberg 和 Eshbaugh 在对新生儿垂体进行研究时,发现在 4 例新生儿的腺垂体结节部有鳞状上皮细胞巢,他们认为这些鳞状上皮细胞是颅颊囊的残迹,并认为大多数新生儿垂体内这些残迹消失,是由于颅颊囊细胞分化完全造成的。目前也有很多研究支持颅咽管瘤即来源于颅颊囊残余的鳞状上皮的学说,并认为这些残余细胞以结节部为最多,同时也认为肿瘤的位置和胚胎期鞍区的发育过程有关。文章认为,来源于中胚层的软脑膜结缔组织正常是在妊娠第 5 周,垂体结节

部旋转之前插入到颅颊囊和脑泡之间的,这样残余的拉克囊细胞就不可能位于软膜下。而腺垂体和神经垂体之间的软膜,也就最终演变成为二者之间的薄层结缔组织分隔。但是如果该结缔组织延迟生长,这些拉克囊就会直接和脑泡相接触,并可能会残余一些拉克囊细胞在脑泡上,这些细胞可能就是三脑室内肿瘤的发生来源(图 2-12)。

究竟有没有原发于三脑室内的颅咽管瘤,目前争论颇多,且没有确实可靠的证据证明其存在,根据上面的示意图,似乎残余的胚胎上皮细胞可以直接和间脑神经外胚层发生关系;但根据胚胎发育的特性,理论上这些残余口凹来源的上皮细胞,是无法穿过神经外胚层而进入三脑室内,进而形成原发三脑室内肿瘤的;因此累及三脑室的 T 型颅咽管瘤真实的解剖部位应该定位于三脑室壁的神经组织和软脑膜之间,对于这点笔者在讨论中还有叙述。

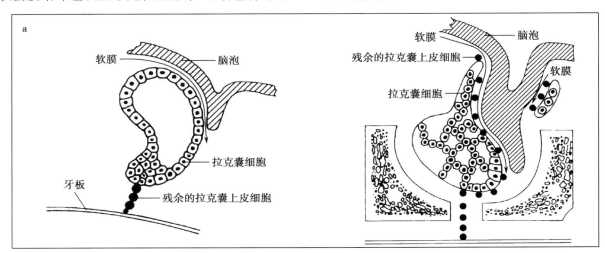

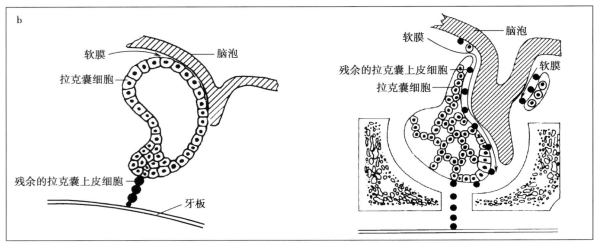

图 2-12　胚胎发育过程中软膜延迟发育,所造成肿瘤的位置不同,即颅咽管瘤起源学说 2

a. 软脑膜正常插入颅颊囊和脑泡之间;b. 正常发育,软脑膜下无残余原始细胞;c. 软脑膜延迟发育,并造成颅颊囊和脑泡;d. 最终造成软脑膜下有残直接接触余的颅咽管细胞和颅颊囊细胞

有学者对于颅咽管瘤囊腔内衬上皮所分泌的黏液进行研究，发现它们的成分与口咽黏膜所分泌的黏液成分类似，提示颅咽管瘤确实和颅颊囊有关。另外，Tachibana O 等人发现，垂体前叶结节部、颅颊囊和颅咽管瘤均能产生 P-糖蛋白，也提示它们有一个共同的胚胎外胚层起源。关于单纯的三脑室内肿瘤的一系列报道，都描述除了漏斗和灰结节外，其他脑室各壁均保持完整，这点也支持了本学说。

三、细胞化生学说

正如前面所说，颅颊囊发育成腺垂体的各个部分，在对垂体的组织细胞学研究中，很多学者发现结节部中存在有鳞状上皮细胞，特别是在成人更是常常发现鳞状上皮巢。另外，发现垂体前叶结节部的鳞状上皮细胞巢内和其周围含有促性腺激素和促皮质激素颗粒，从而他们也推测这些鳞状上皮细胞是由垂体前叶中正常的具有分泌功能的细胞分化而来，并认为颅咽管瘤，特别是鳞状乳头型，可能就来源于这种化生的鳞状上皮。Goldberg 和 Eshbaugh 回顾研究了 1364 例腺垂体，在其中 78 例年龄<10 岁的病例中，并没有发现明确的鳞状上皮细胞巢，故他们认为这些鳞状细胞并非胚胎期颅颊囊残余，而是由正常细胞分化而来的。他们也发现这些鳞状细胞巢罕见于 20 岁以下患者，并随着年龄增加这种化生渐渐增多。

目前，对于颅咽管瘤的免疫组化和电镜检查，也都可以显示出各种垂体前叶的激素，并且垂体前叶、垂体腺瘤和颅咽管瘤均能产生人类绒毛膜促性腺激素。这些也都符合细胞化生学说的描述。

随着对颅咽管瘤认识的深入，发现临床上颅咽管瘤的生物学特性差异较大，儿童和成人该肿瘤的特点也有很大的不同。故也有不少学者提出了多元论的学说。在临床上，颅咽管瘤发病率有两个高峰，第一个高峰是 5~10 岁的儿童，另外一个高峰发生在 40~60 岁。也就是说，在儿童和成年人都会出现发病高峰，而儿童颅咽管瘤多以釉质细胞型为主，钙化多见，且囊变部分常较大；成人肿瘤多以鳞状乳头型为主，钙化少见，囊变区较小。由此，有学者认为，儿童颅咽管瘤多来源于颅咽管残留细胞，而成人肿瘤多来源于细胞化生的鳞状上皮细胞岛。

参 考 文 献

1. Akimura T, Kameda H, Abiko S, Aoki H, et al. Infrasellar craniopharyngioma. Neuroradiology. 1989, 31 (2): 180-183.
2. Alvarez-Garijo JA, Froufe A, Taboada D, et al. Successful surgical treatment of an odontogenic ossified craniopharyngioma. Case report. J Neurosurg. 1981,55(5):832-835.
3. Asa SL, Kovacs K, Bilbao JM. The pars tuberalis of the human pituitary. A histologic, immunohistochemical, ultrastructural and immunoelectron microscopic analysis. Virchows Arch A Pathol Anat Histopathol. 1983,399(1):49-59.
4. Banna M. Craniopharyngioma: based on 160 cases. Br J Radiol. 1976,49(579):206-223.
5. Benitez WI, Sartor KJ, Angtuaco EJ. Craniopharyngioma presenting as a nasopharyngeal mass: CT and MR findings. J Comput Assist Tomogr. 1988,12(6):1068-1072.
6. Brewer DB. Congenital absence of the pituitary gland and its consequences. J Pathol Bacteriol. 1957,59-67.
7. Burger PC, Fuller GN. Pathology—trends and pitfalls in histologic diagnosis, immunopathology, and applications of oncogene research. Neurol Clin. 1991,9(2):249-271.
8. Byrne MN, Sessions DG. Nasopharyngeal craniopharyngioma. Case report and literature review. Ann Otol Rhinol Laryngol. 1990,99(8):633-639.
9. Chi JG, Lee MH. Anatomical observations of the development of the pituitary capsule. J Neurosurg. 1980,52(5):667-670.
10. Ciric I. On the origin and nature of the pituitary gland capsule. J Neurosurg. 1977,46(5):596-600.
11. Conklin JL. The development of the human fetal adenohypophysis. Anat Rec. 1968,160(1):79-91.
12. Cooper PR, Ransohoff J. Craniopharyngioma originating in the sphenoid bone. Case report. J Neurosurg. 1972,36(1):102-106.
13. Dietemann JL, Kehrli P, Maillot C, et al. Is there a dural wall between the cavernous sinus and the pituitary fossa? Anatomical and MRI findings. Neuroradiology. 1998,40(10):627-630.
14. GB W. The meningeal relations of the hypophysis cerebi: Part I -The relations in adult mammals. Anat Rec. 1937: 273-279.
15. GB W. The meningeal relations of the hypophysis cerebi: Part II -An embryological study of the meniges and blood vessels of the human hypophysis. Am J Anat. 1937:95-

130.

16. GOLDBERG GM, ESHBAUGH DE. Squamous cell nests of the pituitary gland as related to the origin of craniopharyngiomas. A study of their presence in the newborn and infants up to age four. Arch Pathol. 1960, 70: 293-299.

17. GORLIN RJ, PINDBORG JJ, REDMAN RS, WILLIAMSON JJ, HANSEN LS: The calcifying odontogenic cyst. a new entity and possible analogue of the cutaneous calcifying epithelioma of malherbe. Cancer. 1964, 17: 723-729.

18. Graziani N, Donnet A, Bugha TN, et al. Ectopic basisphenoidal craniopharyngioma: case report and review of the literature. Neurosurgery. 1994, 34 (2): 346-349, discussion 349.

19. Hillman TH, Peyster RG, Hoover ED, et al. Infrasellar craniopharyngioma: CT and MR studies. J Comput Assist Tomogr. 1988, 12 (4): 702-704.

20. Iwasaki K, Kondo A, Takahashi JB, et al. Intraventricular craniopharyngioma: report of two cases and review of the literature. Surg Neurol. 1992, 38 (4): 294-301.

21. Julow J, Lanyi F, Hajda M, et al. Intracystic instillation of yttrium 90 silicate colloid in cystic craniopharyngioma. Orv Hetil. 1989, 130 (26): 1367-1368, 1371-1375.

22. Kalnins V. Calcification and amelogenesis in craniopharyngiomas. Oral Surg Oral Med Oral Pathol. 1971, 31 (3): 366-379.

23. Kanungo N, Just N, Black M, et al. Nasopharyngeal craniopharyngioma in an unusual location. AJNR Am J Neuroradiol. 1995, 16 (6): 1372-1374.

24. Krsulovic J, Bruckner G. Morphological characteristics of pituicytes in different functional stages. Light- and electronmicroscopy of the neurohypophysis of the albino rat. Z Zellforsch Mikrosk Anat. 1969, 99 (2): 210-220.

25. LUSE SA, KERNOHAN JW. Squamous-cell nests of the pituitary gland. Cancer. 1955, 8 (3): 623-628.

26. Mastronardi L, Guiducci A. Are nonfunctioning pituitary adenomas extending into the cavernous sinus aggressive and/or invasive? Neurosurgery. 2002, 51 (2): 521-522, author reply 522.

27. Mukada K, Mori S, Matsumura S, et al. Infrasellar craniopharyngioma. Surg Neurol. 1984, 21 (6): 565-571.

28. Parkinson D. Surgical anatomy of the lateral sellar compartment (cavernous sinus). Clin Neurosurg. 1990, 36: 219-239.

29. Petito CK. Craniopharyngioma: prognostic importance of histologic features. AJNR Am J Neuroradiol. 1996, 17 (8): 1441-1442.

30. Sartoretti-Schefer S, Wichmann W, Aguzzi A, et al. MR differentiation of adamantinous and squamous-papillary craniopharyngiomas. AJNR Am J Neuroradiol. 1997, 18 (1): 77-87.

31. Sener RN. Giant craniopharyngioma extending to the anterior cranial fossa and nasopharynx. AJR Am J Roentgenol. 1994, 162 (2): 441-442.

32. Songtao Q, Yuntao L, Jun P, et al. Membranous layers of the pituitary gland: histological anatomic study and related clinical issues. Neurosurgery. 2009, 64 (3 suppl): s1-s9, discussion s9-s10.

33. Sunderland S. The meningeal relations of the human hypophysis cerebri. J Anat. 1945, 79 (Pt 1): 33-37.

34. Szeifert GT, Pasztor E. Could craniopharyngiomas produce pituitary hormones? Neurol Res. 1993, 15 (1): 68-69.

35. Tachibana O, Yamashima T, Yamashita J, et al. Immunohistochemical expression of human chorionic gonadotropin and P-glycoprotein in human pituitary glands and craniopharyngiomas. J Neurosurg. 1994, 80 (1): 79-84.

36. Taptas JN. The so-called cavernous sinus: a review of the controversy and its implications for neurosurgeons. Neurosurgery. 1982, 11 (5): 712-717.

37. Teramoto A, Hirakawa K, Sanno N, et al. Incidental pituitary lesions in 1,000 unselected autopsy specimens. Radiology. 1994, 193 (1): 161-164.

38. Wang Y, Zhao C, Wang Z, et al. Apoptosis of supraoptic AVP neurons is involved in the development of central diabetes insipidus after hypophysectomy in rats. BMC Neurosci. 2008, 9: 54.

39. Yokoyama S, Hirano H, Moroki K, et al. Are nonfunctioning pituitary adenomas extending into the cavernous sinus aggressive and/or invasive? Neurosurgery. 2001, 49 (4): 857-862, discussion 862-863.

40. 黄传平, 漆松涛. 颅咽管瘤与生长激素缺乏. 国外医学神经病学神经外科学分册. 2003, 30 (4): 359-362.

41. 刘保国, 漆松涛, 潘军, 等. 颅咽管瘤组织炎症的研究及意义. 广东医学. 2006, 27 (1): 61-63.

42. 王永谦, 丁美修, 谭多盛, 等. 垂体囊的胚胎发育和显微解剖研究. 中国临床解剖学杂志. 2005, 23 (2): 137-141.

第3章 颅咽管瘤病理及基础研究进展

颅咽管瘤是常见的鞍区上皮性肿瘤。2016版中枢神经系统病理分级将其归为 WHO Ⅰ级，有两个病理亚型，分别是成釉细胞型颅咽管瘤和鳞状乳头型颅咽管瘤。本章主要对两种病理类型及一些争议问题和相关基础研究进展作适当阐述。

一、颅咽管瘤的病理分型

颅咽管瘤目前分为两个病理亚型，其中成釉细胞瘤型颅咽管瘤占 90%，鳞状乳头型颅咽管瘤占 10%，且绝大多数鳞状乳头型颅咽管瘤为成年患者。

1. 成釉细胞型颅咽管瘤 成釉细胞型颅咽管瘤见于儿童和成年患者，根据肿瘤的起源部位，可分为鞍膈下型（Q 型）、鞍上脑室外型（S 型）以及三脑室底内型（T 型）。目前认为该型颅咽管瘤的病因可能与残存于拉克囊的上皮细胞 CTNNB1 exon3 发生基因突变有关。CTNNB1 exon3 发生基因突变后，导致其编码的 β-catenin 无法被复合体降解，使得 β-catenin 持续进入细胞核，从而激活经典 wnt 通路，导致肿瘤发生发展。因为残存的拉克囊的上皮细胞存在于拉克囊退变的路径上，故该型肿瘤从鞍内到鞍上均可发生。

肿瘤一般位于鞍内或鞍上，以囊性或者囊实性为主。囊液成分多为机油样性状。囊壁上及囊内可见大小不一的钙化斑点。肿瘤质地中等偏软，血供一般不甚丰富，可见垂体上动脉有部分血管供应肿瘤。肿瘤有时与视交叉、三脑室底以及后交通动脉及其分支粘连（图 3-1）。

成釉细胞型颅咽管瘤镜下主要以指轮状细胞、湿性角化物（鬼影细胞）、钙化、星网状细胞、栅栏样细胞为主要特征。部分肿瘤内可见胆固醇结晶。在肿瘤与下丘脑毗邻部位，往往可见指轮状细胞团指状侵袭入神经组织内生长。肿瘤与神经组织之间可见胶质增生带及 Rosenthal 纤维。肿瘤间质中往往可见到炎症细胞浸润。部分切片下可见指轮状细胞逐渐演变为湿性角化物，进而变成钙化（图 3-2a）。

成釉细胞型颅咽管瘤的免疫组化标记物主要为 β-catenin，而 β-catenin 的核转移主要局限于指轮状细胞，而周边的栅栏样细胞 β-catenin 核转移现象不甚明显。近年来有学者对指轮状细胞进行了一系列研究，发现其表达肿瘤干细胞标记物 CD133 和 CD44。同时通过显微切割的方法对 β-catenin 核转移细胞以及无 β-catenin 核转移细胞进行 CTNNB1 exon3 测序，发现两种细胞均有基因突变，但 β-catenin 核转移细胞仅局限于指轮状细胞的原因目前仍然不清楚（图 3-3a）。

2. 鳞状乳头型颅咽管瘤 鳞状乳头型颅咽管瘤无一例外均见于成人患者。其发生机制目前

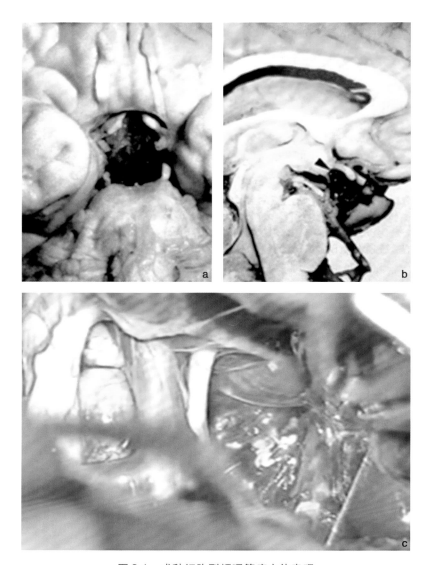

图 3-1 成釉细胞型颅咽管瘤大体表现
a、b. 肿瘤主要位于鞍内鞍上,大部分为囊实性,肿瘤内部囊液多为黏稠的机油样;c. 肿瘤囊壁可见大小不一的钙化斑点

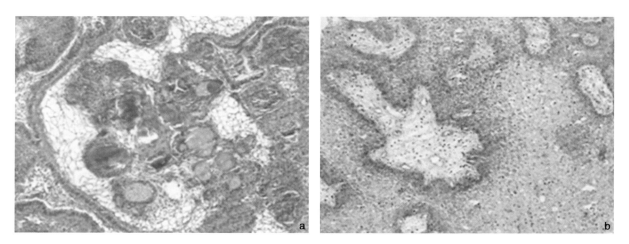

图 3-2 成釉细胞型颅咽管瘤和鳞状乳头型颅咽管瘤镜下表现(200×)
a. 成釉细胞型颅咽管瘤镜下以指轮状细胞、星网状细胞以及鬼影细胞、钙化为主要表现。周围栅栏样细胞;b. 鳞状乳头型颅咽管瘤主要以成熟的复层鳞状上皮形成乳头状结构为主要特点

尚不明确。可能与残存于结节漏斗部的拉克囊上皮发生鳞状化生有关。因此这型颅咽管瘤的发生部位大多数位于结节漏斗部,且多表现为三脑室底内型颅咽管瘤(T 型)。

肿瘤一般位于鞍上,以实性为主。少数肿瘤可以表现为囊性肿瘤,但纯囊性肿瘤罕见,往往可见实性瘤结节。囊性肿瘤内的囊液与成釉细胞型有所不同,囊液更加清亮稀薄且一般呈淡黄色。部分肿瘤与下丘脑及其周边结构存在不同程度的粘连。

鳞状乳头型颅咽管瘤镜下以成熟的复层鳞状上皮形成乳头状结构为主要特征,其中可以包含纤维血管芯。它与下丘脑的边界往往清晰,没有侵袭性生长的现象。炎症细胞浸润仍然见于肿瘤间质中。而在釉质细胞型颅咽管瘤中常见的钙化、指轮状细胞以及鬼影细胞等,在鳞状乳头型颅咽管瘤中罕见(图 3-2b)。

近年来发现,*BRAF V600E* 突变发生于 90% 以上的鳞状乳头型颅咽管瘤,且不在釉质细胞型颅咽管瘤和拉克囊肿中出现;而釉质细胞型颅咽管瘤中常见的 β-catenin 核转移现象,并不出现在鳞状乳头型颅咽管瘤中(图 3-3b)。这种特异的基因事件,从一定程度上对既往存在的争议:鳞状乳头型颅咽管瘤可能是拉克囊肿发生鳞状上皮化生而来这一假说提供了否认的依据。既往文献中还报道过混合型颅咽管瘤,即同时包含有两种类型颅咽管瘤的病理特征,但利用新发现的相对特异的肿瘤标记物,目前认为混合型颅咽管瘤并不存在。釉质细胞型颅咽管瘤中的鳞状上皮成分与鳞状乳头型颅咽管瘤的鳞状上皮成分形成机制有所不同。

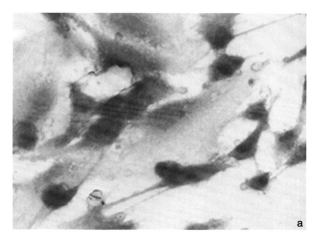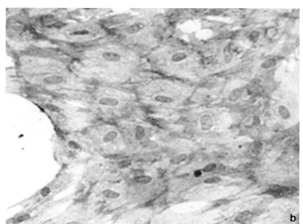

图 3-3　颅咽管瘤原代细胞免疫组化染色
a. 釉质型颅咽管瘤,可见 β-catenin 核转移;b. 鳞状乳头型颅咽管瘤,未见 β-catenin 核转移

二、有关颅咽管瘤基础研究的进展

1. 肿瘤干细胞样细胞与釉质型颅咽管瘤的发生　经典 wnt 通路激活是肿瘤干细胞干性维持的关键通路,同时经典 wnt 通路激活仅局限在釉质型颅咽管瘤内指轮状细胞,加上其还表达干细胞标记物 CD133 和 CD44,这使得我们推测指轮状细胞是釉质型颅咽管瘤内的肿瘤干细胞样细胞(craniopharyngioma stem cell like cells,CSCLS)。

CSCLS 可能是釉质型颅咽管瘤的起始细胞,从肿瘤发生学上看,釉质型颅咽管瘤起源自残存于拉克囊的发生了基因突变的细胞。这部分细胞具有干细胞特性和多向分化的潜能。且国外学者已经通过转基因小鼠基因敲除的手段,成功制造

出小鼠颅咽管瘤模型。有学者在人颅咽管瘤组织标本中,对 CSCLS 和普通釉质型颅咽管瘤细胞进行基因测序,发现两种细胞均存在 CTNNB1 突变,这进一步证实了 CSCLS 是亲代细胞。但普通颅咽管瘤细胞具有与亲代细胞一致的基因事件,但为何没有相同的表型,需要进一步深入研究。

2. 釉质型颅咽管瘤中钙化形成　钙化是釉质型颅咽管瘤最具有代表性的特征之一,也是影响手术难度的因素之一。国外学者近年来报道过 1 例胎儿颅咽管瘤患者,在其肿瘤内部,有一颗成熟的牙齿。理论上,釉质型颅咽管瘤起源于拉克囊的残存细胞,与口腔上皮同源。加上笔者对组织切片观察发现 CSCLS 可以逐渐演变为鬼影细胞,进而演变为钙化斑块,这使得笔者推测,肿瘤

钙化可能是 CSCLS 分化异常的结果。笔者所在单位前期对釉质型颅咽管瘤钙化中成骨标记物做了分析,发现一些与成骨相关的标记物,在颅咽管瘤钙化部位有明显的高表达。

3. 肿瘤干细胞与釉质型颅咽管瘤的放疗抵抗　手术是颅咽管瘤最有效也是最重要的治疗方法。放疗是作为补救治疗的重要手段之一。但是,部分颅咽管瘤对普通放疗耐受,其具体机制尚不明确。肿瘤干细胞是存在于肿瘤组织中的一小部分功能性细胞,在肿瘤的发生发展进程中起着关键性的作用,这主要体现在以下三个方面:①在成体干细胞或祖细胞突变转化成肿瘤干细胞后,肿瘤干细胞继而可以增殖并分化发展成各种肿瘤成分,形成实体肿瘤组织;②只有少数那些获得类似"干性"的肿瘤细胞才可以迁移至远端位点,进而在多处形成肿瘤转移灶;③在癌症病人放疗、化疗的过程中,肿瘤干细胞具有很强的耐受放疗、化疗的能力,难以根除,并且在治疗后可促进肿瘤的复发。釉质型颅咽管瘤的放疗抵抗,是否由 CS-CLS 介导,这样的假设合理吗? 都是需要进一步研究的课题。

4. 颅咽管瘤分子标记物与靶向治疗　两型颅咽管瘤均有较为特异且明确的分子标记物,这使得针对其的靶向治疗存在理论上的可能。目前,已经有国外学者对鳞状乳头型颅咽管瘤进行针对性的 *BRAF V600E* 治疗,且在随访期内肿瘤明显缩小,但是远期效果如何,需要进一步研究。目前尚无针对釉质型颅咽管瘤的靶向治疗研究,但是针对经典 wnt 通路的靶向治疗在其他肿瘤,如胃肠癌中有所报道,因此在釉质型颅咽管瘤中针对经典 wnt 通路进行靶向治疗,可能具有潜在的价值。

参 考 文 献

1. Louis D N, Perry A, Reifenberger G, et al. The 2016 World Health Organization Classification of Tumors of the Central Nervous System: a summary. Acta Neuropathol, 2016, 131 (6):803-820.

2. Larkin S J, Ansorge O. Pathology and pathogenesis of cra-niopharyngiomas. Pituitary, 2013, 16(1):9-17.

3. Pan J, Qi S, Liu Y, et al. Growth patterns of craniopharyn-giomas: clinical analysis of 226 patients. J Neurosurg Pedi-atr, 2016, 17(4):418-433.

4. Holsken A, Kreutzer J, Hofmann B M, et al. Target gene ac-tivation of the Wnt signaling pathway in nuclear beta-cate-nin accumulating cells of adamantinomatous craniopharyn-giomas. Brain Pathol, 2009, 19(3):357-364.

5. Holsken A, Buchfelder M, Fahlbusch R, et al. Tumour cell migration in adamantinomatous craniopharyngiomas is pro-moted by activated Wnt-signalling. Acta Neuropathol, 2010, 119(5):631-639.

6. Brastianos P K, Taylor-Weiner A, Manley P E, et al. Exome sequencing identifies BRAF mutations in papillary cranio-pharyngiomas. Nat Genet, 2014, 46(2):161-165.

7. Liu Y, Wang C H, Li D L, et al. TREM-1 expression in cra-niopharyngioma and Rathke's cleft cyst: its possible impli-cation for controversial pathology. Oncotarget, 2016.

8. Holsken A, Stache C, Schlaffer S M, et al. Adamantinoma-tous craniopharyngiomas express tumor stem cell markers in cells with activated Wnt signaling: further evidence for the existence of a tumor stem cell niche?. Pituitary, 2014, 17(6):546-556.

9. Martinez-Barbera J P. 60 YEARS OF NEUROENDOCRI-NOLOGY: Biology of human craniopharyngioma: lessons from mouse models. J Endocrinol, 2015, 226(2):T161-T172.

10. Andoniadou C L, Gaston-Massuet C, Reddy R, et al. Iden-tification of novel pathways involved in the pathogenesis of human adamantinomatous craniopharyngioma. Acta Neuropathol, 2012, 124(2):259-271.

11. Chaohu W, Yi L, Hai H, et al. Calretinin is expressed in the stroma of adamantinomatous craniopharyngioma and may induce calcification. Clin Neurol Neurosurg, 2015, 138:124-128.

12. Song-Tao Q, Xiao-Rong Y, Jun P, et al. Does the calcifica-tion of adamantinomatous craniopharyngioma resemble the calcium deposition of osteogenesis/odontogenesis?. Histo-pathology, 2014, 64(3):336-347.

13. Brastianos P K, Taylor-Weiner A, Manley P E, et al. Ex-ome sequencing identifies BRAF mutations in papillary craniopharyngiomas. Nat Genet, 2014, 46(2):161-165.

14. Moon R T, Kohn A D, De Ferrari G V, et al. WNT and be-ta-catenin signalling: diseases and therapies. Nat Rev Genet, 2004, 5(9):691-701.

第二部分

颅咽管瘤相关的解剖和手术入路选择

鼻咽管瘤

第4章 翼点及其改良手术的相关解剖

第一节 标准翼点入路解剖

一、历史回顾

额颞蝶骨开颅,通常也被称为翼点开颅,最早是由 Yasargil 在 1975 年描述,而该入路的出现也是显微神经外科发展中里程碑式的发现。该入路能特异性暴露整个额颞叶前部和岛盖部,整个侧裂部和间脑底前部脑池,即使在今天,翼点开颅和经侧裂入路仍然是神经外科中被广泛使用的入路。在之后的几十年中,经典翼点入路已经接受了很多学者的系统化改良,形成了一些基于标准入路的扩展入路,例如向额底扩展,以增加额外侧经额底的暴露;向颞部扩展,通过更多的颞叶暴露,而达到对颞底和中脑的暴露;眶上开颅和额颞颞眶入路也是基于翼点入路的暴露。

二、体位和手术技巧

患者处于仰卧位,双肩位于中立位,在移除头部支撑后,头部使用 Mayfield 或者 Sugita 头架固定。头位应该高过右心房以利于静脉回流。为了避免头架的位置阻挡手术者的操作,同侧头钉应该放置在乳突区,而对侧两枚头钉应该位于对侧颞上线处,高于颞肌。上钉固定时,注意避开鼻旁窦、乳突气房和颞骨鳞部等骨质菲薄处,同时也不应将头钉钉在颞肌上,因为这样不能穿透颅骨外板而达到稳定固定的效果。同侧乳突处的头钉和对侧前方颞上线处的头钉应尽量保持水平,以阻止任何头部的水平移动,特别是在后续使用鱼钩将皮瓣牵开的过程中。

对于头部体位要经过以下 5 步移动:拉、升、曲、旋转和扭转。拉:将患者的头朝向术者连同头部固定器一同牵拉;升:将头抬到超过右心房的位置;曲和旋转根据手术需要的条件,通常标准的翼点入路要求头向对侧旋转 45°,后仰 10°~15°,但如果需要联合额下入路,则旋转角度可能需减少到 35°~40°,而如果需联合颞下,则角度可能需要增加到 60°;扭转指的是将头、颈和肩膀之间的角度增大以便术中术者更接近手术区,以及方便其外侧操作。

三、手术入路图片

标准翼点入路的解剖见图 4-1 至图 4-10。

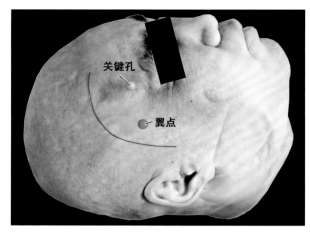

图 4-1　标准翼点入路手术切口
切口起于耳屏前 1.0～1.5cm，避开颞浅动脉主干，沿发际内向上垂直颧弓直至颞上线处转向前方至中线旁约 2.5cm 处，切口应将翼点位置包含其中。其中关键孔（额骨角突）和翼点位置如图所示

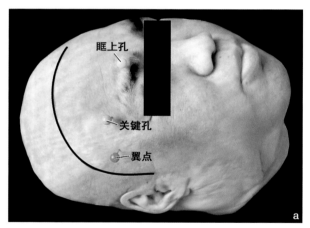
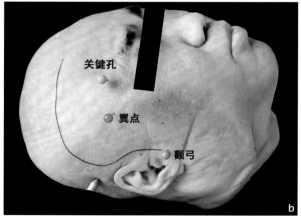

图 4-2　翼点入路扩展方式
根据病变累及部位，翼点入路的切口可以向前方（额部）和后方（颞部）进行改良，额部切口可以延长至对侧眶上孔正对的发际内，使皮瓣能向下以及向中线部位翻开，暴露同侧眶上孔外部的额骨，从而可以得到翼点联合同侧额下的骨窗暴露（a）；而向颞部扩展可以将翼点切口改为问号形，跨过耳廓上方，以得到翼点联合颞下骨窗暴露（b）

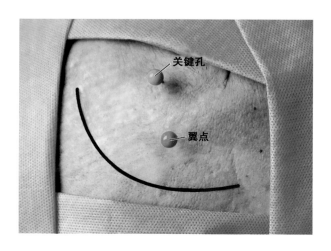

图 4-3　标准翼点入路
切开皮瓣，显露颞肌，注意在切开皮瓣过程中，面神经额颞支走行在颞浅筋膜内，而颞浅筋膜分为浅层和深层两层，而在颞肌的前 1/3 其间有脂肪垫存在，故在分离时需严格在颞浅筋膜深层下分离，尤其在前 1/3 处，应在脂肪垫浅层筋膜下方分离

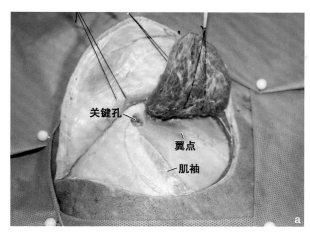
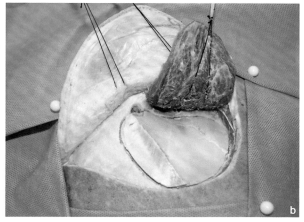

图 4-4 标准翼点入路切开颞肌和关键孔暴露

首先应找到额骨角突的位置,其定位点为额部、眶上壁的交角位置,此处为额外侧转角处,骨质较厚,且为额部颅底外侧和蝶骨嵴延续处,也被称为关键孔处。切开颞肌首先应暴露额骨角突也即关键孔的骨质,并在其后方留一宽约 1.5cm 的肌袖,便于关颅时进行肌肉缝合(a)。颞肌沿骨表面分离,暴露翼点。骨窗暴露时,通常首先在关键孔处钻孔 1 枚,可以选择在蝶骨嵴下缘,也即翼点的前下缘位置再做一骨孔,以方便铣刀在蝶骨嵴处退出,以翼点为中心做一约 4cm×4cm 的骨窗,通常蝶骨嵴处使用磨钻磨除其外层皮质骨和大部分松质骨后,再用骨膜剥离子撬开造成内板骨折而将蝶骨嵴取出(b)

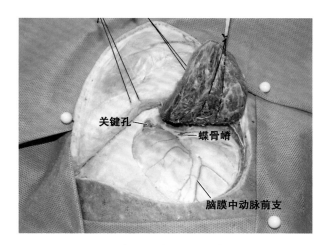

图 4-5 标准翼点入路骨窗暴露图

在骨瓣移除后,往往会伴随有脑膜中动脉前支的出血,这是由于脑膜中动脉前支通常在蝶骨嵴上有一较深的骨性压迹,甚至会形成一骨孔,所以在蝶骨嵴骨折时可能会造成该动脉破裂,通常首先使用骨蜡填塞该骨孔并止血,脑膜上的断端使用双极电凝止血

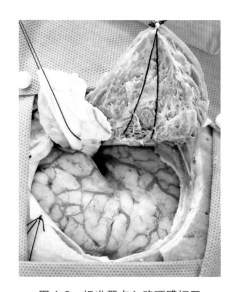

图 4-6 标准翼点入路硬膜切开

对蝶骨嵴进行磨除,其磨除范围直到眶上裂外侧。对于颞部骨质也可使用咬骨钳扩大咬除,以增大颞部暴露范围。以翼点为中心,弧形剪开硬膜,并向前方翻开,周边硬膜放射状剪开

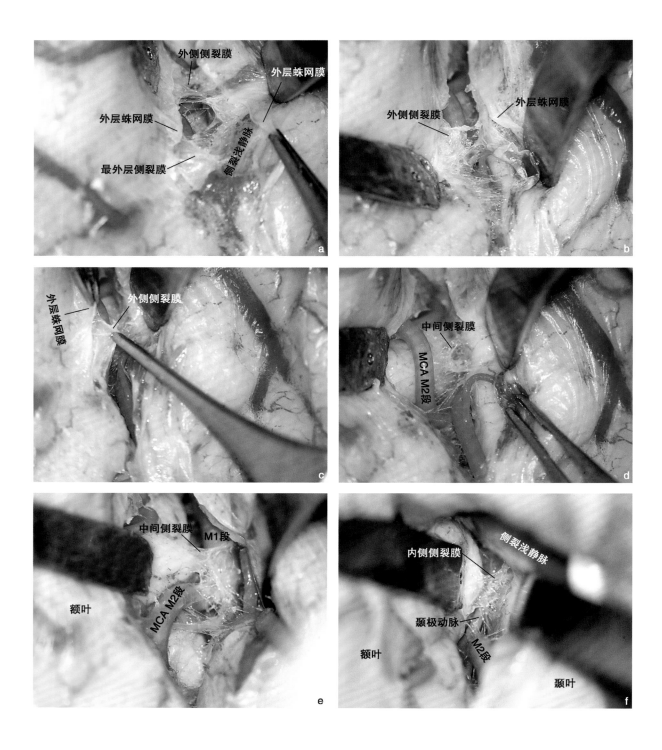

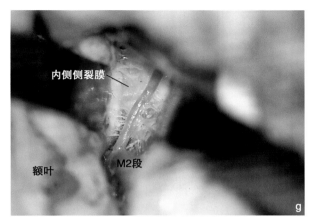
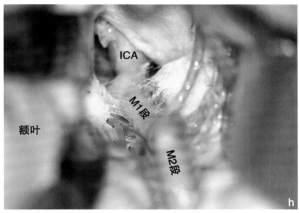

图 4-7　标准翼点入路侧裂分离

a. 侧裂分离时通常选择在侧裂浅静脉的额侧进行分离，如有向额侧走行的侧支静脉，需将其离断；b. 外层蛛网膜打开后，往往可以见到侧裂浅静脉表面仍然附着有最外侧侧裂膜（内层蛛网膜），剪开后可见额颞叶间有外层侧裂膜相连，而其深面为大脑中动脉 M2 和 M3 段走行；c. 分开侧裂外侧膜；d. 可以暴露大脑中动脉 M2 和 M3 段，同时可见在 M2 段深面，存在侧裂中间膜，紧密粘连颞叶和额叶内侧；e. 进一步分离可显示在大脑中动脉 M1 段和 M2 段交界处，也即大脑中动脉的分叉处有中间侧裂膜将动脉固定于额颞叶上，同时分隔 M1 和 M2 段；f. 打开中间侧裂膜，进一步分离侧裂可见大脑中动脉 M1 段发出的颞极动脉，被内侧侧裂膜所包裹；g. 而内侧侧裂膜与颞极和额叶底面紧密粘连。继续打开颞极动脉表面膜，可见内侧侧裂膜完全封闭颈内动脉池；h. 打开内侧侧裂膜，也即颈内动脉池的外壁后，即可见颈内动脉以及大脑中动脉 M1 段，同时可见额颞叶内侧面有很多蛛网膜小梁将 ICA 和 M1 段固定于颈内动脉池内

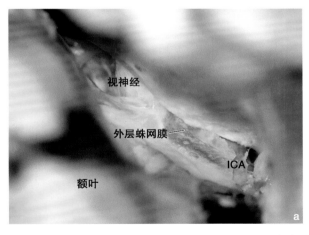
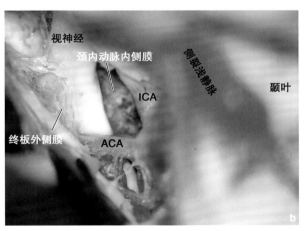

图 4-8　解剖分离颈内动脉池

将额叶抬起后，可见覆盖在视神经表面的基底蛛网膜（外层蛛网膜）（a），继续打开该层蛛网膜，可见其深面的视神经及颈内动脉动脉池内的结构，包括颈内动脉（ICA），大脑前动脉（ACA）A1 段及其穿支动脉。而颈内动脉池的内侧壁为终板外侧膜，A1 段穿过终板外侧膜并进入到终板池内。透过第二间隙，也即颈内动脉-视神经间隙，可见深面的颈内动脉内侧膜，其构成颈内动脉池的底壁（b）

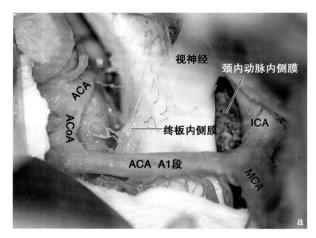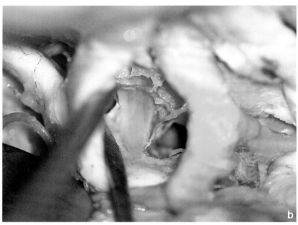

图 4-9   解剖分离终板池并暴露垂体柄

继续分离终板外侧膜后,可以暴露终板池内的整个大脑前动脉 A1 段,前交通动脉、对侧 A1 段、终板及终板内侧膜,以及回返动脉(a)。抬起同侧视神经,分离颈内动脉内侧膜后,可见到垂体柄,以及 ICA 发出的垂体上动脉(b)

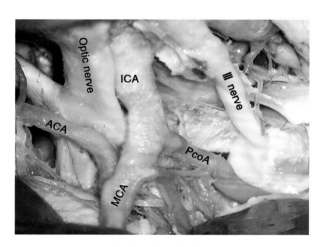

图 4-10   完全分离后,整个鞍区的暴露

可见大脑前动脉(ACA),后交通动脉(PcoA)、脉络膜前动脉,以及颈内动脉(ICA)分叉部的穿支动脉。外侧可见动眼神经(Ⅲ-nerve),以及 Liliequist 膜。如打开海绵窦上壁,可见到段海绵窦 ICA,以及脑膜垂体干

第二节   向颞部扩大改良的翼点入路

一、概述

颞下入路最早在 19 世纪末开始使用,最早由 Frazier 使用在三叉神经病变的治疗上。1905 年,Cushing 报道了该入路显著改善了中颅窝底病变的治疗效果,之后到 20 世纪 50 年代该入路就已经被广泛接受并使用了。Goel 通过扩大翼点入路

行颧弓切除,而达到翼点联合颞下扩展的效果。在其后几十年中,向颞部扩大改良的翼点入路被广泛使用,其在暴露鞍区和鞍旁区、小脑幕缘和岩骨前部的病变方面,能通过切开小脑幕达到幕上下联合显示的效果,大大增加了翼点入路的暴露范围。

二、手术入路图片

向颞部改良翼点入路的解剖见图 4-11 ~ 图 4-17。

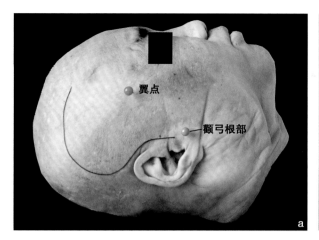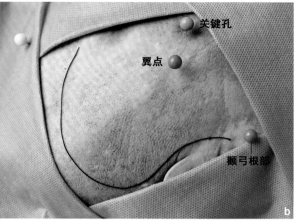

图 4-11　颞下入路手术切口图

取颞部问号形切口,起于耳屏前方,平颧弓上缘,避开颞浅动脉主干,向后方跨过外耳上方达耳廓最高点处,弧形向上前方,达额部发际内(a);皮瓣包绕翼点,但不包括关键孔(b)

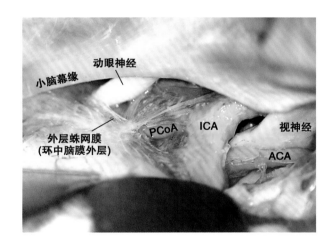

图 4-12　颞下入路抬起颞叶

可见环中脑膜外层,并可见有动眼神经穿出外层蛛网膜,并进入海绵窦处。而颈内动脉(ICA)分出后交通动脉(PcoA)走行在外层蛛网膜下,同时可见大脑前动脉(ACA)

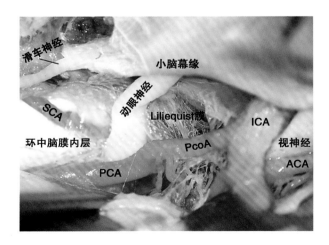

图 4-13　打开环中脑膜外层

可见位于动眼神经池内的后交通动脉(PcoA)及其穿支动脉,Liliequist膜(间脑叶和中脑叶)为动眼神经池的前内侧壁,环中脑膜内层为该池的后外侧壁。同时可见被环中脑膜内层包裹的小脑上动脉(SCA)和大脑后动脉(PCA)

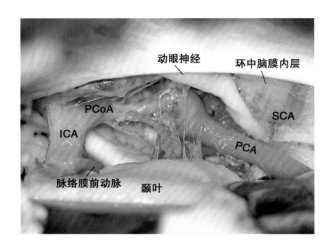

图 4-14　解剖环中脑膜后显示环池结构
可见颈内动脉（ICA）分支后交通动脉（PcoA）全长
和脉络膜前动脉，并可见视交叉腹侧结构，以及后
方的大脑后动脉（PCA）和小脑上动脉（SCA）

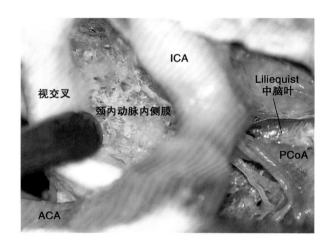

图 4-15　颈内动脉内外侧间隙
可见位于视交叉腹侧的颈内动脉内侧膜，其分隔
颈内动脉池和视交叉池。后方可见到 Liliequist
膜中脑叶和后交通动脉（PcoA）

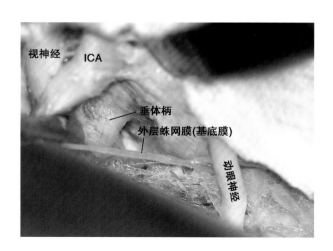

图 4-16　从颈内动脉外侧间隙牵开颈内动脉
（ICA）
可见基底蛛网膜（外层蛛网膜）形成的垂体柄袖
套，后方也可见到 Liliequist 膜形成的动眼神经池
的前内侧壁

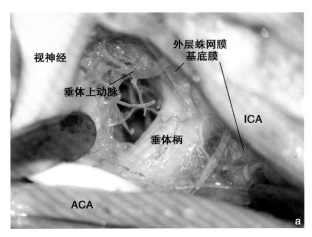
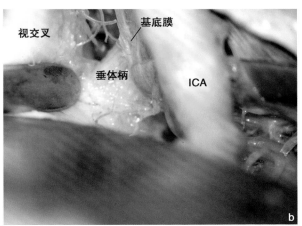

图 4-17　打开颈内动脉(ICA)内侧膜

可以显示垂体柄、垂体上动脉和视神经腹侧(a),并可见基底蛛网膜构成垂体柄袖套(b)

第三节　翼点及其改良入路在 颅咽管瘤手术中的应用

翼点入路是神经外科临床工作中最常使用的入路之一,其能利用侧裂的自然间隙,为鞍区结构提供充分的暴露。由于颅咽管瘤位于鞍区,翼点及其扩展入路在其手术上能提供至关重要的帮助。对此,我们认为,对于轴外起源的颅咽管瘤,翼点入路仍然是首选的,其优势在于避免了轴内入路对神经组织的骚扰(图 4-18)。

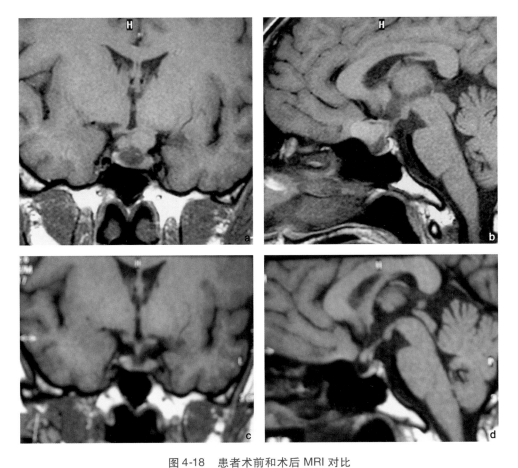

图 4-18　患者术前和术后 MRI 对比

a、b. 术前矢状位和冠状位 MRI 提示鞍区占位,主要占据视交叉前的蛛网膜池的空间,提示肿瘤的起源位置可能位于垂体柄的中段;c、d. 术后 MRI 提示肿瘤全切除,且垂体柄保留完好

【主诉】

患者女性,37 岁。主因"左眼视力障碍 6 个月"入院。

【入院体格检查】

左眼视力明显下降,且有双颞侧偏盲。

【病例分析】

对于这样一例单纯的轴外颅咽管瘤,患者通常仅仅伴有轻微的和部分的垂体功能低下,且没有明显的下丘脑反应。视觉障碍通常是有限且可逆的。所以手术的目的应该是:①全切肿瘤;②尽可能保留下丘脑-垂体柄-垂体轴的完整和连续性。本例肿瘤的生长方式是典型的轴外生长的颅咽管瘤,其完全位于蛛网膜池内(视交叉池),并完全在三脑室底外生长(图 4-19 模式图)。除了肿瘤的起源位置,垂体柄本身未受到累及。基底蛛网膜覆盖在肿瘤表面,并且在肿瘤和周围重要的神经血管结构间提供了分离的界面。由于肿瘤完全蛛网膜池内生长,翼点轴外入路是最佳选择。在手术当中,通过分离侧裂能很好地暴露鞍上肿瘤,沿着膜性的分隔分离肿瘤,最终显示肿瘤的起源位置在垂体柄的中下段(图 4-20)。

由于大多数颅咽管瘤与视神经及视交叉前间隙关系密切,所以翼点入路联合额外侧暴露能提供额下的通道,并且能利用经典的侧裂空间来提供对于终板、对侧视神经,甚至颈内动脉的暴露。所以,翼点联合额外入路是最常用的。在一些病例中,甚至还需要联合半球间通道的使用(图 4-21)。同时,结节漏斗部的颅咽管瘤有时候会合并蛛网膜下腔的扩展,在这种情况下,翼点入路能通过终板切开,而提供轴外联合轴内的双重暴露。

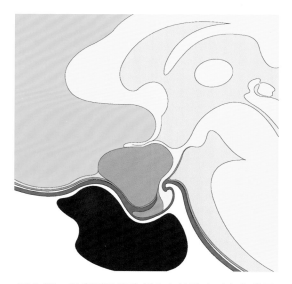

图 4-19　示意图显示该例患者的肿瘤形态和其周围结构的位置关系

蓝线:硬膜(鞍膈和鞍底硬膜);绿线:蛛网膜。值得注意的是,由于本病例肿瘤属于蛛网膜外起源,该例肿瘤表面仍然覆盖一层蛛网膜

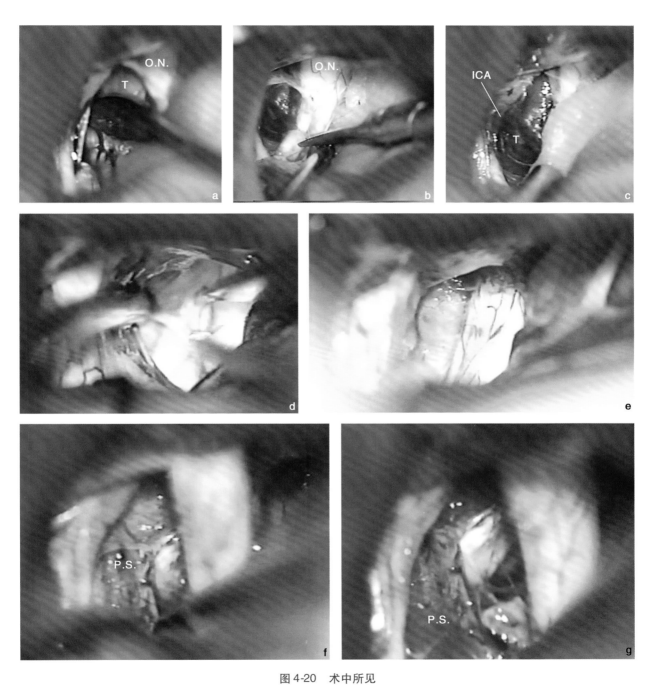

图 4-20 术中所见

a～e. 在肿瘤（T）、颈内动脉（ICA）和双侧视神经（O. N.）间，可见有明显的蛛网膜分隔，沿着该层分界，能安全的分离并全切肿瘤；f、g. 肿瘤的起源位置在垂体柄（P. S.）的中下段

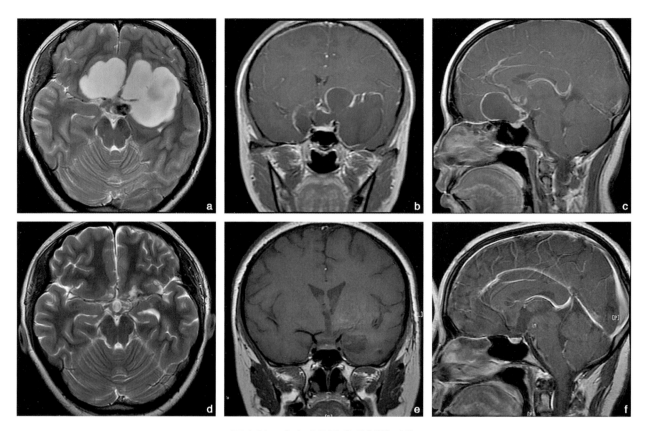

图 4-21　患者术前及术后 MRI 对比

a ~ c. 术前 MRI 提示鞍区一囊性占位,并通过扩大的第一间隙向前颅窝底和左侧中颅窝广泛扩展。垂体柄位于肿瘤的右后方;d ~ f. 术后 MRI 提示肿瘤全切除并完整保留垂体柄和三脑室底

病例 2

【主诉】

患者女性,24 岁。主因"月经不调 2 年余,近两个月出现闭经"入院。

【入院体格检查】

患者有反复头痛、视力下降和嗅觉丧失 1 个月,没有恶心呕吐等。

【病例分析】

正如图 4-22 所显示的,该囊性肿瘤累及多个蛛网膜下腔池,包括:视交叉池、颈内动脉池(左侧)和嗅神经池。部分囊壁突入额叶底面。左侧颈内动脉及其分支,包括动眼神经均被肿瘤包裹,需要锐性游离。其内部存在大块钙化紧密粘连在垂体柄和左侧的颈内动脉上。虽然肿瘤有广泛的额部扩展,其主体仍然位于蛛网膜池内,属于轴外颅咽管瘤的生长方式,而其起源点也仍然位于蛛

网膜下段垂体柄。所以,以翼点为基础的轴外入路最为适合,手术的目的仍然是全切肿瘤,并尽可能地保留下丘脑-结节漏斗-垂体轴的连续性。

最终采用左侧翼点联合额外侧入路,在术中可见肿瘤和视神经、颈内动脉及其分支上,可见明显的膜性分界。唯一肿瘤和神经组织存在明显关系的位置是在位于垂体柄中上段的肿瘤起源点。

另外,对于颅咽管瘤向后方扩展,并占据了脚间池、桥前池甚至达到了上颈髓池的病例(图 4-24),经典的翼点入路显然不能完成,故需要联合颞下扩展入路才能提供充分的暴露。但是我们仍然要明确,肿瘤无论向后方扩展多广泛,其起源位置仍然在鞍区,并和垂体柄有重要关系。此时,颞下的通道必须被使用,且小脑幕往往需要切开以提供幕下的暴露(图 4-23)。

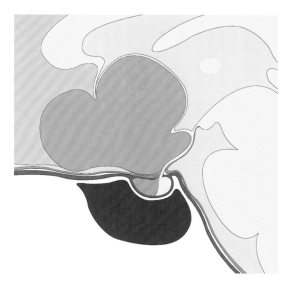

图 4-22　示意图显示肿瘤形态及其和周围结构的关系

蓝线:硬膜(鞍膈和鞍底硬膜);绿线:蛛网膜。值得注意的是,作为轴外起源的肿瘤,其表面仍然覆盖一层蛛网膜,除了在肿瘤起源点位置,该蛛网膜层可以提供分离肿瘤和周围结构的界面

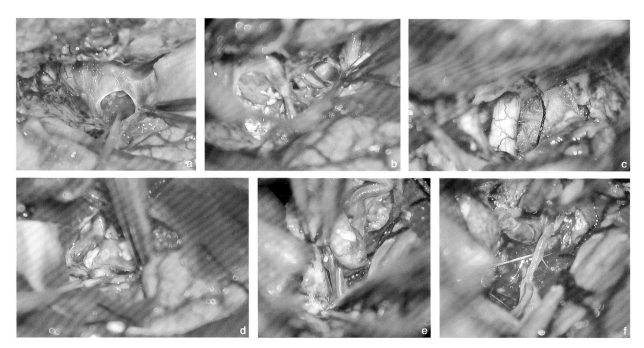

图 4-23　术中所见

a. 开颅后,分离侧裂并暴露肿瘤,可见巨大的囊性肿瘤位于蛛网膜下。因此肿瘤沿着额叶神经组织和蛛网膜之间广泛扩展,并和周围神经组织间发生严重粘连,需要锐性解剖分离。在肿瘤壁上可见有星点样钙化;b、c. 锐性分离后,暴露双侧视神经;d. 钙化的肿瘤紧密粘连在左侧颈内动脉及其分支上,为手术切除带来了巨大的挑战;e、f. 颈内动脉的分支从肿瘤上游离下来,并保护完好

病例3

【主诉】

患者男性,6 岁。主因"渐进性头痛 2 个月,最近 10 天出现恶心呕吐"入院。

【入院检查】

患者意识正常,内分泌显示 FSH 和 PRL 水平轻度升高。术前及术后影像学检查见图 4-24。

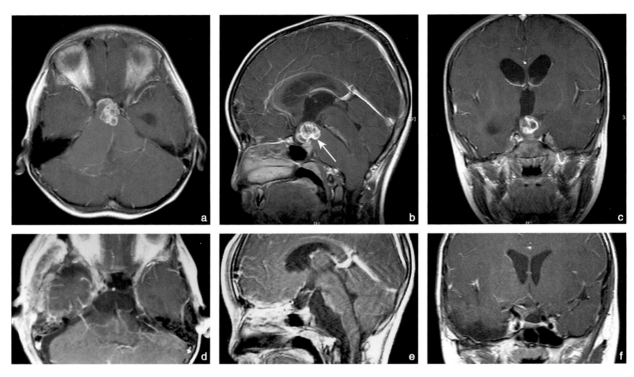

图 4-24　患者术前与术后 MRI 对比

a~c. 术前 MRI 提示鞍上区巨大的囊实性肿瘤,并向后颅窝广泛扩展。肿瘤的下缘已达颈$_2$水平。脑干和上颈髓明显受压后移,垂体柄下部在 T$_1$ 像上清晰可见(白色箭头)。视交叉和前交通动脉复合体被肿瘤推挤,向前上方移位。d~f. 术后 MRI 扫描显示肿瘤全切除,三脑室底结构保护完好

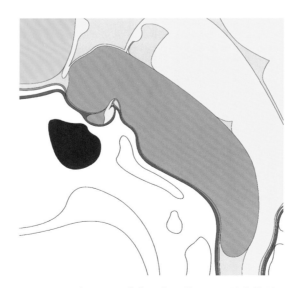

图 4-25　示意图显示肿瘤形态及其和周围结构的关系

蓝线:硬膜(鞍膈和鞍底硬膜);绿线:蛛网膜。值得注意,相对致密的 Liliequist 膜对肿瘤提供了清晰的界面,并阻止了肿瘤和后颅窝结构的粘连

【病例分析】

虽然肿瘤向后方广泛扩展,但其主体仍然在蛛网膜下腔池内,且未累及下丘脑结构。Liliequist 膜仍然分隔了肿瘤和基底动脉及其分支(图 4-25)。正常情况下,肿瘤是通过垂体柄的一侧向后颅窝突出的。所以手术的目的仍然是全切肿瘤。对本例病例来说,右侧翼点入路联合额下扩展是最佳选择(图 4-26)。

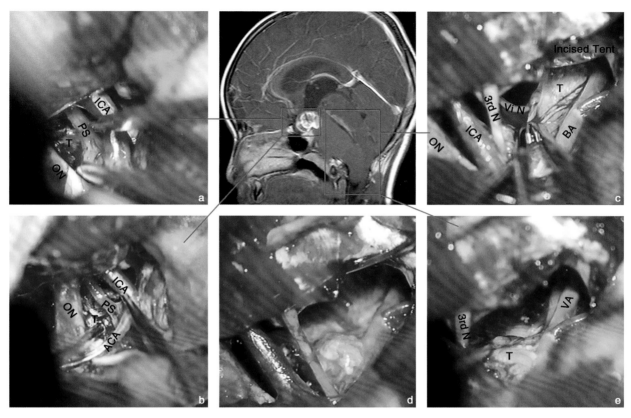

图 4-26　术中所见

a、b. 通过颈内动脉-视神经间隙暴露肿瘤的鞍上部分,可见肿瘤和周边的神经血管结构粘连紧密,且肿瘤起源于下丘脑的结节漏斗部和垂体柄;c. 由于肿瘤扩展广泛,给肿瘤暴露和手术操作提供了充足的空间,可清晰显示在动眼神经后方,向后颅窝扩展的囊性肿瘤。d、e. 为了增加对后颅窝的暴露,小脑幕被切开,沿着肿瘤的囊壁进行剥离。对于肿瘤和脑干及血管结构的粘连,采用锐性分离并移除肿瘤

参 考 文 献

1. Krayenbühl HA, Yaşargil MG, Flamm ES, et al. Microsurgical treatment of intracranial saccular aneurysms. J Neurosurg. 1972,37(6):678-686.

2. Yasargil MG, Antic J, Laciga R, et al. Microsurgical pterional approach to aneurysms of the basilar bifurcation. Surg Neurol. 1976,6(2):83-91.

3. Yasargil MG, Fox JL. The microsurgical approach to intracranial aneurysms. Surg Neurol. 1975,3(1):7-14.

4. Yasargil MG, Kasdaglis K, Jain KK, et al. Anatomical observations of the subarachnoid cisterns of the brain during surgery. J Neurosurg. 1976,44(3):298-302.

5. Yasargil, MG. A legacy of microneurosurgery:memoirs, lessons, and axioms. Neurosurgery. 1999,45(5):1025-1092.

6. Parkinson D. A surgical approach to the cavernous portion of the carotid artery. Anatomical studies and case report. J Neurosurg. 1965,23(5):474-483.

7. Parkinson D. Transcavernous repair of carotid cavernous fistula. Case report. J Neurosurg. 1967.26(4):420-424.

8. CHADDAD NETO, Feres; RIBAS, Guilherme Carvalhal and OLIVEIRA, Evandro de. The pterional craniotomy:step by step. Arq. Neuro-Psiquiatr. 2007,65(1):101-106.

9. Yasargil MG. Personal considerations on the history of microneurosurgery. J Neurosurg. 2010,112(6):1163-1175.

10. Türe U, Yaşargil DC, Al-Mefty O, et al. Topographic anatomy of the insular region. J Neurosurg. 1999,90(4):720-733.

11. Figueiredo EG, Oliveira AM, Plese JP, et al. Perspective of the frontolateral craniotomies. Arq Neuropsiquiatr. 2010,

68（3）:430-432.

12. Kim E，Delashaw JB Jr. Osteoplastic pterional craniotomy revisited. Neurosurgery. 2011,68（1 Suppl Operative）: p. 125-129; discussion 129.

13. Mariniello G，de Divitiis O，Seneca V，et al. Classical pterional compared to the extended skull base approach for the removal of clinoidal meningiomas. J Clin Neurosci. 2012,19（12）:1646-1650.

14. Shimano H，Nagasawa S，Kawabata S，et al. Surgical strategy for meningioma extension into the optic canal. Neurol Med Chir（Tokyo）. 2000,40（9）:447-451; discussion 451-452.

15. Rohde V，Schaller K，Hassler W. The combined pterional and orbitocygomatic approach to extensive tumours of the lateral and latero-basal orbit and orbital apex. Acta Neurochir（Wien）. 1995,132（1-3）:127-130.

16. McDermott MW，Durity FA，Rootman J，et al. Combined frontotemporal-orbitozygomatic approach for tumors of the sphenoid wing and orbit. Neurosurgery. 1990, 26（1）: 107-116.

17. Chaddad-Neto F，Campos Filho JM，Dória-Netto HL，et al. The pterional craniotomy:tips and tricks. Arq Neuropsiquiatr. 2012,70（9）:727-732.

18. Spiller WG. PATHOLOGICAL REPORT ON A CASE OF DERMATITIS VESICULO-BULLOSA ET GANGRAENOSA MUTILANS MANUUM（DUHRING），WITH A CONSIDERATION OF THE RELATIONS OF VASCULAR AND NERVOUS CHANGES TO SPONTANEOUS GANGRENE AND RAY NAUD'S DISEASE. J Exp Med. 1900,5（1）:91-100.

19. Spiller WG. The pathological changes in the nerye System in a Case of Lead Poisoning. J Med Res. 1903,10（1）: 142-152. 1.

20. Drake CG. The surgical treatment of aneurysms of the basilar artery. J Neurosurg. 1968,29（4）:436-446.

21. Goel A. Extended lateral subtemporal approach for petroclival meningiomas:report of experience with 24 cases. Br J Neurosurg. 199,13（3）:270-275.

22. Fujitsu K，Kuwabara T. Zygomatic approach for lesions in the interpeduncular cistern. J Neurosurg. 1985,62（3）: 340-343.

23. Hakuba A，Liu S，Nishimura S. The orbitozygomatic infratemporal approach:a new surgical technique. Surg Neurol. 1986,26（3）:271-276.

24. Hakuba A，Tanaka K，Suzuki T，et al. A combined orbitozygomatic infratemporal epidural and subdural approach for lesions involving the entire cavernous sinus. J Neurosurg. 1989,71（5 Pt 1）:699-704.

25. Day JD，Fukushima T，Giannotta SL. Innovations in surgical approach:lateral cranial base approaches. Clin Neurosurg. 1996,43:72-90.

26. Froelich S，Aziz KA，Levine NB，et al. Extension of the one-piece orbitozygomatic frontotemporal approach to the glenoid fossa:cadaveric study. Neurosurgery. 2008,62（5 Suppl 2）:ONS312-316; discussion ONS316-317.

27. Goel A. Extended middle fossa approach for petroclival lesions. Acta Neurochir（Wien）. 1995,135（1-2）:78-83.

28. Zhao JC，Liu JK. Transzygomatic extended middle fossa approach for upper petroclival skull base lesions. Neurosurg Focus. 2008,25（6）:E5; discussion E5.

29. Sakata S，Fujii K，Matsushima T，et al. Aneurysm of the posterior cerebral artery:report of eleven cases—surgical approaches and procedures. Neurosurgery. 1993,32（2）: 163-167;discussion 167-168.

第5章 半球间入路及其在颅咽管瘤手术中的应用解剖

第一节 前纵裂半球间入路的解剖

一、历史回顾

正如 Zeleny 在 1984 年所总结的那样，额部开颅并打开额窦前壁的入路是为了处理窦内病变。而在 1926 年，Dandy 首次通过移除额窦后壁来暴露并修补脑脊液瘘。其后多年，很多学者开始发展并改良入路，提出了经额下的入路。1981 年，Suzuki 首次使用了额下入路来完成前交通动脉瘤的手术。由于该入路对前颅窝底和鞍区提供直接的暴露，额下入路被广泛采用来处理位于前颅窝底和鞍内鞍上部位的病变。然而，单纯额底或者单侧的经胼胝体入路对于某些疾病，例如起源于鞍区并向鞍上蛛网膜池广泛扩展的颅咽管瘤，尤其是突入三脑室底甚至侧脑室的肿瘤，则非常困难。

正因如此，Fahlbusch 等、Oi 等和 Suzuki 等提出了使用半球间入路来处理这样的病变。其后，一些其他学者进一步发展了该入路，并提出了额底联合前纵裂入路，并表明该联合入路对于结节漏斗、下丘脑轴结构能很好地进行显露，且不需要对双侧额叶进行大力牵拉，嗅束也能得到很好地保留。对于那些鞍上起源的病例造成三脑室结构向后下方移位的，该入路通过打开终板能提供很广泛地暴露，并且不会对脑组织有明显损伤。通过对终板间隙的使用，部分累及三脑室腔的病变也可以得到移除。

二、体位和外科技术

病人麻醉插管后摆仰卧位，颈部后仰 10°～15°，处轻度过伸状态。使用三钉的 Mayfield 头架固定头部。

三、前纵裂半球间入路的解剖

额底前纵裂入路手术切口沿额部发际内约 1cm，起于两侧额骨角突后方，沿着发际内至对侧（图 5-1）。从帽状腱膜下分离皮瓣，并向前方翻开，在靠近眶缘处可见滑车上神经和眶上动脉，沿着眶上孔周边小弧形切开骨膜，从骨膜下连同滑车上神经和皮瓣一同向前方翻开（图 5-2）。从两侧眶上孔内侧缘切开骨膜，并达眶缘上方 3～4cm 处，游离骨膜瓣后，在骨膜下分离，并将骨膜瓣翻向前方，以留作关颅时进一步封闭额窦使用。在额部骨瓣两下外侧角处钻两骨孔，铣刀做游离骨窗后,可见两侧额窦开放,以及硬膜结构(图 5-3)。咬骨钳咬除额窦内壁,并尽可能剥离额窦黏膜,碘酒酒精消毒后,使用含有抗生素粉末的骨蜡填塞额窦(图 5-4)。从额底中线处硬膜外分离鸡冠,有时鸡冠较为发达,并会深入硬膜内,需使用剪刀锐性分离。使用磨钻磨除鸡冠,并彻底移除之,以防止其对额底显露的阻挡(图 5-5)。在距离骨缘前方 1.5~2.0cm 处离断上矢状窦,并弧形剪开大脑镰两侧硬膜,深部离断大脑镰并使用双极电凝烧灼后,将硬膜翻向前方,放射状剪开周边硬膜并翻向两侧,暴露双侧额叶(图 5-6)。使用脑压板分离牵开双额叶后,见二者之间的蛛网

膜系带,注意分离界面,有时左右侧额叶内侧会相互交错。进一步向深处分离,可见位于额底的基底蛛网膜(外层蛛网膜)(图 5-7)。完全分离两侧额底蛛网膜后,可见基底蛛网膜向前颅窝底走形至视神经腹侧,并形成垂体柄的袖套,向上拨开基底蛛网膜,可见垂体柄袖套将垂体柄分为蛛网膜内和蛛网膜外两段(图 5-8)。继续向后方分离,可显示整个鞍区结构,包括双侧视神经、视交叉、两侧 ICA,大脑前动脉 A1 段,前交通动脉,以及终板结构。本例病人前交通动脉位置偏后,故终板显露清楚。打开终板膜后,即可进入三脑室前部(图 5-9)。

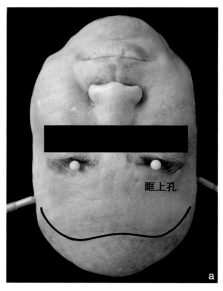
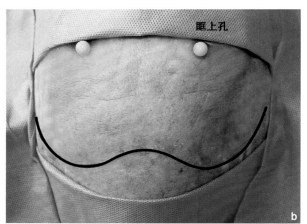

图 5-1   额底前纵裂入路手术切口(a)。切口沿额部发际内约 1cm,起于两侧额骨角突后方,沿着发际内至对侧(b)

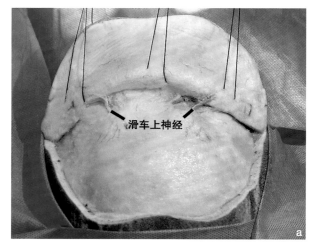
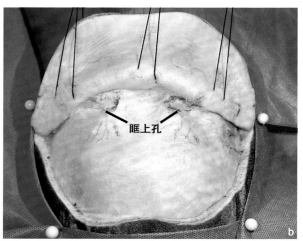

图 5-2   从帽状腱膜下分离皮瓣,并向前方翻开,在靠近眶缘处可见滑车上神经和眶上动脉(a),沿着眶上孔周边小弧形切开骨膜,从骨膜下连同滑车上神经和皮瓣一同向前方翻开(b)

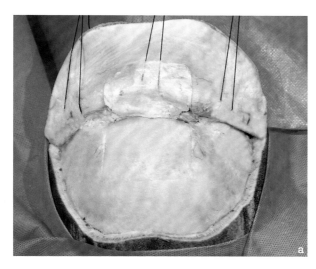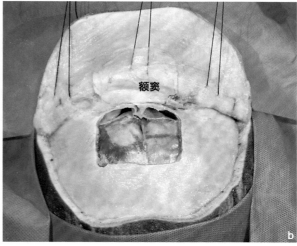

图 5-3　从两侧眶上孔内侧缘切开骨膜，并达眶缘上方约 3～4cm 处，游离骨膜瓣后，在骨膜下分离，并将骨膜瓣翻向前方，以留作关颅时进一步封闭额窦使用（a）。在额部骨瓣两下外侧角处钻两骨孔，铣刀做游离骨窗后，可见两侧额窦开放，以及硬膜结构（b）

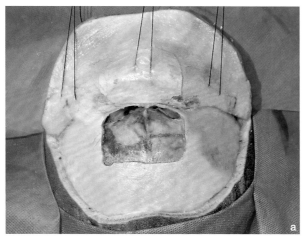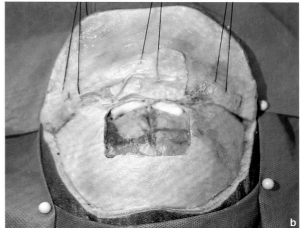

图 5-4　咬骨钳咬除额窦内壁，并尽可能剥离额窦粘膜（a），碘酒酒精消毒后，使用含有抗生素粉末的骨蜡填塞额窦（b）

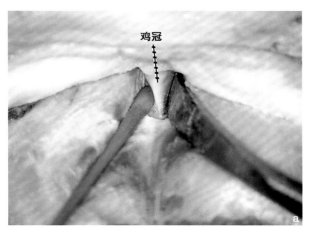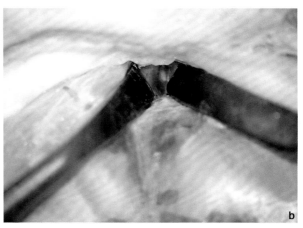

图 5-5　从额底中线处硬膜外分离鸡冠（a），有时鸡冠较为发达，并会深入硬膜内，需使用剪刀锐性分离。使用磨钻磨除鸡冠，并彻底移除，以防止对额底显露的阻挡（b）

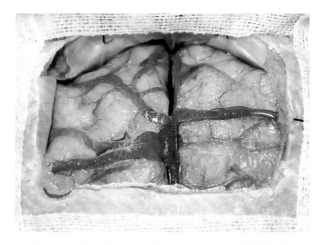

图 5-6　在距离骨缘前方约 1.5~2cm 处离断上矢状窦,并弧形剪开大脑镰两侧硬膜,深部离断大脑镰并使用双极电凝烧灼后,将硬膜翻向前方,周边硬膜放射状剪开并翻向两侧,暴露双侧额叶

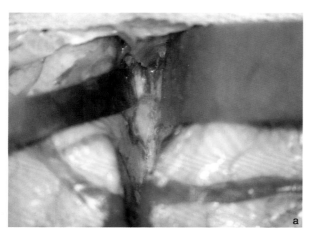
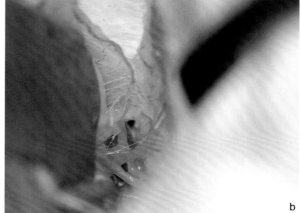

图 5-7　使用脑压板分离牵开双额叶后,见二者之间的蛛网膜系带,注意分离界面,有时左右侧额叶内侧会相互交错(a)。进一步向深处分离,可见位于额底的基底蛛网膜(外层蛛网膜)(b)

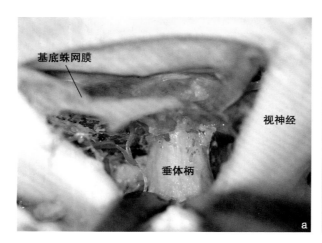
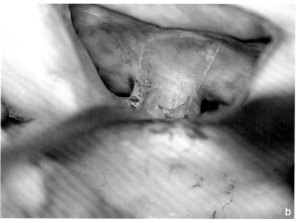

图 5-8　完全分离两侧额底蛛网膜后,可见基底蛛网膜向前颅窝底走行至视神经腹侧,并形成垂体柄的袖套(a),向上拨开基底蛛网膜,可见垂体柄袖套将垂体柄分为蛛网膜内和外两段(b)

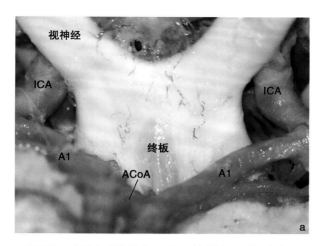
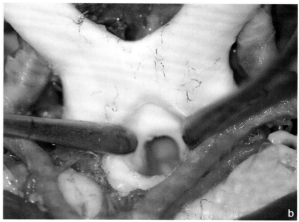

图5-9　继续向后方分离,可显示整个鞍区结构,包括双侧视神经、视交叉、两侧ICA,大脑前动脉A1段,前交通动脉,以及终板结构(a)。本例病人前交通动脉位置偏后,故终板显露清楚。打开终板膜后,即可进入三脑室前部(b)

第二节　经胼胝体前部-穹隆间三脑室入路的解剖

一、历史回顾

1922年,Dandy首次使用经胼胝体入路来进行三脑室内操作。1979年,Hirsh和Delandcheer报道了使用经脉络裂,经丘纹静脉旁,牵拉Monro孔并抬起脉络丛和穹窿体以及大脑内静脉,来移除三脑室内的肿瘤。其后,Viale等在1980年提出了牵开脉络和穹窿体的时候必须保护好丘纹静脉。1982年,Apuzzo首次提出经透明隔间腔-穹隆间入路来移除三脑室内病变,成为经胼胝体入路的里程碑。经过其后持续地改进和发展,该入路现已被广泛使用。该入路使用了自然中线部位的解剖通道,在暴露三脑室前中部有着巨大的优势,因此在处理累及三脑室前中部的原发或者继发颅咽管瘤上,被多家单位广泛使用。

二、体位和手术技巧

病人摆仰卧位头部过伸10°~15°,并依据病变位置旋转0~60°。通常,在额部和顶部做马蹄形皮肤切口线,前肢位于冠状缝前4cm,后肢在冠状缝后方2cm。切口内侧过对中线达对侧1cm。但有一些因素限制了该入路的暴露,在骨瓣打开后,中线部位的脑组织必须被牵开,牵拉范围在长度上不能超过5.0cm、宽度须小于2.5cm以避免对脑组织的损伤。

第一个限制性因素是桥静脉。桥静脉通常会限制暴露。一些文章曾报道过一些相对安全区,通常在冠状缝前4~5cm的范围内,该处很少有桥静脉存在。然而,也有在冠状缝2cm内发现有桥静脉的,对于中国患者,一些学者发现在冠状缝前方32.6mm、后方7.5mm处是安全的。我们的经验表明,即使发现有桥静脉阻挡,其通常都位于蛛网膜下,如果能充分分离膜性结构,往往能提供更大范围的宽度暴露(1.0~1.5cm)。

第二个限制性因素是胼胝体的切开范围。通常胼胝体膝部和压部有重要的联络纤维的功能,是不能损伤的,如果损伤将造成严重的记忆功能障碍。Woiciechowsky等报道了胼胝体切开不能超过2cm,然而2cm的切口往往不能提供术中充分的暴露。所以其后一些学者提出这一切口只要<3cm,都不会造成严重的功能障碍。通常术中暴露所需,胼胝体切开大约2.5cm即可满足。

第三个限制性因素是室间孔的大小。因为三脑室内的操作都是要通过该孔。通常,有脑积水的病人室间孔都会扩大,并且能提供一较宽的通道。然而正常大小的室间孔并不能提供足够大的暴露。穹窿柱的前份不能被切开来扩大暴露,而穹隆带的后份可以稍稍打开,但是隔静脉和丘纹静脉往往阻止了后方的扩大,这些静脉结构不能被损伤,其损伤将带来严重的丘脑水肿和记忆障碍的巨大风险,通常穹隆间入路被认为能提供更大的手术范围。

三、胼胝体前部入路

选择额顶部僧帽样切口,首先需定位冠状缝的位置,通常位于鼻根部后方12~13cm,冠状缝位于切口的前 1/3 ~ 1/2 处,内侧过中线约 1cm (图 5-10)。切开头皮帽状腱膜骨膜后,在骨膜下使用骨膜剥离子进行分离,可见冠状缝位于切口的前 1/3 处。在中线矢状窦右侧前后各钻一骨孔,游离骨窗,并暴露上矢状窦。透过硬膜见有桥静脉和蛛网膜颗粒汇入上矢状窦(图 5-11)。打开硬膜后,显示汇入上矢状窦的桥静脉,放大观可见桥静脉穿出蛛网膜,并汇入上矢状窦(图 5-12)。图 5-13 进一步显示桥静脉脑表面走行在蛛网膜袖套内,故在试图通过纵裂进入深部时,可以通过解剖桥静脉表面的蛛网膜袖套,而松解桥静脉,从而达到更大的脑组织牵开。打开硬膜后显示该部位纵裂池的全貌,并通过纵裂进入可见两

侧额叶间的蛛网膜连接(图 5-14)。进一步分离蛛网膜间隔,可见到双额胼周动脉,同时可见有内层蛛网膜将二者分隔开,其深处即为胼胝体,分离时注意从两侧胼周动脉间进入,避免损伤动脉分支(图 5-15)。暴露胼胝体后,使用棉片和牵开器保护同侧的胼周动脉,充分暴露胼胝体,做长约 2cm 的切口,注意切开长度不能超过 3cm,以避免对左右联合纤维的严重损害(图 5-16)。进一步向深部解剖进入透明隔间隙,向其侧方可进入同侧侧脑室,可见到脉络丛和室间孔,以及侧方的丘纹静脉。如果严格按中线从两侧穹窿间进入,可直接进入三脑室,并可见到后方的前联合(图 5-17)。

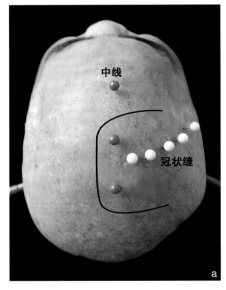
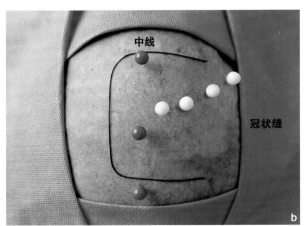

图 5-10　切口选择额顶部僧帽样切口,首先需定位冠状缝的位置(a),通常位于鼻根部后方 12 ~ 13cm,冠状缝位于切口的前 1/3 ~ 1/2 处,内侧过中线约 1cm(b)

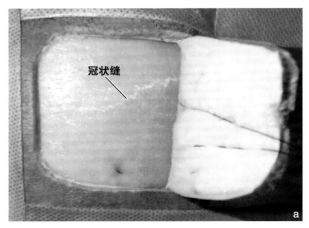
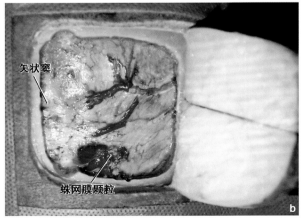

图 5-11　切开头皮帽状腱膜骨膜后,在骨膜下使用骨膜剥离子进行分离,可见冠状缝位于切口的前 1/3 处。在中线矢状窦右侧前后各钻一骨孔,游离骨窗,并暴露上矢状窦。透过硬膜见有桥静脉和蛛网膜颗粒汇入上矢状窦

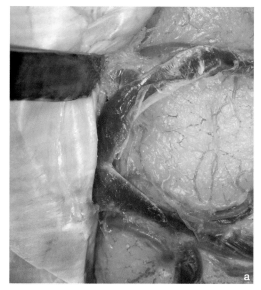
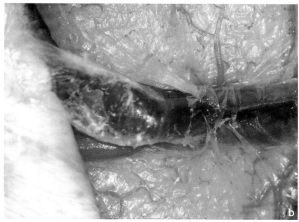

图 5-12 打开硬膜后,显示汇入上矢状窦的桥静脉(a),放大观可见桥静脉穿出蛛网膜,并汇入上矢状窦(b)

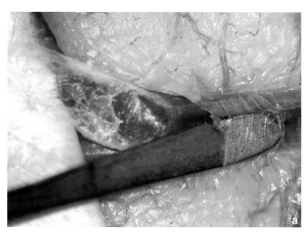
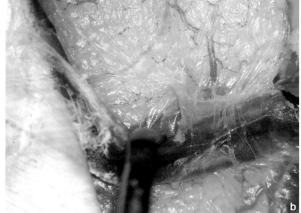

图 5-13 进一步显示桥静脉脑表面走行在蛛网膜袖套内(a),故在试图通过纵裂进入深部时,可以通过解剖桥静脉表面的蛛网膜袖套,而松解桥静脉,从而达到更大的脑组织牵开(b)

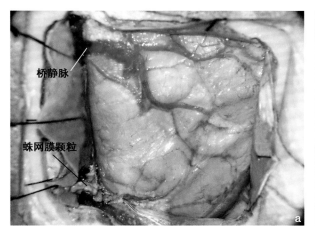
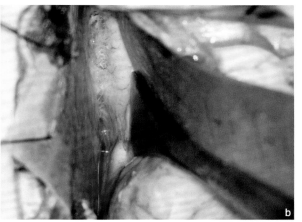

图 5-14 打开硬膜后显示全貌(a),并通过纵裂进入可见两侧额叶间的蛛网膜连接(b)

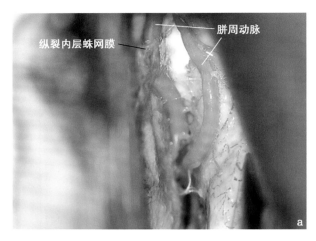
纵裂内层蛛网膜
胼周动脉

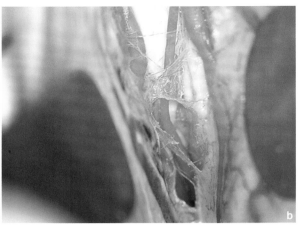

图 5-15   进一步分离蛛网膜间隔，可见到双额胼周动脉（a），同时可见有内层蛛网膜将二者分隔开。其深处即为胼胝体，分离时注意从两侧胼周动脉间进入，避免损伤动脉分支（b）

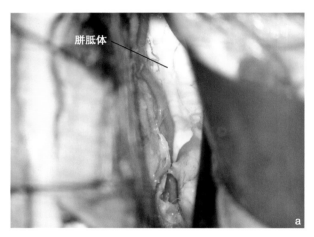
胼胝体

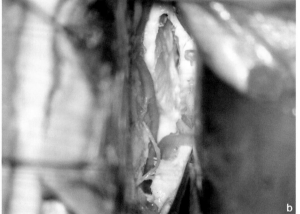

图 5-16   暴露胼胝体后，使用棉片和牵开器保护同侧的胼周动脉，充分暴露胼胝体（a），做长约 2cm 左右的切口，注意切开长度不能超过 3cm，以避免对左右联合纤维的严重损害（b）

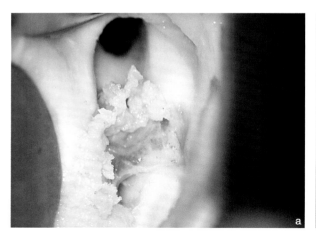

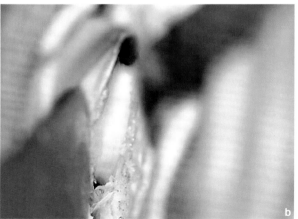

图 5-17   侧方可进入侧脑室，可见到脉络丛和室间孔，以及侧方的丘纹静脉（a）。如果从两侧穹窿间进入，可直接进入三脑室，并可见到后方的前联合（b）

第三节　半球间入路在颅咽管瘤手术中的应用

额底前纵裂入路(fronto-basal interhemispheric approach,FIH)可能是目前最常使用的手术入路,特别适用于向三脑室扩展的 T 型颅咽管瘤的手术切除。对于鞍膈下肿瘤,视交叉前间隙通常扩大,而该入路也能予以直接暴露(图 5-16)。有时候,肿瘤可能突出到视交叉和前交通动脉复合体上方(图 5-17)。额底前纵裂入路在暴露 AcoA 复合体以及终板间隙时也有巨大优势。

【典型病例 1】

1. 主诉　患者男性,6 岁。主因"间歇性头痛、呕吐 12 个月,伴有生长发育受限"入院。

2. 入院检查　部分垂体激素低下;视力检查发现右眼视力 0.4、左眼视力 0.08 并伴有双颞侧视野缺损。图 5-18 显示了术前 MR 扫描肿瘤形态及累及部位。图 5-19 通过示意图显示该类型肿瘤与局部鞍区膜性结构的形态学关系。

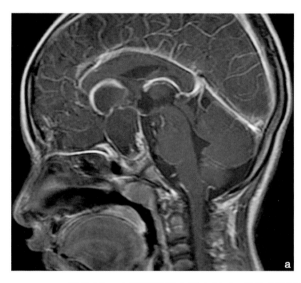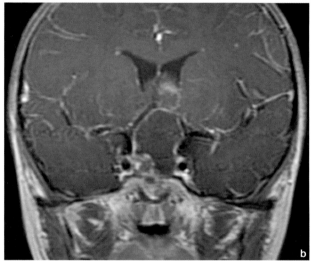

图 5-18　本例囊性鞍内鞍上肿瘤,术前 MRI 提示肿瘤在前交通动脉复合体上方扩展并形成子囊 AcoA 和 ACA 在囊性肿瘤的顶端形成雪人征。在增强 MRI 上(a)肿瘤囊壁有明显环形强化。在冠状位扫描上(b),在海绵窦内侧壁、垂体窝右侧有肿瘤的实性部分。未见有明显的梗阻性脑积水的表现

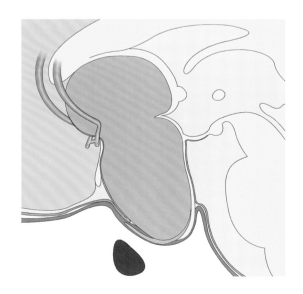

图 5-19　示意图显示肿瘤形态及其和周围结构的位置关系

蓝线:硬膜(鞍膈和鞍底硬膜);绿线:蛛网膜

术中分辨肿瘤的起源位置尤其重要。垂体柄常常位于肿瘤后方或者在肿瘤侧后方。以鞍膈下颅咽管瘤为例,肿瘤的起源点通常位于垂体柄的中下段。垂体柄远端通常在鞍膈孔边缘部位和肿瘤囊壁融合(图 5-20)。在这种情况下,结节漏斗部被膨隆撑开并造成移位。术中对膜性结构的分

辨非常重要,尤其是其可将肿瘤和垂体后叶分离开,其确保了在全切肿瘤的同时能保护好垂体柄和神经垂体。有时候由于垂体柄和肿瘤囊壁已经融合,其连续性的保留则异常困难。

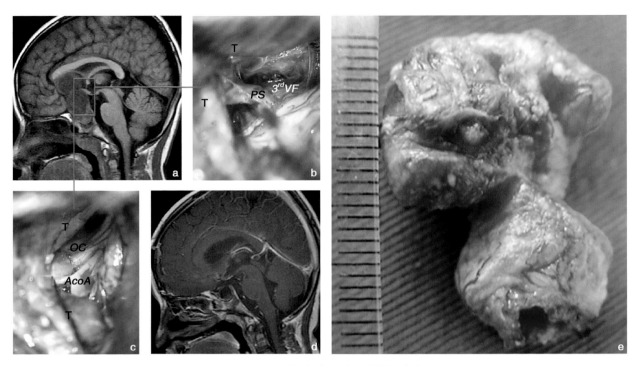

图 5-20 通过额底前纵裂入路暴露肿瘤

a. 术前 MRI 显示鞍内鞍上囊性占位;b. 通过扩大的视交叉前间隙,鞍上肿瘤囊及覆盖其表面的鞍膈可清晰显露,且可以显示垂体柄上端及三脑室底结构。同时可显示肿瘤-垂体柄的关系;垂体柄下部和垂体囊的上后部发生融合;c. 突出的鞍上肿瘤包绕了前交通动脉复合体,而必须使用锐性分离;d. 术后 mri 提示肿瘤全切除,而三脑室底结构保护完好;e. 肿瘤整块完整切除;OC:视交叉;PS:垂体柄;T:肿瘤

【典型病例 2】

1. 主诉 患者男性,27 岁。主因"头痛 2 个月,加重伴视力减退 1 个月"入院。

2. 病史 性功能障碍、多饮多尿 1 月余。

对于结节漏斗部颅咽管瘤,通过联合轴外暴露(视交叉前池、颈内动脉-视神经池和颈内动脉-动眼神经池)和轴内暴露(终板间隙),额底前纵裂入路也能提供充足地暴露。该类肿瘤的起源点通常位于垂体柄或者结节漏斗部的上份(图 5-21、图 5-22)。在打开终板后,分辨三脑室底的神经组织尤其重要(图 5-23)。有时候,术前 MRI 冠状位影像能提供一些重要信息和线索。

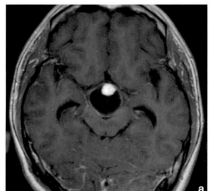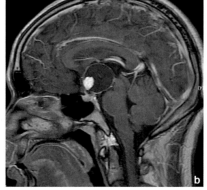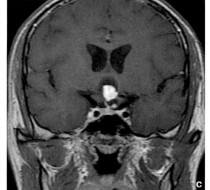

图 5-21 本病例术前矢状位、冠状位 MRI 显示典型的囊实混杂性的鳞状乳头型颅咽管瘤的结节漏斗部的生长方式

肿瘤的主体占据了三脑室空间,大多数残余的下丘脑垂体柄纤维位于肿瘤的前部。肿瘤的实性部分位于结节漏斗部,该部位也是肿瘤可能的起源部位。垂体柄的下段完好,实性部分位于囊内,其和造釉细胞型肿瘤的分叶状囊是有显著差异的

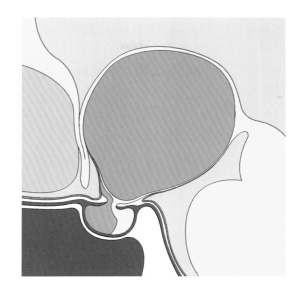

图 5-22　示意图显示肿瘤形态及其和周围结构的相互关系

考虑到肿瘤的形态特点,是典型的成人结节漏斗部颅咽管瘤,然而其主要的生长方式是向后上方扩展,结果是结节漏斗部结构的主体和垂体柄的纤维位于肿瘤的前方,其最大可能的起源位置位于结节漏斗部的后方软膜下

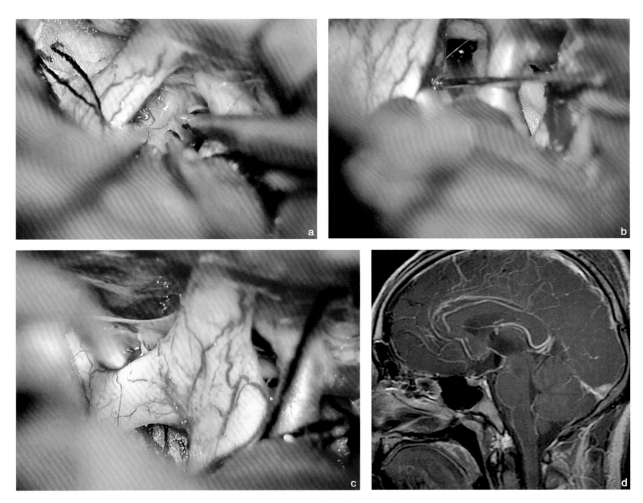

图 5-23　术中缩减和术后 MRI 检查

a. 通过视神经-颈内动脉间隙,垂体柄的结节漏斗部可见被膨隆撑开,该部位也是肿瘤的起源部位,而垂体柄的下段完好;b. 首先将抽取肿瘤囊液以减容;c. 开放终板间隙进一步切除肿瘤;d. 术后 MRI 证实肿瘤全切除,下丘脑-垂体柄连续性保留完好

仔细阅读系列影像,并做相应的术中操作对于保护这些神经组织,避免术后下丘脑反应有很大的帮助。

【典型病例3】

对于额底前纵裂入路的应用,如果肿瘤是Pascual提出的所谓传统意义上的"脑室内外型",则轴外空间必须被用来切除蛛网膜池内的部分肿瘤。这种情况下,为了能全切肿瘤,三脑室底结构的缺损就可能会发生。虽然在这种类型的肿瘤中,可见肿瘤向各个方向扩展生长,但其起源位置仍然在结节漏斗部的软膜下(图5-24～图5-26)。肿瘤仍然是在脑室系统外的,通常三脑室底结构被肿瘤卷入,并被膨隆撑开,但室管膜层仍然是完好的。因此,术中虽然需要打开终板来切除向上方生长的肿瘤,残余的三脑室底神经组织仍然能尽可能的得到保留。对于后方生长的肿瘤,虽然可能会占据脚间池,但由于Liliequist膜分隔肿瘤和脑干及基底动脉及其分支,所以术中仍然能较为安全的移除肿瘤。值得注意的是,有些蛛网膜小梁会将一些动脉分支和蛛网膜相连,在术中牵拉肿瘤的时候,这些小梁应该要被离断,以避免动脉损伤。

1. 主诉　患者男性,7岁。主因"进行性头痛、头晕和视觉减退6个月"入院。

2. 入院检查　术前影像学检查见图5-24及图5-25。

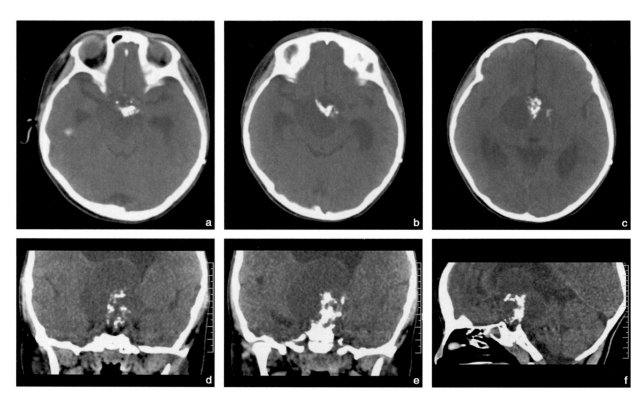

图5-24　术前CT提示一囊实混合性肿瘤占据鞍内和鞍上空间,伴有大块钙化
冠状位和矢状位重建CT显示病变起源于结节漏斗部并伴有肿瘤囊向上方三脑室方向极度扩展,后方占据了脚间池;a～c. 轴位CT片;d、e. 冠状位CT片;f. 矢状位CT片

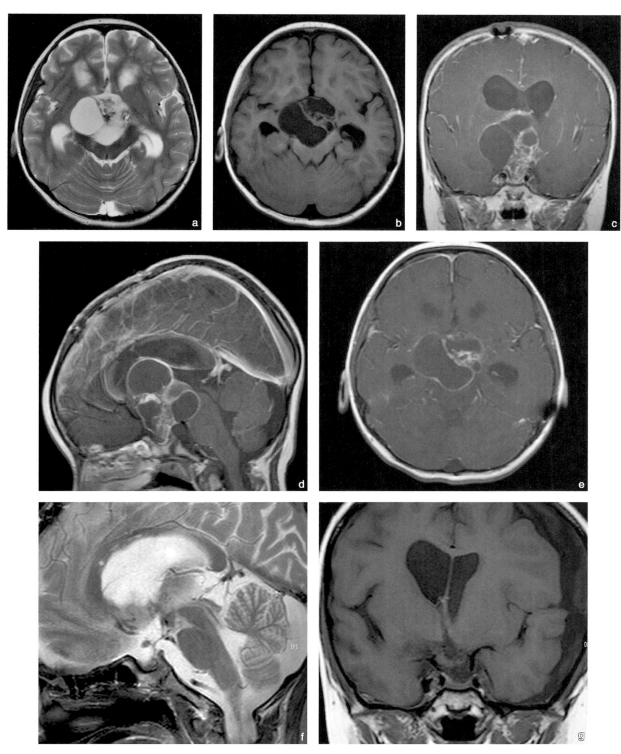

图 5-25　本例病人的术前 MRI 影像

a、b. 轴位 MRI 片显示鞍区囊性占位;c. 冠状位 T_1 增强 MRI 片显示肿瘤囊壁和实性部分强化明显;d. 矢状位 T_1 增强 MRI 片显示肿瘤占据靶区并累及鞍上和三脑室前部;e. 冠状位 T_1 增强 MRI 片;f、g. 术后 MRI 片显示肿瘤全切除

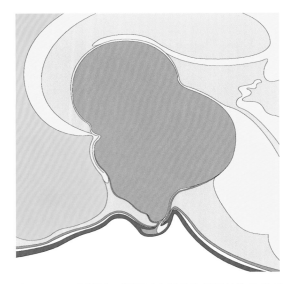

图 5-26　示意图显示纵裂形态及其和周围结构的关系
虽然肿瘤向上方和后方广泛扩展，并占据了三脑室空间，实际上肿瘤仍然没有位于三脑室腔内，而三脑室底结构被肿瘤突入并膨胀撑开，而室管膜细胞仍然是完整的

【典型病例 4 】

1. 主诉　患儿男性，7 岁。主因"头痛、头晕、视力减退进行性加重 6 个月"入院。

2. 病史　病人入院前 1 年曾经在当地做过经胼胝体前部穹隆间入路尝试手术切除，术后曾因脑积水做过脑室腹腔分流术。

3. 病例分析　在分离纵裂后，前交通动脉需要被离断以增加终板空间的暴露（图 5-27）。肿瘤实际在三脑室底的神经组织内生长，所以终板和三脑室底需要被劈开以切除肿瘤。肿瘤尽可能以整体的方式进行分离，注意分辨肿瘤和神经组织层的界面，而垂体柄的结节漏斗部和近端位置被肿瘤撑开，需要纵行剖开垂体柄以切除肿瘤。

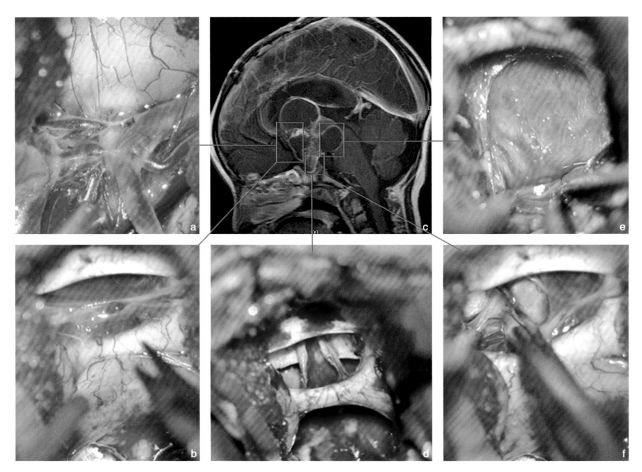

图 5-27　本例结节漏斗部颅咽管瘤病人的术前 MRI 和术中所见
术前 MRI 显示复发肿瘤（c）；本次手术采用前纵裂入路，术中图片显示离断前交通以扩展肿瘤暴露（a）；分离垂体柄周围的蛛网膜（b），可见膨隆增粗的垂体柄（e）。肿瘤使用了终板入路和轴外路径全切除（d），在肿瘤切除后，三脑室底结构有变薄但其连续性仍然是完好的（e）

【典型病例 5】

关于经胼胝体穹隆间入路,作为一个经典的处理三脑室内病变的入路,该术式常常被用来处理"三脑室内颅咽管瘤"。然而我们的观点更倾向于采用额底前纵裂入路,对于"脑室内颅咽管瘤"这一概念,我们认为实际肿瘤并非真实位于三脑室腔内,肿瘤从结节漏斗部起源,并向三脑室底内突入,其结果是仍然有一层神经组织覆盖在肿瘤表面。唯一适合使用经胼胝体穹隆间入路的

情况是肿瘤伴随明显的后方扩展,并通过室间孔扩展并占据了侧脑室空间的病例。然而即使是这样的肿瘤,我们也倾向于采用经额叶皮层侧脑室入路,以避免对胼胝体和穹隆的损伤(图 5-28 ~ 图 5-30)。

1. 主诉　患儿 7 岁。主因"有明显头痛、视力下降、多尿等"入院。

2. 入院检查　患者术前影像学检查见图 5-28。

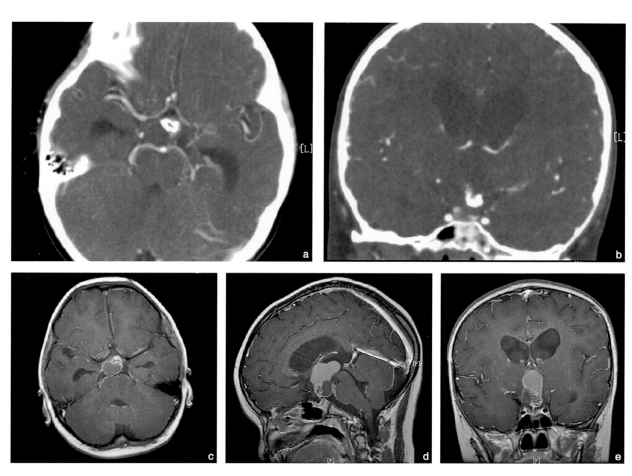

图 5-28　本病例术前 CT 和 MRI

a、b. 术前 CT 显示鞍上囊性为主的肿瘤无明显钙化。其占据三脑室空间并造成脑积水;c ~ e. MRI 显示鞍上肿瘤起源于结节漏斗部,并向三脑室底突入,占据了三脑室空间。且囊性肿瘤向后方扩展,堵塞了室间孔,而垂体柄的下段完好

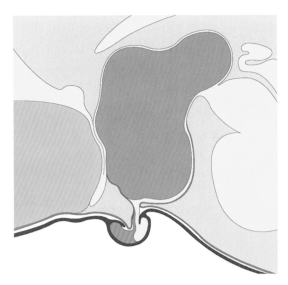

图 5-29   示意图显示肿瘤形态及其和周围结构的关系
虽然 MRI 上看,肿瘤可能位于三脑室腔内,但其真实的
形态是在三脑室底的神经层内。术中可以清晰显示肿
瘤和下丘脑组织间的可辨界面。最终三脑室底结构和
垂体柄的完整连续性可以得到保留

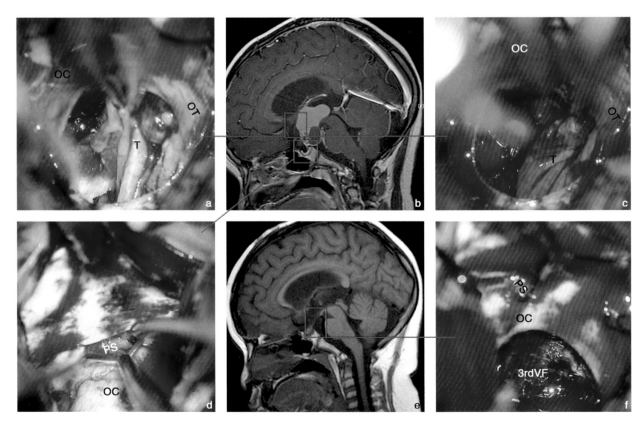

图 5-30   术中所见
a. 终板开放以暴露肿瘤,沿着肿瘤和三脑室底神经层之间的界面进行分离;b. 术前矢状位 MRI;c. 肿瘤起源位置
在垂体柄的结节漏斗部,为保留下丘脑-垂体柄轴的完整连续性,在此处必须使用锐性分离和剪断;d. 视交叉前间
隙很小;e. 术后矢状位 MRI;f. 全切肿瘤后三脑室底结构保留完好。OC:视交叉;OT:视束;PS:垂体柄;T:肿瘤;
3rd VF:三脑室底

参 考 文 献

1. Zelený M, Voldrich Z, Navrátilová A, et al. [Late development of osteoplastic flaps in operations on the frontal sinuses]. Cesk Otolaryngol, 1984. 33(6):333-335.

2. Suzuki J, Yoshimoto T, Mizoi K, et al. Preservation of the olfactory tract following surgery on anterior communicating artery aneurysm using bifrontal craniotomy, and its functional prognosis (author's transl). No Shinkei Geka, 1981. 9(8):921-924.

3. Fahlbusch R, Honegger J, Paulus W, et al. Surgical treatment of craniopharyngiomas: experience with 168 patients. J Neurosurg, 1999. 90(2):237-250.

4. Okamoto S, Narumi O, Operative approaches to tumors in and around the anterior half of the third ventricle. No Shinkei Geka, 2002, 30(9):923-932.

5. Suzuki J, Katakura R, Mori TMori, Interhemispheric approach through the lamina terminalis to tumors of the anterior part of the third ventricle. Surg Neurol, 1984. 22(2):157-163.

6. Fuzitsu K. [Anterior interhemispheric approach to the diseases involving the third ventricle and/or the suprasellar region]. No Shinkei Geka, 1998. 26(8):667-677.

7. Maira G, Anile C, Colosimo C, et al. Craniopharyngiomas of the third ventricle: trans-lamina terminalis approach. Neurosurgery, 2000. 47(4):857-863; discussion 863-865.

8. Ohata K, Hakuba A, Nagai K, et al. A biorbitofrontobasal interhemispheric approach for suprasellar lesions. Mt Sinai J Med, 1997. 64(3):217-221.

9. Shibuya M, Takayasu M, Suzuki Y, et al., Bifrontal basal interhemispheric approach to craniopharyngioma resection with or without division of the anterior communicating artery. J Neurosurg, 1996. 84(6):951-956.

10. Shirane R, Ching-Chan S, Kusaka Y, et al. Surgical outcomes in 31 patients with craniopharyngiomas extending outside the suprasellar cistern: an evaluation of the frontobasal interhemispheric approach. J Neurosurg, 2002. 96(4):704-712.

11. Dehdashti AR, de Tribolet N. Frontobasal interhemispheric trans-lamina terminalis approach for suprasellar lesions. Neurosurgery, 2005. 56(2 Suppl):418-424; discussion 418-424.

12. Hirsch JF, Zouaoui A, Renier D, et al. A new surgical approach to the third ventricle with interruption of the striothalamic vein. Acta Neurochirurgica, 1979. 47(3-4):135-147.

13. Viale GL, Turtas S. The subchoroid approach to the third ventricle. Surgical neurology, 1980. 14(1):71.

14. MLJ A, Chikovani OK. Gott PS, et al. Transcallosal, interfornicial approaches for lesions affecting the third ventricle: surgical considerations and consequences. Neurosurgery, 1982. 10(5):547-554.

15. Erturk M, Kayalioglu G, Ozer MA, et al. Morphometry of the anterior third ventricle region as a guide for the transcallosal-interforniceal approach. Neurologia medico-chirurgica, 2004. 44(6):288-293.

16. Siwanuwatn R, Deshmukh P, Feiz-Erfan I, et al. Microsurgical anatomy of the transcallosal anterior interforniceal approach to the third ventricle. Neurosurgery, 2005. 56(2 suppl):390-396.

17. Woiciechowsky C, Vogel S, Lehmann R, et al. Transcallosal removal of lesions affecting the third ventricle: an anatomic and clinical study. Neurosurgery, 1995. 36(1):117-123.

第6章 经鼻蝶入路及其相关解剖

一、历史回顾

1906 年，Schloffer 首次提出经蝶入路，并随后报道了使用经鼻经筛窦和蝶窦入路切除垂体腺瘤。2 年后，Hirsh 等使用该入路移除了垂体腺瘤。1914 年，Cushing 提出了经唇下鼻中隔经蝶窦入路，但由于手术器械和照明设备的限制，肿瘤切除往往不完全，并伴随很高的致死率，从而限制了该入路的使用。所以之后经鼻蝶入路一直没有得到发展，直到 1969 年，Hardy 使用手术显微镜和术中 X 线导航来支持这一入路，该入路才开始被广泛接受。近年来，随着显微镜的发展，许多学者还提出了内镜经蝶入路，1922 年 Jankowski 首次联合使用内镜，之后内镜辅助经鼻蝶手术已经被广泛用来处理鞍区病变。

近几十年来，随着手术器械和技术均得到持续巨大的发展，2009 年 Yano 等首次使用双鼻孔入路来获得更为充足的暴露空间，并使得第三个手术器械得以联合使用。近年来，正如 Frank 等、Catapano 等和 Wang 等的报道，随着对鞍区解剖的深入了解，扩大经蝶入路也得到了巨大的发展，被用来处理鞍上和鞍旁病变，甚至岩斜部位的病变和中颅窝底的病变。病人的随访资料表明，扩大经蝶入路可能比传统经蝶暴露有着更为明显的优势。

二、体位和手术技巧

病人通常处仰卧位，头部后仰过伸 15°～20°，颈部向对侧旋转 10°～15°。至今有不同的经蝶入路的技术报道，包括：①经唇下鼻中隔经蝶入路；②经鼻小柱鼻中隔蝶窦入路；③经鼻-鼻中隔经蝶入路；④经鼻蝶入路。在这些技术中，由于对鼻腔的创伤较小，经鼻-鼻中隔入路和经鼻蝶入路使用最为广泛。1987 年，Griffith 和 Veerapen 等首次描述经鼻蝶入路，Cooke 等随后报道了使用该入路移除垂体腺瘤。1996 年和 1997 年，Rodziewice 等和 Yaniv 等分别提出了内镜经鼻蝶入路，而该入路大大降低了对鼻腔黏膜的损伤，并且能提供充分的暴露。

早在 1996 年 Carrau 和 Jho 就使用了内镜经鼻蝶入路完成了垂体腺瘤的切除。当时单鼻孔技术常常被采用，左右鼻孔都可以使用，通常可以根据鼻中隔的偏曲情况以及鼻腔的宽度、大小以及肿瘤的位置来选择左右侧。内镜进入并放置在蝶筛隐窝处抵近观察，更有利于辨明蝶窦开口；在黏膜烧灼后，移除蝶窦前壁和分隔，中鼻甲可以予骨折并向外侧推挤开。Baide 等对比了各种经蝶手术的方式，最后认为内镜经鼻蝶入路能提供对整个蝶窦腔和鞍底的完整暴露。虽然对病人的预后影响不大，但经鼻蝶入路能缩短手术时间和病人的住院时间。

三、解剖

　　经鼻蝶入路通常使用右侧鼻孔，因为鼻中隔常常向左侧偏曲，从而造成相对大的右侧鼻腔。肿瘤的定位、蝶窦分隔和气化条件都可以影响左右侧的选择。用内镜来分辨鼻中隔和中鼻甲（图6-1），在中鼻甲下方进入中鼻道，可以暴露筛泡和钩突。在钩突内侧，有一半圆形的裂口，此处有额窦、上颌窦和前组筛窦处的开口（图6-2）。在下鼻甲的下方，可见鼻后孔、颚咽弓和咽部的黏膜，

同时也可以观察到咽鼓管开口位于咽部黏膜外侧（图6-3）。在上鼻甲和鼻中隔交汇处可见蝶筛隐窝，蝶窦开口就位于此处。通常，该开口位于颚咽弓上方1.0～1.5cm处（图6-4）。观察蝶窦气化不佳的病例，可见仅有左侧蝶窦开口可分辨。在移除蝶窦前壁后，没有任何的解剖标志可见，鞍底增厚异常明显（图6-5）。气化良好的蝶窦，在打开蝶窦前壁后，可见骨性标记，包括双侧颈内动脉隆突、视神经隆起、视神经-颈内动脉隐窝和斜坡压迹（图6-6）。在某些部分气化的病例中，仅有部分骨性标志可见。本病例中，仅视神经隆突和

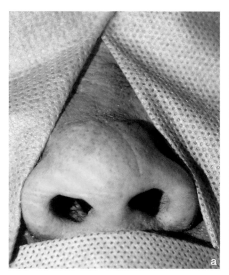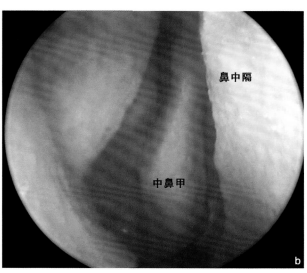

图6-1　经鼻蝶入路通常使用右侧鼻孔（a），因为鼻中隔常常向左侧偏曲，从而造成相对大的右侧鼻腔。肿瘤的定位、蝶窦分隔和气化条件都可以影响左右侧的选择。内镜用来分辨鼻中隔和中鼻甲（b）

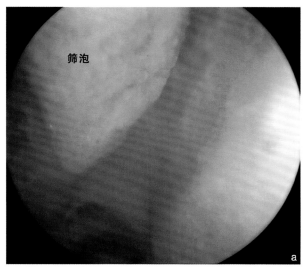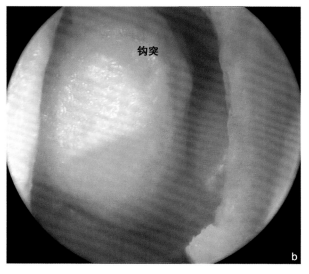

图6-2　在中鼻甲下方进入中鼻道，可以暴露筛泡和钩突。在钩突内侧，有一半圆形的裂口，此处有额窦、上颌窦和前组筛窦处的开口

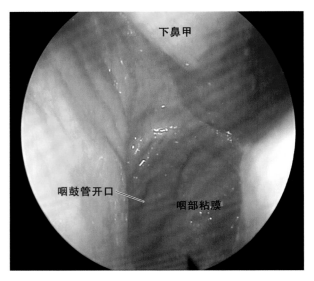

图 6-3　在下鼻甲的下方,可见鼻后孔、颞咽弓和咽部的粘膜,同时咽鼓管开口也可以观察到位于咽部粘膜外侧

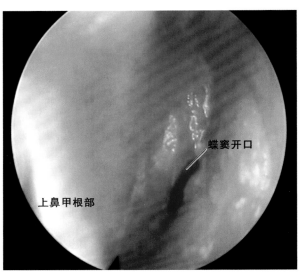

图 6-4　在上鼻甲和鼻中隔交汇处可见蝶筛隐窝,而蝶窦开口位于此处。通常,该开口位于颞咽弓上方约 1~1.5cm 处

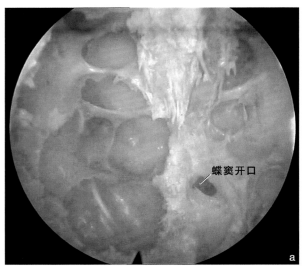

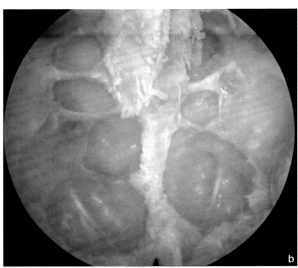

图 6-5　蝶窦气化不佳病例的观察,可见仅有左侧蝶窦开口可分辨(a)。在移除蝶窦前壁后,没有任何的解剖标志可见,鞍底增厚异常明显(b)

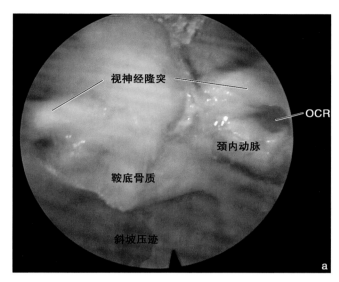
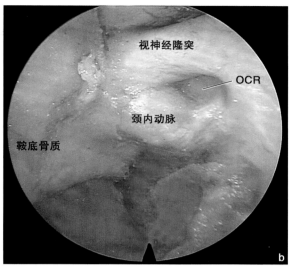

图 6-6　气化良好的蝶窦,在打开蝶窦前壁后,可见骨性标记(a),包括双侧颈内动脉隆突,视神经隆起,视神经-颈内动脉隐窝和斜坡压迹(b)

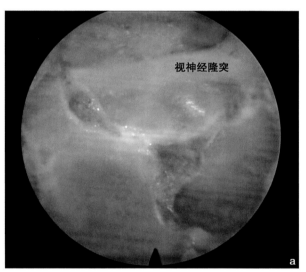
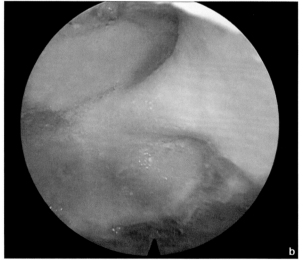

图 6-7　在某些部分气化的病例中,仅有部分骨性标志可见(a)。本例中,仅视神经隆突和颈内动脉隆突可见(b)

颈内动脉隆突可见(图 6-7)。在磨除鞍底骨质后,透过硬膜可清晰见到相应的解剖结构:双侧视神经、ICA 和前后海绵间窦。当一侧鞍底硬膜和海绵窦底壁被打开后,可见垂体囊覆盖在垂体表面,海绵窦内可见颈内动脉(图 6-8)。在打开鞍底和前颅窝底硬膜后,可见位于鞍结节和蝶骨平台处的基底蛛网膜(外层蛛网膜),该蛛网膜形成了垂体柄的袖套(图 6-9)。打开基底蛛网膜后,从视交叉上方观察,可见双侧大脑前动脉和前交通动脉复合体,以及 Heubner 回返动脉(图 6-10)。

通过上抬 AcoA,可以暴露终板,打开终板后可以暴露三脑室腔内结构(图 6-11)。打开斜坡部位的硬膜,可以暴露覆盖在脑桥和基底动脉表面的蛛网膜(图 6-12)。打开一侧海绵窦,并牵开颈内动脉后,可以暴露海绵窦内的解剖结构:在动脉外侧可见较多的神经通过;动眼神经和滑车神经位于海绵窦外侧壁内。牵拉 ICA 的硬膜环可以暴露眼动脉(图 6-13)。上抬垂体可以暴露位于基底动脉尖端的结构,包括双侧小脑上动脉、大脑后动脉和动眼神经(图 6-14)。

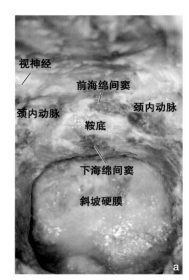
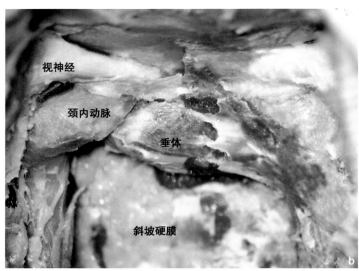

图 6-8 在磨除鞍底骨质后,透过硬膜可清晰见到相应的解剖结构,双侧视神经、ICA 和前后海绵间窦(a)。当一侧鞍底硬膜和海绵窦底壁被打开后,垂体囊可见覆盖在垂体表面,海绵窦内颈内动脉也可见(b)

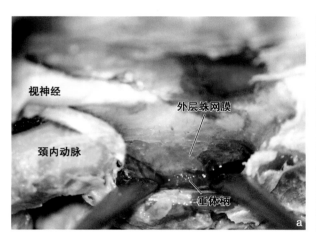
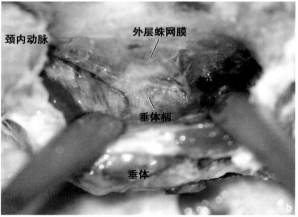

图 6-9 在打开鞍底和前颅窝底硬膜后(a),可见位于鞍结节和蝶骨平台处的基底蛛网膜(外层蛛网膜),而该蛛网膜也形成了垂体柄的袖套(b)

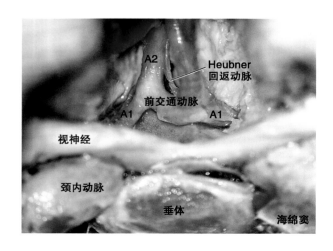

图 6-10 打开基底蛛网膜后,从视交叉上方观察,可见双侧大脑前动脉和前交通动脉复合体,以及 Heubner 回返动脉

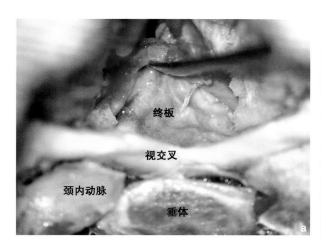
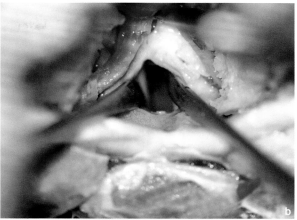

图 6-11　通过上抬 AcoA 后,可以暴露终板(a),打开终板后可以暴露三脑室腔内结构(b)

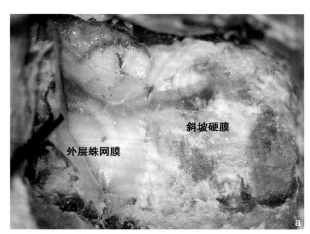
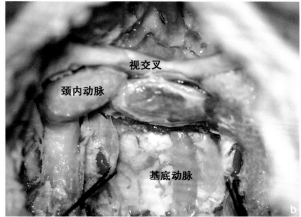

图 6-12　打开斜坡部位的硬膜(a),可以暴露覆盖在脑桥和基底动脉表面的蛛网膜(b)

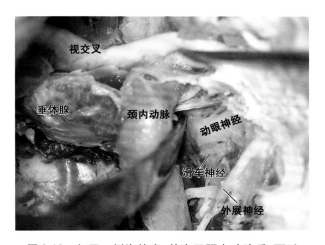

图 6-13　打开一侧海绵窦,并牵开颈内动脉后,可以暴露海绵窦内的解剖,在动脉外侧可见较多的神经通过,然而动眼神经和滑车神经位于海绵窦外侧壁内。而眼动脉通过前来 ICA 的硬膜环也可以得到暴露

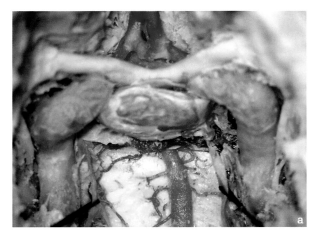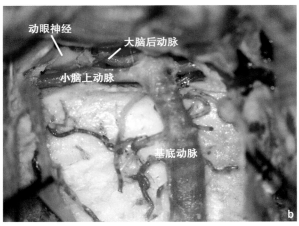

图 6-14　上抬垂体可以暴露位于基底动脉尖端的结构(a),包括双侧小脑上动脉、大脑后动脉和动眼神经(b)

四、扩大经蝶窦入路在颅咽管瘤手术中的应用

经蝶通道是达到鞍区位置最近、最快的方式,同时也是对脑组织影响最小的术式,所以已经被广泛采用来处理垂体腺瘤、拉克囊肿以及脑膜瘤等。而最近几十年来,很多文献报道该通道也可以用来进行颅咽管瘤的切除。然而,颅咽管瘤作为一种鞍区最特别的肿瘤,由于其生长方式的异常多变,和垂体瘤在手术入路的选择上有着天壤之别,而经鼻蝶入路也不适合于所有类型颅咽管瘤的外科治疗。

最开始由于鞍膈下颅咽管瘤最类似于垂体腺瘤的生长,是最早使用经鼻蝶入路手术的。从理论上来说,鞍膈下颅咽管瘤位于鞍膈下方(图 6-15),其结果是在经鼻蝶入路打开鞍底硬膜后,能直接暴露肿瘤(图 6-16)。然而,某些鞍膈下颅咽管瘤会通过扩大的鞍膈孔向鞍上扩展,且可能导致其和 AcoA 及其分支发生紧密联系,在这种情况下,经鼻蝶入路可能存在一些手术视角上的盲区,尤其是在对肿瘤和前交通动脉复合体的分离上存在较大风险,所以我们更倾向于经颅入路来处理这样的病人。

对于蛛网膜池内颅咽管瘤不伴有广泛扩展的病例,也是经鼻蝶入路的一个最佳适应证,因其可以对视交叉腹侧面和垂体柄进行轻易地暴露。肿瘤位于视交叉腹侧时,经鼻蝶入路可以避免对视神经的牵拉。此外,对于该类颅咽管瘤,其起源点通常位于垂体柄的中上段,经鼻蝶入路也很容易暴露并离断肿瘤起源点。基于我们的经验,对于蛛网膜池内颅咽管瘤没有向额叶、颞叶或者后颅窝扩展的病例,经鼻蝶入路应该被推荐使用。但肿瘤巨大且广泛扩展时,则应该慎重采用,由于经鼻蝶通道仅仅能提供一个狭窄的暴露,对于广泛扩展的病变,势必存在视野盲区,而血管的分支很可能和肿瘤发生严重粘连,如果盲目地牵拉和拖拽可能会导致致命的出血,在经鼻蝶入路下对这样的出血点进行止血又非常困难,可能会对病人造成灾难性的后果。

对于结节漏斗部颅咽管瘤,由于肿瘤在三脑室底神经层内生长,主要的神经层可能位于下方,在这种情况下,通过打开三脑室腹侧神经组织来切除肿瘤,将对下丘脑功能带来灾难性的后果。开放终板,并试图保护残留的三脑室底的神经结构是首要的选择。然而,在经鼻蝶入路的狭小手术通道和空间中,通过视交叉上表面的分离并开放终板,并非易事,尤其是当颅咽管瘤向后方扩展明显时,术中可能不得不通过牵拉和拖拽囊壁,其结果可能造成肿瘤残余。我们的意见是,对于结节漏斗部的颅咽管瘤,尤其是后方扩展明显的病变,仍然推荐使用经颅手术的方式。

【典型病例】

1. 主诉　患儿女性,6 岁。主因"头痛 2 个月"入院。

2. 入院检查　术前影像学检查见图 6-15。

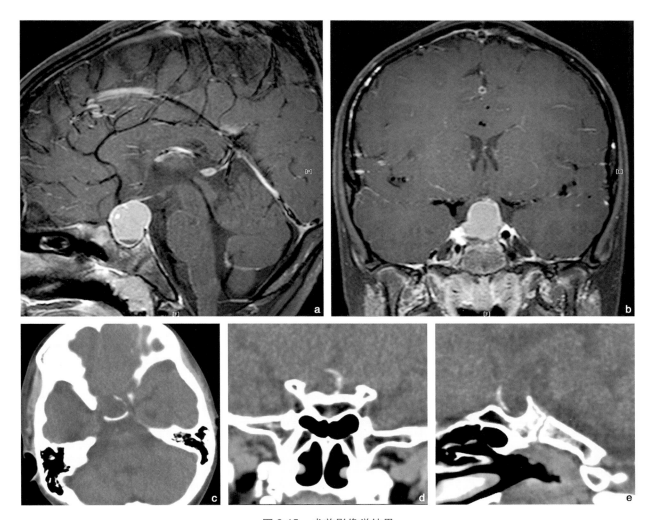

图 6-15　术前影像学结果

a、b. 磁共振影像显示囊性为主的鞍区占位,位于视交叉腹侧,前交通动脉被肿瘤上抬。囊壁强化明显,本例是典型的鞍膈下型颅咽管瘤;c ~ e. CT 提示肿瘤囊壁上有蛋壳样钙化

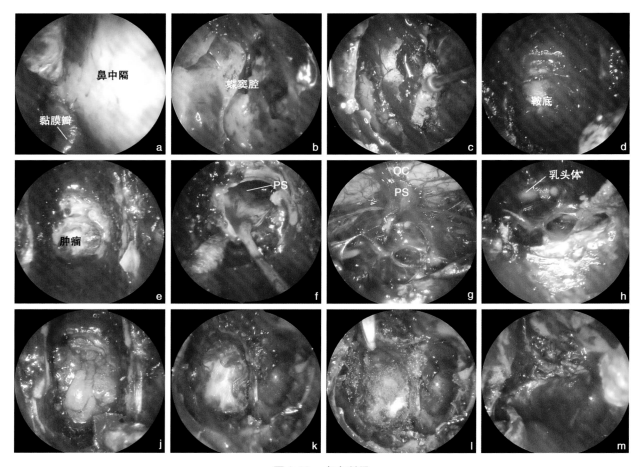

图6-16　术中所见

a. 准备黏膜瓣用来做鞍底的修补；b. 完全切除蝶窦前壁后，暴露鞍底和整个蝶窦腔；c. 使用高速磨钻磨除鞍底骨质；d. 游离鞍底骨质和鞍结节后，暴露鞍底和前颅窝底的硬膜；e. 当开放鞍底硬膜后，可见一薄层垂体前叶组织，同时在肿瘤囊的前壁上可见大块钙化；f. 可见被膨隆撑开的垂体柄位于肿瘤顶部；g. 在全切肿瘤后，视交叉的腹侧和残余的垂体柄清晰可见，且相应的血管结构也可以被暴露；h. 双侧乳头体可见；j～m. 肿瘤切除后，脂肪、人工硬膜、明胶海绵和预留的黏膜瓣被用来修补鞍底；PS：垂体柄；OC：视交叉

参 考 文 献

1. Cushing, H. The pituitary body and its disorders of the hypophysis cerebi. Philadelphia：JB Lippincott, 1913：292-315.

2. Hardy J. Transsphenoidal microsurgery of normal and pathologic pituitary. Clin Neurosurg. 1969, 16：185-217.

3. Dandie GD, Pell MF, Atlas MD. Endoscopic transsphenoidal approach to the pituitary fossa technical note. J Clin Neurosci. 1996, 3（1）：65-68.

4. Kitano M, Taneda M.［Endoscope assisted transsphenoidal approach for pituitary adenomas］. No Shinkei Geka. 1997, 25（3）：197-203.

5. Alfieri A. Endoscopic endonasal transsphenoidal approach to the sellar region：technical evolution of the methodology and refinement of a dedicated instrumentation. J Neurosurg Sci. 1999, 43（2）：85-92.

6. Arita K, Kurisu K, Tominaga A, et al. Transsphenoidal "cross court" approach using a slightly modified speculum to reach pituitary adenomas with lateral growth. Acta Neurochir（Wien）. 2000, 142（9）：1055-1058.

7. Yano S, Kawano T, Kudo M, et al. Endoscopic endonasal transsphenoidal approach through the bilateral nostrils for pituitary adenomas. Neurol Med Chir（Tokyo）. 2009, 49（1）：1-7.

8. Frank G, Pasquini E, Mazzatenta D. Extended transsphenoidal approach. J Neurosurg. 2001, 95（5）：917-978.

9. Catapano D, Sloffer CA, Frank G, et al. Comparison between the microscope and endoscope in the direct endonasal extended transsphenoidal approach：anatomical study. J Neurosurg. 2006, 104（3）：419-425.

10. Wang Q, Lan Q, Lu XJ. Extended endoscopic endonasal transsphenoidal approach to the suprasellar region：anatomic study and clinical considerations. J Clin Neurosci.

2010,17（3）:342-346.

11. Abuzayed B,Tanriover N,Gazioglu N,et al. Endoscopic anatomy and approaches of the cavernous sinus:cadaver study. Surg Radiol Anat. 2010,32（5）:499-508.

12. Kim EH,Ahn JY,Kim SH. Technique and outcome of endoscopy-assisted microscopic extended transsphenoidal surgery for suprasellar craniopharyngiomas. J Neurosurg. 2011,114（5）:1338-1349.

13. Zanation AM,Snyderman CH,Carrau RL,et al. ,Endoscopic endonasal surgery for petrous apex lesions. Laryngoscope. 2009,119（1）:19-25.

14. Ceylan S,Koc K,Anik I. Extended endoscopic approaches for midline skull-base lesions. Neurosurg Re. 2009,32（3）:309-319; discussion 318-319.

15. Griffith HB,Veerapen R. A direct transnasal approach to the sphenoid sinus. Technical note. J Neurosurg. 1987,66（1）:140-142.

16. Rodziewicz GS,Kelley RT,Kellman RM,et al. Transnasal endoscopic surgery of the pituitary gland:technical note. Neurosurgery. 1996,39（1）:189-192; discussion 192-193.

17. Yaniv E,Rappaport ZH. Rappaport,Endoscopic transseptal transsphenoidal surgery for pituitary tumors. Neurosurgery. 1997,40（5）:944-946.

18. Carrau RL,Jho HD,Ko Y. Transnasal-transsphenoidal endoscopic surgery of the pituitary gland. Laryngoscope. 1996,106（7）:914-918.

19. Jho HD,Carrau RL. Endoscopic endonasal transsphenoidal surgery:experience with 50 patients. Journal of neurosurgery. 1997,87（1）:44-51.

20. Badie B,Nguyen P,Preston JK. Endoscopic-guided direct endonasal approach for pituitary surgery. Surg Neurol. 2000,53（2）:168-172; discussion 172-173.

颅咽管瘤

第三部分

颅咽管瘤的外科治疗

咽喉管瘤

外科手术在颅咽管瘤的治疗中始终占据着主导地位,以 Yasargil 为代表的许多神经外科专家报道了他们治疗颅咽管瘤的经验。从目前已有的大宗病例手术结果看,在有经验的神经外科单位接近 80% 的首次手术患者可以得到安全的肿瘤全切除,得到全切除的病例远期复发率在 0~20% 左右。但是必须承认,无论技术多么娴熟的神经外科学专家,要对所有不同类型的颅咽管瘤进行安全的全切除治疗是十分困难的,主要的原因是颅咽管瘤本身生长方式复杂、累及的下丘脑垂体结构导致手术难度高,医生的学习曲线相对较长;另一个不容忽视的原因就是医生对颅咽管瘤手术相关的一些知识没有系统透彻地理解和掌握。本书颅咽管瘤外科治疗章节中,在对具体的肿瘤分型、不同分型肿瘤的手术技术阐述之前,我们先对外科治疗颅咽管瘤时需要关注的几个重点问题进行系统综述。

第一节　颅咽管瘤与鞍区其他肿瘤的异同点

在鞍区常见的肿瘤中,颅咽管瘤由于其多变的起源部位、沿垂体柄长轴生长的特点,与鞍区其他肿瘤存在一定的异同点。对于鞍膈下起源的颅咽管瘤而言(Q 型颅咽管瘤),肿瘤在生长方式上与垂体腺瘤十分类似(图 7-1);当肿瘤在鞍上视交叉池内生长时(S 型颅咽管瘤),术中过程与鞍区鞍结节脑膜瘤类似,但肿瘤与蛛网膜的形态学关系与鞍结

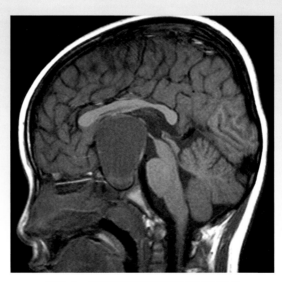

图 7-1　典型鞍膈下颅咽管瘤 MR 扫描
患儿男性,9 岁。主因"双眼视力下降,生长发育迟缓半年"入院。肿瘤起源于鞍膈下垂体窝内,导致垂体窝增大,肿瘤向鞍上膨胀扩展,鞍上结构——视交叉、三脑室等被推挤上抬。MR 扫描表现与垂体腺瘤类似,两者起源部位不同,垂体腺瘤为腺垂体起源,垂体柄未受肿瘤侵犯,一般垂体柄仅为推挤移位;而鞍膈下颅咽管瘤为垂体前后叶间拉克囊残余上皮起源,因此垂体柄常常受侵犯,鞍上扩展时垂体柄常常呈伞样扩张并与肿瘤及鞍膈形成的囊壁融合,导致保留困难

节脑膜瘤又存在根本的不同（图7-2），对此将在后面的章节详细论述。对于主要累及三脑室的 T 型

颅咽管瘤而言，术中技术可能更多地与下丘脑胶质瘤或生殖细胞来源肿瘤类似（图7-3）。

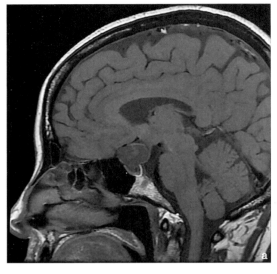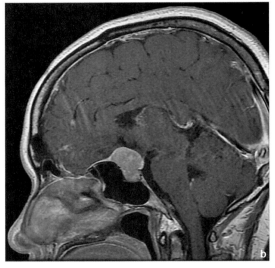

图 7-2　典型鞍上蛛网膜下腔池内颅咽管瘤（S 型肿瘤）与鞍区脑膜瘤的 MR 扫描表现

a. 患者女性，43 岁。S 型颅咽管瘤术前 MR 矢状位扫描；b. 患者女性，44 岁。鞍结节鞍膈脑膜瘤术前 MR 矢状位扫描。两者肿瘤均主要占据鞍上池空间，但肿瘤与鞍上蛛网膜形态学关系截然不同。在颅咽管瘤中，鞍区基底蛛网膜位于肿瘤腹侧，因此肿瘤鞍上池内扩展时与脑组织及神经血管结构间缺乏蛛网膜结构分界；而鞍区脑膜瘤属于蛛网膜外生长，肿瘤与鞍上神经血管结构间有蛛网膜分界

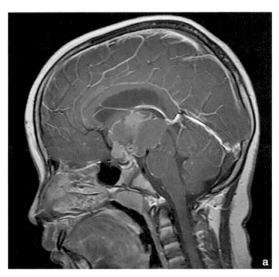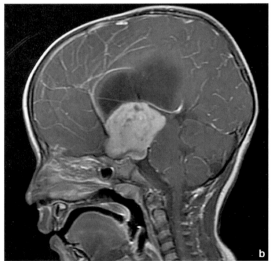

图 7-3　T 型儿童颅咽管瘤与儿童下丘脑视交叉胶质瘤 MR 扫描表现

a. 1 例 5 岁男性 T 型颅咽管瘤典型术前 MR 矢状位扫描表现；b. 1 例 3 岁男性下丘脑视交叉胶质瘤典型术前 MR 矢状位扫描表现。T 型颅咽管瘤起源于垂体柄上端结节漏斗部的拉克囊残余上皮细胞，肿瘤生长过程中卷入三脑室底的神经组织层，本质上肿瘤与三脑室壁神经组织属于不同胚层来源，并以胶质增生带相分离。手术中循肿瘤边界分离可以有效保护下丘脑神经结构，是手术安全全切除肿瘤的形态学基础；而下丘脑胶质瘤属于下丘脑胶质细胞来源，与正常下丘脑结构无明确边界，术中更多地是根据影像学边界进行切除，给下丘脑及视束等神经结构保护带来困难

由于颅咽管瘤有沿着垂体发生路径长轴生长的特性，肿瘤常常同时累及鞍内、鞍上和三脑室空间，此时颅咽管瘤的手术切除需同时关注鞍膈下蛛网膜外（鞍内）、鞍上蛛网膜池以及三脑室神经

组织内的解剖。颅咽管瘤与鞍区其他类型肿瘤的另一个显著不同是肿瘤与垂体柄的关系，不论是垂体腺瘤、鞍区脑膜瘤、还是视交叉-下丘脑胶质瘤，肿瘤均可以导致垂体柄的移位变形等，但均不

直接侵犯垂体柄,因此原则上切除这些肿瘤的手术中,垂体柄通常可以完整保留,而颅咽管瘤是来源于垂体柄纵轴的肿瘤,从鞍内到三脑室底结节漏斗部起源的肿瘤均会侵犯垂体柄的不同节段,一般来说鞍膈下起源颅咽管瘤(Q 型肿瘤)侵犯鞍内段的垂体柄,垂体柄的近端常常保持完整;鞍上蛛网膜池段起源的颅咽管瘤(S 型肿瘤)侵犯垂体的鞍上池段;而结节漏斗部起源颅咽管瘤(T 型肿瘤)侵犯垂体柄顶端,垂体柄的远端(进入鞍内端)常常保持完整。值得注意的是,由于颅咽管瘤有沿着垂体柄长轴扩展生长的特点,少数肿瘤也可以侵犯垂体柄全段,我们将其称为穿垂体柄型颅咽管瘤,其具体分型要根据肿瘤的起源部位来判断。

第二节　颅咽管瘤与蛛网膜的关系

一、下丘脑-垂体柄-垂体纵向概念中颅咽管瘤与蛛网膜的关系

在鞍区肿瘤的发生发展中,肿瘤总是与鞍区各个脑池及其周边蛛网膜边界存在着不同的形态学关系,这些蛛网膜边界是手术切除肿瘤时重要的分离边界。清晰认识肿瘤与鞍区蛛网膜及脑池间的形态学关系对于鞍区肿瘤的手术者而言至关重要。当手术者对肿瘤与周边蛛网膜结构的形态学关系有着清晰认识时,手术进行得往往快捷而且血管神经结构的损伤风险可以降到最低。例如:对于垂体腺瘤而言,肿瘤实质上属于硬膜外、蛛网膜外起源,在肿瘤向鞍上生长的过程中,少数肿瘤可能突破鞍膈到达硬膜下腔隙,但垂体腺瘤与蛛网膜间的关系是恒定的,因为蛛网膜对于肿瘤的生长有着很好的适形性,垂体腺瘤的手术理论上均在蛛网膜外完成,而经蝶窦入路提供了这样一个蛛网膜外处理鞍区病变的微创路径,因此随着器械内镜设备的发展,垂体腺瘤已经很少需要开颅手术了。鞍结节脑膜瘤属于硬膜下蛛网膜外起源,因此术中分离的最佳间隙是肿瘤与蛛网膜之间的边界,而不是在蛛网膜与神经血管结构间。与垂体腺瘤类似,鞍区脑膜瘤与蛛网膜间的形态学关系同样决定了扩大经蝶窦路径可能是未

来主要的手术路径,只不过目前内镜器械、光学技术尚需进一步发展。与之相反的是,视交叉下丘脑胶质瘤、生殖细胞瘤等病理类型的鞍区肿瘤属于软膜下起源,手术必须通过蛛网膜在神经组织内操作。而颅咽管瘤由于起源上的特点,与鞍区蛛网膜的形态学关系复杂而多变,与鞍区其他病变完全不同。对于来源于鞍膈下段垂体中间叶的鞍膈下颅咽管瘤而言,肿瘤可以是鞍膈下蛛网膜外,也可以是穿鞍膈蛛网膜外,一些罕见病例肿瘤可以沿着垂体柄的长轴扩展,肿瘤下份位于鞍膈下蛛网膜外,部分穿鞍膈并位于垂体柄的蛛网膜袖套内,而肿瘤上份可以卷入三脑室底内成为蛛网膜下甚至软膜下的肿瘤部分(图 7-4)。肿瘤常常沿垂体柄长轴扩展从而扩张垂体柄生长的模式是颅咽管瘤显著区别于垂体腺瘤的特点。来源于鞍膈上的颅咽管瘤同样与鞍上垂体柄周围蛛网膜形成复杂的形态学关系,这些肿瘤可以位于鞍上蛛网膜下-软膜外(图 7-5);也可以部分从漏斗部突出形成蛛网膜下-软膜外、部分卷入三脑室壁内软膜下(图 7-6);而更多见的是位于三脑室壁神经组织层内的肿瘤,其实质上成为软膜下肿瘤,给手术切除带来一定的困难,特别是肿瘤钙化显著时更为如此。所以,颅咽管瘤可以是鞍膈下(硬膜外)、蛛网膜外或下、蛛网膜下或软膜下,也可以成为上述形态关系的复合体。

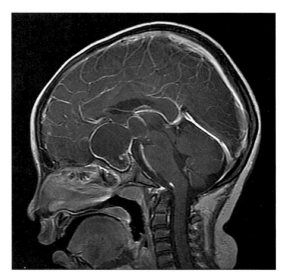

图 7-4　患儿男性,7 岁。鞍膈下起源颅咽管瘤(Q 型肿瘤)术前 MR 矢状位扫描
肿瘤鞍上穿鞍膈孔穿垂体柄扩展,并部分卷入三脑室前部神经组织层,为鞍膈下颅咽管瘤特有的生长方式,与累及鞍上的垂体大腺瘤存在根本差异

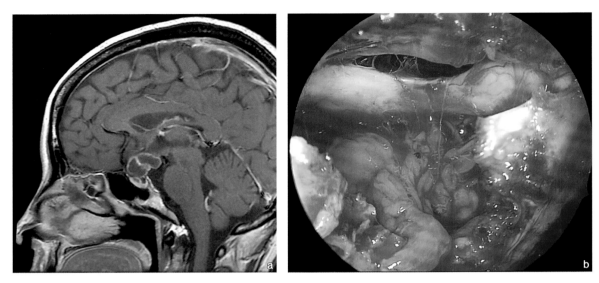

图7-5　患者女性,44岁。鞍上蛛网膜下腔生长的S型颅咽管瘤术前MR矢状位扫描(a)及术中所见(b)
肿瘤占据鞍上池空间,b图显示扩大经蝶窦入路暴露肿瘤,肿瘤位于视交叉腹侧与鞍上基底蛛网膜间,术中肿瘤暴露必须完全开放鞍上池蛛网膜,而垂体腺瘤严格意义上仍在鞍上池蛛网膜下操作,因此多数情况下颅咽管瘤的扩大经蝶窦手术对鞍底重建修补比垂体腺瘤要求更高

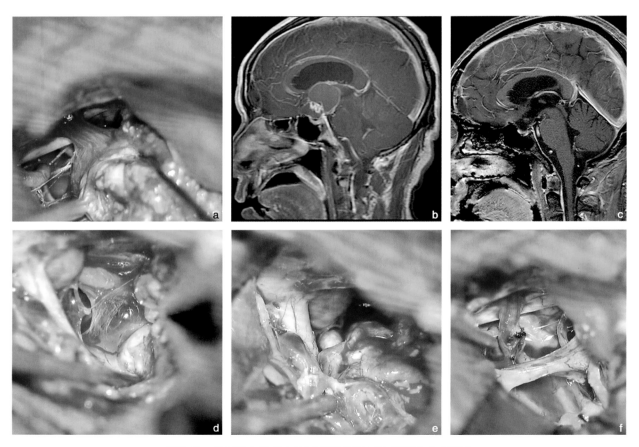

图7-6　成人鞍上脑室内外型颅咽管瘤MR扫描及术中所见
患者男性,52岁。脑室内外型颅咽管瘤(T型)术前(b)与术后(c)MR矢状位扫描及术中所见;a.突入三脑室外视交叉池肿瘤与垂体柄的形态关系;d.鞍上池肿瘤分离后肿瘤"飞碟样"穿三脑室底生长方式;e.三脑室外部分肿瘤经视交叉前间隙突入终板间隙,并包绕前交通动脉复合体;f.三脑室内外肿瘤全切除后保留的三脑室底及部分垂体柄。肿瘤卷入三脑室底内囊性部分切除过程未显示

二、鞍上脑池内横向概念中颅咽管瘤与蛛网膜的关系

鞍上脑池是一个解剖学上的概念,指位于鞍区沿颅底硬膜分布的外层蛛网膜与局部软膜之间的腔隙,被连接于外层蛛网膜和软膜之间的内层蛛网膜分隔为数个脑池结构,与外层蛛网膜膜状不透水的结构不同,内层蛛网膜通常形态多样,可呈片状、条索状、带状或丝状,形态不完整,可供脑脊液在不同脑池内流动,形成颅内脑脊液循环的一部分。根据内层蛛网膜附着的神经血管结构以及解剖定位,可将鞍上脑池分为视交叉池、终板池、脚间池、颈内动脉池、动眼神经池等。

由于颅咽管瘤起源于垂体柄长轴的特性,其在鞍上脑池内总是从视交叉池内开始向毗邻脑池扩展,因此对于视交叉池相关蛛网膜结构的清晰认识对颅咽管瘤的外科治疗至关重要。视交叉池为围绕视交叉及两侧视神经的单个脑池,位于颅底中央,前上方通过终板内侧膜与终板池相邻,两侧经颈内动脉内侧膜与颈内动脉池相邻,后方通过 Liliequist 膜与脚间池相邻(图7-7)。在分隔鞍上池的内层蛛网膜中,除了 Liliequist 膜相对完整外,其他的内层蛛网膜均呈不完整的片状甚至网孔样结构,对肿瘤的限制作用相对有限,因此颅咽管瘤在蛛网膜下腔池内的扩展常常巨大,局部血管神经结构的束缚常常使得肿瘤囊腔呈分叶状,术中分离操作容易导致局部 Willis 环细小穿支血管的损伤,其中最重要的当属后交通动脉及大脑前动脉穿支血管的损伤。

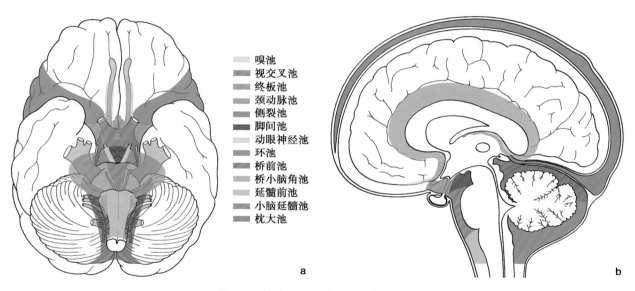

图例:
嗅池
视交叉池
终板池
颈动脉池
侧裂池
脚间池
动眼神经池
环池
桥前池
桥小脑角池
延髓前池
小脑延髓池
枕大池

a   b

图 7-7 模式图显示鞍上蛛网膜池结构

a. 轴位鞍上脑池腹侧面观;b. 矢状位显示鞍上脑池结构。颅咽管瘤起源于围绕垂体柄的视交叉池,前方经视交叉前池与嗅池及前颅窝底蛛网膜下腔相同,后方以 Liliequist 膜与脚间池及桥前池相邻,侧方借颈内动脉内侧膜与颈内动脉池相邻,前上方经终板内侧膜与终板池相邻,颅咽管瘤鞍上扩展即从视交叉池开始随着肿瘤囊腔增大向周围毗邻脑池扩展,扩展过程中肿瘤囊壁可以包绕周围 Willis 环血管及其穿支

当颅咽管瘤囊壁向两侧扩展时,供应垂体柄及视神经视交叉的垂体上动脉及漏斗动脉(起源于两侧颈内动脉内侧的穿支血管)首先与肿瘤发生粘连及供血关系,随着肿瘤进一步增大,肿瘤囊壁将对后交通动脉及其穿支血管、脉络膜前动脉等形成粘连及包绕,肿瘤的进一步侧方扩展还将与动眼神经,甚至侧裂内侧膜形成粘连。相似地,肿瘤前方扩展将绕过视交叉前与前交通动脉复合体、大脑前动脉穿支血管形成包绕粘连,进一步增大的肿瘤可以累及前颅窝底及额叶底面脑组织内。

肿瘤的后方扩展可以推挤 Liliequist 膜进入脚间池、桥前池甚至桥小脑角池,并与基底动脉及其分支、动眼神经近段以及局部颅神经发生包裹粘连,由于 Liliequist 膜相对完整,因此大多数颅咽管瘤肿瘤与后循环血管及后颅窝结构间存在明确膜性分隔。

第三节　颅咽管瘤的解剖定位

理论上,颅咽管瘤在沿着垂体柄长轴路径发生过程中可以处于四个不同的解剖空间(Space):①鞍膈下空间;②穿垂体柄空间;③鞍上围绕垂体柄的视交叉空间:在肿瘤的发展过程中可以分为垂体柄前方空间(蛛网膜与视交叉腹侧间隙),和垂体柄后方空间(垂体柄后三脑室底与 Liliequist 膜间脑叶间的间隙);④蛛网膜下三脑室内空间。每一例肿瘤可以单纯位于一个解剖空间,但更为多见的是肿瘤同时累及 2 个以上解剖空间。

一、Q 型颅咽管瘤的解剖定位

尽管起源于鞍膈下,只有少数颅咽管瘤完全位于鞍内,且这样的肿瘤多见于成人;儿童鞍膈下颅咽管瘤根据肿瘤累及的解剖部位以及与鞍膈的形态学关系可以大致分为:鼻咽部/蝶筛部颅咽管瘤、鼻咽部/蝶筛部-鞍内-鞍上-鞍膈下颅咽管瘤、鞍内-鞍上-鞍膈下颅咽管瘤、鞍内-鞍上-穿鞍膈颅咽管瘤、鞍内-鞍上-穿鞍膈穿垂体柄颅咽管瘤等。

二、S 型颅咽管瘤的解剖定位

S 型颅咽管瘤主要在鞍上蛛网膜下腔池内生长,如前所述,当肿瘤体积较小时,主要占据鞍上视交叉池空间(图 7-5),随着肿瘤的生长扩展,肿瘤囊腔将从视交叉池向周围毗邻脑池扩展,肿瘤的侧方扩展可以占据鞍旁颈内动脉池、动眼神经池,甚至侧裂及中颅窝区,手术的难点主要在于肿瘤囊腔与局部血管及其穿支动脉的处理(图 7-8)。肿瘤向前方扩展可以占据视交叉背侧终板池空间,并与前交通动脉复合体及穿支血管形成包绕、粘连的关系,进一步扩展可以通过视交叉前池向前颅窝底、额叶底面扩展,由于肿瘤扩展在基底蛛网膜与局部神经血管结构之间,因此从视交叉腹侧向终板池、前颅窝底、额叶底面扩展的肿瘤与局部脑组织、神经血管结构之间缺乏完整的蛛网膜结构分隔,给手术分离带来困难。而肿瘤向鞍后的扩展将占据脚间池、桥前池、甚至基底池以及桥脑小脑角池。多数患者由于有相对完整的 Liliequist 膜状结构分界,肿瘤很少与基底动脉尖端以及后颅窝神经血管结构发生直接的粘连包绕。但当肿瘤囊腔巨大时,可累及桥前池、基底池甚至桥脑小脑角池,此时基底动脉及其穿支、颅神经的分离和保护将给手术带来一定的难度(图 7-9)。

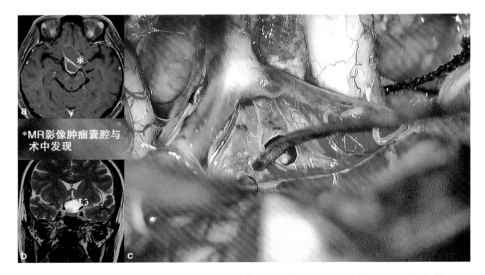

图 7-8　1 例鞍上蛛网膜池内 S 型颅咽管瘤术前轴位(a)及冠状位(b)MR 扫描
MR 扫描显示鞍上向左侧扩展的囊腔及其术中与局部颈内动脉及其分支、穿支血管关系;c. 肿瘤囊腔从视交叉池向左侧颈内动脉池扩展时与左侧颈内动脉及大脑前动脉穿支血管形成紧密粘连,由于囊壁菲薄,分离中部分细小穿支动脉保留十分困难

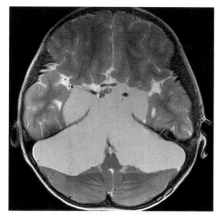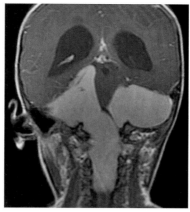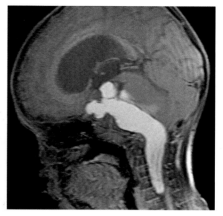

图 7-9　1 例巨大累及后颅窝的 S 型颅咽管瘤术前 MR 三维扫描

可见肿瘤从鞍上池主要向后颅窝扩展,累及脑干腹侧、高位颈椎管及两侧桥脑小脑角广泛区域,两侧包绕颈内动脉并向颈内动脉池、动眼神经池及环池扩展

三、T 型颅咽管瘤的解剖定位

T 型肿瘤主要的形态学特点是肿瘤侵犯并占据三脑室空间,部分肿瘤完全在三脑室底/壁神经组织层内扩展并占据三脑室空间,三脑室底下移,鞍上池内无肿瘤生长,垂体柄远端形态完整(图 7-6)。而多数 T 型肿瘤除了占据三脑室空间外,肿瘤下端向鞍上池内扩展,肿瘤在脑室外的部分扩展方式与 S 型肿瘤类似(图 7-10)。

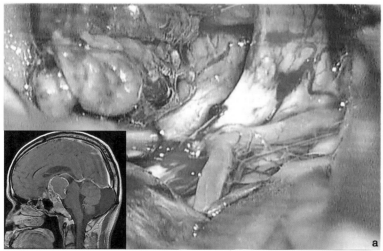

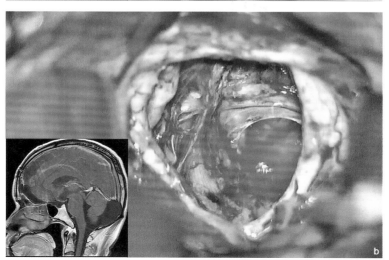

图 7-10　1 例脑室内外型 T 型颅咽管瘤术前及术后 MR 矢状位扫描及术中所见

a. 肿瘤三脑室外部分经视交叉前间隙向鞍结节蝶骨平台扩展;

b. 中脑室外部分切除后保留的侧方移位的垂体柄纤维

第四节　颅咽管瘤手术中的垂体柄

理论上讲,沿着胚胎拉克囊发生路径的任何位置均可能生长肿瘤,但临床中,从下丘脑-漏斗-垂体柄-垂体后叶纵轴方向肿瘤可以根据累及垂体柄的阶段大致分为两类:鞍上漏斗结节部(视交叉腹侧);鞍膈孔以下拉克囊发生路径(从鼻咽部-鞍底到垂体窝内鞍膈下段的垂体中间叶)。因此,从纵向看,颅咽管瘤根据生长方式不同累及垂体柄的不同节段,鞍膈下颅咽管瘤通常累及垂体柄的鞍膈下垂体窝内段,肿瘤的鞍上扩展常导致垂体柄远端呈伞样扩张并与肿瘤囊壁及鞍膈融合。与垂体腺瘤不同,尽管多数颅咽管瘤病人垂体柄漏斗部可以保留,但保留远端仍有困难。

鞍上结节漏斗部起源的肿瘤累及垂体柄的形式多样:当肿瘤主体向鞍上脑池内扩展时(S 型肿瘤),垂体柄的主要纤维常常向侧方移位,给术中保留垂体柄提供了形态基础(图 7-10);主要向三脑室壁内生长的颅咽管瘤(T 型肿瘤)常常导致结节漏斗部倒置的伞样扩张,虽然远端垂体柄未受肿瘤累及(图 7-11),但与三脑室底连接部常常菲薄,垂体柄的连续性可能受到严重损害;少见的情况是 T 型肿瘤向鞍上池内扩展时呈穿垂体柄方式,少数患者甚至直达鞍内,我们将该类 T 型肿瘤称为全垂体柄型或穿垂体柄型(图 7-12)。

不论哪种类型的颅咽管瘤均有穿垂体柄生长的倾向,但从横断面水平看,肿瘤累及垂体柄的方式仍可大致分为两类:中心型扩展和偏心型扩展。偏心型生长的肿瘤常见于受蛛网膜袖套约束较少的病例,垂体柄主要纤维常常偏向一侧,为保留垂体柄漏斗及垂体纵轴的完整性提供了形态学基础。

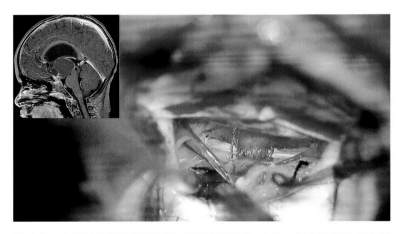

图 7-11　1 例结节漏斗型(T 型)颅咽管瘤患儿(4 岁)术前矢状位 MR 扫描及术中所见
经前纵裂入路暴露肿瘤后,分离视交叉前间隙垂体柄周围基底蛛网膜,显示垂体柄远端连接神经垂体部及垂体上动脉形态正常,为多数 T 型颅咽管瘤的典型表现

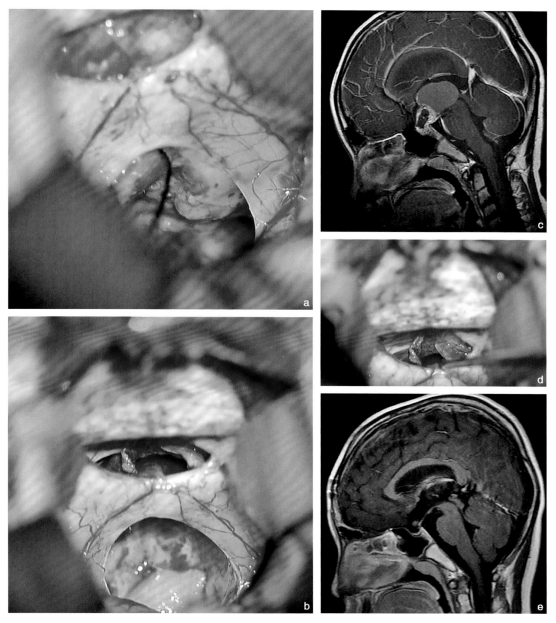

图 7-12　1 例 T 型颅咽管瘤患儿(8 岁,男性)术前(c)及术后(e)MR 扫描及术中所见
肿瘤上端卷入三脑室壁神经组织层内,远端穿垂体柄向鞍内生长。a. 肿瘤三脑室内部分分离;b. 肿瘤全切除后保留的三脑室底及连续的纵行剖开的垂体柄;d. 经视交叉前间隙切除穿入垂体柄的肿瘤后残留的垂体柄

参 考 文 献

1. De Vile CJ, Grant DB, Kendall BE, et al. Management of childhood craniopharyngioma: can the morbidity of radical surgery be predicted? J Neurosurg. 1996,85(1):73-81.

2. Elliott RE, Hsieh K, Hochm T, et al. Efficacy and safety of radical resection of primary and recurrent craniopharyngiomas in 86 children. J Neurosurg Pediatr. 2010,5(1):30-48.

3. Fahlbusch R, Honegger J, Paulus W, et al. Surgical treatment of craniopharyngiomas: experience with 168 patients. J Neurosurg. 1999,90(2):237-250.

4. Hoffman HJ. Craniopharyngiomas. The role for resection. Neurosurg Clin N Am. 1990,1(1):173-180.

5. Hoffman HJ, De Silva M, Humphreys RP, et al. Aggressive surgical management of craniopharyngiomas in children. J Neurosurg. 1992,76(1):47-52.

6. Karavitaki N, Cudlip S, Adams CB, et al. Craniopharyngiomas. Endocr Rev. 2006,27(4):371-397.

7. Pan J, Qi S, Liu Y, et al. Growth patterns of craniopharyngiomas: clinical analysis of 226 patients. J Neurosurg Pediatr. 2016,17(4):418-433.

8. Van Effenterre R, Boch AL. Craniopharyngioma in adults and children: a study of 122 surgical cases. J Neurosurg. 2002,97(1):3-11.

9. Yasargil MG, Curcic M, Kis M, et al. Total removal of craniopharyngiomas. Approaches and long-term results in 144 patients. J Neurosurg. 1990,73(1):3-11.

颅咽管瘤起源于胚胎拉克囊残余上皮细胞，在垂体的发生路径中，这些细胞可以散布于从鼻咽部到鞍上正中隆起、漏斗部的广泛路径上。因此理论上讲在上述发生路径的任意位置都可能发生肿瘤，而漆松涛教授通过观察管理过的超过 600 例的临床颅咽管瘤病例也证实确实存在多点起源、形态各异的肿瘤。多点起源加上肿瘤囊变、钙化等特点使得颅咽管瘤生长方式复杂、多样。这样的特点使得部分颅咽管瘤手术切除颇具挑战，以至于医生为了避免下丘脑结构等重要区域受损而选择部分切除。未能实现肿瘤全切除的患者在长期随访中肿瘤复发率居高不下，针对复发肿瘤而采取的治疗手段常常使得患者最终生活质量低下，在超过 10 年的随访中，多次复发及采取多种手段治疗的患者往往预后不佳。

为了提高手术全切除率及安全性，神经外科医生对颅咽管瘤的生长方式进行了长期的研究，也提出了多种旨在帮助制定手术入路及手术计划的分型方式。这些分型主要基于肿瘤与周边结构的形态学关系，例如 Yasargil、Wang、Steno 等将颅咽管瘤分为鞍内、鞍内-鞍上、鞍上-脑室外、脑室内等型；Hoffman 等将颅咽管瘤笼统地分为视交叉前型和视交叉后型。Kitano 等

提出了视交叉下方肿瘤的概念。最近，随着内镜器械及技术的进步，原匹兹堡大学医学院的 Kassam 等将颅咽管瘤根据与垂体柄的形态关系分为：垂体柄前型、垂体柄后型以及穿垂体柄型。这些分型方式不同程度地解释了颅咽管瘤的解剖部位，而且对手术入路的选择及手术计划提供了帮助。漆松涛教授最近基于肿瘤起源部位以及肿瘤-蛛网膜形态学关系，对颅咽管瘤提出一种全新的分型方式。这种分型方式对肿瘤生长方式的理解可以提供帮助，同时可以术前预测肿瘤术中分离的解剖层面，从而减少或避免对重要结构的损伤。

一、分型的历史回顾

1962 年，Rougerie 等将颅咽管瘤分为 5 型：鞍内、鞍内鞍上-视交叉前、鞍上-视交叉后、巨大型和非典型型（也即无法明确区分类别者）。

1980 年，Ciric 根据肿瘤与鞍上膜性结构关系将颅咽管瘤分为：脑室内型、软膜下型、软膜外蛛网膜下型、蛛网膜内外型、蛛网膜外型（通常即指完全鞍内型）。

1985 年，Steno 等总结性地将颅咽管的生长方式笼统地分为两大类：鞍内型（或鞍内鞍上型）和完全鞍上型。后者又可进一步分为脑室内型、

脑室外型以及脑室内外型。

1994年，Hoffman对颅咽管瘤的分型可以堪称经典，一直沿用至今，他将颅咽管瘤简明地根据其与视交叉的位置关系分为了两类：视交叉前型和视交叉后型，在显微神经外科年代，对于颅咽管瘤的手术治疗来说，明确肿瘤与视交叉的位置关系确实是暴露及安全切除肿瘤最重要的因素，因此该分型一经发表，得到了广泛的认同。

1995年，Samii在他的著作《斯米德克神经外科学》中提出了一种根据肿瘤大小以及在纵行（垂体柄长轴）方向上累及程度进行的分型方式，将颅咽管瘤分为从1～5共五个等级。在水平位上（轴位），肿瘤可能向前累及视交叉前间隙、前颅窝底，侧方可能累及颞下中颅窝，向后方可能进入脚间池、桥前池、桥脑小脑角甚至枕骨大孔。1997年，Samii曾在他的一篇文章中对颅咽管瘤的分型方式进行了回顾，认为Fukusima等将肿瘤分为：鞍内型、结节漏斗型、脑室内型以及哑铃型肿瘤四类的方式最为合理。对于肿瘤的进展及累及部位，Samii仍然主要考虑了肿瘤与视交叉的位置关系，使用视交叉后、视交叉前、视交叉下+鞍内来描述肿瘤的累及程度。

1990年，Yasargil等发表了颅咽管瘤分型及手术治疗的里程碑式文章。通过总结144例患者的临床资料，将颅咽管瘤分为六个类型（图8-1）：①完全鞍内-鞍膈下；②鞍内鞍上-鞍膈上下；③鞍上-视交叉腹侧-脑室外；④脑室内外；⑤脑室旁；⑥脑室内型。

2004年，Pascual等通过综述文献中颅咽管瘤的生长方式，根据肿瘤累及三脑室壁的方式，提出了一种二分类法："strict"或"nonstrict"脑室内颅咽管瘤（intraventricular CP，IVC）。2008年，他们通过模式图（图8-2）的方式来阐述两种类型肿瘤的分层方式。Pascual和他的同事们同时描述了所谓"原发脑室内肿瘤"、假性脑室内肿瘤以及继发性脑室内肿瘤间的异同。

随着内镜技术的进步和扩大经蝶窦路径切除颅咽管瘤在临床上的广泛使用，有学者提出内镜腹侧视角下肿瘤的分型，匹兹堡的Kassam等是该领域的先驱之一，他根据肿瘤与垂体柄的形态关系，将颅咽管瘤分为（图8-3）：Ⅰ型，漏斗前型；Ⅱ型，穿漏斗型（extending into the stalk）；Ⅲ型，漏斗后型，向垂体及垂体柄后方扩张，该型又被进一步分为两型（Ⅲa，三脑室累及型；Ⅲb，向脚间窝后颅窝累及型）；Ⅳ型，完全位于三脑室内或视交叉背侧经蝶入路无法暴露的类型。

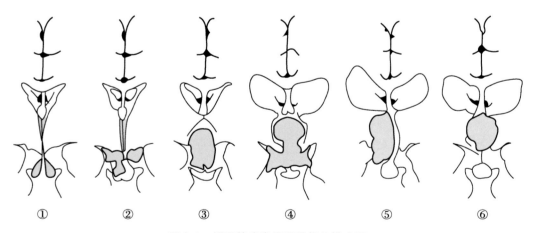

① ② ③ ④ ⑤ ⑥

图8-1　颅咽管瘤常见累及部位模式图

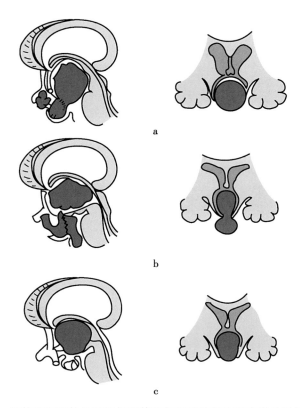

图 8-2　矢状位和冠状位图示颅咽管瘤与三脑室部位形态学关系的三种可能

a. 鞍上肿瘤侵犯三脑室底（假性脑室内肿瘤）；b. 鞍上肿瘤侵入三脑室（继发性脑室内肿瘤）；c. 原发性脑室内颅咽管瘤。颅咽管瘤生长过程中导致三脑室底扩张，最终突破三脑室底（在三脑室底开放，形成非严格脑室内颅咽管瘤）。脑室内颅咽管瘤主要占据三脑室空间，但也可同时累及鞍上池空间

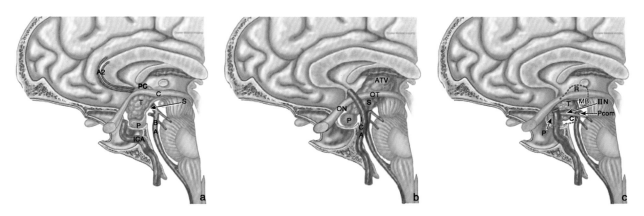

图 8-3　内镜下经蝶入路时颅咽管瘤的分型方法模式图

a. Ⅰ型：垂体柄漏斗前颅咽管瘤理论上与周围结构的形态关系。肿瘤可经漏斗（S）前路径暴露，肿瘤可能向上突入视交叉前间隙（交叉前池-PC），在这样的病例中前交通动脉（AcoA）及 A2 段（A2）多挤向肿瘤顶部。视交叉（C）上抬，当肿瘤突入交叉前池时视交叉也可向后方移位。基底动脉（BA）通常在漏斗后被发现，在这样的生长方式中很少被累及。肿瘤两侧受到颈内动脉（ICA）限制。P，垂体。b. Ⅱ型：穿垂体柄漏斗型颅咽管瘤理论上与周边结构的解剖关系。肿瘤通常被包围在扩张的垂体柄（S）实质内，从垂体窝内垂体腺（P）向三脑室底下丘脑结构延续。肿瘤可以向后上方侵入三脑室空间（ATV）。包含肿瘤的扩张增粗的垂体柄在视神经（ON）和视束（OT）间向视交叉后延续。视交叉后份上抬，视交叉前置（prefixed chiasm）。肿瘤两侧受到颈内动脉（ICA）和视路结构（ON/OT）束缚。c. Ⅲ型：漏斗柄后型颅咽管瘤与周边结构的解剖关系。腺垂体（P）位于鞍内，肿瘤（T）位于漏斗后间隙；垂体柄变薄扩张。进入漏斗柄后视交叉后间隙后，肿瘤可向后方扩展（R，绿色虚线）进入三脑室空间 ATV（Ⅲa 型）。肿瘤也可向下方扩展进入脚间池（C，蓝色虚线）乳头体（MB）下方同时累及后循环血管（Ⅲb 型）。在这种情形下，肿瘤两侧方可能受到动眼神经（ⅢN）及颈内动脉 ICA 和大脑后动脉（PCA）间的后交通动脉（PcoA）的束缚

二、分型特点及各自优缺点

上述各种分型方式中,主要的依据一个是肿瘤的解剖部位,另一个是肿瘤与局部结构(视交叉、垂体柄-漏斗、垂体窝、三脑室底等)的位置关系。考虑到肿瘤的解剖部位,可以将上述分类总结为两大类:①根据水平位上肿瘤的累及程度及解剖结构间的位置关系进行分型(例如 Hoffman 将颅咽管瘤根据与垂体窝、视交叉以及三脑室底的位置关系分为:视交叉前、视交叉后、视交叉腹侧,以及三脑室内);②基于肿瘤在纵轴(垂体柄长轴)的累及范围和程度进行分型,例如 Sammi 等根据肿瘤纵向的累及程度将颅咽管瘤分为 5 级:Ⅰ级(鞍内-鞍膈下);Ⅱ级(占据鞍上脑池-有或者没有累及鞍内肿瘤);Ⅲ级(累及三脑室的下份);Ⅳ级(累及三脑室的上份);Ⅴ级(累及胼胝体甚至侧脑室)。

在临床上,我们常常看到有些影像学表现类似的颅咽管瘤,从肿瘤的发生、发展,以及肿瘤对局部结构的侵犯方式来说却截然不同。例如 1 例起源于结节漏斗的颅咽管瘤向腹侧发展了可能累及鞍内,在影像学上表现为鞍内-鞍上肿瘤,同样 1 例起源于鞍内的肿瘤向上方累及到三脑室时也可表现为鞍内-鞍上肿瘤,但两者在手术入路的选择和术中处理方面可能截然不同。因此,单纯根据肿瘤解剖部位进行颅咽管瘤分型存在显著不足。值得注意的是,在 Yasargil 等以及 Pascual 等的分型中已经将肿瘤解剖部位和生长导致的周边结构的移位扭曲结合了起来。这些学者也已经注意到肿瘤与三脑室壁神经结构间的分界存在不同。特别是 Pascual 提出假性或继发性三脑室内颅咽管瘤的概念,正是基于对结节漏斗部颅咽管瘤生长的深刻认识。

在临床实践中,有些巨大的累及前颅窝的肿瘤在垂体柄漏斗部的起源部位可能并不广泛,为结构保护提供了基础,而一些小型肿瘤完全位于三脑室壁内神经组织层内,则难以避免手术分离对下丘脑结构产生损害。因此对于颅咽管瘤而言,分析其生长方式不但需要考虑肿瘤累及的解剖部位,同时需要考虑肿瘤起源部位,颅咽管瘤本质上是呈膨胀性生长的良性肿瘤,综合考虑以上两个因素,可以揭示既定肿瘤的发展规律,基于此,我们根据大宗病例的临床实践,提出了一种基于肿瘤与术中分离的膜性结构关系的新的分型方式,作为对已有分型的有益补充。

三、垂体柄的蛛网膜袖套

众所周知,颅咽管瘤起源于胚胎时期垂体的发生路径上,沿着垂体柄的长轴分布,所有的颅咽管瘤均与垂体柄有着紧密的关系。理论上讲,所有的颅咽管瘤均跟垂体柄的不同节段发生关系。垂体柄从三脑室前部延续到达垂体窝内止于神经垂体,行程中主要穿过两层膜性结构,第一层即基底蛛网膜,也即包绕大脑表面的外层蛛网膜在颅底的延续;第二层即鞍膈硬膜,在围绕垂体柄的鞍膈孔处通常是两层硬膜结构。因此,围绕垂体柄的鞍膈及蛛网膜结构在不同类型颅咽管瘤的生长过程中扮演着重要的角色,在部分患者中,蛛网膜结构可能对肿瘤的生长方式起到了塑形作用,因此我们的观点是,垂体柄周围的膜性结构跟视交叉、垂体窝、鞍膈等解剖结构一样,在肿瘤发生、发展中起着作用,在手术中,蛛网膜结构是分离肿瘤与周边结构的最重要的边界。临床上可以发现鞍膈下起源颅咽管瘤常常有鞍膈硬膜或鞍上蛛网膜包裹肿瘤囊壁,为肿瘤安全分离并保护鞍上结构提供了屏障。本章下面部分将对主编团队多年来在这一领域的解剖研究进行描述。

人类对于蛛网膜描述性研究的持续时间已经超过 300 年,荷兰人 Gerardus 第一个完整描述蛛网膜的人,时间可以追溯到 1666 年,后来由荷兰解剖学家 Frederick 在 1692 年正式为其命名。1976 年和 1984 年,神经外科巨头 Yasargil 在他的著作中对蛛网膜下腔池的结构进行了详尽地描述。近年来鞍区蛛网膜引起了人们浓厚的兴趣,因为该部位是颅底动脉环、垂体下丘脑等重要解剖结构集中的部位,也是颅内肿瘤高发区域,而且蛛网膜及蛛网膜池结构又较复杂,有很多需要深入研究的问题。相应地,由这些蛛网膜结构形成的局部脑室结构也被命名,例如视交叉池、颈内动脉池、桥前池等。围绕垂体柄存在的视交叉池也是鞍区肿瘤手术最常用的手术操作间隙。根据吕健等的描述,构成视交叉池的蛛网膜包括两层结构,背侧叶和腹侧叶。背侧叶即为蛛网膜沿视交叉上表面向后上方扩展的部分,而腹侧叶沿视交叉腹侧面在鞍膈表面向后延伸。腹侧叶沿视交叉腹侧面延伸到垂体柄及鞍膈面。著名神经解剖学家 Rhoton 等近年提出将颅内蛛网膜结构分为外层蛛网膜和内层蛛网膜,外层蛛网膜即为包绕整个大脑表面并向颅底延伸的蛛网膜外层,而内层蛛网膜将蛛网膜下腔分隔成为各部位脑池。两侧颈内动脉内侧膜、Liliquest 膜的间脑叶以及分布于鞍膈面的外侧蛛网膜组成了视交叉池的边界。垂体柄即位于上述视交叉池内,但对于围绕垂体柄的蛛网膜结构在前面的研究中被忽略了。

漆松涛教授在 21 例成人尸头和 8 例胎儿尸头标本上对垂体柄周围的蛛网膜结构进行了解剖学和组织学方面的研究。在通过垂体柄的正中矢状位切面上，我们发现覆于鞍膈上方的基底蛛网膜(the basement membrane of the arachnoid, BAM)围绕垂体柄形成了一个围绕垂体柄的蛛网膜袖套(an arachnoidal sleeve envelope the PS, ASPS)。垂体柄的蛛网膜袖套包括两个部位：纤维部(外层)和结节部(内层)(图 8-4)。外层袖套覆盖鞍结节即鞍膈，向内上方裹住垂体柄从而形成袖套样结

构。而内侧蛛网膜结构位于视交叉腹侧并与终板蛛网膜以及颈内动脉内侧膜相延续。内侧蛛网膜向后下方包裹垂体柄。因此，垂体柄被这些蛛网膜结构固定和保护。

在冠状位切面上，蛛网膜袖套与视交叉表面软膜紧密粘连。而垂体柄远端位于 ASPS 下方的部分并没有蛛网膜袖套包绕。对冠状位切片的放大图(图 8-4d)显示整个垂体柄可以根据与鞍上膜性结构的关系从下向上分为四段：鞍膈下段、蛛网膜外段、蛛网膜袖套内段和蛛网膜下软膜段。

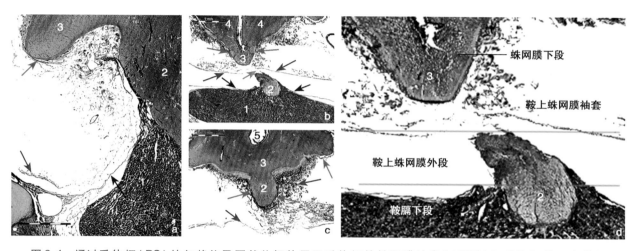

图 8-4　通过垂体柄(PS)的矢状位及冠状位切片显示垂体柄的蛛网膜袖套(ASPS)和垂体柄的四个节段(Masson trichrome stain)

a ~ c. 由基底蛛网膜(BAM)延续来的鞍上蛛网膜呈开口向上的"喇叭型"包绕垂体柄形成 ASPS 的纤维部(膜状垂体柄袖套)，与位于视交叉腹侧后部的 ASPS 的结节部一起加强视交叉后部，ASPS 上端与三脑室底紧密连接；d. 放大的视图显示垂体根据与其穿过的膜性结构可以分为四段：鞍膈下段(infradiaphragmatic)、鞍上蛛网膜外段(extra-arachnoidal)、鞍上蛛网膜袖套段(intra-arachnoidal)、和蛛网膜下段(subarachnoidal segments)

1. 垂体前叶；2. 垂体柄；3. 视交叉；4. 丘脑；5. 第三脑室

四、基于鞍区相关膜性结构的颅咽管瘤形态学分型

在前人对颅咽管瘤的分型中一个一直被忽视的要素是肿瘤周边结构的膜性分层。对颅咽管瘤周边膜性结构的正确认识对于术中肿瘤分离至关重要，特别是对颅咽管瘤手术经验不足的医生而言更是如此。颅咽管瘤与周边重要结构的界限并不总是十分清晰的，Yasigirl 在他著名的文章《Total removal of craniopharyngiomas. approaches and long-term results in 144 patients.》中曾明确描述，在肿瘤与下丘脑的边界操作时，术者常常难以明确辨认哪些是属于肿瘤组织，哪些是下丘脑的神经组织。正如我们的研究中所提到的，垂体柄周围蛛网膜袖套在起止部位、长度、蛛网膜的坚韧度等方面存在显著变异，加之视交叉解剖位置及垂体柄形态、鞍膈以及鞍膈孔等的变异，使得颅咽

管瘤生长方式多样，我们基于肿瘤-鞍区膜性的关系对颅咽管瘤进行了形态学分型，对于帮助术者术中明确肿瘤周边分层关系很有帮助。对于神经外科医生而言，这种分型使得术者在术前即可根据分型对肿瘤术中的膜性结构以及分离界面做到心中有数。也使得术者可以相应地采用合适的入路和手术分离技巧，从而提高肿瘤全切除率，最大可能地保留垂体柄及三脑室壁结构。

在我们的分型中，首先将颅咽管瘤的生长分为了四个基本生长模式，这四个基本生长模式是我们在总结分析了 195 例首发颅咽管瘤患者的术前 MR 影像以及术中所见后总结分析得出的，这些患者的手术主要由本书主编漆松涛教授和副主编潘军教授主刀完成。每一例患者的手术过程均进行了录像，所有录像资料均经过这两位治疗颅咽管瘤经验丰富的手术医生的分析，最后总结出的这四个基本生长模式包含了颅咽管瘤所有的生

长类型。由于颅咽管瘤为多点起源,因此在其生长过程中可能处于单一模式,也可能处于多个模式组合的方式,如果术者能对每一个生长模式的膜性边界有正确的认识,就可以有针对性地在术中循着正确的界面分离,从而提高手术的全切除率和安全性。这四个基本生长模式分别是:鞍膈下生长模式(infradiaphragmatic,ID)、蛛网膜外生长模式(extra-arachnoidal,EA)、蛛网膜内生长模式(intra-arachnoidal,IA)和蛛网膜下软膜内生长模式(subarachnoidal;SA)(图 8-5)。每一种生长模式可能的肿瘤发生部位也在图 8-5 中给予标注。

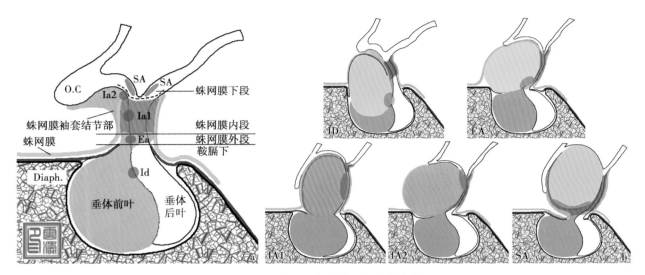

图 8-5　颅咽管瘤四个基本生长方式模式图
a. 垂体柄的蛛网膜袖套(ASPS)以及垂体柄根据膜性结构的四分段。根据肿瘤起源部位与膜性结构关系分别称为:鞍膈下(ID),蛛网膜外(EA),蛛网膜下袖套内[包括两型:蛛网膜袖套纤维部(IA1),蛛网膜袖套结节部(IA2)],蛛网膜下软膜内(SA),各型的肿瘤生长方式如 b 图所示

1. ID 模式　该模式主要见于起源于鞍膈下垂体窝内的颅咽管瘤,肿瘤向鞍上扩展被鞍膈硬膜所覆盖。鞍上蛛网膜(基底蛛网膜)覆盖在鞍膈的上表面,所以理论上讲肿瘤被鞍膈和蛛网膜两层结构与鞍上结构隔开。视交叉和垂体柄袖套(ASPS)被肿瘤向上推挤。鞍上肿瘤扩展方向受到多种因素影响,其中最重要的是视交叉的解剖位置,同时也与垂体柄相对于视交叉腹侧及鞍背的倾斜角度相关。多数情况下视交叉前间隙增大,类似于向鞍上扩展的垂体腺瘤。但少数情况下肿瘤可能向三脑室底方向扩展,视交叉前间隙缺乏操作空间,应在术前根据 MRI 扫描仔细评估。

鞍膈下生长模式的肿瘤由于有鞍膈及其被覆的鞍上蛛网膜的覆盖,因此多数情况下依靠钝性分离即可与鞍上结构安全分离。肿瘤与鞍上结构的连接处存在残存垂体柄(虽然多数情况下垂体柄的鞍上池段已经难以辨认),当垂体柄形态较好时应尽可能尝试保留。鞍膈下颅咽管瘤垂体窝常常增大变深,无论经颅还是经蝶手术,鞍内肿瘤的切除是手术的重点,仅清除肿瘤内容物及钙化,而没有真正分离并切除肿瘤鞍内囊壁的患者,大多数在随访期内会复发,只不过由于复发肿瘤早

期仍位于鞍内,可能难以发现或没有临床症状,因此复发时间偏长,漆松涛教授随访的患者中发生复发的时间最晚的为术后 11 年。对于鞍膈下模式生长的肿瘤,经蝶路径理论上是最佳的手术入路,因为鞍上结构被鞍膈及鞍上蛛网膜的分离使手术相对安全,但根据漆松涛教授的经验,鞍内囊壁的切除是手术的难点,两侧囊壁的分离将导致海绵窦内侧壁汹涌出血,经蝶手术对于处理这样的出血并没有优势。

2. EA 模式　这一模式非常罕见,其肿瘤的起源部位位于垂体柄的蛛网膜外段。肿瘤生长最常见的方向是向视交叉前间隙。由于有蛛网膜界面,因此肿瘤与鞍上结构以及视交叉腹侧的分离相对容易,只有在起源部位肿瘤与垂体柄发生软膜下联系。

总的来说,这一类型肿瘤垂体柄的连续性较易得到保留,以上两种类型肿瘤可以认为是起源于垂体柄的远端侧,与起源于垂体柄漏斗结节部的肿瘤明显不同。

3. IA 模式　这类模式的肿瘤起源部位位于垂体柄的蛛网膜内段,因此肿瘤在垂体柄袖套内扩展。这种生长模式的肿瘤实际上可以进一步分为两种类型:IA1 和 IA2。呈 IA1 生长模式的肿瘤

主要向垂体柄袖套的纤维部内扩张,从而导致垂体柄增粗,鞍膈受推挤下沉,视交叉被推挤向鞍结节方向,视交叉前间隙变小,因此该类型肿瘤手术难度增加。呈 IA2 模式生长的肿瘤主要向垂体柄袖套的结节部扩展,将垂体柄推向后方,蛛网膜位于肿瘤腹侧,部分肿瘤可以进一步通过视交叉前间隙向前颅窝底、额叶底面扩展。

如上所述,蛛网膜内生长模式的颅咽管瘤可以有两种生长类型,IA1 类型的肿瘤主要沿垂体柄袖套的纤维部扩展,导致垂体柄增粗,尽管与周边结构界限明确,但术中切除该部分肿瘤常常需要纵行剖开垂体柄纤维。而 IA2 模式的肿瘤起源位置更高,如解剖学研究所述,该部位垂体柄袖套的结节部一般结构疏松未能形成致密的膜性结构,因此肿瘤可以向临近蛛网膜池扩展,这些肿瘤与视交叉腹侧及垂体柄漏斗之间缺乏膜性结构分界,术中需要锐性分离。

4. SA 模式　起源于结节漏斗部的颅咽管瘤主要向三脑室空间扩展,肿瘤完全位于蛛网膜下软膜下,将垂体柄及其袖套向腹侧推挤,这些肿瘤倾向于侵犯下丘脑神经组织,而且与三脑室底/壁神经组织(下丘脑结构)间无明显膜性分界,导致手术切除困难。有学者认为肿瘤侵袭过程中会在神经组织与肿瘤间形成一层可供分离的胶质增生

带,可以减少或避免下丘脑结构损伤。

前述三种生长模式(ID、EA 和 IA 模式)中,轴外路径的手术(包括经颅或经蝶)可能是合理的手术路径,因为有局部蛛网膜结构分离界面,轴外操作减少了三脑室底下丘脑结构的损害。相反地,对于合并有 SA 生长模式的肿瘤,则轴内三脑室入路是不可避免的,因为这种类型的肿瘤与三脑室底、壁的神经组织间缺乏膜性结构分界。

五、分型的临床分析

通过分析南方医院神经外科 195 例原发颅咽管瘤患者术前影像及术中录像资料后,我们选取部分典型病例来说明上述的肿瘤分型(图 8-6 ~ 图 8-12)。为了便于读者理解,我们在术前影像片上将受肿瘤影响移位变形的膜性结构用不同颜色的线条进行了勾勒:硬膜——蓝色线条;鞍膈——黄色线条;鞍上蛛网膜——粉色线条;垂体柄蛛网膜袖套(ASPS)——粉色线条(纤维部)和蓝色线条(结节部)。

1. 鞍膈下起源肿瘤　ID 模式是多数鞍膈下起源颅咽管瘤的基本生长模式(图 8-6)。在部分患者中,肿瘤可能突破鞍膈开口沿垂体柄突入鞍上蛛网膜下间隙,从而形成 ID+EA 的复合生长模式(图 8-7)。

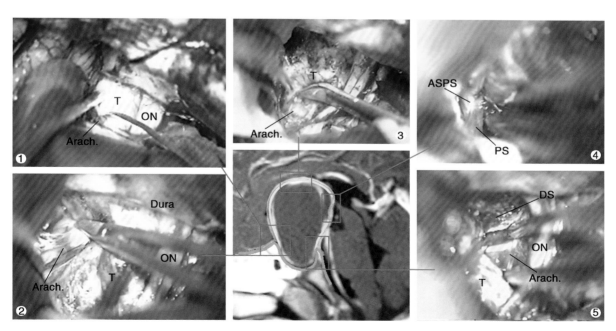

图 8-6　单纯鞍膈下生长的 ID 型颅咽管瘤

术前 MR 扫描矢状位 T_1 加强像显示肿瘤呈鞍内-鞍上生长,垂体窝增大,类圆形向鞍上扩张,导致鞍膈类似蛋壳样完全覆盖肿瘤顶。由于鞍内肿瘤的严重侵犯,垂体以及垂体柄无法显露。术中图片显示:经前纵裂入路暴露肿瘤,可见视交叉前间隙显著扩大(1)。通过扩大的视交叉前间隙,光滑的肿瘤(T)壁与覆盖鞍结节、蝶骨平台硬膜相延续(2),而且在肿瘤顶可见一层菲薄蛛网膜层(Arach.)(2、3),为基底蛛网膜上移后形成。在肿瘤顶部后方通常可见垂体柄的近端残迹,包埋进入垂体柄袖套和鞍膈内(4、5)。垂体柄远端与肿瘤壁及鞍膈融合,难以辨认。ON:视神经;DS:蝶鞍

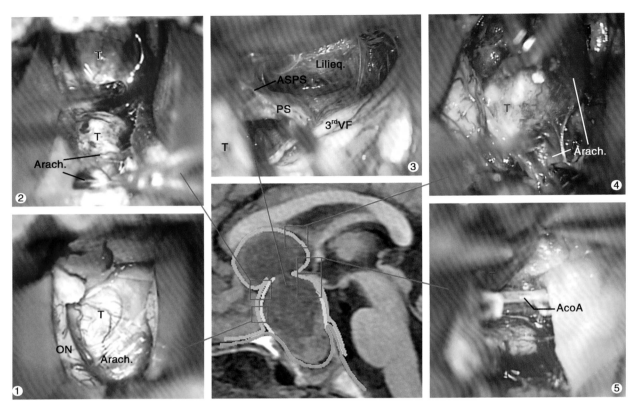

图 8-7　鞍膈下颅咽管瘤（ID+EA 生长方式）

在单纯 ID 生长模式（图 8-6）的鞍膈下颅咽管瘤中，从视交叉前间隙可观察到肿瘤（黑色 T）上表面覆盖有与鞍结节、蝶骨平台延续的光滑鞍膈硬膜（1）。理论上在鞍膈及肿瘤膜表面尚有基底蛛网膜（Arach.）覆盖（ID 模式）。为了便于读者理解，将不同部位术中发现在术前 MR 扫描上用红色框标出。在本例患者，部分肿瘤通过扩张的鞍膈孔突破鞍膈侵犯鞍上区域（蓝色 T），肿瘤鞍内及鞍上类似的生长方式导致 MR 扫描时表现为"雪人征"（2）。在这样的患者中，突破鞍膈侵犯鞍上区域的肿瘤仍然有颅底蛛网膜所覆盖（EA pattern）（4），该层蛛网膜将肿瘤与鞍上视交叉、前交通动脉等分隔（5）。垂体柄袖套（ASPS）包绕着残存垂体柄（PS）。同时垂体柄近端与三脑室连接处在该患者仍可清晰辨认（3）。通常在这样的患者，鞍内垂体以及垂体柄远端无法辨认。ON：视神经；Lilieq. ：Liliequist 膜

2. 鞍上脑室外肿瘤　如前所述，这种类型的肿瘤起源于垂体柄鞍上脑池段，根据肿瘤起源部位高低可以分为两类：起源部位偏低者（垂体柄的蛛网膜外段），肿瘤主要向鞍上蛛网膜池内扩展，从而表现出上述 EA 生长模式（图 8-8）；起源部位偏高者则向垂体柄蛛网膜袖套的结节部生长，并向下推挤蛛网膜袖套的纤维部，临床上表现为 IA2 生长模式，具体见肿瘤脑室外部分生长模式的描述。（图 8-9）

3. 脑室内外型肿瘤　在部分患者，脑室外呈 IA2 生长模式的肿瘤部分也可向蛛网膜下生长，突入三脑室空间，表现出 SA 生长模式，该类型肿瘤的生长方式被描述为脑室内外型（IA2+SA）（图 8-9）。

4. 穿垂体柄型肿瘤　起源于垂体柄蛛网膜下段的颅咽管瘤多数向三脑室方向扩展从而占据三脑室空间，同时肿瘤也可以沿垂体柄长轴上下扩展，向下扩展的肿瘤可以沿着垂体柄袖套的纤维部扩展，从而导致垂体柄增粗扩张，正常残存垂体被推挤向肿瘤前下方，因此肿瘤生长模式可以被描述为 SA+IA1（图 8-12）。少数肿瘤可以沿垂体柄扩展至鞍膈下垂体窝内，从而成为全垂体柄型颅咽管瘤（ID+IA1+SA）（图 8-10）。

5. 结节漏斗型肿瘤　该型肿瘤起源于垂体柄顶端垂体柄的蛛网膜下段，绝大多数表现为 SA 生长模式（图 8-11）。肿瘤在三脑室底神经组织层扩展导致三脑室壁结构变形显著，肿瘤主要占据三脑室空间，巨大肿瘤易于阻塞 Monro 孔从而导致梗阻性脑积水。除了多数患者肿瘤完全向三脑室生长从而表现为单纯性 SA 模式外，部分肿瘤沿垂体柄蛛网膜袖套纤维部扩展时，则表现为 SA+IA2 生长模式（图 8-12）。当肿瘤沿着蛛网膜袖套结节部向三脑室外扩展，则表现出 SA+IA1 复合生长模式（图 8-9）。

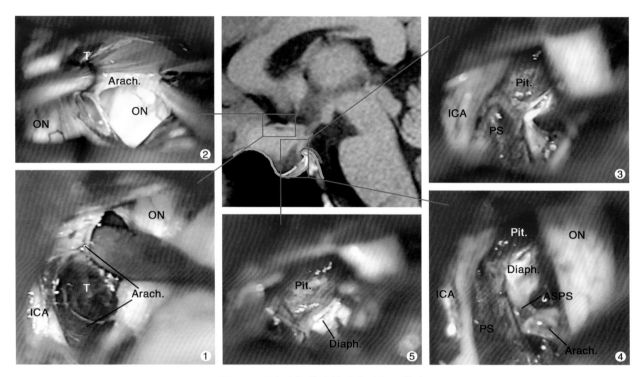

图 8-8　EA 生长模式的脑室外颅咽管瘤

术前 MR 矢状位 T_1 加权扫描提示：鞍内-鞍上肿瘤，肿瘤向视交叉前生长，三脑室底（3rd VF）保留完整，提示肿瘤呈脑室外生长方式。该型肿瘤主要从垂体柄（PS）外生性生长，位于局部鞍上池蛛网膜下腔。垂体柄受肿瘤推挤向后移位，正常垂体可见位于鞍内垂体窝底部，提示肿瘤为鞍上起源。为便于读者理解，手术中图片显示的部位在 MR 扫描片上用红色框标出。经左侧翼点入路暴露肿瘤，从视交叉前间隙可见垂体柄周围蛛网膜（Arachnoid.）覆盖肿瘤（T）周围（2），该层蛛网膜将肿瘤与视交叉、颈内动脉等结构分离（1）。肿瘤鞍上池内使用钝性分离，在肿瘤底部可见受压下陷的鞍膈（Diaph.）以及扩大的鞍膈孔（3、5）。垂体柄形态基本正常，周围可见蛛网膜袖套 ASPS 包绕（4）。通常情况下，三脑室底-垂体柄-垂体（3rd VF-stalk-pituitary gland）的连续性可以得到保留。Pit.：垂体腺；ON：视神经

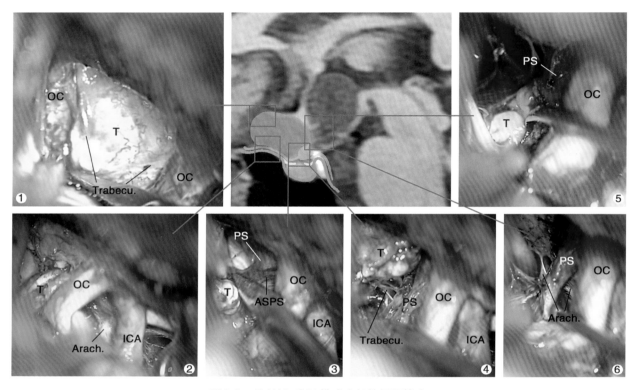

图 8-9　呈(IA2+SA)模式生长的颅咽管瘤

在术前行 MR 矢状位 T_1 加权扫描,部分肿瘤向视交叉前间隙生长,垂体柄受肿瘤推挤后移,该部分肿瘤呈 IA2 模式生长。部分肿瘤向三脑室方向生长,呈 SA 生长模式。为了便于读者理解,我们将鞍区膜性结构用线条标记:蓝色线条代表鞍膈硬膜;粉红色线条代表基底蛛网膜及垂体柄蛛网膜袖套(ASPS);图中半透明蓝色区域代表了肿瘤脑室外 ASPS 与三脑室间的 IA2 生长模式;术中显示的区域在术前 MR 扫描片上用红色方框标记了出来。通过扩大的视交叉前间隙,一层网状的蛛网膜结构(ASPS 的结节部)包绕肿瘤(Trabecu.)(1)。分离该层蛛网膜后可暴露肿瘤的脑室外部分,肿瘤与视交叉、垂体柄间由于缺乏膜性结构,需要锐性分离切除(1)。肿瘤下方可见膜性 ASPS 包裹,并包绕垂体柄远端(2、3)。在肿瘤顶端靠近三脑室底可见 ASPS 结节部,分离肿瘤与视交叉前缘(4),行肿瘤三脑室外部分切除后可见肿瘤在漏斗部的起源部位,漏斗扩张变薄、三脑室底扩张,剖开后可暴露肿瘤卷入三脑室底神经组织层的部分(5)。该部分肿瘤直接与三脑室壁内神经组织层粘连,无膜性结构分界,需要锐性分离,由于肿瘤侵犯了三脑室底及垂体柄漏斗,三脑室底-垂体柄-垂体的连续性仅能部分保留(6)。Arach:基底蛛网膜;ICA:颈内动脉;OC:视交叉;PS:垂体柄;T:肿瘤;Trabecu.:ASPS 结节部

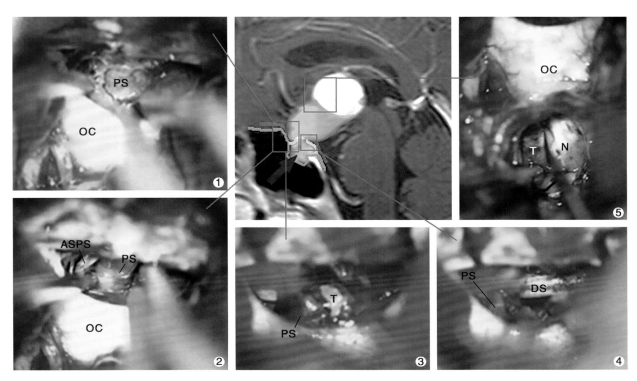

图 8-10　联合 ID+IA1+SA 生长模式的颅咽管瘤

术前 MR 矢状位 T₁增强扫描提示鞍内、鞍上沿垂体-垂体柄-三脑室底长轴生长的串珠样肿瘤。肿瘤穿垂体柄生长,导致垂体柄(PS)扩张增粗(粉红色区域),肿瘤下端导致垂体窝扩大(蓝色箭头),后上方高信号囊性部分卷入三脑室前部。鞍膈(黄色线条)覆盖肿瘤鞍内部分(ID 模式)。由于鞍内肿瘤,正常垂体无法辨认。垂体柄蛛网膜袖套(ASPS)包裹了肿瘤鞍上部分的下份(IA1),将肿瘤与蛛网膜池内结构分离。在肿瘤上极肿瘤鞍上部分卷入三脑室底(3rd VF),该部分肿瘤(SA)与三脑室底神经组织直接粘连,缺乏膜性结构分界。为了便于读者理解,将术中不同部位所见在 MR 片上用红色框标出。经视交叉前间隙可见膨大的垂体柄鞍上池段(1、2),表面由垂体柄蛛网膜袖套包绕(ASPS)。垂体柄近端扩张呈倒置的伞状。纵行剖开垂体柄后,可见其内肿瘤及钙化(3)。垂体柄内肿瘤切除后显露局部鞍背硬膜及残存鞍膈(4)。肿瘤累及三脑室内部分(SA)经终板间隙分离切除(5),切开终板后可见薄层神经组织层(N)覆盖肿瘤上面(T)。该部分肿瘤从三脑室底内神经组织层分离切除,缺乏膜性结构分界。ASPS:垂体柄蛛网膜袖套;DS:鞍背;OC:视交叉;PS:垂体柄;T:肿瘤

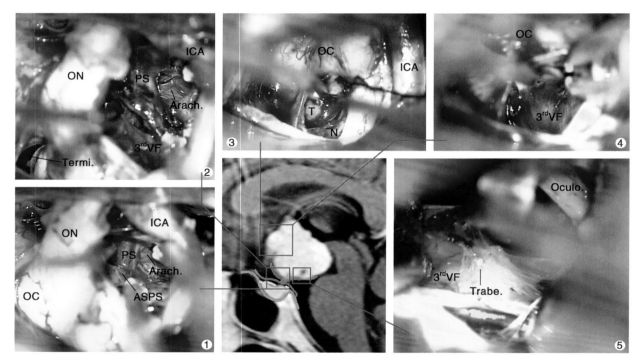

图 8-11 呈单纯 SA 模式生长的颅咽管瘤

术前 MR 矢状位 T₁ 加权增强扫描提示：鞍上-三脑室前部实质性肿瘤，鞍内未受肿瘤累及。垂体柄远端受肿瘤推挤下移但形态正常，鞍内垂体结构清晰可见。图中粉红色部分表示包绕垂体柄的蛛网膜袖套（ASPS）。颅底硬膜（蓝色线条）及鞍膈（黄色线条）被标记出来。为便于读者理解，将术中不同部位所见在术前 MR 片上用红色框标出。术中发现视交叉前置（1）。经颈内动脉视交叉间隙可见垂体柄远端形态，表面被蛛网膜袖套包绕（ASPS）（1）. 扩张膨胀的三脑室底呈蛙腹样下坠，表面有网状蛛网膜（ASPS 结节部）覆盖（Trabe.）（5）。通过切开终板（Termi.），肿瘤（T）表面为薄层神经组织（N）覆盖，该部位肿瘤包埋在三脑室底神经组织层内缺乏膜性结构分界（3）。肿瘤切除后可见三脑室底有部分缺损（4）；三脑室底切开部位被显示。三脑室底-垂体柄-垂体的连续性得到部分保留（2）。Arach：基底蛛网膜；ICA：颈内动脉；ON：视神经；OC：视交叉；Oculo：动眼神经；PS：垂体柄；T：肿瘤；Trabecu.：ASPS 结节部

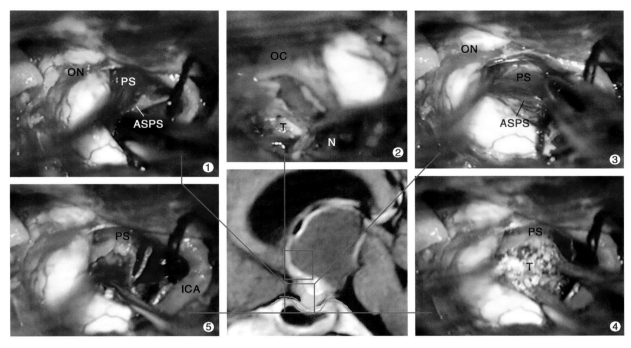

图 8-12　呈 IA1+SA 模式生长的颅咽管瘤

术前 MR 矢状位 T_1 加权增强扫描显示：肿瘤呈倒置梨形，下端累及鞍内，上方累及三脑室空间，并导致梗阻性脑积水。鞍膈及正常垂体受肿瘤推挤位于鞍内底部，垂体窝增大。肿瘤穿垂体柄生长，后方囊腔卷入三脑室底并占据三脑室空间。MR 扫描片中红色框代表术中不同部位所见。经颈内动脉视交叉间隙可见垂体柄扩张增粗，表面包绕蛛网膜袖套（ASPS）（1、3）。肿瘤（T）主要经终板间隙切除，肿瘤与三脑室底神经组织（N）间缺乏膜性结构分界（2）。肿瘤在脑室外的部分经纵行剖开的垂体柄切除（4）。肿瘤切除后垂体柄远端被保留。ICA：颈内动脉；ON：视神经；OC：视交叉；PS：垂体柄；T：肿瘤

值得注意的是，我们的分型方式综合考虑了肿瘤起源部位以及解剖部位，这种分类方式可避免出现类似巨大型、广泛累及型等无法分类的情形，是对前人颅咽管瘤分型（例如 Yasargil、Hoffman 和 Kassam 等）的有益补充。需要强调的是，仅仅根据肿瘤膜性结构关系进行分析是不够的，需要同时考虑肿瘤的解剖部位、起源等多种因素。通过这样的分型，可以让神经外科医生对颅咽管瘤的生长方式理解更为透彻，对术中分离界面的掌握更清晰。即便是生长范围广泛、生长模式复杂的肿瘤仍可以通过我们的分型方式得到清晰的认识，从而指导手术。

六、儿童与成人颅咽管瘤生长方式的异同

根据漆松涛教授以往对相关文献的检索，目前对于成人和儿童颅咽管瘤生长模式方面的差异尚没有人论及，但通过总结前人文献中对儿童及成人颅咽管瘤的分类可以得到一些有用的信息。Gabriel 等分析了 47 例儿童颅咽管瘤的生长方式，他把这些患儿的肿瘤分为四类：14 例为完全鞍内型（29.8%）；25 例为结节漏斗型（53.2%）；1 例完全位于三脑室内（2%）；7 例（14.9%）肿瘤巨大，累及多个脑池，无法明确归类。Lee 等采用 Choux-Raybaud 关于儿童颅咽管瘤的分型，结合术前 MR、CT 扫描及术中所见，将 66 例儿童颅咽管瘤分为鞍内型（n = 27，40.9%）及三脑室型（infundibulum and tuber cinereum）（n = 39，59.1%）。一个有趣的发现是，在这些儿童颅咽管瘤病例组中，并没有脑室外型肿瘤的报道。文献报道的基于形态学分析得出的儿童颅咽管瘤的生长方式中，罕见报道有单纯脑室外型颅咽管瘤的存在，提示儿童颅咽管瘤很少单纯向三脑室外蛛网膜下腔池生长，我们的临床经验也是这样。

对我们的 195 例原发颅咽管瘤患者生长方式的统计学分析显示（表 8-1），儿童颅咽管瘤生长模式与成人颅咽管瘤存在显著差异（$P = 0.023$）。鞍膈下颅咽管瘤主要见于儿童，而在成人中少见（儿童 42% vs. 成人 7.0%，$P < 0.0001$）。与之相反，几乎所有的单纯脑室外生长的颅咽管瘤均发生在成人（成人 28.1% vs. 儿童 3.7%，$P < 0.0001$）。

然而在脑室内外型颅咽管瘤（4.4% vs. 6.2%，P=0.578）或者穿垂体柄型肿瘤并没有差异（2.6% vs.1.3%，P=0.499）。一个有趣的事实是，对于主要累及三脑室的结节漏斗型肿瘤而言，虽然并没有发病年龄上的差异（成人 57.9% vs. 儿童

46.8%，P=0.131），但单纯表现为 SA 生长模式的肿瘤主要见于成人（成人 47.4% vs. 儿童 30.8%，P=0.021）。呈现 IA+SA 生长模式的肿瘤在成人与儿童中发生率没有统计学意义（P=0.257）。

表 8-1　基于 195 例颅咽管瘤病人的临床分析

传统分型	QST 分型	基于四种生长模式的分型	成人*		儿童		总计
			例数	%	例数	%	
鞍膈下型#	Q 型	ID 模式	8	7.0%	25	30.8%	42
		ID+EA 模式	0	0%	9	11.2%	
脑室外型##	S 型	EA 模式	24	21.1%	3	3.7%	35
		IA2 模式	8	7.0%	0	0	
脑室内外型	T 型	IA2+SA 模式	5	4.4%	5	6.2%	10
穿垂体柄型		ID+IA1+SA 模式	3	2.6%	1	1.3%	4
结节漏斗型		SA 模式	54△	47.4%	25	30.8%	104
		IA1+SA 模式	12	10.5%	13	16.0%	
总计			114		81		195

P 值采用两个独立样本的非参数检验（Mann-Whitney Test）；*不同年龄患者生长方式差异有统计学意义（成人 vs. 儿童，P=0.023）；# 鞍膈下型颅咽管瘤主要见于儿童患者（P<0.0001）；##鞍上脑室外型颅咽管瘤主要见于成人（P<0.0001）；△结节漏斗型颅咽管瘤中，单纯 SA 型生长者主要见于成人（P=0.021）；ID：鞍膈下；EA：蛛网膜外；IA：蛛网膜内；SA：蛛网膜下

从统计结果看，在 81 例儿童期颅咽管瘤中，仅 3 例表现为单纯脑室外生长模式（3.7%，3/81），这一比率显著低于成人（28.1%，32/114）。另一方面，鞍膈下颅咽管瘤则主要见于儿童，占儿童颅咽管瘤的 42%，这一比率在成人中仅为 7%。尽管文献中没有特别强调，但文献回顾表明，早期采用经蝶入路手术的年轻患者多见，且肿瘤以鞍膈下生长为主。随着内镜技术的进步，在成人颅咽管瘤中内镜手术报道逐步增多。2010 年，Jane 等报道了 12 例成人颅咽管瘤内镜经蝶手术的经验，有趣的是这些患者均为鞍上肿瘤，没有鞍膈下起源肿瘤。

另外，尽管结节漏斗型颅咽管瘤在成人和儿童中的分布未见有统计学差异，但单纯表现为 SA 模式的肿瘤更多见于成人（成人 47.4% vs. 儿童 30.8%）。单纯表现为 SA 生长模式的颅咽管瘤主要起源于结节漏斗部并主要向三脑室空间生长，而没有向鞍上蛛网膜下腔池生长或沿着垂体柄扩展，与文献中描述的脑室内颅咽管瘤类似。从已有的文献看，描述为脑室内型的颅咽管瘤也主要存在于成人。

总之，对漆松涛教授病例组的分析显示了儿童和成人颅咽管瘤在生长方式方面的显著差异（表 8-1，P=0.023）。这些结构除了表明肿瘤生长方式随着年龄而改变外，也提示成人与儿童在膜性结构方

面的差异可能也是导致生长方式不同的原因。

七、颅咽管瘤的外科分型（QST 分型）

上述基于肿瘤-膜性结构关系的形态学分型尽管对于理解肿瘤的分层和生长方式有所帮助，但该分型较为复杂繁琐，限制了其在临床上的使用，最近漆松涛教授对其进行了简化，提出一种易于临床使用的外科分型。

我们将颅咽管瘤大致地分为三个类型：a. 鞍膈下型（Q 型）；b. 鞍上三脑室外型（S 型）；c. 结节漏斗型（T 型）（图 8-13）。Q 型肿瘤可以根据是否合并鞍上累及分为两类：a1 型，完全鞍膈下型；a2 型，合并鞍上累及型。S 型肿瘤可以根据肿瘤在三脑室外的扩展方向进一步分为垂体柄前型（视交叉背侧蛛网膜与视交叉腹侧间）和垂体柄后型（三脑室底与 Liliequist's 膜之间）（见本书第 10 章）。同时，根据结节漏斗起源的肿瘤是否合并有脑室外蛛网膜下腔池内的扩展或垂体柄内扩展，T 型肿瘤可以进一步分为：c1 型，单纯结节漏斗型；c2 型，结节漏斗联合垂体柄前扩展型；c3 型，结节漏斗联合垂体柄后扩展型；c4 型，结节漏斗型联合穿垂体柄型。

之所以将鞍膈下型肿瘤命名为 Q 型是考虑

到肿瘤的形态学特点。鞍膈下肿瘤一般均表现为类圆形或椭圆形(图 8-13"Q1"),而垂体柄一般位于肿瘤顶后与肿瘤膜及扩张的鞍膈融合。少部分肿瘤由于肿瘤在鞍膈孔处受到鞍膈硬膜束缚也可呈现束腰征(图 8-13"Q2")。该型肿瘤外形特征类似大写的英文字母"Q",字母的尾部代表残存的垂体柄。S 型肿瘤(脑室外型肿瘤)来源于 Suprasellar extraventicular tumor 的首字母大写。而 T 型肿瘤也是考虑肿瘤起源于 Tubero-infundibular 结节漏斗区并通常占据三脑室空间。

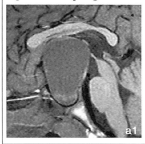
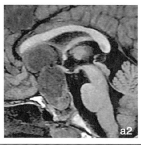

"Q": Infra-diaphragmatic

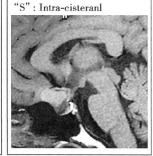

"S": Intra-cisteranl

a1: Purely infra-diaphragm

a2: Suprasellar extension

c1: Purely

c2: Anterior and lateral extension

c3: Posterior extension

c4: Trans-infundibular

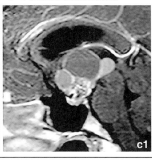
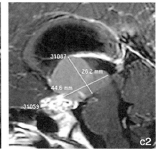
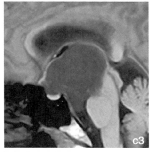
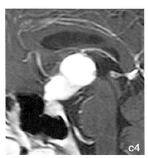

"T": Tubero-infundibular

图 8-13　颅咽管瘤的外科分型(QST 分型)

文献中常常使用脑室内颅咽管瘤来描述肿瘤主体占据三脑室空间,未合并三脑室外扩展的部分颅咽管瘤。这些肿瘤本质上符合我们分型中的单纯结节漏斗型(c1 型),实质上这些肿瘤包被在三脑室底及侧壁的薄层神经组织中,肿瘤背侧仍被覆薄层的神经组织及室管膜。对该类型肿瘤的特点将在本部分第 12 章中描述。

事实上,肿瘤的外科分型与形态学分型密切相关,外科分型的优势是较为简洁,而且主要基于术前 MR 扫描进行,因此有利于临床应用。但外科分型根本的要点仍然是肿瘤在形态学上与膜性结构的关系,下面进行简要说明。

1. 鞍膈下型肿瘤(Q 型)　a1 型肿瘤即完全位于鞍内的 ID 模式生长的肿瘤,肿瘤被鞍膈即鞍上蛛网膜覆盖。但有部分鞍膈下型肿瘤,肿瘤上方部分可以经鞍膈孔进入鞍上池内,从而表现 ID+EA 生长模式。

2. 脑室外型肿瘤(S 型)　脑室外蛛网膜下肿瘤除了在肿瘤起源部位与垂体柄神经组织发生软膜下联系,与视交叉腹侧及三脑室底间还有蛛网膜分界。形态学分型属于 SA 模式。

3. 结节漏斗型肿瘤(T 型)　结节漏斗型颅咽管瘤是最常见的生长类型,根据肿瘤生长特征可以合并复杂的生长方式,SA 模式是该型肿瘤最基本的生长模式,其中 c1 型肿瘤即单纯(pure)SA 模式的肿瘤,主要占据三脑室空间,尽管向下推挤三脑室底及垂体柄,但没有脑室外扩展。而合并有脑室外扩展的肿瘤(c2 型和 c3 型),肿瘤要么累及垂体柄袖套的结节部,表现为 SA+IA2 模式,要么沿垂体柄袖套的纤维部扩展,导致垂体柄膨胀增粗,表现为 SA+IA1 模式。肿瘤沿垂体柄的进一步扩展甚至可以累及鞍内,从而表现为全垂体柄型肿瘤(c3 型),形态学描述为 SA+IA1+ID 模式。

肿瘤和周边结构的形态关系可以通过术前 MRI 扫描得到判断,因此对肿瘤生长方式的正确理解可以在大多数患者术前根据影像学表现得到判断。

八、手术入路选择的基本原则

根据肿瘤生长方式选择合适的手术入路对颅咽管瘤手术至关重要。选择手术入路时主要的考虑因素包括：肿瘤累及的解剖部位，肿瘤大小，肿瘤的质地，囊变的性质部位、与周围结构的关系等，同时术者对入路的熟悉程度也是纳入考虑的因素之一。就颅咽管瘤而言，囊变的大小形态和累及部位、钙化的大小形态及部位、肿瘤与三脑室底/壁的关系等均是选择手术入路时需主要考虑的因素，对于颅咽管瘤而言，手术策略可能为积极的全切除或姑息性手术（囊肿减压、穿刺、内放疗等），本节主要针对追求肿瘤尽可能安全全切除的前提下，选择入路的一些观点。选择手术入路时遵循的原则主要包括：①最大限度减少手术损伤（例如尽量选择单侧入路、尽量选择自然间隙操作等）；②尽量保持正常结构完整，对于颅咽管瘤而言，应把三脑室-正中隆起-漏斗-垂体柄-垂体作为一个整体来看待，手术在纵向不同部位操作时努力把对整体结构的损伤降到最低；③尽量避免对神经组织的切开等操作。

经常使用的手术入路包括：经蝶入路（TS approach）、单侧或双侧额下入路（SF approach）、额颞部入路（翼点入路、额外侧入路等）（FT approach）、前纵裂额底入路（FIH approach）、经胼胝体-室间孔或穹隆间入路（TSC approach）等。

九、常用手术入路

1. 经蝶入路（TS） 先前经蝶入路主要用来在少数鞍膈下起源肿瘤中使用（图8-14），近年来随着内镜及内镜下器械的发展，扩大经蝶入路被广泛使用于各种类型颅咽管瘤的手术中，该入路对于颅咽管瘤手术而言其优势不言而喻。颅咽管瘤主要起源于视交叉腹侧漏斗结节部，经蝶窦路径可以从腹侧分离解剖肿瘤与视交叉腹侧、垂体柄以及三脑室底的粘连，而该区域在经颅手术中由于视交叉的阻挡，恰恰是经颅手术中的盲点。另外，经蝶入路避免了对额颞叶及视神经、视交叉的牵拉操作，因此，理论上讲内镜下扩大经蝶入路在沿中线生长的部分颅咽管瘤中有广阔的应用前景。如上所述，颅咽管瘤生长方式多样，常常从起源脑池（视交叉池）沿着蛛网膜下腔向毗邻脑池扩展，从而累及颅内广泛区域，对于侧方（例如海绵窦颈内动脉外侧、中颅窝颞叶等）、后方（鞍背斜坡到桥前池、桥脑小脑池）累及的颅咽管瘤，经蝶入路是绝对的禁忌证，因为不同于垂体腺瘤的切除，颅咽管瘤的切除需要在直视下分离，而扩大经蝶入路暴露范围严重受限。

与该部位常见的垂体腺瘤不同，颅咽管瘤质地混杂，且钙化常常与垂体柄漏斗等部位紧密粘连，经蝶入路对减少下丘脑结构损害并没有表现出特别的优势，从漆松涛教授经管的病例看，尽管视力损害发生率有所降低，但内分泌紊乱特别是肥胖、饮食过激、睡眠障碍等下丘脑损害的发生率并没有显著改观，经有限的随访观察看，经蝶手术后肿瘤复发率似乎更高。另外，不同于垂体腺瘤的经蝶切除，颅咽管瘤手术需要广泛的鞍底、鞍结节、蝶骨平台等切除，颅底修补重建对术者是个考验，几乎所有的扩大经蝶入路切除颅咽管瘤病例组均报道了不同程度的脑脊液漏的发生。近年来随着自体黏膜瓣技术及颅底修补材料的进步，脑脊液漏的发生率似乎有所降低，但对于大多数处于起步阶段的单位来讲，仍是一个不容忽视的经蝶手术的劣势。传统观点认为，蝶窦气化对于经蝶入路也很重要，由于颅咽管瘤常见于儿童，蝶窦气化不全屡见不鲜，但器械的进步使得目前认为儿童蝶窦气化不全不应成为限制因素。无论如何，儿童特别是幼儿由于鼻腔空间及黏膜瓣大小等限制，对其采用扩大经蝶入路仍有一定的影响。

曾有观点认为，经蝶入路切除颅咽管瘤时可能导致垂体功能的进一步损害。Laws 等强调应尽量避免对垂体功能正常的患者使用经蝶入路，分析文献可以发现作者提供的病例多数是鞍膈下颅咽管瘤，由于部分鞍膈下颅咽管瘤（特别是成人颅咽管瘤）正常垂体常常位于肿瘤腹侧，经蝶入路时在部分患者需要切开正常垂体到达肿瘤，因此 Laws 认为垂体功能容易受到进一步损害。我们认为，无论是神经垂体功能还是腺垂体功能在颅咽管瘤中均是脆弱易损的。两个原因可以解释颅咽管瘤严重的垂体功能受损：①肿瘤压迫导致正常垂体常常位于腹侧，导致经蝶入路时首先遇到正常残存垂体，因此切开正常垂体才能暴露肿瘤；②垂体柄远端与神经垂体连续处在鞍膈下颅咽管瘤中常常与鞍膈、肿瘤相融合，且垂体柄呈伞样扩张，切除肿瘤时常常需要离断垂体柄远端，导致垂体功能严重受损。事实上，即便是鞍膈下颅咽管瘤，残存垂体与肿瘤间的形态学关系也是多变的，而且多数患者垂体功能在术前已经受到严重损害。

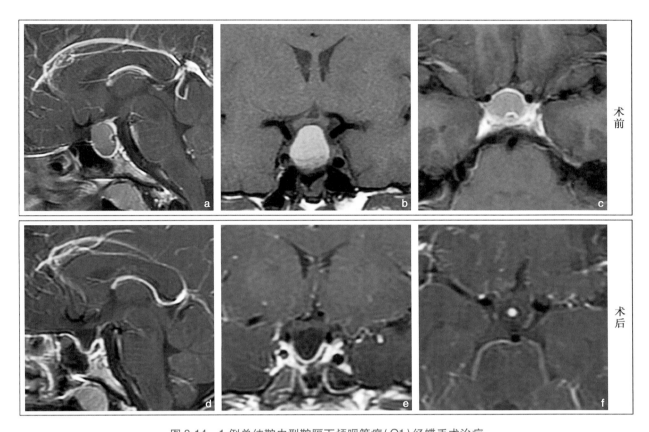

图 8-14　1 例单纯鞍内型鞍膈下颅咽管瘤（Q1）经蝶手术治疗

术前 MR 三维扫描（a～c）显示完全位于鞍内肿瘤，肿瘤轻度向鞍上扩张，顶端垂体柄清晰可辨。术后 MR 扫描（d～f）显示肿瘤全切除，垂体柄结构保留并位置恢复

2. 翼点入路（PA）　翼点入路被应用到颅咽管瘤的显微手术已有很长的历史。Yasargil 等在 1990 年发表了关于颅咽管瘤全切除的里程碑式的论文，这篇论文使得翼点入路在 20 世纪很长阶段内被作为颅咽管瘤显微手术的主要入路。正如 Yasargil 总结的一样，翼点入路提供了经颅手术到达鞍区的最短路径，通过切除蝶骨小翼外侧份骨质，解剖侧裂间隙，可以在额颞叶自然间隙间获得处理鞍区肿瘤的锥形手术操作空间（图 8-15）。对于颅咽管瘤而言，手术操作的主要空间包括：视交叉前间隙、颈内动脉内外侧间隙以及终板间隙。通过充分的侧裂解剖，翼点入路几乎可以到达大型颅咽管瘤的所有部分。更为重要的是，以翼点入路为基础，可以通过对骨窗范围的改良来适应不同累及部位的颅咽管瘤手术。

此入路可提供进入 Willis 环下方的入路，并能很好地直视视神经和视交叉，对鞍后及桥前池基底动脉顶端的直视效果优于额下入路。通过终板切开可到达三脑室前部，从而切除突入脑室的肿瘤部分（图 8-16）。肿瘤的鞍内部分也可以通过此入路切除。该入路的体位和头位的特定摆置，可使额叶借重力自然下垂，从而减少对额叶

的牵拉损伤。整个操作是在脑池中进行，脑和神经不易受损伤，患者术后恢复迅速，因此翼点入路在颅咽管瘤全切除手术中占有重要地位。

3. 单侧或双侧额下入路（Subfrontal approach）　与翼点入路相比，额下入路能更好地观察视路前部，通过终板入路处理三脑室内的肿瘤部分也更为直接。文献中有许多经单侧额下入路进行颅咽管瘤切除的报道，根据我们的经验，单侧额下入路视野狭窄，而且由于没有经过侧裂开放及脑脊液的引流，对额叶的牵拉相对较重，而且此入路无法观察同侧视束和视交叉下方的肿瘤，并且此入路受蝶骨平台和鞍结节的阻挡，使此平面以下的结构无法被直视，鞍内的肿瘤部分需盲掏，部分肿瘤视交叉前间隙狭小，无法充分利用，此时选择额下入路更需慎重。双侧额下入路通过结扎处理矢状窦前端，游离鸡冠处的大脑镰附着处，额底空间明显增加，通过终板进入三脑室、脚间池，甚至上斜坡的视角也更为直接，对于向三脑室甚至侧脑室生长明显的肿瘤，此入路还可联合经纵裂的三脑室（fronto-basal interhemispheric，FIH）入路，因此在我科该入路仅作为需要兼顾侧方暴露的少数视交叉后部大型颅咽管瘤的手术入路。

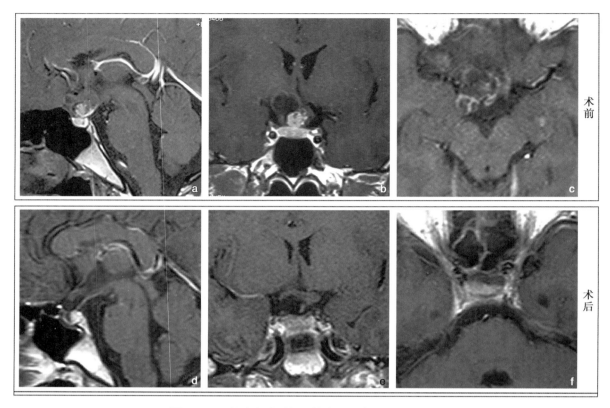

图 8-15　1 例脑室外型颅咽管瘤经翼点入路手术切除
术前 MR 扫描（a～c）提示鞍上区囊实混合型颅咽管瘤，主要占据视交叉前间隙。蛛网膜将肿瘤与肿瘤周边结构例如视交叉、垂体柄、双侧颈内动脉等分隔。术后 MR 扫描（d～f）提示肿瘤全切除，垂体柄、正常垂体等结构完整保留

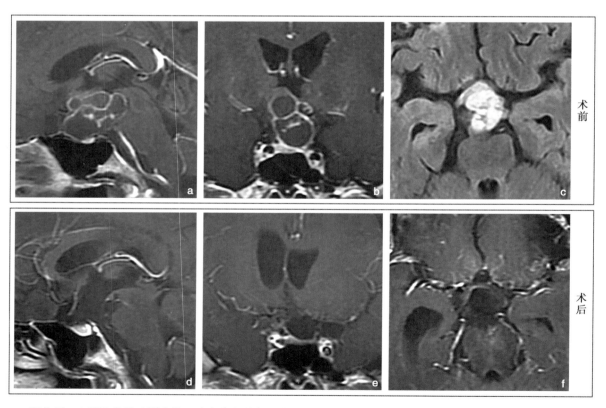

图 8-16　1 例结节漏斗型合并三脑室外向前部突出的颅咽管瘤（c2）术前（a～c）、术后（d～f）MR 扫描表现
肿瘤经翼点入路暴露切除，肿瘤采用终板联合轴外路径（颈内动脉内外侧及视交叉前间隙等）切除。术后复查 MR 扫描提示肿瘤全切除，三脑室底前部缺损

4. 额底前纵裂入路（FIH）　早期开展前纵裂入路时，由于存在额叶损伤导致的精神症状以及静脉回流障碍等并发症，而且开颅过程复杂，其应用受到一定的限制，但随着手术器械及显微镜照明设备的改进，通过微创技术经该入路到达鞍区已被证明是安全有效的手术方法（图 8-17 ~ 图 8-19）。

开颅过程中需要注意的要点包括：①骨瓣下缘要尽量靠近颅底，额窦一般情况下均会开放，需要妥善处理窦内黏膜；②必要时可磨除部分额窦后壁以减少视野阻挡；③鸡冠根部骨质需要硬膜外磨除，这样做的好处在于硬膜内处理大脑镰鸡冠附着处时可安全咬除鸡冠，平行颅底到达视交叉池；④分离嗅神经与额叶底面蛛网膜以减少嗅神经的牵拉损伤。

经前纵裂入路时主要的手术操作空间在第一间隙以及终板间隙，对于视交叉前间隙宽大的囊性颅咽管瘤，术中通过放出囊液等减压措施，可以得到充足的操作空间，多数病例可单纯经视交叉前间隙完成手术。对视交叉前间隙狭小、视神经很短的视交叉后颅咽管瘤，术中主要使用终板间隙手术，前交通动脉复合体可适当向后牵拉以得到足够的操作空间。有时肿瘤钙化或实质巨大，经终板间隙切除困难时，也可使用前交通动脉后方间隙，必要时可阻断前交通动脉以得到充足的手术空间。有时由于肿瘤巨大，两侧与颈内动脉及其分支的关系不易早期暴露，因此术中需要通过耐心放出囊液或瘤内分块减压来增加手术空间，然后处理肿瘤与血管的边界。肿瘤通常与垂体柄漏斗部有不同形式的紧密粘连，该部位也被认为是肿瘤起源部位，前纵裂入路由于提供了对漏斗部到达垂体窝内的直视视角，使得该部位肿瘤的切除更为方便，减少了对下丘脑结构的损伤。

对于侵及鞍内的肿瘤部分，经该入路可直视下刮除肿瘤鞍内部分，多数情况下无需磨开蝶骨平台。

前纵裂入路的中线视角使得处理侧方肿瘤存在困难，因此对于明显向一侧鞍旁甚至中颅窝生长的肿瘤不宜采用。

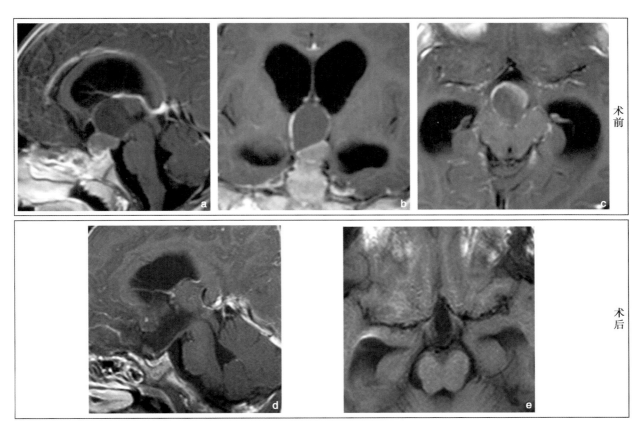

图 8-17　1 例呈穿垂体柄生长的结节漏斗型颅咽管瘤术前（a ~ c）、术后（d、e）MR 扫描表现
肿瘤经前纵裂终板路径切除，术后 MR 显示：肿瘤全切除，三脑室侧壁及三脑室底连续性被保留

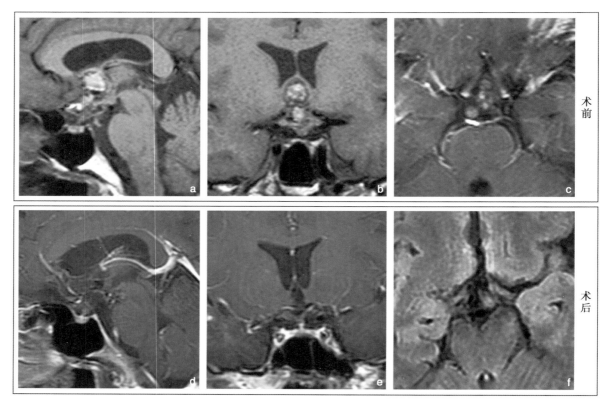

图 8-18　1 例完全位于三脑室空间的结节漏斗型颅咽管瘤(c1)术前、术后 MR 扫描表现
术前 MR 扫描(a~c)提示:肿瘤完全位于三脑室内,经前纵裂终板入路切除;术后 MR 扫描(d~f)提示:肿瘤全切除,垂体柄漏斗及三脑室底得到保留

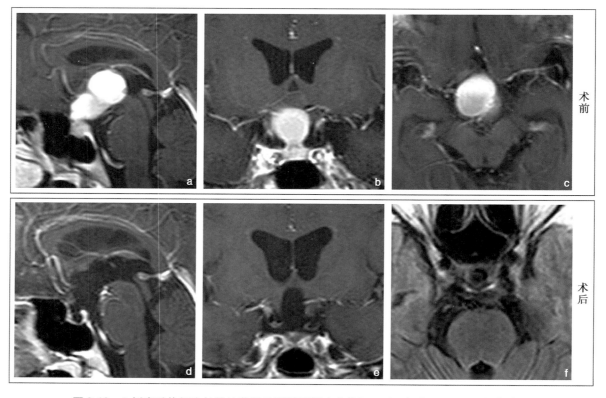

图 8-19　1 例穿垂体柄生长的结节漏斗型颅咽管瘤术前(a~c)、术后(d~f)MR 扫描表现
肿瘤沿垂体柄长轴生长,经前纵裂间隙暴露肿瘤,三脑室内部分肿瘤经终板间隙切除,肿瘤穿垂体柄漏斗部分经垂体柄长轴剖开切除。术后三脑室前部缺损,垂体柄肿瘤化明显未予保留

5. 经胼胝体-室间孔（或穹窿间）三脑室入路　对于肿瘤完全位于三脑室空间者，文献中可见到有人选择经纵裂侧脑室-室间孔或穹窿间到达三脑室来处理。如前所述，真正意义上的完全三脑室内颅咽管瘤是不存在的，但解剖上确实有少量颅咽管瘤仅占据三脑室空间，三脑室底神经组织主要部分位于肿瘤后下方，而且肿瘤三脑室内生长常常导致脑积水，给手术操作提供了空间，因此适于选择该入路。这个入路有其固有的缺陷，纵裂间隙深部由于缺乏显著的解剖标志，存在穹窿及下丘脑损害的风险，特别是肿瘤巨大、解剖结构变异时。处理颅咽管瘤时该入路的主要缺点是：对于处于视交叉腹侧肿瘤起源位置的暴露在术野的深部，不便于通过狭小的手术通道处理肿瘤起源部位。而且，该入路还存在皮层损害、癫痫等潜在并发症风险。因此，我们的观点是该入路仅适用于少数特殊病例（图 8-20），或者部分联合入路时。

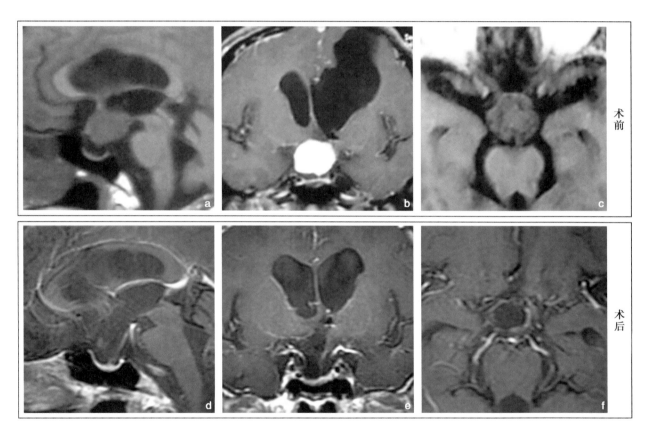

图 8-20　1 例复发鳞状乳头型颅咽管瘤术前（a～c）、术后（d～f）MR 扫描表现
该患者在当地医院曾行经皮层-侧脑室-三脑室入路肿瘤切除术。术后遗留局部脑软化，我们采用原通道经侧脑室室间孔暴露肿瘤，术后 MR 扫描提示：肿瘤全切除，垂体柄部分保留，三脑室侧壁保护良好

十、基于肿瘤分型的手术入路选择

根据肿瘤分型，以及常用手术入路的暴露特点，我们总结了颅咽管瘤手术入路选择的原则（图 8-21）。

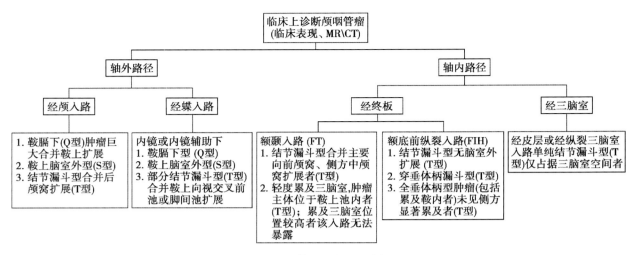

图 8-21 颅咽管瘤手术入路选择原则

参 考 文 献

1. Hoffman HJ. Surgical management of craniopharyngioma. Pediatr Neurosurg. 1994, 21 Suppl 1：44-49.

2. Kassam AB, Gardner PA, Snyderman CH, et al., Expanded endonasal approach, a fully endoscopic transnasal approach for the resection of midline suprasellar craniopharyngiomas：a new classification based on the infundibulum. J Neurosurg. 2008, 108 (4)：715-728.

3. Pascua JM, Carrasco R, Prieto R, et al. Craniopharyngioma classification. J Neurosurg. 2008, 109 (6)：1180-1182; author reply 1182-1183.

4. Steno JM. Malacek, I. Bizik, Tumor-third ventricular relationships in supradiaphragmatic craniopharyngiomas：correlation of morphological, magnetic resonance imaging, and operative findings. Neurosurgery. 2004, 54 (5)：1051-1058; discussion 1058-1060.

5. Wang KC, Kim SK, Choe G, et al. Growth patterns of craniopharyngioma in children：role of the diaphragm sellae and its surgical implication. Surg Neurol. 2002, 57 (1)：25-33.

6. Yasargil MG, Curcic M, Kis M, et al. Total removal of craniopharyngiomas. Approaches and long-term results in 144 patients. J Neurosurg. 1990, 73 (1)：3-11.

7. Wang KC, Hong SH, Kim SK, et al. Origin of craniopharyngiomas：implication on the growth pattern. Childs Nerv Sys. 2005, 21 (8-9)：628-634.

8. Kitano M, Taneda M. Extended transsphenoidal surgery for suprasellar craniopharyngiomas：infrachiasmatic radical resection combined with or without a suprachiasmatic trans-lamina terminalis approach. Surg Neurol. 2009, 71 (3)：290-298, discussion 298.

9. Qi S, Lu Y, Pan J, et al. Anatomic relations of the arachnoidea around the pituitary stalk：relevance for surgical removal of craniopharyngiomas. Acta Neurochir (Wien), 2011. 153 (4)：785-796.

10. Ciric IS, Cozzens JW. Craniopharyngiomas：transsphenoidal method of approach-for the virtuoso only? Clin Neurosurg. 1980, 27：169-187.

11. Steno J. Microsurgical topography of craniopharyngiomas. Acta neurochir Suppl (Wien). 1985, 35：94-100.

12. Samii M, Tatagiba M. Surgical management of craniopharyngiomas：a review. Neurol Med Chir (Tokyo). 1997, 37 (2)：141-149.

13. Fukushima T, Hirakawa K, Kimura M, et al. Intraventricular craniopharyngioma：its characteristics in magnetic resonance imaging and successful total removal. Surg Neurol. 1990, 33 (1)：22-27.

14. Pascual JM, González-Llanos F, Barrios L, et al. Intraventricular craniopharyngiomas：topographical classification and surgical approach selection based on an extensive overview. Acta Neurochir (Wien). 2004, 146 (8)：785-802.

15. Samii M, Bini W. Surgical treatment of craniopharyngiomas. Zentralbl Neurochir. 1991, 52 (1)：17-23.

16. Yasargil MG, Kasdaglis K, Jain KK, et al. Anatomical observations of the subarachnoid cisterns of the brain during surgery. J Neurosurg. 1976, 44 (3)：298-302.

17. Lu J, Zhu XL. Characteristics of distribution and configuration of intracranial arachnoid membranes. Surg Radiol Anat. . 2005, 27 (6)：472-481.

18. Inoue K, Seker A, Osawa S, et al. Microsurgical and endoscopic anatomy of the supratentorial arachnoidal membranes and cisterns. Neurosurgery. 2009, 65 (4)：644-

664；discussion 665.

19. Song-tao Q，Xi-an Z，Hao L，et al. The arachnoid sleeve enveloping the pituitary stalk：anatomical and histologic study. Neurosurgery. 2010，66(3)：585-589.

20. Lena G，Paz Paredes A，Scavarda D，et al. Craniopharyngioma in children：Marseille experience. Child's nervous system. 2005，21(8-9)：778-784.

21. Lee YY，Wong TT，Fang YT，et al. Comparison of hypothalamopituitary axis dysfunction of intrasellar and third ventricular craniopharyngiomas in children. Brain Dev. 2008，30(3)：189-194.

22. Brunel H，Raybaud C，Peretti-Viton P，et al. Craniopharyngioma in children：MRI study of 43 cases. Neurochirurgie 2002，48(4)：309-318.

23. Abe T，Ludecke DK. Transnasal surgery for infradiaphragmatic craniopharyngiomas in pediatric patients. Neurosurgery，1999. 44(5)：957-964；discussion 964-966.

24. Konig A，Lüdecke DK，Herrmann HD. Transnasal surgery in the treatment of craniopharyngiomas. Acta neurochip (Wien). 1986，83(1-2)：1-7.

25. Laws ER. Transsphenoidal microsurgery in the management of craniopharyngioma. J Neurosurg. 1980，52(5)：661-666.

26. Laws ER. Transsphenoidal removal of craniopharyngioma. Pediatr Neurosurg. 1994，21 Suppl 1：57-63.

27. Campbell PG，McGettigan B，Luginbuhl A，et al. Endocrinological and ophthalmological consequences of an initial endonasal endoscopic approach for resection of craniopharyngiomas. Neurosurg Focus. 2010，28(4)：E8.

28. Dusick JR，Esposito F，Kelly DF，et al. The extended direct endonasal transsphenoidal approach for nonadenomatous suprasellar tumors. J Neurosurg. 2005，102(5)：832-841.

29. Frank G，Pasquini E，Doglietto F，et al. The endoscopic extended transsphenoidal approach for craniopharyngiomas. Neurosurgery. 2006，59(1 Suppl 1)：75-83；discussion 75-83.

30. Jane JA，Kiehna E，Payne SC，et al. Early outcomes of endoscopic transsphenoidal surgery for adult craniopharyngiomas. Neurosurg Focus. 2010，28(4)：E9.

31. Jane JA，Prevedello DM，Alden TD，et al. The transsphenoidal resection of pediatric craniopharyngiomas：a case series. J Neurosurg Pediatr. 2010，5(1)：49-60.

32. Behari S，Banerji D，Mishra A，et al. Intrinsic third ventricular craniopharyngiomas：report on six cases and a review of the literature. Surg Neurol. 2003，60(3)：245-252；discussion 252-253.

33. Ikezaki K，K Fujii，T Kishikawa. Magnetic resonance imaging of an intraventricular craniopharyngioma. Neuroradiology. 1990，32(3)：247-249.

34. Knappe UJ，Ludecke DK. Transnasal microsurgery in children and adolescents with Cushing's disease. Neurosurgery. 1996，39(3)：484-492；discussion 492-493.

第9章　鞍膈下颅咽管瘤（Q型）

一、引言

颅咽管瘤可以沿着胚胎颅咽管发生路径的任何位置发生，多变的发生部位使得肿瘤生长方式多样，已在前面关于颅咽管瘤生长方式和分型的章节进行了讨论。尽管大多数颅咽管瘤来源于鞍上（垂体柄漏斗、结节部），仍有部分肿瘤原发于鞍膈下垂体窝内甚至鞍下鼻咽部等区域，起源于鞍下的颅咽管瘤将在专门的章节进行描述，本章主要讨论鞍膈下来源于垂体窝的颅咽管瘤的临床特点。鞍膈下颅咽管瘤在向鞍上颅内扩展前，常常导致垂体窝的增大，因此垂体窝的增大在多数患者是肿瘤起源于鞍内的依据，当然由于垂体窝骨性结构的发育特点、鞍膈的解剖发育特点等，在不同患者垂体窝的增大、加深程度存在显著差异。文献中主要采用"sub-or infradiaphragmatic CP"或"sellar CP"等术语来描述这些类型的肿瘤。然而，专门针对这一类颅咽管瘤的研究仍十分稀少。在本章中，我们将专门讨论起源于鞍膈下颅咽管瘤的临床特点、形态学特点，描述鞍膈下颅咽管瘤的生长方式、术前临床特点和影像学特点、内分泌障碍的特点、术中所见及其长期随访结果。

二、鞍膈下颅咽管瘤的定义、发病率及形态学特点

在以往的文献中，专门讨论鞍膈下颅咽管瘤的文献较少，一个可能的原因是对于一些特定的病例，肿瘤沿着垂体柄长轴生长并同时累及鞍内、鞍上时，其确切起源部位可能是模糊的。但从漆松涛教授的经验看，这样的颅咽管瘤十分罕见，绝大多数鞍膈下颅咽管瘤有着共同的形态学特点，并显著区别于鞍膈上起源的肿瘤，因此鞍膈下颅咽管瘤仍然可以视为一类颅咽管瘤的特殊类型。到目前为止，文献中对鞍膈下颅咽管瘤的研究多是小样本的病例报道。在 Effenterre 和 Boch 等描述的 122 例颅咽管瘤病例组中（包括成人和儿童），37% 被描述为"infradiaphragmatic origin"。基于肿瘤与垂体窝、鞍膈的解剖关系，其中单纯位于鞍内（purely intrasellar）的占 4%，鞍内鞍上鞍膈下（intra-and suprasellar infradiaphragmatic）占 26%，而鞍内-鞍上穿鞍膈型（intra-and suprasellar transdiaphragmatic）占 7%。而在 Lee 等报道的 66 例儿童病例中，鞍膈下颅咽管瘤占了 40.9%。读者可以回顾我们在颅咽管瘤分型章节中描述的比例，在成人中鞍膈下颅咽管瘤少见，而在儿童中鞍膈下颅咽管

瘤占到将近一半（40%～50%）。这也导致了专门描述鞍膈下颅咽管瘤的文献多为针对儿童颅咽管瘤者的，成人鞍膈下颅咽管瘤的文献稀少（最近 world neurosurgery 有小组病例的报道，有兴趣的读者可以检索文献）。

因此有理由相信，鞍膈下颅咽管瘤可以看做是儿童青春期前好发的幼稚型颅咽管瘤的类型，而在成人中较少见。漆松涛教授总结了近 16 年来南方医院神经外科所有原发性颅咽管瘤病例共 226 例，发现 48 例符合鞍膈下颅咽管瘤的生长特征，占所有颅咽管瘤的 21.2%。其中儿童（≤16 岁）48 例（占全部儿童病例 52.0%，48/88），而成人发病仅 14 例（占成人病例 10.2%，14/138）；由此也可看出，鞍膈下颅咽管瘤在儿童颅咽管瘤中是十分常见的一种生长类型，而在成年发病的颅咽管瘤中十分少见。

本章所描述的内容主要是基于这一组患者的临床、手术以及随访资料。

三、鞍膈下颅咽管瘤的影像学表现

与鞍上颅咽管瘤相比，由于受到垂体窝骨性结构以及鞍膈的限制，鞍膈下颅咽管瘤形态相对规整，类似鞍上颅咽管瘤分叶状囊变及不规则外形在鞍膈下颅咽管瘤中少见。通常鞍膈下颅咽管瘤导致垂体窝的增大、加深，同时呈类圆形或椭圆形向鞍上扩展（图 9-1）。肿瘤下份较小的部分（通常为肿瘤实质及钙化）位于鞍膈下垂体窝内，少数情况下肿瘤可能来源于鞍底以下鞍下区域，例如蝶窦、鼻咽部、筛窦等。而肿瘤大的囊腔部位向鞍上扩展，一般推挤视交叉向上移位，巨大肿瘤可能导致胼胝体嘴部、前交通动脉复合体等结构上抬（图 9-2）。少数情况下，肿瘤可以沿着垂体柄长轴从鞍膈孔突出，最终卷入三脑室壁的神经组织中（图 9-3）。有时鞍膈下颅咽管瘤可以沿垂体柄向鞍上扩展，导致垂体柄扩张增粗，手术更加难以保留（图 9-4）。

肿瘤钙化在鞍膈下颅咽管瘤中也有其特点，一般钙化呈碎屑样和蛋壳样，碎屑样钙化一般位于肿瘤在垂体窝内的根基内，而蛋壳样钙化蛛网内覆在肿瘤囊腔内壁并通常向鞍上扩展（图 9-2b、图 9-3c）。当然在罕见病例巨型钙化也可见（图 9-5）。钙化一般认为与肿瘤细胞的自身生物学行为有很大关系，当然与患者的病史也有关（图 9-6）。

不同于鞍上三脑室颅咽管瘤，由于鞍膈阻挡，鞍膈下颅咽管瘤通常合并脑积水者罕见，但当肿瘤沿垂体柄长轴突破鞍膈孔向三脑室扩展时仍可合并梗阻性脑积水（图 9-7）。

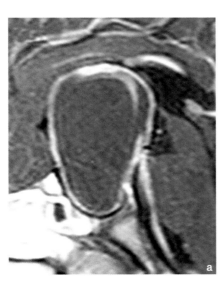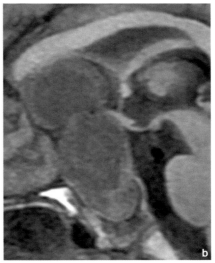

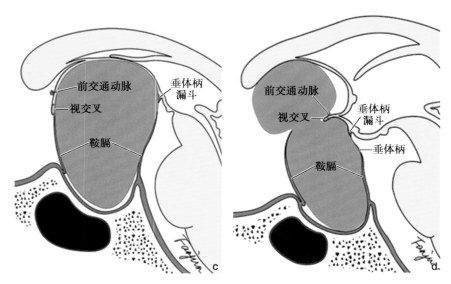

图9-1　通过 MR 矢状位 T_1 加权扫描像（a、b）和模式图（c、d）显示鞍膈下起源颅咽管瘤的生长方式

鞍膈下肿瘤的生长通常导致蝶鞍的明显扩大，同时肿瘤类圆形向鞍上均匀扩展。肿瘤鞍上扩展受到鞍膈的束缚，在有些患者肿瘤可以通过鞍膈孔向鞍上扩展（d）。在该例患者肿瘤突向视交叉上方，前交通动脉复合体，图中标记了术中发现的 ACoA 与肿瘤的形态关系

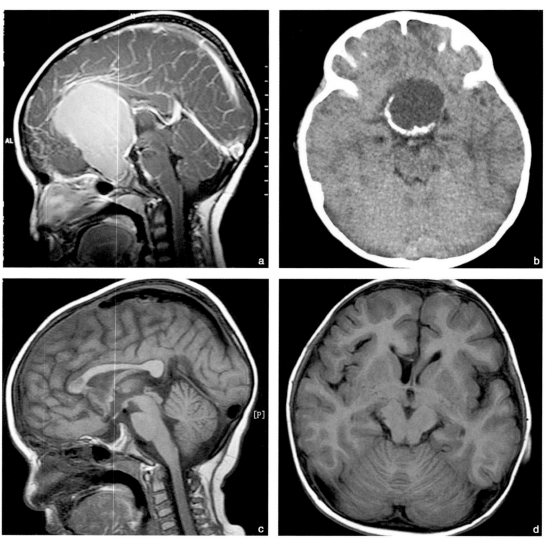

图9-2　巨大鞍膈下起源颅咽管瘤术前与术后 MR 扫描影像

患者男性,5 岁。术前 MR 矢状位 T_1 加权增强扫描及 CT 扫描（a、b）显示肿瘤引起垂体窝扩大，巨大的囊腔向鞍上扩展，肿瘤扩展导致鞍上结构例如视交叉、连同前交通动脉复合体、胼胝体前部结构向上方移位。术前头颅 CT 扫描显示肿瘤囊壁内典型蛋壳样钙化。通过前纵裂入路进行肿瘤切除，术后 MR 矢状位及轴位扫描（c、d）显示肿瘤全切除，视交叉、三脑室底等结构形态恢复，尽管如此，该患儿一侧眼视力仍然丧失

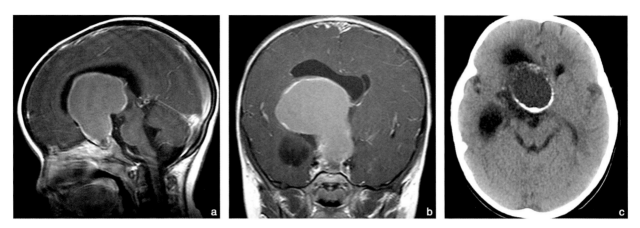

图 9-3　3 岁儿童鞍膈下巨大颅咽管瘤术前 MR 矢状位、冠状位 T₁ 加权增强扫描（a、b）及术前 CT 扫描（c）表现
肿瘤沿垂体柄长轴向鞍上扩张，垂体柄扩张退变，肿瘤最终完全卷入三脑室前部神经组织内。术前 CT 扫描提示肿瘤囊壁内合并有蛋壳样钙化。该患者肿瘤向鞍上扩展的方式较为少见，最可能的原因是患者鞍膈先天发育缺陷，鞍膈孔巨大，对肿瘤扩展没有形成明显阻碍

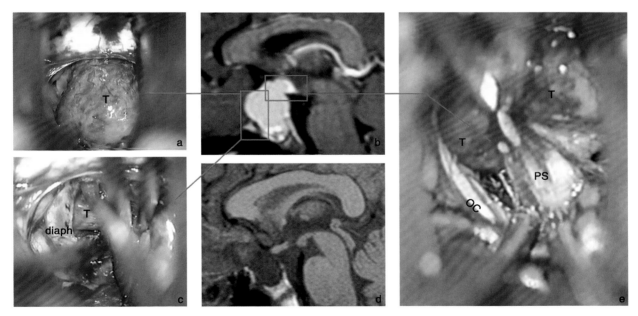

图 9-4　鞍内-鞍上-穿垂体柄病例术前、术后 MR 扫描及术中所见
9 岁男性患儿，图 b 和图 d 为患儿术前、术后 MR 矢状位 T₁ 加权扫描，显示了肿瘤与垂体柄的关系以及肿瘤全切除后的影像。为了方便读者理解，我们对术中显示的解剖部位在术前 MR 扫描片上用红色框的方式进行了标记。图 a、c 和 e 显示肿瘤切除过程中的不同方面：a. 经前纵裂空间暴露肿瘤时，肿瘤连同扩展的鞍膈形成的光滑的包膜，对肿瘤与鞍上结构进行了有利的分离；c. 扩张的鞍膈孔处肿瘤与鞍膈、鞍膈孔的关系，沿肿瘤与鞍膈的边界可以保证鞍内肿瘤得到全切除；e. 肿瘤顶部垂体柄被肿瘤侵犯扩张并与肿瘤及鞍膈在肿瘤顶部融合，该生长模式常见于鞍膈下颅咽管瘤，使得对垂体柄的保护难以完成。diaph：切开的鞍膈；OC：视交叉；PS：垂体柄；T：肿瘤

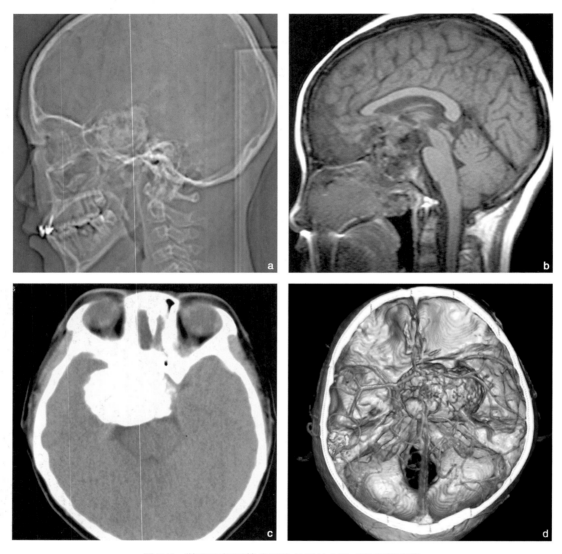

图 9-5   鞍膈下颅咽管瘤再生长后的 MR、CT 扫描表现

19 岁女性患者,发现肿瘤已经 10 年,曾在 8 年前(患者 11 岁时)在当地医院进行了一次开颅肿瘤部分切除术。CT 扫描显示患者合并巨大钙化(a、c),3D 重建图片(d)显示肿瘤钙化与局部颈内动脉及其分支形成包裹关系,提示肿瘤手术切除十分困难。MR 扫描矢状位片(b)显示了肿瘤鞍膈下起源生长的特点(蝶鞍扩大,鞍上扩展方式等)

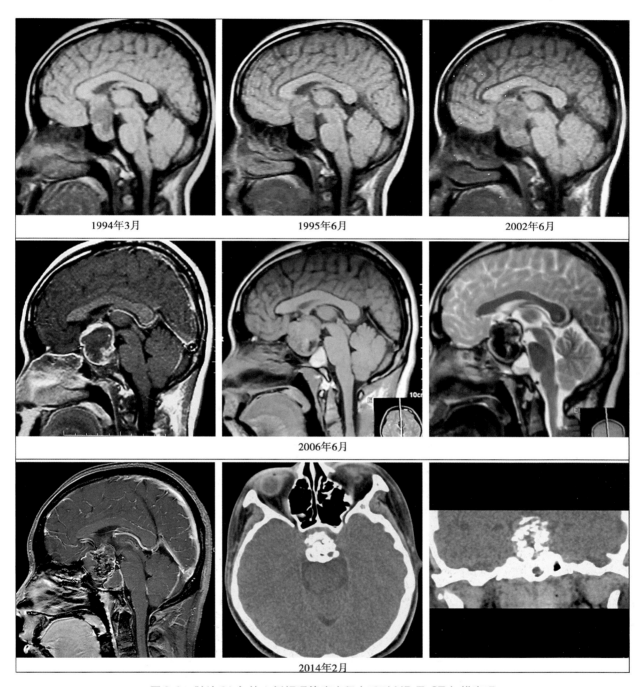

图 9-6　随访 21 年的 1 例颅咽管瘤病程中系列 MR 及 CT 扫描表现

36 岁女性患者，发现肿瘤后随访 21 年，在此期间未行任何外科方式介入。系列 MR 矢状位扫描显示了肿瘤鞍膈下起源的生长方式。同时肿瘤钙化逐步加重并肿瘤破坏蝶鞍骨质的动态过程也得到显示，该患者的例子提示部分颅咽管瘤患者发展缓慢，自然病史漫长，对于一些合适的患者特别是年老、体弱者进行姑息治疗可能是合理的

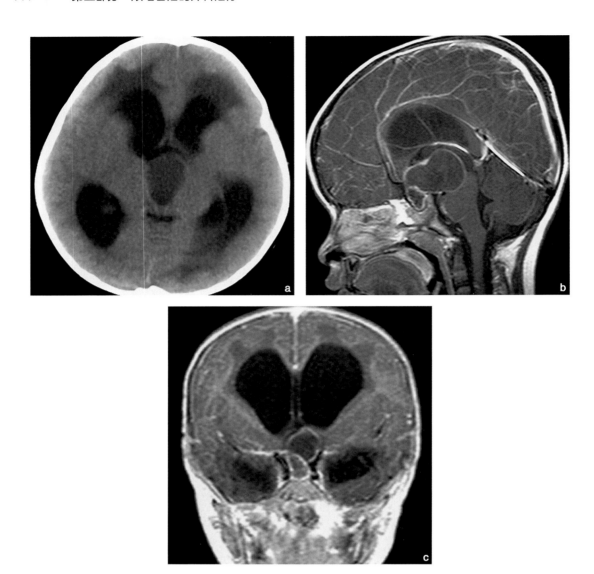

图 9-7　向视交叉后生长的鞍膈下起源颅咽管瘤患者术前 CT 及 MR 扫描表现

3 岁男性患儿，主诉头痛、呕吐以及双眼视力下降。CT 扫描(a)提示：肿瘤囊腔阻塞三脑室空间导致梗阻性脑积水。MR 矢状位(b)及冠状位(c)T₁加权增强扫描提示：鞍内肿瘤主要向鞍上视交叉后三脑室方向扩展，这种方向的鞍上扩展在鞍膈下颅咽管瘤中十分少见。该患者肿瘤生长方式的形成考虑主要有两个原因：①视交叉前置；②患儿鞍膈发育缺陷，对肿瘤鞍上扩展阻挡效应有限，肿瘤经扩大的鞍膈孔沿垂体柄长轴卷入三脑室底并占据了三脑室空间，从而导致梗阻性脑积水

四、鞍膈下起源颅咽管瘤的形态学分析

1. 儿童病例　儿童鞍膈下颅咽管瘤就诊时肿瘤常常巨大，可能与疾病早期垂体前叶功能障碍及视力障碍在幼儿中难以被早期发现及诊断有一定的关系。漆松涛教授治疗的 48 例儿童病例中，正中矢状位上肿瘤平均最大径为 4.39 ± 1.52cm，远大于成人鞍膈下颅咽管瘤。肿瘤的解剖位置包括完全鼻咽蝶窦未累及鞍内及鞍上的鼻咽部肿瘤(图 9-8)1 例；鼻咽-蝶窦-鞍内-鞍上-鞍膈下(图 9-9)4 例；蝶窦或筛窦-鞍内-鞍上-鞍膈下(图 9-10)6 例；鞍内-鞍上-鞍膈下 31 例；鞍内-鞍上-穿鞍膈(图 9-1)或穿垂体柄(图 9-4)5 例；鞍内-鞍上-穿漏斗累及三脑室壁(图 9-11)1 例。

2. 成人病例　成人鞍膈下起源颅咽管瘤十分少见，我们的病例中平均最大径仅 2.75 ± 1.09cm，肿瘤解剖部位包括完全鞍内 6 例；鞍内-鞍上-鞍膈下 5 例；鞍内-鞍上穿垂体柄卷入三脑室壁内(图 9-12)3 例。总体来讲儿童鞍膈下颅咽管瘤相较于成人有着更广泛的起源部位，从鼻咽部到垂体柄鞍膈下段均可能生长肿瘤，而成人颅咽管瘤似乎总是发生在垂体柄鞍膈下段靠近鞍膈孔附近。

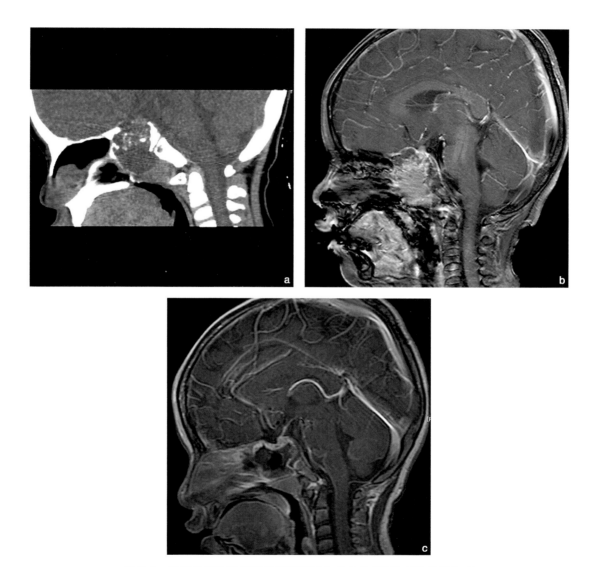

图 9-8　累及鼻咽部及蝶窦的颅咽管瘤患者术前 CT 及 MR 扫描表现

3 岁男性患儿，主诉为鼻塞、右眼斜视、眼球突出及视物模糊。CT 扫描（a）显示：蝶鞍区巨大占位，蝶鞍骨质破坏；术前 MR 矢状位 T_1 加权增强扫描提示：肿瘤占据蝶鞍区蝶窦、垂体窝及后组筛窦，未累及鞍上区域（b）；术后矢状位 MR 扫描 T_1 加权增强扫描显示肿瘤经蝶窦切除。垂体垂体柄结构得到保留（c）

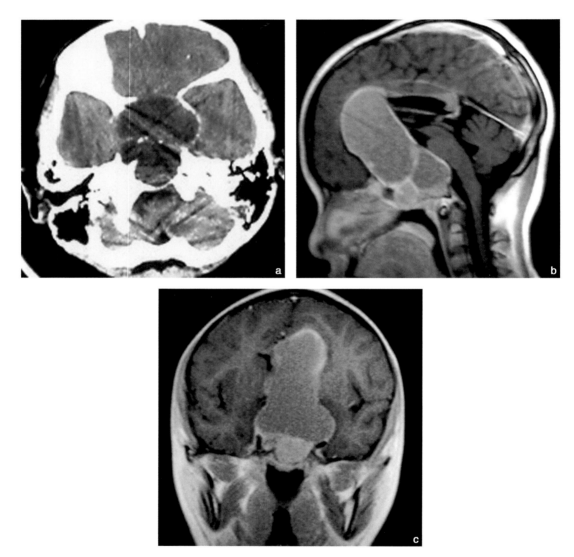

图9-9   广泛累及鼻咽-蝶窦-鞍内-鞍上的鞍膈下巨大颅咽管瘤患者术前 CT 及 MR 扫描表现
16 岁男性,CT 扫描(a)提示:肿瘤巨大,蝶窦区骨质大部破坏,瘤内散在钙化;MR 矢状位(b)及冠状位(c)T$_1$加权增强扫描提示:肿瘤累及鼻咽部、蝶鞍垂体窝,向鞍上巨大囊腔扩展。这种类型的肿瘤通常巨大,累及从鼻咽部到鞍上三脑室底这一胚胎拉克囊发生路径的广泛区域

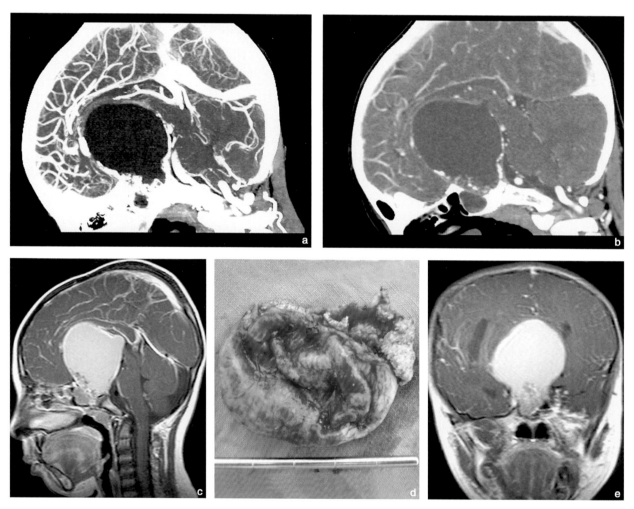

图 9-10　累及蝶窦-筛窦-鞍内-鞍上的鞍膈下起源巨大颅咽管瘤患者术前 CT 扫描及 MR 扫描

8 岁男性患儿，术前矢状位 CT 扫描（a、b）显示：肿瘤向鞍内、鞍上扩展形态以及鞍上血管变形移位；MR 矢状位及冠状位扫描（c、e）显示肿瘤累及从鼻咽部到三脑室的广泛区域；d. 术中切除的肿瘤标本

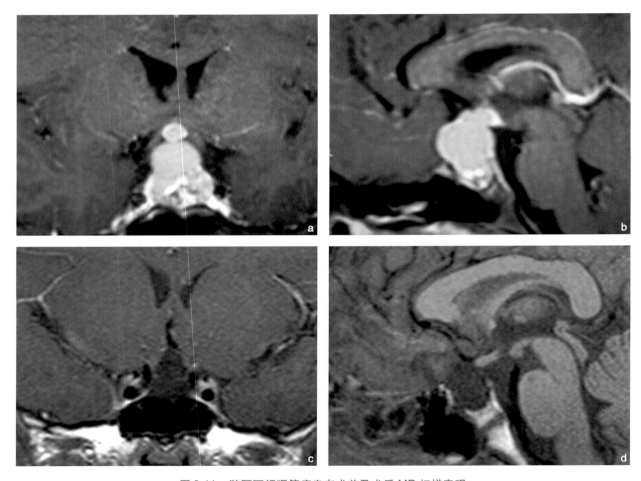

图 9-11   鞍膈下颅咽管瘤患者术前及术后 MR 扫描表现

9 岁男性患儿,术前 MR 冠状位(a)及矢状位(b)扫描提示:肿瘤导致蝶鞍扩大,肿瘤向鞍上呈类圆形生长,并沿垂体柄长轴扩展,肿瘤顶端导致垂体柄扩张。经前纵裂入路肿瘤全切除后 MR 冠状位(c)及矢状位(d)扫描显示肿瘤全切除

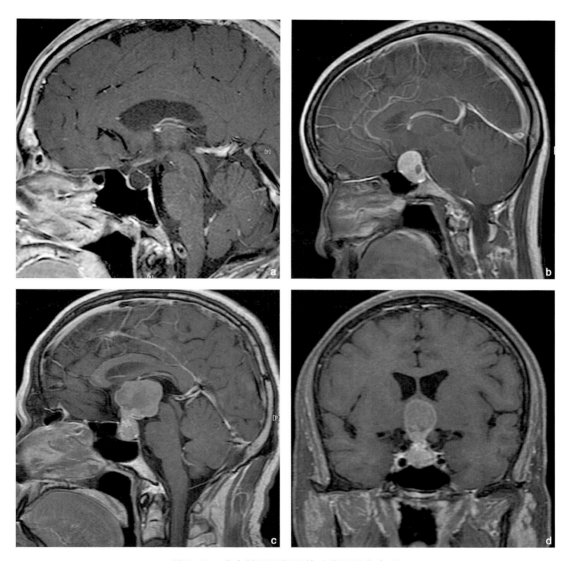

图 9-12 成人鞍膈下颅咽管瘤常见影像表现

a. 患者男性,60 岁。发现完全位于鞍内的囊性占位,术后病理证实为颅咽管瘤,读者可分析肿瘤鞍内占位方式与垂体腺瘤的区别,该类患者术前很难与拉克囊肿相区别,一般囊壁强化及 CT 合并鞍内钙化可以作为鉴别点。b. 患者女性,27 岁。其鞍膈下起源颅咽管瘤的表现如图,肿瘤内容物以及强化形态、CT 扫描钙化等可帮助与垂体腺瘤鉴别;c、d. 患者 43 岁,为鞍膈下起源穿垂体柄生长的颅咽管瘤,其术前 MR 扫描表现

五、鞍膈下颅咽管瘤的临床表现

儿童鞍膈下颅咽管瘤患者主要表现为生长迟缓及视力障碍,见于绝大部分病例,生长迟缓虽然存在于所有患者,但以该主诉入院者仅不到一半,一方面因为家长疏忽,另外与部分年幼患儿早期身高难以客观评价有关。眼科学表现中,鞍膈下颅咽管瘤多数视力受损严重,在漆松涛教授的病例中,严格的视力视野检查(包括幼儿视力评估)发现,超过 50% 的患者单眼和(或)双眼视力仅为眼前指数、光感甚至失明,幼儿视力障碍难以早期发现可能是主要原因。在巨大肿瘤病例中,患者也可能出现头痛、恶心呕吐等高颅压表现,但仅见于漆松涛教授 20% 的病例中。

在罕见的肿瘤累及鼻咽部的病例中,患儿可能由于呼吸道梗阻、鼻塞、流涕、鼻出血等表现而入院,漆松涛教授经治的 1 例 17 岁患者,肿瘤同时累及鼻咽、蝶窦筛窦、蝶骨体、颅内广泛区域,患者以发育迟缓、视力丧失,第二性征未发育入院。查体发现患儿身材矮小、视力严重受损,同时合并有右侧外耳发育畸形(图 9-13)。

成人患者多数以月经紊乱或闭经(女性)和男性性功能减退为主诉入院,由于这些表现早期就可能被患者发现,可能是该类肿瘤能够在早期体积尚小时被发现的原因。在肿瘤向鞍上生长累及视交叉等结构时,患者可能出现视力、视野受损的表现,但总体改变轻微。

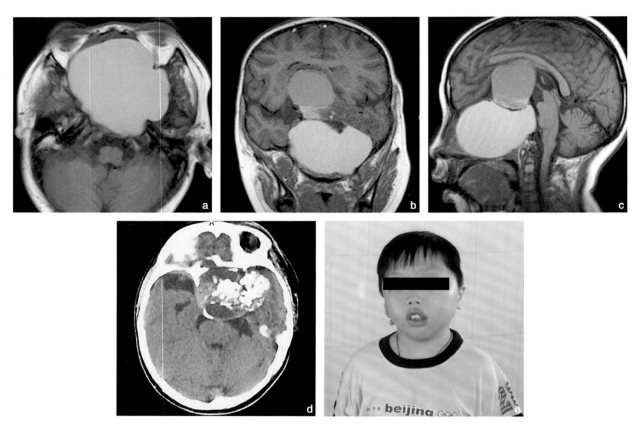

图 9-13　1 例 17 岁男性胚胎性颅咽管瘤患者术前影像表现

a ~ c. 术前轴位、冠状位以及矢状位 MR 扫描 T_1 加权像显示的肿瘤累及范围,可见肿瘤累及鼻咽部、蝶鞍、颅内广泛区域;d. CT 扫描显示:肿瘤内多发钙化;e. 该患儿同时合并外耳道闭锁、外耳发育异常等多发畸形。患者术前存在双目失明、多饮多尿、生长迟缓、第二性征未发育、气道梗阻、鼻衄等多种临床表现

六、鞍膈下来源颅咽管瘤的内分泌紊乱特征

垂体功能的评价和保护是颅咽管瘤患者治疗中的核心问题。早期文献中对颅咽管瘤患者垂体功能低下的发生率的报道差别很大。例如:垂体-生长激素(Growth hormone,GH)轴功能受损发生率为 35% ~ 95%;垂体-性腺轴(follicle-stimulating hormone,FSH/luteinizing hormone,LH)功能损害发生率为 38% ~ 82%;肾上腺素轴(adrenocorticotropic hormone,ACTH)功能低下发生率为 21% ~ 62%;甲状腺素轴(thyroid-stimulating hormone,TSH)功能低下发生率为 21% ~ 42%;中枢性尿崩症(diabetes insipidus,DI)发生率为 6% ~ 38%。文献中对垂体功能低下报道的不一致性可以从多个方面解释:①垂体功能低下的评价标准可能在不同单位、不同人种存在差异,而且就目前而言,垂体各激素轴功能低下的诊断标准仍不统一;②在部分研究中垂体功能评价是选择性的,以儿童患者生长激素

轴功能评价为例,医生可能仅仅会针对已经存在的生长发育受限、身材矮小的患者进行有针对性的检查,导致发病率增高。另外,文献报道的差异也从另一个方面反映了垂体各激素轴功能评价的复杂和繁琐。根据漆松涛教授前面的研究,在鞍膈下颅咽管瘤中,垂体前叶功能受损较鞍上三脑室底型颅咽管瘤更为严重,而且垂体功能低下的严重程度也与肿瘤体积大小明显相关,说明对于鞍膈下颅咽管瘤而言,肿瘤机械性压迫可能是导致垂体功能受损很重要的因素,这样的结果也跟垂体窝局部的解剖特点有关系。

鞍膈下颅咽管瘤绝大多数伴有不同程度的垂体功能障碍,总体来说儿童鞍膈下颅咽管瘤合并垂体功能障碍的程度更严重,在漆松涛教授的病例中,儿童病例中超过 40% 术前存在全垂体功能低下,全部患者至少有部分垂体轴功能低下,其中下丘脑垂体生长激素轴低下为 100%,下丘脑-垂体-甲状腺轴功能低下为 67%。虽然以多饮、多尿为主诉入院者少见,但仔细检查会发现术前存在

尿崩者在儿童病例中高达 70% 以上，对于该现象文献中未见描述。漆松涛教授的病例中青春发育期的患者均存在第二性征发育迟缓，并且在随访期仍持续存在。与鞍上起源的下丘脑颅咽管瘤不同，术前下丘脑功能紊乱症状（例如肥胖等）少见，患儿瘦小、发育迟缓更为多见。而在成人患者多表现为部分垂体功能低下，超过一半的患者垂体功能检查基本正常，术前尿崩仅见于 1 例患者。少数患者肿瘤沿垂体柄生长累及三脑室壁时，患者可能出现肥胖、尿崩等表现（图 9-12）。

七、鞍膈下颅咽管瘤的手术治疗

（一）手术的目标和策略

鞍膈下颅咽管瘤一旦通过 MR 扫描得到明确诊断，则应进行治疗。肿瘤通常在影像学检查时表现为鞍内鞍上肿块，同时伴有视力减退、内分泌功能障碍等表现（临床上主要表现为垂体功能低下，例如年轻患者生长发育迟缓，成人月经紊乱、闭经或性功能障碍等），CT 扫描若提示鞍区肿块伴有钙化通常具有确诊价值。治疗需要解决的问题也是多方面的，最常见的是解除肿瘤的占位效应，挽救患者的视力。对于儿童鞍膈下颅咽管瘤而言，解除肿瘤占位效应更为重要，因为儿童颅咽管瘤通常就诊时体积较大；同时尽量保留残存垂体功能。对于鞍膈下颅咽管瘤而言，垂体功能保护的主要目的为减少进一步损害，从漆松涛教授的经验看，鞍膈下颅咽管瘤手术治疗后罕见垂体功能恢复者，绝大多数患者术后垂体功能将进一步下降，因此如何减少手术对垂体、垂体柄轴的副损害是治疗时追求的目标。

对于侵袭下丘脑严重的颅咽管瘤，手术的治疗策略目前仍存在争论，部分学者认为积极的手术全切除可以减少复发，有助于长期存活；而相对的观点则认为，保护下丘脑的策略性切除辅助放射治疗可以得到与积极全切除大致类似的无进展生存率及总体生存率，而存活患者下丘脑功能紊乱较少，生活质量好于激进手术者，特别是对于儿童患者。与上述观点不同的是，鞍膈下颅咽管瘤手术策略可能更为单一，由于鞍膈下颅咽管瘤在生长过程中受到鞍膈及鞍上蛛网膜的分隔，肿瘤与三脑室底下丘脑结构间主要为推挤关系，不同于鞍上颅咽管瘤，肿瘤与鞍上下丘脑、视交叉等结构间有可分离的界面，因此鞍膈下颅咽管瘤可以被认为是手术可以切除的肿瘤，手术的目标应该是追求肿瘤的全切除，尽量避免放射治疗及其可能的副作用。肿瘤鞍上部分切除实质上包括了肿瘤以及部分扩张的鞍膈的切除。颅咽管瘤有易复发的特点，任何微小的残留均可能导致肿瘤的复发，从漆松涛教授的随访资料看，即使术中及术后 MR 扫描显示全切除的患者，远期随访鞍内肿瘤仍然可能复发，因此如何循肿瘤包膜完全切除鞍内肿瘤，并尽可能保留残存的垂体以及垂体柄是鞍膈下颅咽管瘤手术中的重点。

（二）鞍膈下颅咽管瘤治疗时需要关注的几个问题

鞍膈下颅咽管瘤的生长方式与垂体腺瘤的主要区别是肿瘤生长中与垂体柄的形态学关系，来源于腺垂体细胞的垂体腺瘤与垂体柄为推挤关系，手术中常常可以完整保留垂体柄的连续性（图 9-14），而颅咽管瘤中垂体柄常常发散并与肿瘤包膜融合，手术中若保留垂体柄常常会导致肿瘤的残余，因此从对于垂体柄的保护角度来说，颅咽管瘤手术较垂体腺瘤更为困难。另外，肿瘤质地在垂体腺瘤与颅咽管瘤间也存在巨大差异，垂体腺瘤多数质地细软，即便质地偏韧，但仍然均一；颅咽管瘤则显著不同，其质地不均匀，多数伴有钙化，而且肿瘤囊壁与两侧海绵窦内侧壁粘连紧密，手术全切除困难。而且，不同于垂体腺瘤仅追求鞍膈包膜内满意切除即可，颅咽管瘤若单纯囊内清除减压，则残留囊壁不可避免会复发。

根据肿瘤形态学特点，漆松涛、潘军教授等提出了一个基于 MR 扫描的手术风险评分法（表 9-1，图 9-15），可能对该型肿瘤的手术处理有一定的指导意义。

表 9-1　根据颅咽管瘤不同生长方式进行的累及下丘脑分级标准

	0 级	1 级	2 级
鞍膈下 CPs	肿瘤局限于鞍内没有下丘脑结构累及或仅轻度推挤三脑室前部	肿瘤推挤侵犯整个三脑室底（包括前部、后部）	肿瘤严重推挤三脑室底导致包括乳头体受压，或肿瘤通过扩张垂体柄卷入三脑室前部
鞍上脑室外 CPs	肿瘤轻度压迫三脑室前部，乳头体未受推挤	肿瘤推挤三脑室底包括乳头体受压	肿瘤严重推挤三脑室底，乳头体无法辨认

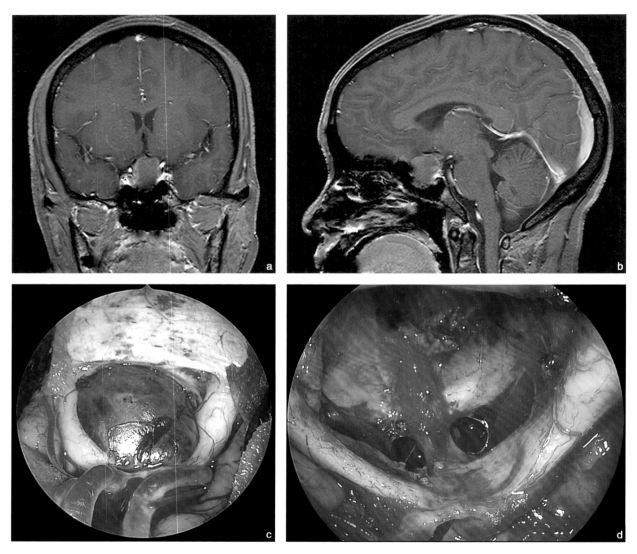

图 9-14   垂体腺瘤术中肿瘤与垂体柄的形态学关系

本例为成人垂体腺瘤患者,术前 MR 扫描(a,b)肿瘤主要位于鞍内,术中使用内镜显示肿瘤与鞍上视交叉、前交通动脉等结构的关系(c),d. 肿瘤切除后垂体柄结构,可以发现垂体腺瘤中垂体柄全程未受肿瘤侵犯,仅为推挤压迫关系,多数可以得到全程保留

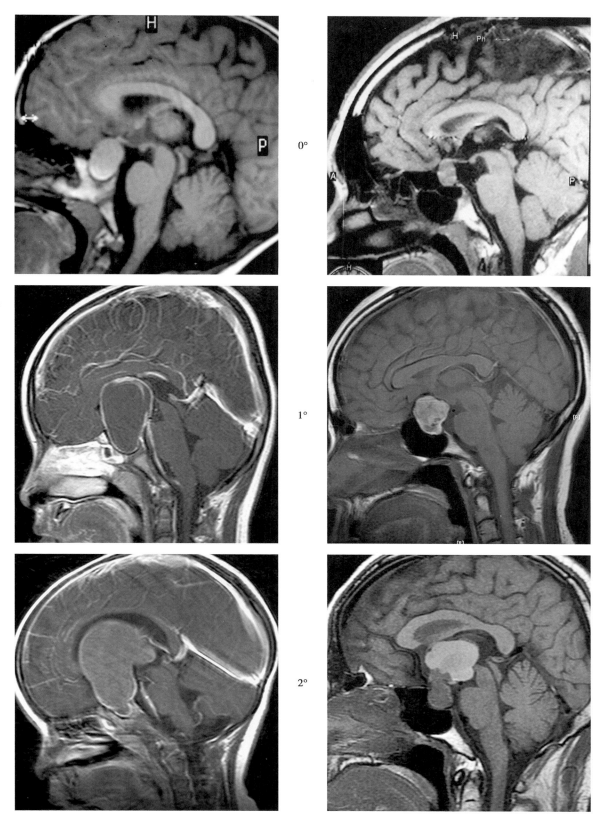

图 9-15 鞍膈下颅咽管瘤根据生长方式不同进行的下丘脑侵犯程度分级

（三）手术入路选择

从生长方式看，鞍膈下颅咽管瘤被认为是颅咽管瘤中经蝶手术的最佳适应证。经蝶入路从腹侧暴露肿瘤减少了对视神经、视交叉的牵拉，同时也避免了对额颞叶脑组织的牵拉损伤，同时随着近年来内镜及器械的进步，使得经蝶路径在颅咽管瘤手术中的应用得到进一步推广。

从国外几组经蝶入路的颅咽管瘤病例分析看，肿瘤体积总体上较小，Fahlbusch 等的 168 例病例中，经蝶手术者 31 例，但绝大多数病例直径<3cm，直径>4cm 者仅 1 例。Giorgio Frank 等报道了内镜辅助下 10 例颅咽管瘤的经蝶手术资料，肿瘤的平均直径为 2.9cm。同样，Abe 等报道的 11 例经蝶手术的颅咽管瘤平均直径为 1.7cm。从漆松涛教授经治的鞍膈下颅咽管瘤资料看，肿瘤一般较大，鞍上扩展部分大于鞍内肿瘤部分，肿瘤最小直径 3cm，选择经蝶入路存在以下困难：①肿瘤鞍上部分体积大、位置高，经蝶手术难以切除；②鞍上肿瘤囊壁一般较厚，且多数伴有蛋壳样钙化；③部分患者正常垂体位于肿瘤下方，经蝶入路必须首先切开垂体，增加了垂体功能损害的可能；④经蝶入路不利于处理垂体柄与肿瘤囊壁的粘连。同时，最近几年报道的内镜辅助下颅咽管瘤手术患者总体随访时间尚短，需要进一步长时间的随访观察。

由于鞍膈下颅咽管瘤好发于儿童，且发病时肿瘤常常体积巨大，因此目前而言经颅手术仍然是全切除肿瘤主要的手术路径，根据肿瘤大小、钙化程度、扩展方向，常用的经颅手术路径为额颞颅底入路及前纵裂颅底入路两大类，经标准的额颞入路开颅行颅咽管瘤切除时，翼点入路骨瓣通常向中线做适当扩大改良，一般从关键孔向内侧扩大 1.5~2.0cm。与额下路径类似，额部骨瓣尽量靠近前颅窝底，一般需对颅骨内板进行磨除，有时眶板的骨棘也需给予磨除以减少对显微镜视野的阻挡。骨瓣向额侧改良可以为手术提供到达视交叉前部及扩大的垂体窝的直视下视角，从而满足在直视下处理肿瘤鞍内部分。从漆松涛教授的经验看，对于儿童鞍膈下颅咽管瘤而言，经前纵裂中线入路优于侧方翼点入路或额外侧入路，主要的优势体现在对鞍内肿瘤的处理上，由于额叶底面上抬范围有限，侧方入路时鞍内肿瘤的处理存在巨大的盲点，而纵裂间隙可以为鞍内肿瘤处理提供更佳视角（图 9-16），而且前方入路也为可能的鞍结节蝶骨平台骨质磨除提供了更好的操作方向。无论侧方路径还是中线路径，鞍膈下颅咽管瘤均应该避免使用轴内路径，罕见一些病例的肿瘤位置极高，且突入鞍上三脑室壁周围的脑实质内，可能需要经终板等间隙放置棉片，帮助将肿瘤包膜推入轴外术野，切忌经轴内路径分离切除肿瘤。

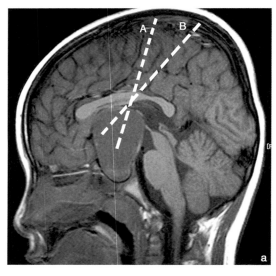
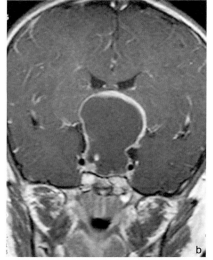

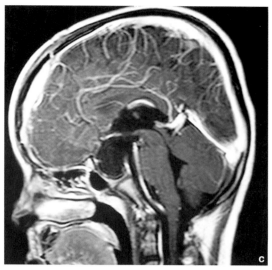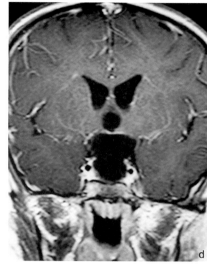

图 9-16　1 例 5 岁男性患儿鞍膈下颅咽管瘤患者术前（a、b）及术后（c、d）MR 矢状位及冠状位 T₁ 加权扫描

点状虚线表示经颅底额叶底面空间（a）和经前纵裂空间（b）可显露的鞍内范围，A 线提示经额颞颅底入路（额下、翼点入路等）时，由抬起额叶能够暴露的范围，由于额叶抬起范围有限，导致观察鞍内视角明显受限，当肿瘤导致蝶鞍明显加深增大时，鞍内肿瘤存在盲区；B 线显示通过前纵裂空间时，对鞍内暴露的范围更为广泛，增加了鞍内肿瘤全切除的机会

（四）手术技术

1. 经蝶入路鞍膈下颅咽管瘤手术治疗　由于鞍膈下颅咽管瘤特殊的生长方式（肿瘤与鞍上结构间常常存在鞍膈以及鞍上蛛网膜的分界，图 9-17），经鼻经蝶暴露鞍底从而切除肿瘤成为最重要的入路选择之一。以往的经验是，成人鞍膈下颅咽管瘤首选经蝶入路手术，但对于巨大儿童鞍膈下颅咽管瘤而言，则需要进行个体化考虑。近年来随着内镜技术及器械的进步，在我们的中心经蝶入路在儿童鞍膈下颅咽管瘤的手术治疗中也逐步成为主要的手术入路，也作为经颅术后鞍内复发病例的补救措施。由于颅咽管瘤特定的生长方式及质地，经蝶手术切除颅咽管瘤与垂体腺瘤完全不同，颅咽管瘤切除无法仅仅追求囊内清除（如垂体腺瘤一样），对颅咽管瘤仅进行肿瘤内容物清除的手术，术后复发率几乎为 100%。进行包括鞍膈在内的鞍上囊壁全切除是通常的做法，因此一般情况下需要对鞍底包括鞍结节蝶骨平台的骨质进行大范围磨除。鞍内囊壁的切除在经蝶入路时其实是十分困难的，因为两侧海绵窦内侧壁处肿瘤囊壁的剥离一般均伴随着汹涌的海绵窦出血，而这样的出血在内镜下的处理十分尴尬和困难，因此多数情况下，经蝶入路切除鞍膈下颅咽管瘤需要充分的鞍底暴露，即便如此，这些患者术后仍然需要更长时间随访来监测复发。随着内镜及其器械的发展，经蝶路径将更广泛地应用于鞍膈下颅咽管瘤的治疗。

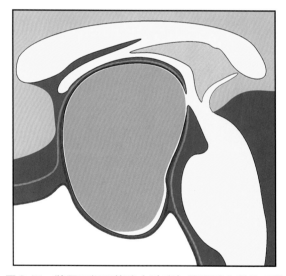

图 9-17　鞍膈下颅咽管瘤中肿瘤与鞍膈形态学关系模式图

图中蓝色线条代表鞍膈、红色线条代表鞍上蛛网膜

2. 鞍膈下颅咽管瘤经颅手术治疗　经颅切除鞍膈下颅咽管瘤时，手术步骤大致可以归纳入以下几点：①标准的颅底开颅术（例如翼点、额下、额颞开颅术）；②沿着扩张变薄的鞍膈界面分离肿瘤与鞍上结构；③切开鞍膈，分离肿瘤与鞍膈间隙；④沿鞍膈内肿瘤真正的边界分离肿瘤与鞍内神经垂体边界，分离两侧肿瘤膜与海绵窦内侧膜的粘连，尽量保留神经垂体-垂体柄的连续性。

根据鞍膈下颅咽管瘤累及鞍上的方式，可以将肿瘤与鞍膈的关系分为三类。①鞍内-鞍上鞍膈下颅咽管瘤：鞍膈完全限制肿瘤的鞍上扩张，鞍上肿瘤囊壁被鞍膈完全包裹；②鞍内-鞍上穿鞍膈颅咽管瘤：肿瘤鞍内向鞍上扩展时，部分肿瘤从鞍膈孔突破鞍膈累及鞍上，鞍膈上下均为肿瘤，通常呈"束腰征"；③鞍内-鞍上穿垂体柄颅咽管瘤：肿瘤鞍内向鞍上扩展，肿瘤顶沿垂体柄长轴扩张并穿垂体向三脑室前部生长，导致垂体柄扩张，甚至卷入三脑室壁。（见本书第 20 章，鞍膈下颅咽管瘤，病例7）

沿着扩展的鞍膈分离肿瘤边界时，由于鞍膈界面的分隔，鞍膈下肿瘤较易与鞍上结构（视交叉、颈内动脉及分支、是三脑室底）安全分离。因此，通过钝性牵拉、分离，多数情况下即可将肿瘤囊壁与鞍膈结构分开。需要注意的是，在部分穿鞍膈型肿瘤病例中，肿瘤穿过鞍膈的部分可能包裹前交通动脉复合体或其分支，这种情况下则需要锐性直视下分离（见本书第 20 章病例 3）。即便在肿瘤突破鞍膈后，理论上鞍膈下颅咽管瘤在肿瘤顶部将仍有一层基底蛛网膜分隔，肿瘤与垂体柄、三脑室底间仍有良好的分离界面，给手术分离提供了便利。然而，在复发病例中，肿瘤与鞍上结构间的粘连将变得紧密，特别是部分病例既往曾放置 Ommya 囊，分离管将与周边结构紧密粘连，使得分离危险而困难。复发肿瘤中，肿瘤细胞可以沿着前次手术的通道播散，或沿 Ommya 囊管腔播散，使得再次手术全切除十分困难，甚至不可能得到全切除。

在鞍膈下颅咽管瘤中，垂体柄近端（漏斗部）常常尚可辨认，而其远端（穿过鞍膈孔处）则多呈伞样扩张并且与扩张的鞍膈融合，从而在肿瘤顶部形成肿瘤囊壁、扩张的垂体柄纤维、鞍膈三者融合后的囊壁样结构（图 9-18）。鞍膈下颅咽管瘤这一特殊的生长方式，使得对于垂体柄的保护变得十分困难。在少数病例由于肿瘤体积巨大，术

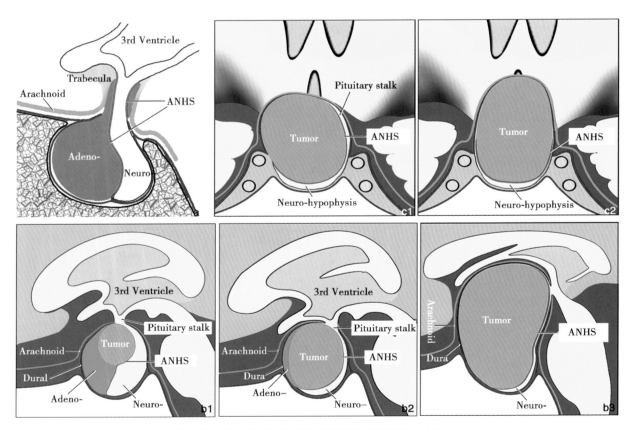

图 9-18　通过模式图显示跌鞍膈下颅咽管瘤的生长方式

a. 正常鞍区及 ANHS 结构；b. 显示肿瘤生长过程中局部垂体柄垂体等结构矢状位上的变化过程。图片中红色线条代表 ANHS 可能的移位扭曲方向及其对垂体柄的分隔作用。随着肿瘤生长，垂体柄呈雨伞样扩张分散在肿瘤膜上 c. 冠状位上肿瘤生长后垂体柄的移位及垂体柄-神经垂体移位形态，当肿瘤较小时，垂体柄主要推挤向一侧（c1），通过 ANSH 的分离界面可能保留垂体柄-下丘脑的连续性；反之，在大多数鞍膈下颅咽管瘤，肿瘤的持续生长使得垂体柄渐渐与肿瘤囊壁融合退化，难以辨认（c2），手术切除肿瘤的结果通常是垂体柄的离断；Adeno-，垂体前叶；ANHS，腺垂体神经垂体间膜性分隔；Arachnoid，蛛网膜；Dural，硬膜；Neuro-，垂体后叶；Neuro-hypophysis，神经垂体；Pituirary stalk，垂体柄；Tumor，肿瘤；Traecula，垂体柄蛛网膜袖套结节部；3rd Ventricle，三脑室

中三脑室前端垂体柄漏斗起始处的位置也变得难以辨认。分离肿瘤鞍内鞍上包膜时，处理肿瘤与垂体柄的关系是手术的难点。由于垂体柄与肿瘤存在共生关系，保留垂体柄连接到鞍内神经垂体十分困难。多数肿瘤由于体积巨大，垂体柄分散菲薄，从而难以保留，而垂体柄的保留是术后患者垂体功能恢复的形态学基础。漆松涛教授手术治疗的经颅鞍膈下颅咽管瘤病例中，保留垂体柄连续性的病例术后垂体功能均有不同程度的恢复，因此漏斗-垂体柄-神经垂体的结构是否完整保留是患者术后内分泌功能恢复的重要条件。

八、鞍膈下颅咽管瘤的病理

漆松涛教授治疗的所有 62 例鞍膈下起源颅咽管瘤病例中，仅 3 例患者病理结果显示为鳞状乳头型，其余病例均为典型成釉细胞型颅咽管瘤。

九、鞍膈下颅咽管瘤的结局及并发症

1. 手术结果　漆松涛教授自己的病例组中共有 62 例鞍膈下颅咽管瘤病例，其中 48 例发病年龄小于 14 岁，有 14 例就诊时年龄超过了 17 岁。所有 14 例成人鞍膈下颅咽管瘤患者使用经蝶或翼点入路开颅手术肿瘤得到全切除。48 例儿童鞍膈下颅咽管瘤中，26 例采用额颞部侧方入路，其余 22 例采用前纵裂额底入路，另有 10 例使用了扩大经蝶窦入路。全切除（通过术者的术中判断以及术后 MR 扫描证实）病例 41 例；5 例患者肿瘤累及筛窦、鼻咽部等广泛区域视为大部切除；1 例鞍内囊壁有残留。漆松涛教授的病例中原发病例和复发病例在手术全切除率方面无显著差别（5/50 vs. 2/12）。尽管复发病例在鞍上会存在一定程度的粘连，但多数仍保留了原发病例鞍

膈下起源的特点，使得肿瘤安全全切除成为可能。

2. 肿瘤复发　漆松涛教授鞍膈下颅咽管瘤病例生存分析 5 年和 10 年无进展生存率分别为 87.6% 和 79.6%。经蝶全切除的病例 5 年和 10 年无进展生存率分别为 87.1% 和 76.1%（log-rank test，$P = 0.719$）。无论是经蝶或经颅，还是成人或儿童，其生存率方面的差异均无统计学意义。需要注意的是，鞍膈下颅咽管瘤平均术后复发时间为 4.5 年，较文献和我们自己的鞍上颅咽管瘤平均复发时间（2~3 年）明显延长。鞍膈下颅咽管瘤由于原发于鞍内，肿瘤复发多数也在鞍内，早期无明显症状，因此，对于鞍膈下颅咽管瘤需要强调术后密切地影像学监测以及长期随访。

大多数鞍膈下颅咽管瘤的复发主要发生在鞍内，因此强调鞍内肿瘤的切除特别是肿瘤囊壁的切除是十分重要的，这也是南方医院神经外科对鞍膈下颅咽管瘤谨慎采用经蝶入路的原因，因为经蝶入路由于器械及操作空间的限制，处理两侧海绵窦内侧时存在困难，容易导致囊壁的残留，从而导致术后复发。值得注意的是随着内镜技术及器械的进步，经蝶入路在鞍膈下颅咽管瘤手术中应用越来越广泛。幸运的是，我们观察到大多数鞍膈下颅咽管瘤复发时仍保留了鞍膈下肿瘤的特点（见本书第 20 章典型病例 5）。复发病例尽管在鞍上部分存在粘连，但多数患者仍有可供分离的界面，因此再次手术仍应追求全切除。当复发肿瘤仅局限于鞍内时，经蝶手术有时是较好的补救措施，通过经蝶手术切除鞍内复发肿瘤可以避免复发肿瘤向鞍上颅内扩展（见第 20 章典型病例 6）。鞍膈下肿瘤复发时呈现穿鞍膈垂体柄生长较为罕见（图 9-19），在这种情况下，再次手术必须在三脑室重要神经结构内操作，增加了术后下丘脑并发症的风险。

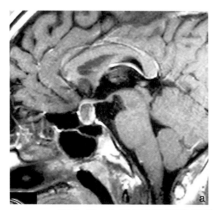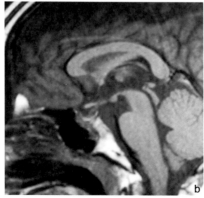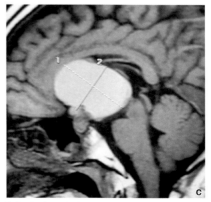

图 9-19　1 例复发鞍膈下颅咽管瘤患者病程中 MR 复查，肿瘤生长方式在复发肿瘤中发生了巨大变化

a. 术前 MR 矢状位扫描显示典型鞍膈下颅咽管瘤（Q 型）；b. 经蝶切除术后 MR 扫描复查显示肿瘤切除满意；c. 术后 5 年 MR 扫描提示肿瘤复发，可见肿瘤通过鞍膈孔沿垂体柄扩展卷入三脑室壁内

　　从漆松涛教授的经验看,鞍膈下颅咽管瘤总体生存率高,经过适当的激素替代,大多数患者均可以长期存活,漆松涛教授的一组 62 例长期随访鞍膈下肿瘤患者,5 年和 10 年总体生存率在儿童患者分别为 95.6% 和 89.2%;成人 10 年总体生存率为 92.2%.

　　3. 视力结果　在颅咽管瘤患者的治疗中,视力障碍是影响患者生活自理能力最重要的影响因素。Effenterre 和 Boch 等总结了文献中关于视力问题的四条结论:①术后视力的恢复取决于术前视力状态,术前视神经萎缩者(通过眼底检查观察)术后视力预后差;②儿童视力较成人更易受损,但在相同的损害程度下,术后视神经减压后恢复与成人未见显著差异;③手术相较于放疗对视力的影响更小;④复发是视力恶化的常见原因。

　　我们统计了漆松涛教授治疗的 52 例鞍膈下颅咽管瘤病例的视力恢复情况。在我们的病例中,所有儿童鞍膈下颅咽管瘤患者术前均存在不同程度的视力障碍,而这一概率在成人患者中为 43%。47% 的儿童患者术前存在严重的视力障碍(包括单眼或双眼失明或仅存光感)术后视力好转(至少单眼)或恢复正常者为 62%(8 例恢复正常,24 例改善);视力维持术前水平者 25%(13 例);术后视力恶化者 14%(7 例)。6 例术前视力受损的成人,术后视力均得到恢复或改善。18 例(19 只眼)术前视力严重受损的儿童患者中,视力术后恢复的仅 6 例,维持术前水平者 5 例,而术后恶化者 7 例。说明术前视力水平是决定术后视力最重要的因素。

　　4. 垂体功能结局　几乎所有患者术后垂体功能均有不同程度的下降。总体来讲,儿童患者术后垂体功能损害程度要比成人患者重。将近 50% 的儿童鞍膈下颅咽管瘤术后呈全垂体功能低下状态,需要全面的激素替代治疗,几乎所有的患儿均存在生长发育受限、身材矮小等问题。与之不同的是,成人患者术后全垂体功能低下者少见,多数为部分垂体功能低下,而且成人患者除性功能障碍及闭经等表现外,其他垂体功能低下表现并不明显,经过激素替代治疗后,患者的生活质量并没有严重下降。在儿童患者,全切除者与未能全切除者术后垂体功能未见显著差异。在复发患者中全垂体功能下降者更常见。

　　5. 随访期下丘脑功能　不同于鞍上三脑室底型颅咽管瘤,鞍膈下颅咽管瘤患者随访期下丘脑功能障碍表现较少见。漆松涛教授的鞍膈下颅咽管瘤患者中,随访期未见病理性肥胖、摄食过激等严重下丘脑功能障碍表现,明显的肥胖仅见于 3 例儿童患者,他们均是肿瘤巨大而且对三脑室底挤压严重的患者。而且下丘脑功能紊乱的其他表现例如:记忆力障碍(仅在>12 岁患者评价)、体温调节障碍、情绪管理障碍、激惹、睡眠周围紊乱等在鞍膈下颅咽管瘤中并未观察到。

十、结语

　　鞍膈下颅咽管瘤是颅咽管瘤中一个特殊的亚型,生长方式、影像学表现、手术治疗及预后均显著地不同于鞍上三脑室底型颅咽管瘤。垂体窝的增大、增深,以及肿瘤类圆形向鞍上均匀扩展是典型的神经影像学特点。肿瘤常常体积巨大且多见于儿童是显著的临床特点。由于受到鞍膈束缚,鞍上肿瘤通常呈规整的圆形或类圆形扩展,罕见向前、中、后颅窝扩展者。肿瘤突破鞍膈时可以在扩张的鞍膈顶形成子囊,也可以从鞍膈孔向鞍上突破,包绕鞍上视交叉、前交通动脉复合体等结构,肿瘤特殊的扩展方向和方式使得即便肿瘤巨大仍罕见合并脑积水者。首次手术积极的全切除,包括鞍内肿瘤的全切除,可以使患者的病情得到长期控制,并使其获得较好的生活质量。长期尿崩及垂体功能低下是常见的并发症,特别是儿童患者,因此随访期合理的激素替代及密切随访至关重要。肥胖、认知功能下降、行为异常等严重影响颅咽管瘤患者生活质量的下丘脑功能障碍在鞍膈下颅咽管瘤中少见。尽管文献认为,中线巨大肿瘤、年龄小于 5 岁是严重下丘脑功能障碍的影响因素,但在鞍膈下颅咽管瘤,这样的情形仅见于反复复发、多次治疗后下丘脑功能受到损害的患者,因此首次治疗的质量对患者的预后至关重要。

参 考 文 献

1. Qi S, Lu Y, Pan J, et al. Anatomic relations of the arachnoidea around the pituitary stalk: relevance for surgical removal of craniopharyngiomas. Acta Neurochir (Wien), 2011. 153(4): 785-796.

2. Brunel H, Raybaud C, Peretti-Viton P, et al. [Craniopharyngioma in children: MRI study of 43 cases]. Neurochiru-

rgie. 2002, 48（4）: 309-318.

3. Hoffman HJ. Surgical management of craniopharyngioma. Pediatr Neurosurg. 1994, 21 Suppl 1: 44-49.

4. Lee YY, Wong TT, Fang YT, et al. Comparison of hypothalamopituitary axis dysfunction of intrasellar and third ventricular craniopharyngiomas in children. Brain Dev. 2008, 30（3）: 189-194.

5. Wang KC, Hong SH, Kim SK, et al. Origin of craniopharyngiomas: implication on the growth pattern. Childs Nerv Syst. 2005, 21（8-9）: 628-634.

6. Wang KC, Kim SK, Choe G, et al. Growth patterns of craniopharyngioma in children: role of the diaphragm sellae and its surgical implication. Surg Neurol. 2002, 57（1）: 25-33.

7. Van Effenterre R, Boch AL. Craniopharyngioma in adults and children: a study of 122 surgical cases. J Neurosurg. 2002, 97（1）: 3-11.

8. Honegger J, Buchfelder M, Fahlbusch R. Surgical treatment of craniopharyngiomas: endocrinological results. J Neurosurg. 1999, 90（2）: 251-257.

9. DeVile CJ, Grant DB, Hayward RD, et al. Growth and endocrine sequelae of craniopharyngioma. Arch Dis Child. 1996, 75（2）: 108-114.

10. Thomsett MJ, Conte FA, Kaplan SL, et al. Endocrine and neurologic outcome in childhood craniopharyngioma: Review of effect of treatment in 42 patients. J Pediatr, 1980. 97（5）: 728-735.

11. Karavitaki N, Cudlip S, Adams CB, et al. Craniopharyngiomas. Endocr Rev, 2006. 27（4）: 371-397.

12. Qi S, Pan J, Lu Y, et al. The impact of the site of origin and rate of tumour growth on clinical outcome in children with craniopharyngiomas. Clin Endocrinol（Oxf）. 2012, 76（1）: 103-110.

13. Abe T, Lüdecke DK. Transnasal surgery for infradiaphragmatic craniopharyngiomas in pediatric patients. Neurosurgery. 1999, 44（5）: 957-964; discussion 964-966.

14. Cavallo LM, Prevedello D, Esposito F, et al. The role of the endoscope in the transsphenoidal management of cystic lesions of the sellar region. Neurosurg Rev. 2008, 31（1）: 55-64; discussion 64.

15. Chakrabarti I, Amar AP, Couldwell W, et al. Long-term neurological, visual, and endocrine outcomes following transnasal resection of craniopharyngioma. J Neurosurg. 2005, 102（4）: 650-657.

16. Couldwell WT, Weiss MH, Rabb C, et al. Variations on the standard transsphenoidal approach to the sellar region, with emphasis on the extended approaches and parasellar approaches: surgical experience in 105 cases. Neurosurgery. 2004, 55（3）: 539-547; discussion 547-550.

17. de Divitiis E, Cappabianca P, Cavallo LM, et al. Extended endoscopic transsphenoidal approach for extrasellar craniopharyngiomas. Neurosurgery. 2007, 61（5 Suppl 2）: 219-227; discussion 228.

18. Dusick JR, Esposito F, Kelly DF, et al. The extended direct endonasal transsphenoidal approach for nonadenomatous suprasellar tumors. J Neurosurg. 2005, 102（5）: 832-841.

19. Dusick JR, Fatemi N, Mattozo C, et al. Pituitary function after endonasal surgery for nonadenomatous parasellar tumors: Rathke's cleft cysts, craniopharyngiomas, and meningiomas. Surg Neurol. 2008, 70（5）: p. 482-490; discussion 490-491.

20. Dusick JR, Fatemi N, Mattozo C, et al. Surgical treatment of craniopharyngiomas: experience with 168 patients. J Neurosurg. 1999, 90（2）: 237-250.

21. Frank G, Pasquini E, Doglietto F, et al. The endoscopic extended transsphenoidal approach for craniopharyngiomas. Neurosurgery. 2006, 59（1 Suppl 1）: ONS75-83; discussion ONS75-83.

22. Frazier JL, Chaichana K, Jallo GI, et al. Combined endoscopic and microscopic management of pediatric pituitary region tumors through one nostril: technical note with case illustrations. Childs Nerv Syst. 2008, 24（12）: 1469-1478.

23. Gardner PA, Prevedello DM, Kassam AB, et al. The evolution of the endonasal approach for craniopharyngiomas. J Neurosurg, 2008. 108（5）: 1043-1047.

24. Kitano M, Taneda M. Extended transsphenoidal surgery for suprasellar craniopharyngiomas: infrachiasmatic radical resection combined with or without a suprachiasmatic translamina terminalis approach. Surg Neurol. 2009, 71（3）: 290-298, discussion 298.

25. Laws ER Jr. Transsphenoidal removal of craniopharyngioma. Pediatr Neurosurg. 1994, 21 Suppl 1: 57-63.

26. Locatelli D, Levi D, Rampa F, et al. Endoscopic approach for the treatment of relapses in cystic craniopharyngiomas. Childs Nerv Syst. 2004, 20（11-12）: 863-867.

27. Maira G, Anile C, Albanese A, et al. The role of transsphenoidal surgery in the treatment of craniopharyngiomas. J Neurosurg. 2004, 100（3）: 445-451.

28. Maira G, Anile C, Rossi GF, et al. Surgical treatment of craniopharyngiomas: an evaluation of the transsphenoidal and pterional approaches. Neurosurgery. 1995, 36（4）: 715-724.

29. Norris JS, Pavaresh M, Afshar F. Primary transsphenoidal microsurgery in the treatment of craniopharyngiomas. Br J Neurosurg. 1998, 12（4）: 305-312.

30. Gardner PA, Kassam AB, Snyderman CH, et al. Outcomes following endoscopic, expanded endonasal resection of suprasellar craniopharyngiomas: a case series. J Neurosurg.

2008,109（1）:6-16.

31. Kassam AB,Gardner PA,Snyderman CH,et al. Expanded endonasal approach,a fully endoscopic transnasal approach for the resection of midline suprasellar craniopharyngiomas: a new classification based on the infundibulum. J Neurosurg, 2008.108(4):715-728.

32. Laufer I,Anand VK,Schwartz TH. Endoscopic,endonasal extended transsphenoidal, transplanum transtuberculum approach for resection of suprasellar lesions. J Neurosurg. 2007,106(3): 400-406.

33. Laws ER,Kanter AS,Jane JA Jr,et al. Extended transsphenoidal approach. J Neurosurg. 2005,102（5）: 825-827; discussion 827-828.

34. Stamm AC,Vellutini E,Harvey RJ,et al. Endoscopic transnasal craniotomy and the resection of craniopharyngioma. Laryngoscope. 2008,118(7):1142-1148.

35. De Vile CJ,Grant DB,Kendall BE,et al. Management of childhood craniopharyngioma: can the morbidity of radical surgery be predicted? J Neurosurg. 1996,85(1):73-81.

36. Poretti A,Grotzer MA,Ribi K,et al. Outcome of craniopharyngioma in children: long-term complications and quality of life. Dev Med Child Neurol, 2004. 46 (4): 220-229.

第 10 章　蛛网膜下腔池内颅咽管瘤（S 型）

本章我们将关注于颅咽管瘤中一个特殊的亚型：主体位于鞍上蛛网膜下腔池内的肿瘤。这类肿瘤主要在围绕垂体柄的视交叉池向临近脑池扩展，除了在漏斗部与三脑室前部发生联系外，肿瘤未累及三脑室壁，三脑室底一般仅受肿瘤推挤上抬，与结节漏斗型肿瘤中下丘脑结构下移存在不同。需要声明的是，本章描述的颅咽管瘤病例在以前的文献中并没有明确的定义，主要的原因可能是由于到目前为止对于肿瘤与三脑室的关系，各个作者采用的判定标准不统一。文献中所谓的鞍上脑室外型颅咽管瘤可能涵盖了本章所描述的病例。

一、定义

漆松涛教授通过对 226 例原发颅咽管瘤的术前 MR 扫描以及术中发现进行回顾性分析，给出了对这一类型颅咽管瘤的定义。

1. 术中肿瘤的分离完全在蛛网膜下腔池内操作，无需经三脑室操作。

2. 肿瘤未侵犯三脑室壁的神经组织，三脑室底受肿瘤推挤上抬。

3. 尽管肿瘤主体位于围绕垂体柄的鞍上蛛网膜下腔池，但这一类型肿瘤的起源部位均位于垂体柄上段以及漏斗部。

4. 从肿瘤与鞍上池膜性结构的形态学关系看，该类肿瘤属于鞍上-软膜外-蛛网膜下肿瘤，所以我们认为对该类型颅咽管瘤的准确认识应该是主要向蛛网膜下腔池生长的颅咽管瘤；在其起源部位均与垂体柄上段和（或）漏斗发生软膜下联系。

这型颅咽管瘤在所有颅咽管瘤中的占比目前无明确数据，在 Steno 描述的病例中，鞍上脑室外肿瘤占鞍上肿瘤的 32.6%（15/46）。而 Van Effenterre 等的 122 例病例报道中，认为脑室外型肿瘤占 92%。导致这一差异的主要原因在于不同作者对于脑室内肿瘤的诊断标准不同，同时也从一个侧面反映了对于颅咽管瘤与三脑室的形态学关系目前学界模糊的认识。笔者通过术中判断可以完全经鞍上脑池分离肿瘤边界无需进入脑室操作的颅咽管瘤约占全部颅咽管瘤病例的 20.8%（47/226），由于这一比率未包含鞍膈下起源突入鞍上的病例（48 例），因此如果以鞍上颅咽管瘤计算，则该类型颅咽管瘤占鞍上肿瘤的 26.4%。由于该类型肿瘤在手术策略、入路选择、预后等方面均迥异于三脑室底内颅咽管瘤，因此我们将该组肿瘤单列一章进行描述。

二、解剖定位

从解剖部位分析,该类肿瘤大致可以分为两类:①垂体柄前型,主要位于视交叉池(图10-1);②垂体柄后型,主要位于垂体柄后向脚间池并沿蛛网膜下腔向后累及后颅窝(图10-2)。从解剖上看,S 型肿瘤从围绕垂体柄的视交叉池发生后易于向相邻脑池扩展,其主要的扩展方向大致可以分为两类:向前方扩展和向后方扩展。当肿瘤局限于视交叉池内外时,多数位于垂体柄漏斗前方,这也是大宗病例分析后发现垂体柄前型明显多于垂体柄后型的原因。

解剖关系决定肿瘤从视交叉池向相邻脑池扩展时会有一定的规律。垂体柄前型肿瘤主要向视交叉前间隙扩展(图10-3)。而肿瘤进一步扩展可能向前颅窝底嗅池或侧方向颈内动脉内外侧池甚或向侧裂池扩展,也可能绕过视交叉前缘向终板池扩展,并可能突入额颞叶脑组织深部(图10-4)。垂体柄后型肿瘤常常累及后颅窝,根据肿瘤累及程度可能累及基底池、桥前池甚至颈椎管内(图10-5)。肿瘤围绕环池也可能向后方扩展甚至累及松果体区(图10-6)。尽管囊腔常常巨大,从肿瘤与蛛网膜的结构形态关系上,垂体柄后型颅咽管瘤位于三脑室底后部与 Liliequist's 膜间脑叶之间,因此,手术中循蛛网膜边界分离肿瘤囊壁常常易于处理被囊壁包绕的颅神经及后循环血管。

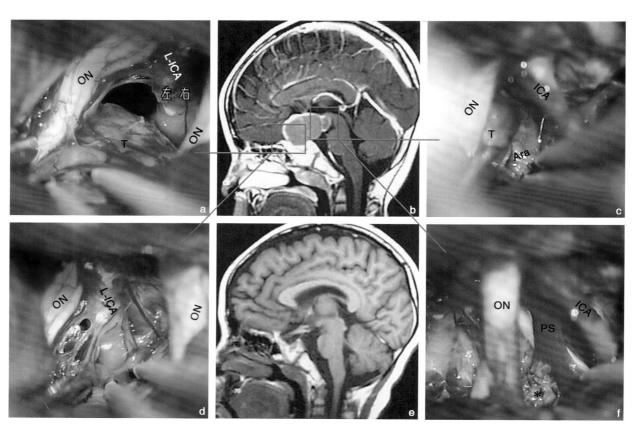

图 10-1　1 例儿童典型脑室外蛛网膜下腔型颅咽管瘤术前、术后(b、e)MR 矢状位、冠状位 T₁加权扫描以及术中所见(a、c、d、f)
b. 肿瘤起源于垂体柄漏斗段,其主体位于鞍上池蛛网膜下腔空间(该例中主要在视交叉前间隙)e. 经右侧翼点入路肿瘤全切除后 MR 扫描,注意视交叉及垂体柄的显影,该患者视神经长,视交叉明显后置。术中图片显示肿瘤主要从视交叉前间隙被分离切除(a、d),图片证实视神经长,视交叉显著后置,视交叉的解剖发育对肿瘤生长方式可能起主要作用;肿瘤在蛛网膜下腔池内边界清晰,但在垂体柄漏斗部位可见肿瘤起源部位(c、f)。注意肿瘤在垂体柄起源部位的毛躁面(图 f 中 *);Ara:围绕垂体柄的蛛网膜袖套;ICA:颈内动脉;ON:视神经;PS:垂体柄;T:肿瘤

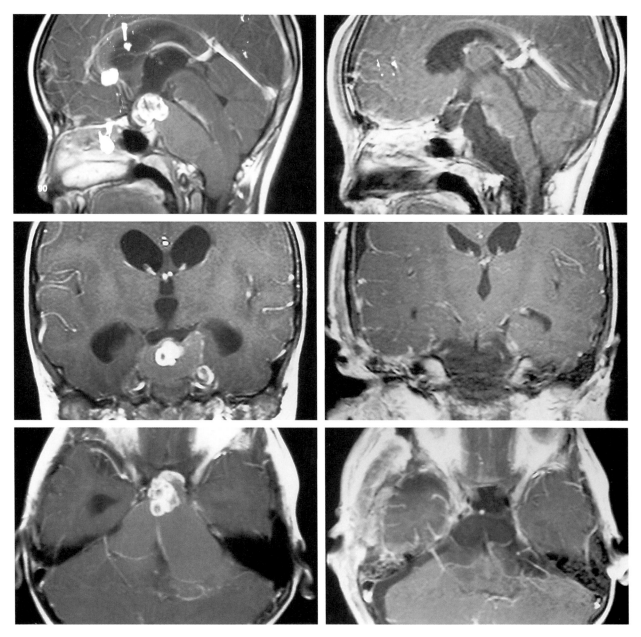

图 10-2　1 例主要向垂体柄后生长的后颅窝型脑室外蛛网膜下腔型颅咽管瘤术前（左侧栏）、术后（右侧栏）MR 矢状位、冠状位、轴位 T_1 加权增强扫描

左侧栏：肿瘤起源于结节漏斗部，囊腔主体向视交叉后、鞍背、斜坡及后颅窝空间扩展，累及了双侧桥前池及桥脑小脑池。右侧栏：显示经右侧向颞部扩大改良的翼点联合颞下经小脑幕入路肿瘤切除后 MR 扫描表现，可见肿瘤全切除，关于该病例术中发现参见本书典型病例部分

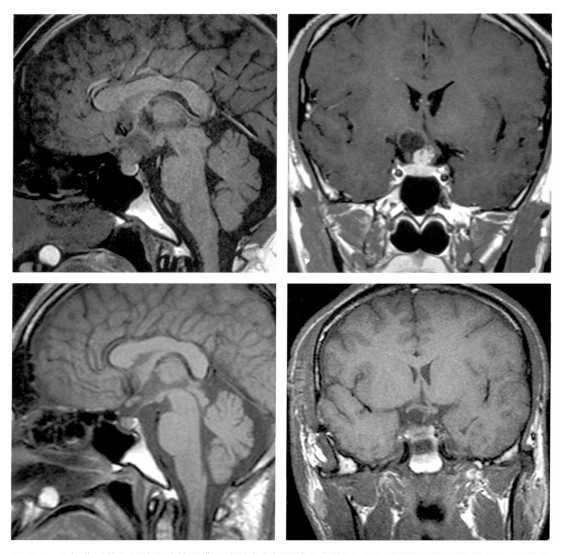

图 10-3　1 例典型鞍上三脑室外蛛网膜下腔型成人颅咽管瘤术前（上排）、术后（下排）MR 矢状位、冠状位 T₁ 加权扫描

上排：肿瘤起源于漏斗部并经视交叉前间隙在视交叉前池扩展；下排：术后 MR 扫描显示肿瘤全切除，垂体柄保留，注意冠状位扫描垂体柄移位。该病例术中所见参见本书典型病例部分

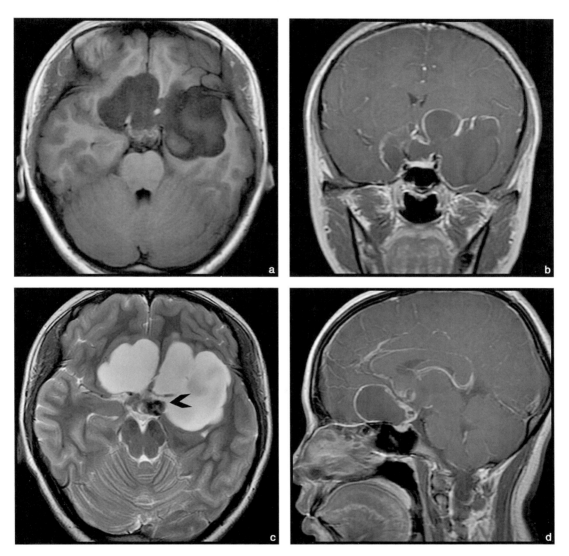

图 10-4　1 例典型脑室外蛛网膜下腔型成人颅咽管瘤术前 MR 轴位、冠状位、矢状位 T$_1$ 增强、T$_2$ 加权扫描
表现
可见肿瘤从起源部位视交叉池向毗邻脑池扩展，主要向视交叉前、前颅窝底、左侧鞍旁及颞叶内侧扩张。
图 c 燕尾箭头显示肿瘤在垂体柄起源部位的钙化块

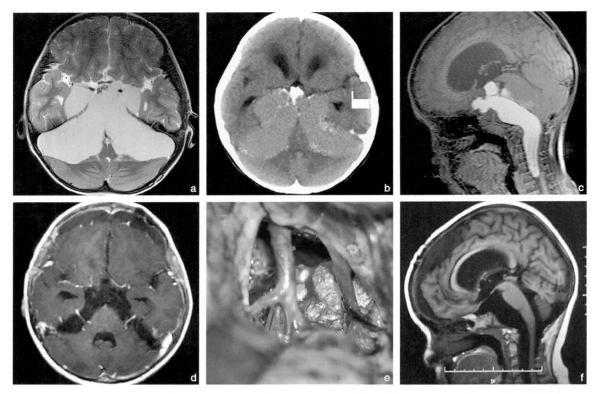

图 10-5　1 例巨大向后颅窝发展的脑室外蛛网膜下腔型儿童颅咽管瘤术前(a、c) MR 轴位及矢状位扫描表现
肿瘤主要向两侧鞍旁、鞍背及后颅窝生长,累及双侧小脑桥脑角区、高位经椎管内。术前 CT 扫描(b) 显示肿瘤在
起源部位钙化。术后 MR 轴位及矢状位 T₁加权扫描(d、f) 显示肿瘤切除,三脑室底形态完整。术中图片显示经颈
内动脉内外侧及小脑幕裂孔间隙暴露的肿瘤起源部位。该病例详细的术中术后所见参见本书典型病例部分

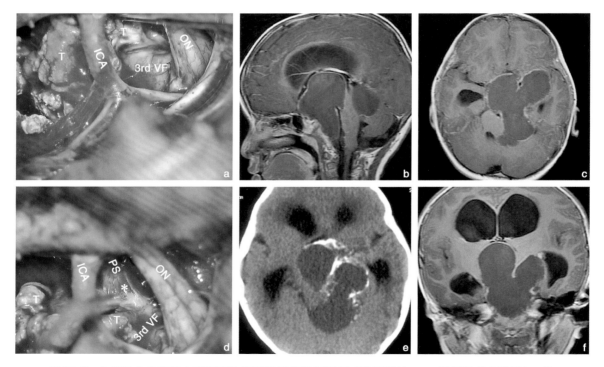

图 10-6　1 例巨大儿童鞍上三脑室外颅咽管瘤术前 MRI 及 CT 扫描(b、c、e、f) 以及术中发现(a、d)
可见肿瘤向视交叉后鞍背、斜坡发展,通过左侧环中脑池扩张到脑干背侧松果体区,三脑室底显著上抬,肿瘤囊腔
沿蛛网膜下腔向多个脑池扩展,囊腔形态呈多分叶状。术中图片显示:经左侧额颞向颞下扩大改良的经小脑幕入
路暴露在三脑室底垂体柄结节漏斗部位(图 d 中 *)的起源位置。肿瘤仅在起源部位与垂体柄漏斗部发生软膜下
联系。3rd VF:三脑室底;ICA:颈内动脉;ON:视神经;PS:垂体柄;T:肿瘤

从笔者的病例看,两类肿瘤的分布有着显著的年龄差异,即垂体柄前型主要存在于成年患者,而垂体柄后型主要存在于儿童或青少年患者,肿瘤常常向后颅窝扩展,累及桥前池、一侧甚至双侧桥小脑角池。漆松涛教授统计了个人手术(截至 2011 年)中 47 例脑池内颅咽管瘤的年龄及肿瘤解剖部位的分布。其中垂体柄前型 37 例(成人 34 例,平均年龄 37.4 岁;小于 17 岁仅 3 例),垂体柄后型 9 例(儿童 7 例,成人 2

例)。至于为什么主要向蛛网膜下腔生长的颅咽管瘤会存在显著的年龄差异,我们无法给出确切的答案,儿童和成人在围绕垂体柄的蛛网膜结构方面的差异可能是影响因素之一。这一解释可以在部分复发患者中得到印证,这些患者蛛网膜结构在前次手术中被破坏,复发肿瘤累及方向发生了显著改变(图 10-7 ~ 图 10-10)。另外,儿童和成人在垂体柄形态方面的差异也许是可能的原因。

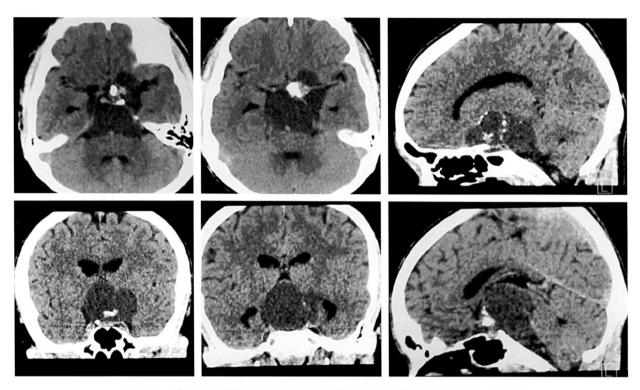

图 10-7　1 例 16 岁男性脑室外向斜坡后颅窝展开颅咽管瘤的术前 CT 扫描表现
术前 CT 扫描可见肿瘤在垂体柄漏斗部肿瘤起源部位合并有大块钙化

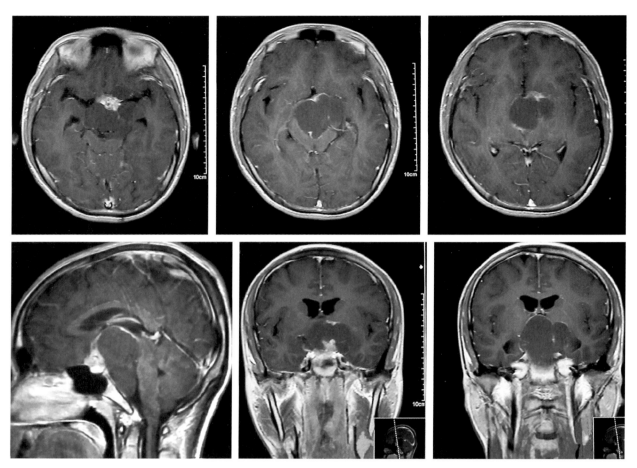

图 10-8 上图同一患者术前 MR 扫描清晰显示了肿瘤与周边三脑室底等结构的关系

可见肿瘤实质部分位于视交叉后围绕垂体柄的起源部位,而肿瘤囊腔从视交叉池向后方脚间池、桥前池、鞍背、斜坡及后颅窝脑池扩展

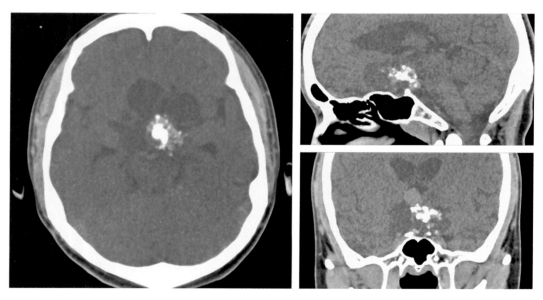

图 10-9 上图同一患者 3 年后肿瘤复发 CT 扫描表现

该患者在当地医院进行了姑息性囊腔引流手术,术后患者临床症状短暂缓解,术后 3 年出现复发症状,CT 扫描可见患者钙化及实质部分均显著增大,肿瘤囊腔分叶状向前颅窝方向扩展

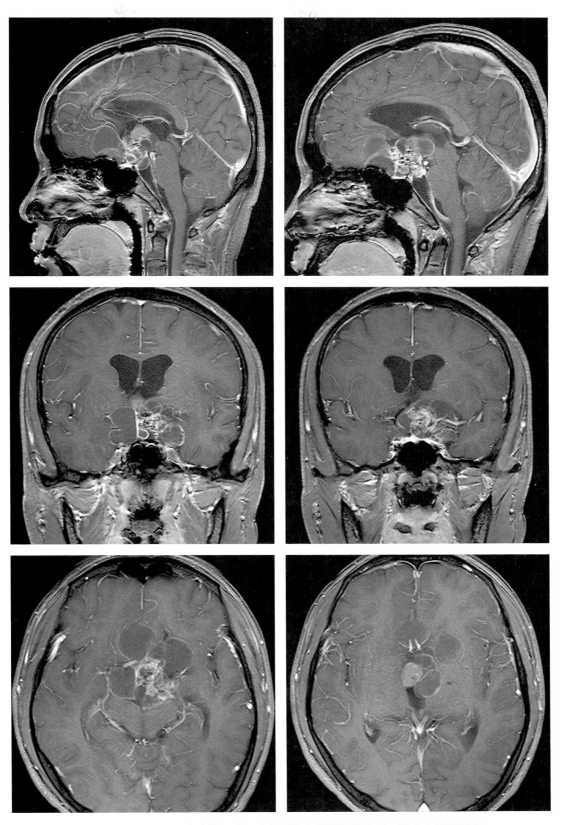

图 10-10　上图同一患者第二次手术前 MR 扫描显示肿瘤对三脑室底明显侵袭

三、影像学特点

肿瘤在 CT 扫描上常常表现为鞍上池内混杂密度影以及在蛛网膜下腔池内扩展的低密度囊腔。少数肿瘤在垂体柄根部漏斗部位存在巨大钙化(图 10-11),将给手术处理带来很大困难。

MR 扫描能够更为清晰地显示肿瘤累及的范围,由于肿瘤有向蛛网膜下腔扩展的特性,该型肿瘤 MR 扫描常常显示为分叶状分布于鞍上池空间,从起源脑池(视交叉池)向临近脑池扩展,显著区别于累及三脑室的结节漏斗部肿瘤的形态学特点。由于肿瘤脑室外生长的特性,除非肿瘤巨大,该型肿瘤少见合并脑积水者。

四、临床表现

蛛网膜下腔型肿瘤临床表现除了颅咽管瘤常见的内分泌改变、视力障碍外,主要与肿瘤累及部位相关,例如向视交叉前扩展时可能导致视力障碍;进一步向前颅窝底嗅池扩展可能导致嗅觉丧失、额颞累及可能导致精神障碍、癫痫发作等;而向后颅窝扩展的肿瘤可能导致步态不稳、颅神经体征、平衡功能紊乱等多重表现(颅神经体征几乎仅见于该型肿瘤)。当肿瘤巨大时则出现明显高颅压等表现。

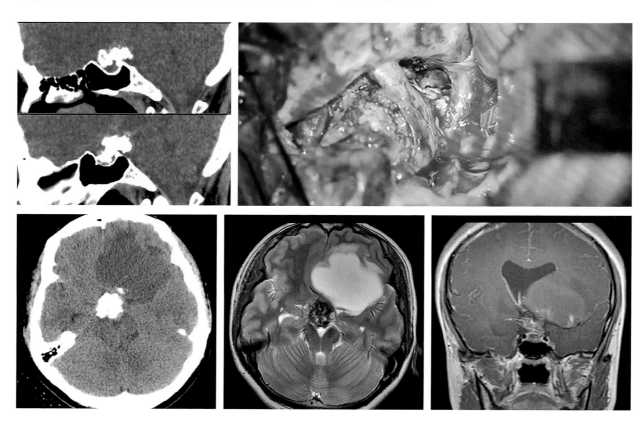

图 10-11　1 例 30 岁男性脑室外蛛网膜下腔型颅咽管瘤患者术前 MR 及 CT 扫描,以及术中暴露肿瘤所见
可见肿瘤合并巨大钙化,这样的钙化导致全切除困难,视路结构及三脑室底均保护困难

五、外科治疗

位于蛛网膜下腔池内的颅咽管瘤的手术治疗都是与其他病例一起被报道的,很少有文献特别地研究这些肿瘤的手术处理,而且文献中更多地关注三脑室底下丘脑型肿瘤的处理。但从文献中可以得到一些提示,Yasagirl 等多数颅咽管瘤外科治疗方面的大家均提到,对于颅咽管瘤需要沿肿瘤波及的蛛网膜下腔池循边切除,由于肿瘤常常向多个脑池、多个方向累及,分块切除很容易失去边界,在这种类型颅咽管瘤手术中是不提倡的。正如前面肿瘤解剖定位所述,有时该类型的颅咽管瘤累及范围巨大,对手术全切除是个挑战。无论如何,由于该类型颅咽管瘤对三脑室下丘脑结构侵袭程度小,因此手术的原则是尽量追求全切除,因为复发病例由于失去了蛛网膜界面,而且肿瘤钙化的发展,可能失去再次手术全切除的机会。

六、手术难度评价

鞍上蛛网膜下腔型颅咽管瘤对下丘脑的侵犯程度同样存在不同。造成这种不同的原因除了肿瘤起源部位上的差异外（例如肿瘤起源部位偏高者侵犯程度相应地偏重），垂体柄袖套的解剖发育也可能是影响因素。我们根据肿瘤与周边蛛网膜形态学关系对手术难度进行分级。这种分级同样指导手术及手术策略的制定。图 10-12 和表 9-1 显示了蛛网膜下腔型颅咽管瘤对下丘脑的侵犯程度分级。值得注意的是当肿瘤合并有严重钙化时，肿瘤手术难度显著增加，另外向垂体柄后扩展的肿瘤手术难度要大于向垂体柄前方扩展者。

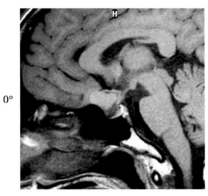

0°　　肿瘤轻度推挤三脑室前部,三脑室底及乳头体未受累及;

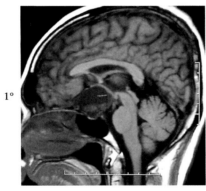

1°　　肿瘤显著推挤三脑室底及乳头体结构，乳头体仍可辨认

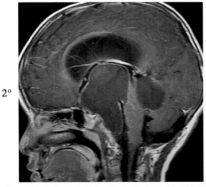

2°　　肿瘤严重累及三脑室底前部及后部,乳头体无法辨认

当 S 型肿瘤合并大块钙化时,肿瘤对下丘脑累及程度应升级,一般均按 2 级对待

图 10-12　S 型肿瘤手术难度分级

七、手术入路

垂体柄前型蛛网膜下腔型颅咽管瘤总是围绕着中线垂体柄生长,因此前方额颞部入路(包括翼点入路、额外侧入路、额下入路等)可以满足绝大多数该类型肿瘤的暴露,手术中可以根据肿瘤囊腔累及范围对翼点入路骨窗向颞部和(或)额部扩大改良(图10-13~图10-14)。最近内镜扩大经蝶入路的广泛开展使得扩大经蝶(主要是经蝶骨平台、鞍结节)到达鞍上垂体柄前和视交叉腹侧面空间成为可能。经腹侧面切除位于蛛网膜下腔颅咽管瘤可能减少视交叉的牵拉(图10-15),但其缺点是操作空间狭小,不利于充分控制切除程度及保护垂体柄等结构,这将是今后一个重要的研究方向。

对于向垂体柄后颅窝扩展的肿瘤,漆松涛教授主要采用的是额颞经小脑幕入路,通过小脑幕的切开增加后颅窝肿瘤的暴露。少数病例选择了经颞下、岩骨前部入路(Kawasa 入路)。

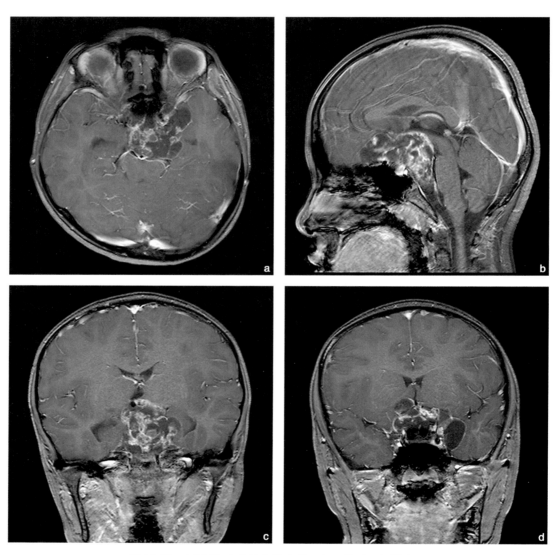

图10-13　1 例 10 岁女性患儿术前 MR 三维增强扫描表现

肿瘤主要在三脑室外,从视交叉池向周围脑池扩展(a),前方累及视交叉前池及前颅窝底(b),左侧越过颈内动脉池向动眼神经池以及侧裂池扩展(c、d),三脑室底受肿瘤推挤上抬

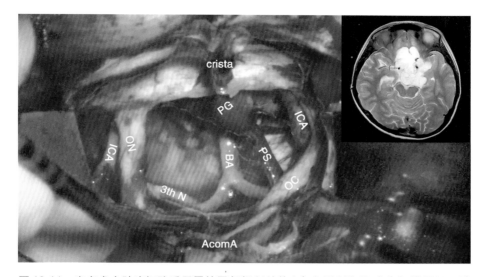

图 10-14　患者术中肿瘤切除后显露的局部解剖结构（右上侧 MR T₂ 成像扫描显示了肿瘤累及的蛛网膜下腔池）

根据肿瘤蛛网膜下腔池内的累及方式（右上方 MR 扫描 T₂ 成像）选择额底前纵裂入路暴露肿瘤，沿肿瘤周边蛛网膜分界完全轴外路径全切除肿瘤，可见肿瘤切除后局部结构，在垂体柄远端可见肿瘤起源部位。AcomA：前交通动脉复合体；BA：基底动脉；crista：鸡冠；ICA：颈内动脉；OC：视交叉；ON：视神经；PG：垂体腺；PS：垂体柄；3th N：动眼神经

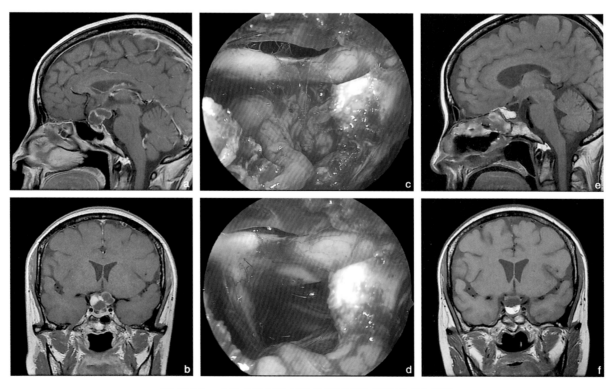

图 10-15　术前术后 MR 矢状位及冠状位扫描及术中所见

术前 MR 扫描（a、b）提示：鞍上池囊实性肿物，形态不规则，术前诊断颅咽管瘤。选择扩大经蝶骨平台鞍结节入路暴露肿瘤，术中发现肿瘤主体位于视交叉腹侧视交叉池内（c），肿瘤沿蛛网膜界限分离切除，垂体柄菲薄，予以保留（d）。术后 MR 扫描（e、f）提示肿瘤全切除

【典型病例 1】

1. 主诉　患者女性，10 岁。主因"视物下降 1 年余，加重伴视物重影 2 周"入院。

2. 入院检查　入院体格检查患儿生长发育基本正常，内分泌检查提示：甲状腺轴功能低下，泌乳素轻度增高，影像学检查发现（图 10-13）：鞍区巨大

颅咽管瘤,肿瘤围绕垂体柄从视交叉池沿蛛网膜下腔池向临近脑池扩展,向前经视交叉前池累及蝶骨平台,两侧推挤蛛网膜分隔向颈内动脉内外侧池扩展,最外侧到达左侧动眼神经池,向后上方累及脚间池,与三脑室底和垂体柄结节漏斗部为软膜下联系,缺乏蛛网膜间隔,下方推挤 Liliequist's 膜间脑叶累及斜坡背侧及桥前池,与后循环基底动脉尖端有蛛网膜分隔,图 10-14 显示了肿瘤切除后局部垂体柄、视交叉、Liliequist's 膜以及后循环血管等结构。

【典型病例 2】

1. 主诉   患者女性,47 岁。主因"头晕半年,加重伴视力急剧下降 2 周"入院。

2. 入院检查   影像学检查具体见图 10-15a、b、e、f。

3. 术中所见   见图 10-15c、d。

八、手术技术

肿瘤的分离应严格按蛛网膜界面进行,除了在垂体柄漏斗部及三脑室后部外,肿瘤与鞍上结构(包括 Willis 环血管、视交叉、动眼神经等结构)均易于分离。治疗三脑室底内颅咽管瘤时,因其严重侵犯结节漏斗部,术者为追求全切除而需要牺牲垂体柄的延续性,与之不同的是,蛛网膜下腔型颅咽管瘤术中应非常注意两点:①尽量保持垂体柄的连续性,垂体柄的离断多数情况下将导致垂体功能严重障碍,影响患者生存质量;由于肿瘤起源于垂体柄,因此垂体柄在分离切除肿瘤的过程中不可避免地会受到损伤,但保留垂体柄尽量多的纵性纤维将为随访期患者垂体功能恢复提供形态学基础(图 10-15)。②尽量减少损伤垂体柄及视交叉的供应血管。蛛网膜下腔型颅咽管瘤主要受到双侧垂体上动脉分支供血,而垂体上动脉也是垂体柄鞍膈上段及视交叉底面主要的供血血管,过度电凝可能导致垂体柄及视交叉的血供,产生相应的损伤(图 10-16)。

相较于垂体柄前型颅咽管瘤,向垂体柄后并

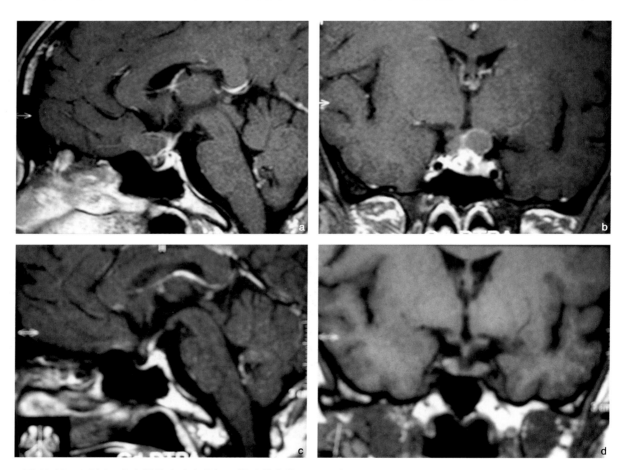

图 10-16   1 例 27 岁女性鞍上脑室外颅咽管瘤的术前(a、b)、术后(c、d) MR 矢状位、冠状位 T_1 加权增强扫描表现 该类肿瘤与鞍上三脑室底、垂体柄及视交叉腹侧均有蛛网膜界面可供分离,仅在垂体柄漏斗部(肿瘤起源部位)存在软膜下联系。术后 MR 扫描可见完整的三脑室底以及漏斗、垂体柄结构。该患者随访期垂体功能恢复,患者恢复月经周期

沿蛛网膜下腔广泛累及的垂体柄后型颅咽管瘤的手术切除就更有挑战性。原因在于：①该型肿瘤起源部位在垂体柄后与三脑室底结节漏斗部之间的手术难以直视暴露的区域；②该型肿瘤由于向后颅窝、桥脑小脑角甚至上颈髓广泛扩展，且常常是双侧扩展，因此肿瘤囊壁与颅神经根、后循环血管发生包绕、粘连，给手术分离造成一定的困难。该型肿瘤手术入路的选择需要根据肿瘤的扩展范围、部位进行调整，文献中对该型肿瘤有选择经颞下、岩骨前部切除入路（Kawasa 入路）、甚至经枕部（Poppen 入路）切除的报道。手术的技术要点仍然是严格遵循沿蛛网膜界面分离的原则，理论上讲，当肿瘤从垂体柄后方漏斗结节部向后下方扩展时，Liliequist's 膜成为了肿瘤与后颅窝神经血管结构的分离界面，但由于肿瘤囊腔可能推挤蛛网膜包裹这些结构，手术需要耐心细致地分离。正如圣经中所述"当上帝关了这扇门，一定会为你打开另一扇门"。该型肿瘤由于囊腔巨大，因此给手术操作带来了大的空间，有时经一侧翼点入路切开小脑幕就可以暴露后颅窝甚至上颈髓的广泛区域。如前所述，该型肿瘤在起源部位与垂体柄后漏斗三脑室底结构会发生软膜下联系，需要锐性分离，垂体柄漏斗连续性是否保留可能对患者内分泌功能产生影响，因此术中仍应尽量保留垂体柄的连续性（见本书第 20 章典型病例章节病例 20）。

九、预后

蛛网膜下腔型颅咽管瘤由于多数可以保留下丘脑-漏斗-垂体柄垂体轴的完整性或连续性，因此该型肿瘤总体上预后良好，通过总结南方医院神经外科 47 例 S 型患者长期随访资料，绝大多数患者长期存活，5 年、10 年无进展生存率（progression free survival，PFS）分别可达 89.4% 和 81.4%。10 年总体生存率（overall survival，OS）为 94.7%。随访期患者中，多数存在部分垂体功能低下，全垂体功能低下者仅 16%，远低于鞍膈下以及结节漏斗型肿瘤。但该型肿瘤神经系统体征明显多，例如颅神经体征见于 30% 的患者。漆松涛教授通过统计该型肿瘤保留与不保留垂体柄患者术后远期的无进展生存率发现两者间无统计学差异，提示能否保留垂体柄主要取决于患者肿瘤的生长方式。值得注意的是，在该型肿瘤复发时常常严重累及三脑室下丘脑结构，特别是前次手术尝试过激进手术切除的病例，可能与前次手术破坏了三脑室壁膜性结构导致肿瘤更易于侵袭这些结构有关。

参 考 文 献

1. Steno J, Malácek M, Bízik I. Tumor-third ventricular relationships in supradiaphragmatic craniopharyngiomas: correlation of morphological, magnetic resonance imaging, and operative findings. Neurosurgery. 2004, 54 (5): 1051-1058; discussion 1058-1060.
2. Van Effenterre R, Boch AL. Craniopharyngioma in adults and children: a study of 122 surgical cases. J Neurosurg. 2002, 97 (1): 3-11.
3. Yasargil MG, Curcic M, Kis M, et al. Total removal of craniopharyngiomas. Approaches and long-term results in 144 patients. J Neurosurg. 1990, 73 (1): 3-11.
4. Hoffman JH. Surgical management of craniopharyngioma. Pediatr Neurosurg, 1994. 21 Suppl 1: 44-49.
5. Qi S, Lu Y, Pan J, et al. Anatomic relations of the arachnoidea around the pituitary stalk: relevance for surgical removal of craniopharyngiomas. Acta Neurochir (Wien). 2011, 153 (4): 785-96.
6. Kassam AB, Gardner PA, Snyderman CH, et al. Expanded endonasal approach, a fully endoscopic transnasal approach for the resection of midline suprasellar craniopharyngiomas: a new classification based on the infundibulum. J Neurosurg. 2008, 108 (4): 715-728.
7. Al-Mefty O, Ayoubi S, Kadri PA. The petrosal approach for the total removal of giant retrochiasmatic craniopharyngiomas in children. J Neurosurg. 2007, 106 (2 Suppl): 87-92.
8. Klimo P Jr, Browd SR, Pravdenkova S, et al. The posterior petrosal approach: technique and applications in pediatric neurosurgery. J Neurosurg Pediatr. 2009, 4 (4): 353-362.
9. Kiran NA, Suri A, Kasliwal MK, et al. Gross total excision of pediatric giant cystic craniopharyngioma with huge retroclival extension to the level of foramen magnum by anterior trans petrous approach: report of two cases and review of literature. Childs Nerv Syst. 2008, 24 (3): 385-391.
10. Hakuba A, Nishimura S, Inoue Y. Transpetrosal-transtentorial approach and its application in the therapy of retrochiasmatic craniopharyngiomas. Surg Neurol. 1985, 24 (4): 405-415.
11. Connolly ES Jr, Winfree CJ, Carmel PW. Giant posterior fossa cystic craniopharyngiomas presenting with hearing loss. Report of three cases and review of the literature. Surg Neurol. 1997, 47 (3): 291-299.
12. Bashir EM, Lewis PD, Edwards MR. Posterior fast craniopharyngioma. Br J Neurosurg. 1996, 10 (6): 613-615.

第 11 章　鞍上结节漏斗型颅咽管瘤（T 型）

一、引言

颅咽管瘤可以累及三脑室壁下丘脑结构，文献中对于累及三脑室下丘脑结构的肿瘤冠以诸如"retrochiasmatic-ventricular CPs""intraventricular CPs""intra, extra-ventricular CPs"等的名称，有些作者笼统称之为"hypothalamic CPs, infundibulum CPs"。对于该类肿瘤的确切定义始终是模糊的。神经外科医生在早期即注意到当颅咽管瘤累及三脑室时，总是在三脑室前部漏斗柄以及结节部与神经组织发生紧密粘连，有时严重到术中无法明确区分肿瘤壁与三脑室壁神经组织。通过尸检以及术中观察，部分肿瘤与三脑室壁神经组织之间存在安全的可供分离的界面，而部分肿瘤似乎完全取代了结节部的三脑室底，激进的手术将导致三脑室前部大部缺损。这些肿瘤与三脑室壁神经组织之间的形态学关系多样，因此是否能够将这些肿瘤绝对地分为一类仍然存在争议。本章中将主体包埋于三脑室壁的神经组织层内并主要占据三脑室空间的颅咽管瘤归入一类进行论述，并予以结节漏斗型（Type T, Tuberal）这一名称，从而与肿瘤主体可以经鞍上池蛛网膜下腔内轴外路径进行分离、仅在漏斗三脑室底与三脑室壁发生粘连的肿瘤进行人为区分，主要目的是为了便于手术策略及手术技术的论述。与针对蛛网膜下腔型颅

咽管瘤手术原则不同的是，此类肿瘤的手术治疗追求尽可能的全切除，结节漏斗型肿瘤在下丘脑底垂体柄漏斗及结节部存在指状肿瘤细胞巢突入下丘脑神经组织中，对于结节漏斗型颅咽管瘤的手术策略及手术技术存在很大不同。

结节漏斗型颅咽管瘤由于解剖上与三脑室壁神经组织（下丘脑结构）关系紧密，是颅咽管瘤中累及下丘脑程度最重的一类肿瘤，对这一类肿瘤的手术全切除对神经外科医生而言颇具挑战。相较于形态分析，对其治疗策略争议更大，积极地手术切除还是安全地手术切除（hypothalamic-spare surgery）辅助放疗之间的争论也主要集中在这一类肿瘤。本章节将从肿瘤形态特征、肿瘤的手术治疗等方面对该类型肿瘤进行论述。

二、定义

在早期的文献报道中，神经外科医生一直认为颅咽管瘤是来源于轴外的鞍上肿瘤，其组织学来源被认为是胚胎拉克囊上皮细胞的残留，或者腺垂体结节部细胞的鳞状上皮化生，肿瘤从发生上决定了其会沿着垂体柄生长（图 11-I）。在使用磁共振之前，对这一类病变形态学的描述十分罕见，主要是一些尸检资料。事实上，多数颅咽管瘤诊断时主要占据了下丘脑的解剖位置，主要受影响的结构包括：垂体柄漏斗、三脑室底灰结节

（tuber cinereum）以及三脑室壁（包括穹窿及终板）。

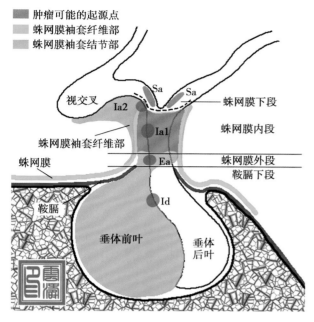

图 11-1　模式图显示垂体及其周边蛛网膜结构
Sa：蛛网膜下段；Ia2：蛛网膜内 2 段；Ia1：蛛网膜内 1 段；Ea：蛛网膜外段；Id：鞍膈下段

如前所述，累及三脑室壁下丘脑结构的颅咽管瘤曾经多被称为"intraventricular CPs"，命名的依据主要是肿瘤与三脑室的形态学关系，这种分类方法易于理解，并且大多数病例能够从影像学检查得到诊断，因此被广泛使用。但从 intraventricular CPs 提出开始就被质疑，早期的学者通过非手术治疗患者的尸检结果证明该类型颅咽管瘤在结节部取代了三脑室底的神经组织层，并认为这种肿瘤对下丘脑结构的侵犯破坏是导致患者死亡的主要原因。另外，是否存在真正意义上的脑室内肿瘤受到多数学者的质疑，Pascual 等通过对以往描述为脑室内的颅咽管瘤进行文献分析，将累及三脑室下丘脑结构的颅咽管瘤笼统地分为两类：strictly intraventricular and not-strictly intraventricular CPs。Pascual 认为 strictly intraventricular 是文献中 purely intraventricular CPs，多见于鳞状乳头型颅咽管瘤。而更多见的肿瘤是以结节漏斗为中心在三脑室底神经组织层内生长，被称为"non-strictly intraventricular CPs"。

最近漆松涛等总结了 17 例从临床、影像特点上均符合传统"intraventricular"标准的颅咽管瘤病例的资料，提出所谓脑室内型颅咽管瘤，即便是

严格意义上完全位于三脑室内的颅咽管瘤，仍然在起源部位呈蒂状生长于三脑室漏斗结节部，而且组织学研究发现肿瘤脑室内上表面均不同程度有神经组织层及室管膜覆盖，也即所有的颅咽管瘤均不是真正意义上位于三脑室内，而是包被在三脑室底或壁的神经组织层内，因此所谓的"严格"或"非严格"型脑室内颅咽管瘤的概念并没有如文献所讲的那样真实地反映解剖上占据三脑室空间的颅咽管瘤的生长方式。无论是"strictly"或"non-strictly"颅咽管瘤，均具有类似的起源部位和生长方式，影像以及术中表现的不同仅仅反映了肿瘤生长方向以及对三脑室壁的侵袭程度方面的差异。最近 Pascual 等通过文献综述，试图给出结节漏斗型颅咽管瘤在临床、影像、病理以及术中发现等方面的证据，并认为将这一类肿瘤进行单独分类有助于避免治疗时对危险结构的损伤。尽管结节漏斗型这个术语反映了肿瘤真实的起源，但这一称谓的瑕疵也很明显，例如同样起源于漏斗部的颅咽管瘤可能主要向鞍上池内扩展，而仅在漏斗部存在软膜下联系，严格来说这样的颅咽管瘤与结节漏斗型颅咽管瘤可能存在同样的起源部位（图 11-2），因此临床上可能存在部分肿瘤无法明确分类的情形。另外，结节漏斗型颅咽管瘤常见的情形是肿瘤同时向脑室外生长（也即脑室内外型或"非严格"结节漏斗型颅咽管瘤），因此结节漏斗型颅咽管瘤有时内涵可能大致可以涵盖所有鞍上起源颅咽管瘤。尽管命名仍存在值得商榷的地方，但这样的归类仍有益于对这些颅咽管瘤与三脑室壁内重要结构形态学关系的认识，从而帮助充分权衡治疗方案。

最近的文献中，对于结节漏斗型颅咽管瘤提出了部分影像以及术中发现诊断标准：①磁共振影像上三脑室受到肿瘤侵犯，而垂体柄远端以及鞍内垂体未受到肿瘤累及。多数病例三脑室底显著下移，而鞍上池通畅（表现为冠状位扫描时垂体柄结构可以清晰辨认）（图 11-3）；②肿瘤切除后，复查 MRI 时，少数患者显示三脑室底形态恢复，或多数患者三脑室前部出现缺损或局部肿瘤残留（部分或次全切除）；③经颅底入路手术中，经鞍上脑池进入时，除了发现呈蛙腹样扩张的三脑室底外，鞍上池内无肿瘤。肿瘤经终板全切除后可以发现变薄的三脑室底或三脑室底前部出现缺损。④尸检证实肿瘤来源于结节漏斗部。

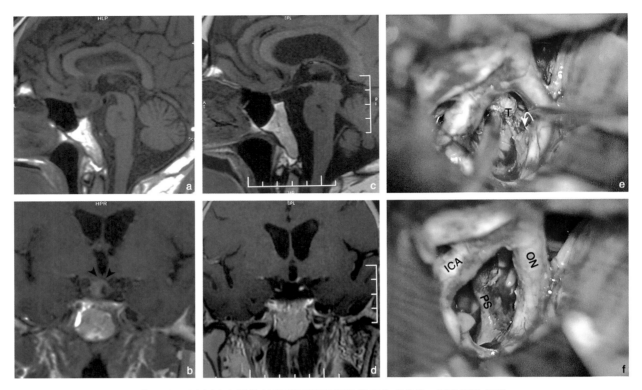

图 11-2   1 例 64 岁男性蛛网膜下腔型颅咽管瘤患者术前、术后 MRI 扫描
肿瘤主体向鞍上池蛛网膜下腔扩展（a、b），图 b 黑色箭头显示肿瘤在起源部位与漏斗部神经组织连接处。术后 MRI 扫描显示：肿瘤切除后三脑室壁相对完整（c、d）。术中图片显示肿瘤与三脑室底关系（e、f）。肿瘤紧密粘连在三脑室底，该粘连部位也是肿瘤起源部位（图 e 弧形箭头）。肿瘤全切除垂体柄保留（f）。3rd VF：三脑室底；ICA：颈内动脉；ON：视神经；PS：垂体柄；T：肿瘤

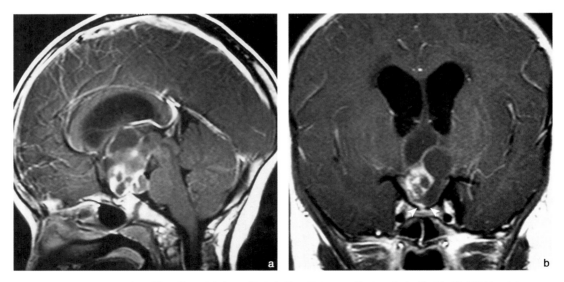

图 11-3   1 例 3 岁女性结节漏斗部颅咽管瘤术前矢状位及冠状位 T₁ 加权增强扫描 MRI（a、b）
注意三脑室底明显下沉，鞍上池畅通，垂体柄清晰可辨（图 b 白色箭头）

三、肿瘤与三脑室底的关系

早在 1904 年，奥地利病理学家 Erdheim 的尸检结果就证实，肿瘤与三脑室底下丘脑结构有密切关系。早期的学者多通过尸检来证实颅咽管瘤可以在结节部替代三脑室底的神经组织层。从鞍上池内只能观察蛙腹样扩展的三脑室前部（图 11-4），并认为肿瘤的这种生长方式是导致患者无法存活的原因。颅咽管瘤与三脑室壁神经组织之间的密切关系挑战了认为颅咽管瘤是轴外来源的鞍上肿瘤的传统观点。而最近 Pascual 等通过文献综述，认为结节漏斗型颅咽管瘤在颅咽管瘤复杂而多变的生长方式中占据大多数，为颅咽管瘤主要的生长类型。在文献报道的数千例颅咽管瘤中，42% 为结节漏斗型。而漆松涛教授单中心的统计显示，结节漏斗型肿瘤占 52%。既然结节漏斗型颅咽管瘤占据三脑室空间并导致肿瘤周边三脑室壁结构扭曲移位是颅咽管瘤主要的生长模式，那么对这一生长模式的正确理解对于手术治疗来说就至关重要。对这种生长模式的正确认识很大意义上决定了手术策略及术中操作技巧。与鞍膈下颅咽管瘤以及被称为假性脑室内肿瘤（pseudo-intra-ventricular location）鞍上脑室外生长颅咽管瘤不同（这些肿瘤导致三脑室底上抬），T 型颅咽管瘤中，三脑室壁内包含重要下丘脑神经核团的组织通常向下移位，位于肿瘤下极。

最近漆松涛教授的研究证实，肿瘤完全包埋在三脑室底神经组织层内，根据肿瘤侵袭程度不同，肿瘤可能有三种与三脑室壁间的形态特征：①完全包绕，肿瘤上下极均有明显神经组织层覆盖，这种肿瘤通常包被在三脑室一侧壁的神经组织间（图 11-5）；②肿瘤向三脑室内生长，肿瘤下极保留三脑室底的神经组织层，从而形成部分文献中所描述的完全脑室内型颅咽管瘤（purely in-traventricular CPs）（图 11-6）；③肿瘤进行性生长突破了三脑室底的神经组织层，形成文献报道的所谓脑室内外型颅咽管瘤（intra，extra-ventricular CPs）。

肿瘤向三脑室外的侵袭特征主要包括两类：①常见的生长模式是肿瘤实质及其钙化沿垂体柄漏斗扩展，垂体柄漏斗呈伞样扩张（图 11-7）；②从漏斗柄周围突破结节漏斗部神经组织突向鞍上池蛛网膜下腔（图 11-8）。

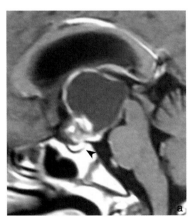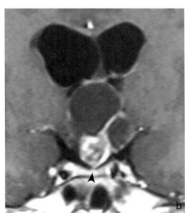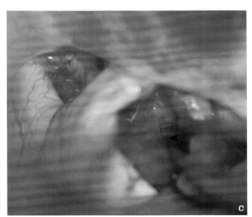

图 11-4 1 例 6 岁女童典型结节漏斗型颅咽管瘤患者术前矢状位及冠状位（a、b）MRI T₁加权增强扫描和术中所见（c）

注意三脑室底前部垂体柄漏斗部呈蛙腹样扩张（图 c 黑色箭头）

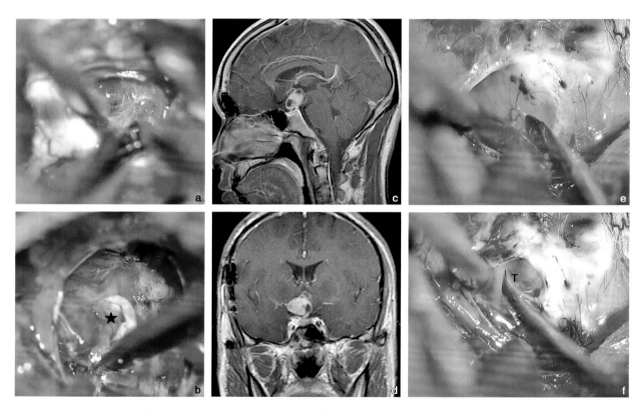

图 11-5　1 例 29 岁成年男性颅咽管瘤患者术前 MRI 扫描及术中所见

术前矢状位(c)和冠状位(d)T₁加权增强 MRI 扫描显示：典型结节漏斗型(T型)颅咽管瘤(鳞状乳头型)。肿瘤位于三脑室前部,实际上包埋在三脑室右侧壁的神经组织层中。术中图片显示了手术过程和肿瘤生长方式。视交叉前间隙可见垂体柄远端形态大致正常(a);剖开终板可见三脑室底及右侧壁薄层神经组织包被肿瘤(e);f. 在剖开上述神经组织层后可显示肿瘤壁(T);肿瘤切除后可见变薄扩张的三脑室底(b),术中特意显示三脑室底神经组织分层包埋肿瘤的神经组织皱褶(★);三脑室左侧壁未受肿瘤影响

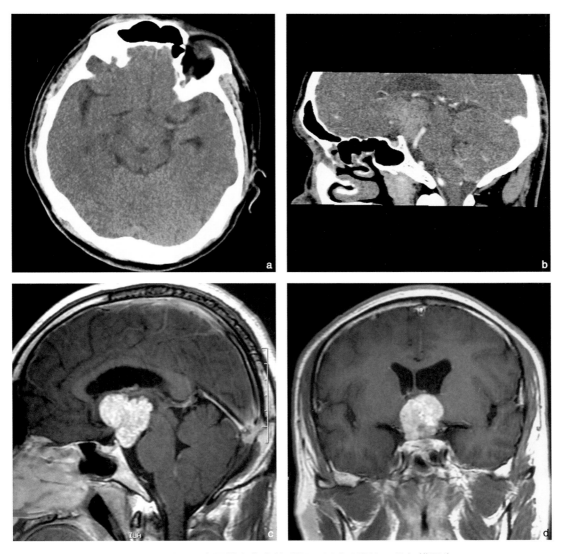

图 11-6　1 例 46 岁男性患者术前 CT（a、b）和 MRI（c、d）扫描图像

显示肿瘤占据三脑室空间，实性未见囊变，肿瘤为结节漏斗型（T 型）CP（典型鳞状乳头型）。轴位和矢状位 CT 扫描提示：鞍上三脑室部位实性肿瘤，可被均匀强化。MRI 矢状位及冠状位 T₁ 加权增强扫描提示：肿瘤占据三脑室空间，实性，肿瘤可见均匀一致强化，伴有轻度梗阻性脑积水

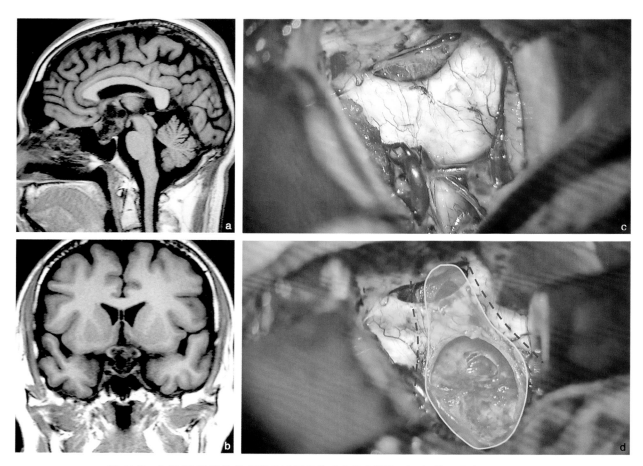

图 11-7   1 例 36 岁男性结节漏斗型颅咽管瘤术前 MRI（a、b）扫描及术中所见（c、d）
肿瘤主要位于三脑室底前部（图 a、b，T 型），术中图片（c、d）肿瘤膨胀生长导致了漏斗部及垂体柄近端扩展，肿瘤
暴露切除前（c）和切除后（d）。d 图中半透明黄色区域显示肿瘤原来在局部的轮廓，蓝色虚线显示了肿瘤未切除
前的范围

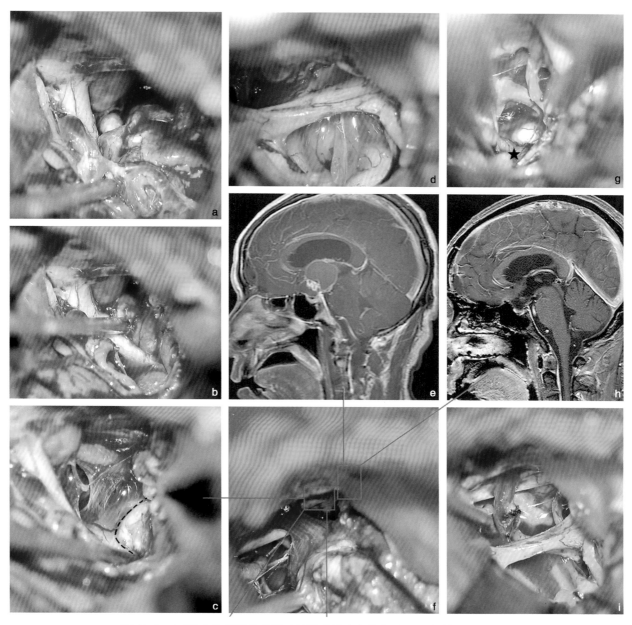

图 11-8　1 例 58 岁男性结节漏斗型颅咽管瘤术前术后 MRI 扫描及术中所见
术前矢状位 T_1 加权增强扫描片显示：肿瘤位于三脑室前部（T 型），呈分叶状囊实混合性（e），术中图片清晰显示了
肿瘤的生长方式。肿瘤起源于三脑室前部结节漏斗部，部分卷入三脑室底神经组织层，部分向鞍上池内扩展。肿
瘤突入鞍上池的部分有蛛网膜界面与视交叉、前交通动脉复合体分隔（a、b）。肿瘤后上份囊腔卷入三脑室底的神
经组织层内（图 g 中★显示三脑室底的结节部）（d）；注意在三脑室底肿瘤呈飞碟样向三脑室内外扩展（c）；f. 清晰
显示肿瘤侵犯垂体的方式。术后矢状位 T_1 加权增强扫描（h）以及术中肿瘤切除后图片（i）提示肿瘤全切除

四、发病率及流行病学资料

　　由于结节漏斗型颅咽管瘤（T 型颅咽管
瘤）定义直到最近才被明确提出，因此其在全部颅咽管
瘤中的发病率不明确，Pascual 等回顾性分析了已
发表的颅咽管瘤的文献资料，挑选了资料较为完
备的 67 个病例组，共 3571 例颅咽管瘤，其中认为
属于结节漏斗型者 1494 例，占 42%。其中 122 例
为既往未手术死亡患者的尸检结果，这些结果雄
辩地证实了结节漏斗型肿瘤（T 型）是颅咽管瘤中
的主要类型。漆松涛教授最近统计的 226 例首次
手术（周边结构未受任何改变的）的病例（未发表
资料），其中 118 例从影像学表现、术中观察、术后
影像符合结节漏斗型颅咽管瘤的诊断标准，占

52.2%。结节漏斗型颅咽管瘤的发病年龄目前也无定论，由于文献中绝大多数并没有进行形态学分型，另有大量的文献为单独针对儿童患者的，因此儿童和成人发病率的比较无法得到客观的结论。但我们仍可从文献资料中得到许多有用的信息：总体来讲，结节漏斗型颅咽管瘤成年发病率略高于儿童，漆松涛等统计的 195 例原发性颅咽管瘤中，结节漏斗型 104 例，其中儿童 38 例（占全组儿童患者的 47%），成人 66 例（占全部成人患者的 58%）。成年人多见结节漏斗型颅咽管瘤的主要原因：①鞍膈下颅咽管瘤是儿童常见的肿瘤类别，在大多数文献中约占儿童患者的一半，而成人鞍膈下肿瘤少见；②以侵犯三脑室为主要特征的鳞状乳头型颅咽管瘤几乎仅见于成人，增加了成人结节漏斗型颅咽管瘤的比率。无论如何，结节漏斗型颅咽管瘤无论是在儿童还是成人中均为最重要的颅咽管瘤类型。

五、临床表现

与文献相似，结节漏斗型颅咽管瘤中头痛、恶心、呕吐等高颅压症状、视力障碍、生长发育迟缓（主要在儿童患者）以及性功能障碍或闭经（成人）是最常被报道的临床表现。相较于鞍上脑室外或鞍膈下型颅咽管瘤，结节漏斗型颅咽管瘤头痛、呕吐等高颅压表现较多见（与肿瘤导致的脑积水有一定关系），而视路症状较少见。

在儿童结节漏斗型颅咽管瘤（T 型）患者中，与鞍膈下颅咽管瘤（Q 型）相比，T 型颅咽管瘤头痛等高颅压表现多见，而视力障碍较少见。虽然内分泌功能在两类颅咽管瘤中通常均受到严重损害，但在具体表现中存在显著区别，儿童鞍膈下颅咽管瘤以垂体前叶功能低下为主要表现，并与结节漏斗型肿瘤之间在垂体功能障碍评分方面存在显著差异。相反，患儿下丘脑功能障碍导致的体重增加、肥胖或消瘦、行为异常等表现在鞍膈下颅咽管瘤中少见，如果术前存在，则几乎均见于结节漏斗型肿瘤。一个有趣的现象是，代表垂体后叶功能受损的术前尿崩症在鞍膈下肿瘤中显著多于结节漏斗型肿瘤，尽管术后两者发生率不存在有统计学意义的差异。其他癫痫发作、颅神经功能等少见症状无明显区别。

成人结节漏斗型颅咽管瘤：与脑室外颅咽管瘤相比，结节漏斗型颅咽管瘤除了内分泌功能障碍外，常见精神症状（40.0%）、幻觉、情绪不稳、

记忆力障碍（33.3%）、嗜睡等表现，可能与肿瘤导致的下丘脑情绪等管理中枢受损有关。

值得注意的是，对于临床表现的解读需要谨慎行事，因为文献报道多数为回顾性的，并不是基于系统的问卷及实验室监测，部分文献数据可能仅仅是来源于患者临床病历记录。

六、影像学表现

目前为止，应用于颅咽管瘤诊断的影像学检查主要包括颅骨 X 线片（skull x-rays）、CT 扫描、磁共振扫描（MRI）、脑血管造影等。尽管颅骨 X 线片目前已很少使用，但对于钙化及蝶鞍骨性结构改变仍有一定价值。CT 扫描对于骨质改变及钙化有很好的诊断价值，同时对肿瘤囊变及实质部分、脑积水的判断也有意义。结节漏斗型颅咽管瘤钙化可以是碎屑样，也可以是巨大钙化块。一般位于 CT 扫描鞍上池内（实际上位于视交叉后漏斗部周围的肿瘤起始部位），钙化碎屑可能沿垂体柄长轴扩展，提示肿瘤沿垂体柄长轴扩展（图 11-9）。对手术策略的制定有一定的指导作用。钙化碎屑沿肿瘤囊壁被覆则更为常见，但结节漏斗型颅咽管瘤罕见鞍膈下肿瘤沿肿瘤囊壁形成的蛋壳样钙化。鳞状乳头型颅咽管瘤通常无钙化，以实质为主（图 11-10）。MRI 扫描可以更清晰地显示肿瘤解剖部位及与周边结构间的关系，是目前最重要的影像检查手段。

1. 成釉细胞型颅咽管瘤　结节漏斗型颅咽管瘤 MRI 扫描肿瘤质地常常表现为囊实混合性，完全实性及完全囊性者少见。肿瘤实质和（或）钙化通常位于肿瘤前下部（三脑室前部结节漏斗部），而囊腔向后上方扩展（事实上是沿三脑室壁的神经组织层内扩展）并占据三脑室空间，因此典型肿瘤呈倒置的梨形（图 11-11），实质和钙化位于前下方，而囊腔位于后上方。肿瘤扩展常常导致三脑室前部蛙腹样扩张，远端垂体柄被推挤位于肿瘤前下方。部分肿瘤可能向三脑室外扩展，扩展方式可以总结为两类：①突破漏斗部软膜向垂体柄周围蛛网膜下腔扩展，形成所谓脑室内外型（intra, extra-ventricular）颅咽管瘤，此时肿瘤常常呈分叶状或不规则形（图 11-8）。②漏斗部肿瘤及其钙化沿垂体柄长轴向下方扩展，甚至沿垂体柄进入鞍内，此时垂体柄全长可扩张膨胀（图 11-9）。由于结节漏斗型颅咽管瘤主要占据三脑室空间，因此肿瘤较大时，常常导致梗阻性脑积水。

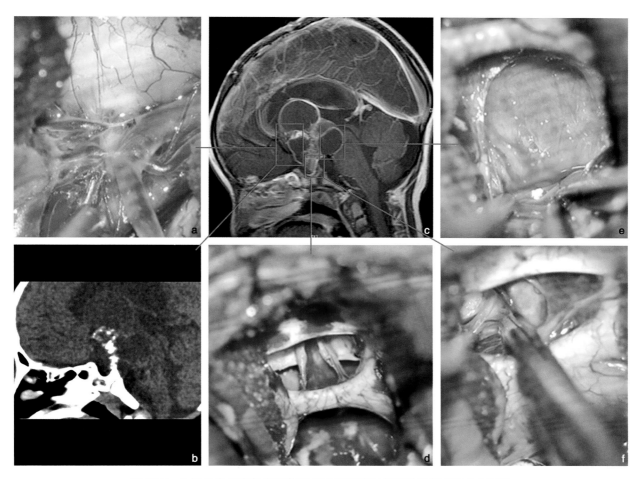

图 11-9　1 例 7 岁男童复发结节漏斗型颅咽管瘤术前影像扫描及术中所见

术前 MRI T₁加权增强扫描矢状位显示：鞍上三脑室区巨大囊实性肿瘤，囊变呈分叶状。该患者术前 1 年在当地医院经胼胝体前部侧脑室-三脑室入路进行了一次失败的手术（c）。CT 矢状位片显示：肿瘤钙化沿垂体柄长轴分布，肿瘤同时累及垂体近端（b）。术中图片显示了手术过程，为了便于读者理解，将术中所显示部位在术前 MRI 扫描片上用红色方框标出。术中 AcoA 进行了离断以利于肿瘤的暴露（a）。经过解剖垂体柄的蛛网膜袖套，将扩张膨胀的垂体进行了显露（f）。肿瘤经终板辅助轴外路径进行了全切除（d）。注意肿瘤全切除后扩张变薄但相对完整的三脑室底（e）

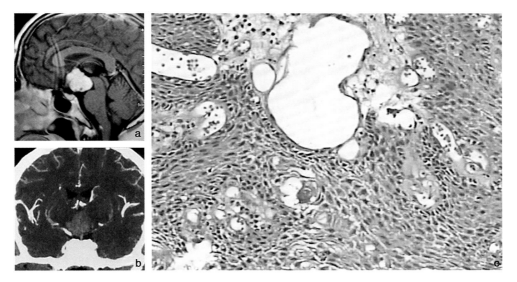

图 11-10　1 例 46 岁男性结节漏斗型颅咽管瘤（鳞状乳头型）术前 MRI、CT 扫描及术后病理学检查

a. 术前 MRI 扫描提示：肿瘤实性，Gd-DTPA 均匀一致增强；b. 术前 CT 扫描冠状位显示：肿瘤位于三脑室空间，鞍上池通畅，垂体柄清晰可辨；c. 术后病理检查提示：典型鳞状乳头型颅咽管瘤

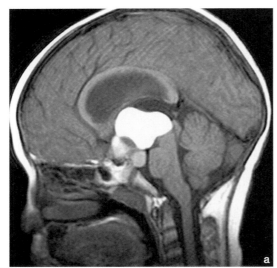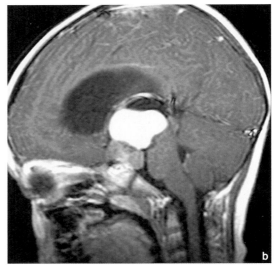

图 11-11　1 例 7 岁女童典型结节漏斗型颅咽管瘤术前 MRI 矢状位 T₁ 加权平扫（a）及增强（b）扫描片

肿瘤大体上呈倒置的梨形，肿瘤实质及钙化位于下方（鞍上结节漏斗部区域），而肿瘤囊变卷入三脑室壁内。肿瘤实质部分可被 Gd-DTPA 强化

　　由于肿瘤在三脑室底神经组织层内扩展生长，目前大多数的 MRI 扫描无法分辨肿瘤囊壁与三脑室底的神经组织。尽管有作者认为 T₂ 加权（T₂-weighted），重 T₂ 加权（heavily T₂-weighted）和（或）3D-FIESTA MRI 序列（3D-FIESTA MRI sequences）被认为有助于区分肿瘤及三脑室底的神经组织，但从漆松涛教授的经验看，这样的肿瘤仅占少数，多数肿瘤特别是肿瘤向三脑室外扩展或沿漏斗柄扩展时，肿瘤与三脑室底神经组织的区分仍存在困难。

　　2. 鳞状乳头型颅咽管瘤　相较于成釉细胞型颅咽管瘤，鳞皮型颅咽管瘤生长方式较为规范。肿瘤通常呈实性或实性为主的混杂性质地，钙化罕见，肿瘤较小时位于三脑室前部漏斗结节部（图 11-12），肿瘤增大时可以充满三脑室空间并导致梗阻性脑积水（图 11-6），但结节漏斗型鳞皮肿瘤一般肿瘤外形较规律，多数呈类圆形，肿瘤受到三脑室空间塑形特征明显。鳞状乳头型颅咽管瘤有时也发生囊性变，囊变方式与成釉细胞型颅咽管瘤显著不同（图 11-13）。

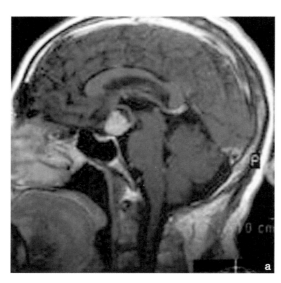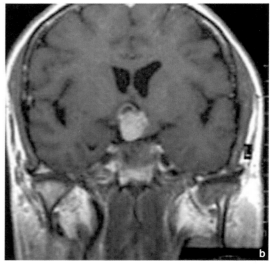

图 11-12　1 例 42 岁男性患者术前 MRI 矢状位（a）及冠状位（b）T₁ 加权增强扫描表现

肿瘤为结节漏斗型（鳞状乳头型）。肿瘤主要位于三脑室前部结节漏斗区域，肿瘤体积较小，三脑室后部空间未受影响

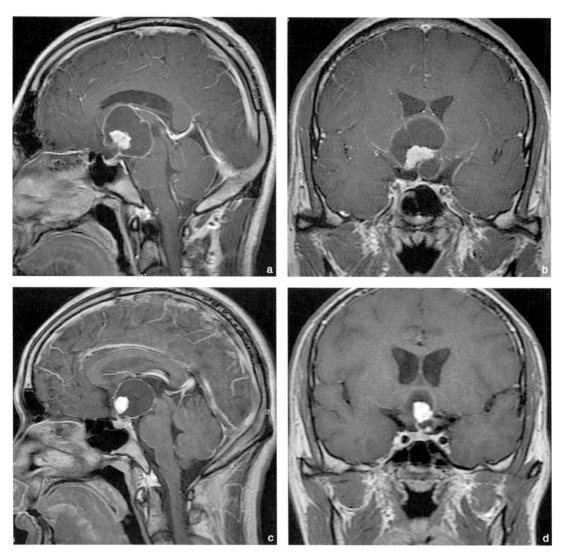

图 11-13　2 例成年患者鳞状乳头型颅咽管瘤术前 MRI 扫描表现
图片显示了典型鳞状乳头型颅咽管瘤囊性变特点。a、b. 为 1 例 35 岁男性患者术前 MRI 矢状位及冠状位 T_1 加权扫描像；c、d. 为 1 例 27 岁男性患者术前 MRI 矢状位及冠状位 T_1 加权扫描像。2 例患者 MRI 扫描均显示肿瘤实质位于囊变内（通常位于结节漏斗部），该囊变方式显著区别于成釉细胞型颅咽管瘤分叶状囊变

七、外科治疗

（一）手术治疗概述

结节漏斗型颅咽管瘤手术治疗是颅咽管瘤中的难点和重点，也是最具争议的领域。颅咽管瘤患者的下丘脑 - 漏斗 - 垂体轴功能常常严重受损，通常垂体前叶腺垂体受累导致的垂体功能低下等可以通过激素替代得到一定程度的缓解，从而保持一定的生活质量，文献资料中虽然术前尿崩症的发病率并不高（平均约 18%），但绝大多数患者术后均伴有尿崩。垂体功能低下以及尿崩等这些

内分泌病对于颅咽管瘤而言是难以避免的，而且多数由肿瘤本身的侵袭生长所致。目前较为一致的看法是，这些已发生的内分泌功能障碍是可以接受的，但严重的下丘脑功能障碍（例如病理性肥胖、嗜睡发作、渴感缺失、严重行为异常等）则应尽量避免。在制定手术策略时，神经外科医生面临尴尬的境地，即如何在尽最大可能切除肿瘤、减少复发与避免严重下丘脑反应之间进行平衡。确定一个相对客观的区分标准，从而确定哪些患者应追求积极的全切除，哪些则应选择更为保守的手术策略，是摆在未来神经外科医生面前的

难题。

（二）手术风险评估

对于结节漏斗型颅咽管瘤而言，能否在术前判断肿瘤对下丘脑的侵犯程度，从而避免手术操作导致术后严重的下丘脑反应是神经外科医生孜孜以求的目标。最近有神经外科团队根据肿瘤在影像学上显示的下丘脑侵犯程度，对患者进行分级，根据分级进行手术，并认为有效减少了严重下丘脑反应的发生。这些分类方法虽然对肿瘤导致的下丘脑结构的大体形态改变以及手术可能导致的损害有了一定的预判断，但对于肿瘤的起源部位、肿瘤与下丘脑结构间真实的形态关系并没有提供有用的线索，因此根据 MRI 扫描来判断肿瘤侵袭下丘脑的程度并进而指导治疗可能存在一定的偏倚，最显著的偏差为根据这一评估模式，绝大多数的结节漏斗型颅咽管瘤均处于 Sainte-Rose C 等的下丘脑累及程度分级最高级别（2 级），临床上适用范围有限。

本书中我们将颅咽管瘤根据起源部位及累及的解剖部位进行了形态学分型，从而将鞍膈下颅咽管瘤及鞍上脑室外型颅咽管瘤进行了单独论述。对结节漏斗型颅咽管瘤而言，根据 Sainte-Rose C 等的下丘脑累及程度分级均应分为 2 级，临床实践中对这一颅咽管瘤的主要类型仍应进一步分层化处理，这也暴露了这样分类方法的粗糙及不实用。术前根据 MRI 扫描评估的下丘脑严重受到累及的患者，常常被术后 MRI 扫描显示三脑室底结构恢复所反证（图 11-14），因此就目前来讲，试图通过影像表现来预判断患者术后可能的下丘脑损害仍然仅在部分患者有效。

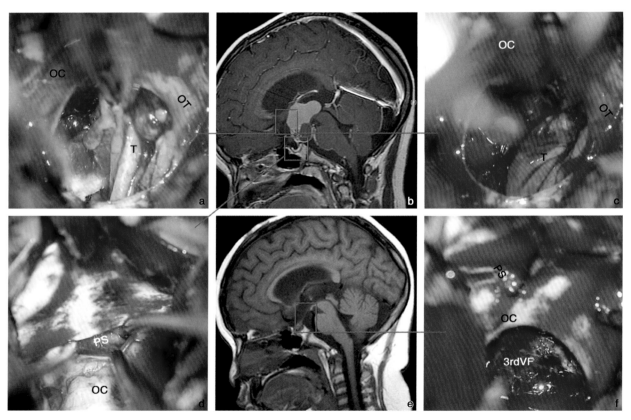

图 11-14　1 例 7 岁男童结节漏斗型颅咽管瘤患者术前术后 MRI 矢状位 T₁ 加权扫描及术中所见

术前 T₁ 加权矢状位扫描（b）显示：肿瘤位于结节漏斗部，与三脑室底下丘脑结果关系密切（参照 Saint-Rose 下丘脑累及程度分级为 2 级-严重累及下丘脑）。然而，术中发现肿瘤边界清晰（a），术中可沿肿瘤边界全切除肿瘤（c），且垂体柄形态正常（d）。肿瘤切除后扩张变薄的三脑室底完整（f），术后 MRI 扫描提示：肿瘤全切除，三脑室底得到良好保留（e）

我们认为，对于结节漏斗型颅咽管瘤手术切除性的进一步亚评估是必要的。有学者根据肿瘤在三脑室底后份与神经组织之间是否存在清晰边界对 Sainte-Rose C 等的下丘脑累及程度分级进行进一步分类。漆松涛教授认为这样做有一定的意义。漆松涛教授总结大宗结节漏斗型颅咽管瘤的

影像学表现及术中发现后认为,以下特点有助于评估手术对下丘脑结构产生的危险:

1. 术前影像学表现 ①MRI 影像显示漏斗垂体柄增粗或 CT 扫描显示肿瘤钙化沿垂体柄长轴分布,表示肿瘤全面累及漏斗垂体柄长轴;②残存的三脑室底组织无法分辨,提示肿瘤累及三脑室后部乳头体结构。

2. 术中发现 漆松涛教授认为,与术前 MRI 扫描相比,术者的术中判断尤为重要,支持术中进行激进全切除的发现包括:①经终板切开三脑室底室管膜及变薄的神经组织层后,分离肿瘤时有清晰的分离界面;②分离过程中预计肿瘤全切除后漏斗垂体柄长轴连续性可以保留;③肿瘤切除后三脑室底虽然变薄但基本完整。其中肿瘤是否有可供分离的界面是最重要的,因为有分离界面是保留三脑室壁神经组织进而保留功能的基础。术中应尽量避免切除肿瘤后造成三脑室底的大部缺损(例如乳头体前部三脑室底缺损,漏斗垂体柄不连续,基底动脉顶端完全被显露)。

3. 术后影像学表现 有作者认为术后基于 MRI 三脑室底的损害程度分级与患者随访期的肥胖等下丘脑反应呈正相关,术后 MRI 扫描显示的三脑室底的损害程度是患者远期下丘脑功能状态的预测因素。与术前基于 MRI 扫描的下丘脑累及程度分级相似,术后根据三脑室底在影像上的形态改变(morphological)来判断损害程度有存在一定的误差和实用性差的弊端,例如:①肿瘤切除后三脑室底形态学改变不明显的颅咽管瘤罕见,绝大多数三脑室底受肿瘤侵犯变薄,肿瘤全切除后这些薄层的三脑室底组织可能在术后 MRI 扫描上并不能得到真实反应;②所谓保留下丘脑(hypothalamic-spare)的颅咽管瘤切除,术后三脑室壁内残留肿瘤将很大程度预示着患者仍需要后续综合治疗(再生长后的再手术、放疗等),这些综合治疗对患者下丘脑功能产生再次损害是无法避免的。颅咽管瘤是易复发的肿瘤,手术有意的残留可以是这些关键部位肿瘤再次复发从而导致患者死亡的原因。目前比较公认的看法是,多次综合治疗患者[多种模式的放疗(CTrR)]与单次手术治疗患者远期随访中下丘脑功能状态存在显著差异。因此,多次反复治疗是预测下丘脑功能障碍的因素。漆松涛教授总结出了术后三脑室底下丘脑结构损伤的 4 级分级系统(表 11-1)。该分级系统虽然主要依据术者的术中观察,带有一

定的主观性,但弥补了术后 MRI 扫描受到结构被肿瘤推挤移位导致无法反映真实三脑室底结构损害程度的弊端。

表 11-1 结节漏斗型颅咽管瘤术后下丘脑损害程度 4 级分类法

术后分级	分级标准
Ⅰ级	完整三脑室底(可能变薄扩张),漏斗及垂体柄得到保留
Ⅱ级	肿瘤切除后扩张变薄的三脑室底存在裂隙样或小范围缺损,漏斗及垂体柄连续性保留良好
Ⅲ级	肿瘤切除后三脑室前部有较大缺损,三脑室-漏斗-垂体柄连续性仅形态保留
Ⅳ级	肿瘤切除后三脑室前部大的缺损,漏斗-垂体柄近端未能保留

（三）手术入路选择

结节漏斗型颅咽管瘤主要占据三脑室空间,入路选择应充分考虑肿瘤三脑室内部分及其在结节漏斗部的暴露。经典额颞入路(翼点入路、额外侧入路、额颞入路等对肿瘤后上方垂体柄漏斗及三脑室内处理存在盲点,虽然经颈内动脉分叉间隙可以弥补部分视野盲区,但受到穿支血管保护等限制因素,仍不能满足大多数结节漏斗型肿瘤的暴露需求。

针对结节漏斗型肿瘤文献中主要有三个手术径路被使用:

1. 上方路径(经胼胝体三脑室入路 transcallosal transventricualr approach) 经胼胝体前部穹窿间三脑室入路、经皮层侧脑室室间孔三脑室入路等。上方路径开颅相对简便,合并脑积水则拓展了手术空间。从上方首先处理肿瘤粘连相对轻微的部分,逐步深入处理肿瘤在结节漏斗部的起源点。但这种入路的缺点也显而易见:①首先最重要的是该入路从肿瘤背侧最远处接近肿瘤,肿瘤粘连需要直视下分离的部分(通常位于视交叉腹侧结节漏斗部)位于术野最远端,手术操作存在一定困难;②术野深在、狭小,暴露范围受到室间孔、穹窿间隙限制;③该入路存在导致癫痫、穹窿损伤、记忆力障碍等潜在风险。

2. 前方路径 经额颞、额下终板路径、前纵

裂终板路径等。结节漏斗型颅咽管瘤通常的颅底入路例如额下、翼点入路等无法充分暴露肿瘤，经终板路径是最常使用的手术入路。额颞经终板入路的侧方视角对于三脑室内肿瘤的分离存在盲点，而肿瘤起源部位一般情况下需要直视下分离，因此近年来越来越多的报道采用纵裂经终板入路进行该类型颅咽管瘤的切除，中线入路可以充分暴露下丘脑-垂体柄-垂体长轴结构，而且必要时离断前交通动脉可以显著增加暴露。因此在漆松涛教授所在的南方医院神经外科，该入路成为几乎所有结节漏斗型颅咽管瘤的首选手术入路。

3. 腹侧路径(扩大经蝶入路)　近年来，随着内镜技术的广泛使用，使采用扩大经蝶入路从腹侧暴露肿瘤在结节漏斗部的根基成为可能。但这种入路不能避免肿瘤切除后造成的三脑室底缺损，因此适应证仍应高度选择。

（四）手术技术

1. 终板路径操作要点　经终板路径切除结节漏斗型颅咽管瘤时，对肿瘤与三脑室壁的形态关系认识至关重要。术者需要清晰地认识到结节漏斗型颅咽管瘤是包埋在神经组织实质内的病变，肿瘤是从三脑室壁的神经组织层内分离，经终板路径暴露肿瘤时，切开终板首先进入的是被压闭的三脑室真实的空间，理论上需要切开两层结构才能到达肿瘤壁：室管膜与变薄的一层神经组织层。根据肿瘤生长情况，部分患者可以清晰显示这样的层次关系(图 11-15)，从而可以在肿瘤切除后保留完整的三脑室底；但在部分患者，肿瘤持续的进展导致三脑室底内的肿瘤最终突破撑薄退变的神经组织层，最终结节漏斗部结构被肿瘤组织所取代，在这种情况下，向内，肿瘤上极在三脑室内可能突破神经组织层；向外，肿瘤下极可能突破三脑室底神经组织层向鞍上池蛛网膜下腔池扩展，从而促成所谓脑室内外型颅咽管瘤。但漆松涛教授认为，即使这样的颅咽管瘤在肿瘤下极仍有软膜覆盖，这一形态学特征是结节漏斗型颅咽管瘤区别于蛛网膜下软膜外(脑室外颅咽管瘤)颅咽管瘤最主要的特点。颅咽管瘤外科治疗的先驱 William Sweet 提倡首选经终板切除颅咽管瘤。Sweet 认为：①三脑室壁神经组织会在颅咽管瘤周围形成一层胶质增生带，这些"无功能"的胶质增生带可以成为肿瘤与"重要的结构"之间供分离的界面；②肿瘤切除后产生的三脑室底的缺损并不一定代表三脑室壁的损伤；③肿瘤切除后三脑室底的缺损是肿瘤脑室内外生长所致，并不一定意味着下丘脑结构的严重破坏。Steno、Alexander Konovalov 与 Sweet 持相同的观点，Steno 通过颅咽管瘤患者尸检进一步证实了颅咽管瘤在生长时可以完全替代三脑室底结节漏斗部结构，认为下丘脑结构可能受推挤，从而位于肿瘤周边。Alexander Konovalov 进一步提出结节漏斗型颅咽管瘤应与完全脑室内颅咽管瘤有所区别。漆松涛教授的经验是，无论脑室内还是脑室内外颅咽管瘤可能都有着共同的起源部位，肿瘤对三脑室底神经组织层的侵袭程度取决于肿瘤的生长方向及病程。强调颅咽管瘤将取代三脑室底神经结构，手术后三脑室底的缺损更多地归咎于肿瘤本身是没有道理的，一个明显的临床现象是，即使严重侵袭下丘脑结构的颅咽管瘤，患者也很少在术前出现严重的下丘脑反应。从漆松涛教授的经验看，全切除肿瘤遗留较大的三脑室底壁缺损的患者无一例外均伴有较为严重的下丘脑症状，因此手术技术的改进应着眼于如何在最大限度切除肿瘤的同时保留三脑室底或壁神经组织层并保留一定程度的功能。

（1）前交通动脉复合体：经前纵裂终板路径进行结节漏斗型颅咽管瘤的切除时，一个现实的问题是前交通动脉的处理。术中离断前交通动脉的可行性已有报道，但这样的处理方式可能并不是神经外科医师愿意承认的。事实上，对于大部分结节漏斗型颅咽管瘤，术中为了便于肿瘤在三脑室内部分的分离切除，可能需要离断前交通动脉。术中离断前交通动脉有以下要点需要掌握：①手术的目的是全切除，并认为该目的是可以实现的；②术前血管造影(DSA、CTA 等)提示患者双侧 A1、A2 段均发育良好；③最为重要的是术中观察血管构筑已证实术前血管造影的结果，并且前交通动脉有足够的长度可供术中离断。另外离断前交通动脉对于尽量避免穿支血管的骚扰是非常重要的。掌握了这样的适应证后，漆松涛教授在超过 80 例患者术中离断了前交通动脉，术后无一患者出现的并发症与离断前交通动脉直接相关。从漆松涛教授的经验，术前了解前交通动脉复合体的血管构筑应该成为结节漏斗型颅咽管瘤术前准备的常规项目。

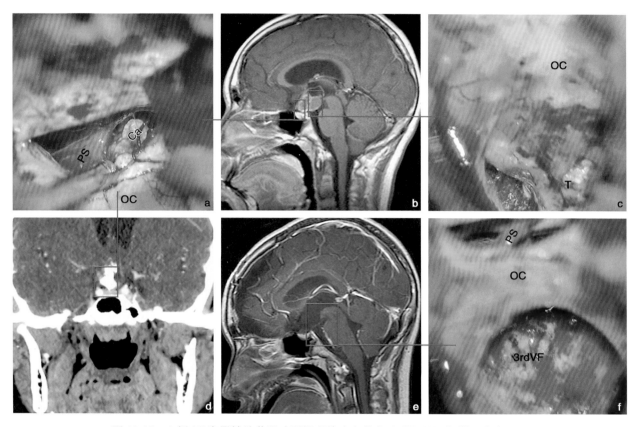

图 11-15 1 例 17 岁男性结节漏斗型颅咽管瘤术前术后 CT、MRI 扫描及术中所见

术前冠状位 CT 扫描显示：位于鞍上池漏斗部位肿瘤钙化（d）；术前矢状位 T₁ 加权 MRI 增强扫描提示：肿瘤位于三脑室前部结节漏斗区（b）；术中可见：肿瘤钙化在起源部位（漏斗结节部）突破软膜向垂体柄周围鞍上池突出（a）；经终板暴露肿瘤时可见：肿瘤包埋在三脑室底的神经组织层中（c）；肿瘤切除后三脑室底扩展变薄但完整（f）；术后 T₁ 加权 MRI 增强扫描显示：肿瘤全切除，三脑室底连续性存在（e）

（2）垂体柄：术中垂体柄的处理是切除颅咽管瘤中的关键点，垂体柄的保护与三脑室前部漏斗结节部的保护是一体的。对垂体柄的保护实际上代表了对下丘脑结构的保护。肿瘤累及程度是垂体柄保护的最重要的影响因素。如前所述，结节漏斗型颅咽管瘤对垂体柄大致存在三种侵袭方式：①肿瘤完全向三脑室生长（所谓 purely intra-ventricular CP），垂体柄漏斗部受压下移，鞍上池内段垂体柄形态基本保留（完全三脑室内肿瘤）；②肿瘤在垂体柄周围偏心性上下生长，垂体柄可能部分保留；③垂体柄完全被肿瘤及其钙化侵袭呈囊袋样扩张，如果选择激进的方式进行全切除，则垂体柄连续性无法保留。三种侵袭方式带来三脑室底保护的不同状态。第一种情况下，通过终板分离切除肿瘤时，垂体柄上端漏斗部虽然变薄但保留完整的神经组织层或仅存在局限性小的裂隙，漏斗（下丘脑）-垂体柄-垂体长轴连续性得到保留。第二种情况下，肿瘤偏心性生长，为垂体柄

保留带来解剖基础，手术切除肿瘤后垂体柄连续性仍可能得到保留。第三种情况，也是最常见的一种情况，肿瘤不但侵袭三脑室壁而且沿漏斗内扩展，垂体柄纤维发散呈囊袋样扩展，为解剖保留垂体柄带来困难，手术分离肿瘤时常常导致垂体柄离断，而且三脑室前部可能出现明显的缺损，导致术后出现严重的下丘脑反应。

2. 手术切除程度判断 早期文献中的肿瘤切除程度大多来自术者的手术记录或术中印象，后来多数学者以术后影像学复查结果作为手术切除程度判断的主要依据，早期为 CT 扫描，后来是 MRI 扫描，目前 MRI 扫描三维成像极大地提高了对术后三脑室局部结构及肿瘤残留判断的精确程度，但即便是 MRI 薄层、三维扫描对于微小残留的判断仍可能出现误差，更何况通常临床上使用层厚大约 5mm 的 MRI 普通扫描，因此有学者提出，对颅咽管瘤手术经验丰富的术者，术中印象可能更有助于判断肿瘤真正意义上的切除程度。尽

管这样的说法无法被大多数同行所认可,但在漆松涛教授看来,这样的说法是成立的。Van Effenterre 就相关问题在回应审稿人述评时,提出在他们的病例中,术后 MRI 扫描提示肿瘤已经得到全切除的病例中,术者认为有 15% 的患者并没有得到真正的全切除,而在术者认为次全切除的 32 例患者中,术后 MRI 及 CT 扫描显示肿瘤残余的仅有 10 例,也就是说只有不到 1/3 的次全切除可以被术后影像学扫描所证实。这样的情况也出现在漆松涛教授的病例中,因此,目前为止对颅咽管瘤切除程度的一个客观评价应该是术者的印象与术后 MRI 扫描相结合。当然,我们在研读 Van Effenterre 等的研究时,需要注意他们的所有病例均选用了额颞翼点或改良的侧方路径,这样的路径在漆松涛教授看来对于大多数结节漏斗型颅咽管瘤均存在术野盲点,可能是导致术者对手术质量不能肯定的原因。

3. 复发的危险因素　颅咽管瘤是易于复发的肿瘤,没有得到全切除的病例复发率高达 70%～100%。即使得到全切除的病例复发也不鲜见。由于评价切除程度的标准不同,文献中全切除后的复发率在 20%～70%。目前一致的看法是,肿瘤切除程度是影响复发最重要的因素,全切除可以显著降低复发风险。文献报道的 10 年生存率在得到影像扫描证实的全切除患者为 81.3%～100.0%;次全切除或部分切除患者则仅为 25%～86%;在部分切除辅助放射治疗的患者为 77%～100%;而仅行放疗者这一比率为 81%～100%。仅行放疗的病例组可能并没有与其他治疗组的可比性,因为众所周知可以仅行放疗的颅咽管瘤一般均为肿瘤体积较小,视力受损不重,而且高颅压表现不明显的患者,这样的颅咽管瘤临床上本身生存率就高,且预后良好。而无法达到全切除的病例若没有辅助性放疗做补充,几乎无一例外将出现复发。对于结节漏斗型颅咽管瘤而言,切除程度的判断就显得更为重要,因为将直接决定后续是否需要进一步综合治疗。

临床上经常可以看到有些患者可以多年甚至数十年不治疗而进展缓慢,也有患者在短期内肿瘤迅速生长,甚至颅咽管瘤恶性化倾向也时有报道,这种现象说明肿瘤细胞的生物学特性(如增殖活性)差异巨大,但对此进行的基础研究并没有一致的结果。有作者研究了肿瘤细胞 Ki-67 与肿瘤复发的关系,发现两者并没有相关关系。关于是否可以从肿瘤细胞增殖活性等指标预判断肿瘤的复发倾向,目前的研究结果也是矛盾的。有些研究认为,可以通过监测诸如 Ki-67 这样的指标来预测患者的复发可能,但也有作者并没有得到类似的结论,甚至有些得出与临床相反的结论。

对于患病年龄与复发率的关系也没有一致的结果,有些研究认为儿童颅咽管瘤更为激进、更难以控制;另一些认为成年人肿瘤更易复发;也有研究结果显示,对儿童与成人接受手术和(或)辅助放疗后进行长期随访,在复发率方面没有显著差异。De Vile 等通过对 75 例儿童颅咽管瘤患者的研究,认为 <5 岁是肿瘤容易复发的预测因素。幼儿(<5 岁)肿瘤难以控制,易于复发可能也是多种因素的作用,幼儿疾病的诊断本来就存在困难,发现时常常体积巨大,导致治疗困难,另外幼儿对于手术耐受性也是临床需要考虑的问题,且由于幼儿下丘脑功能紊乱导致的并发症常较严重,使得手术医生客观上较为保守,全切除率偏低。

对于肿瘤病理与复发率的关系目前也没有一致的看法。早期有少量研究认为,鳞状乳头型颅咽管瘤不易复发,预后较好。但最近通过几个大宗病例研究结果显示,所谓鳞皮型颅咽管瘤预后较好可能仅是个案,少数鳞皮型颅咽管瘤呈蒂状生长于漏斗结节部,手术全切除率高,因此预后较好,但由于缺乏针对鳞皮型颅咽管瘤的大宗病例资料,而且鳞皮型颅咽管瘤病理诊断可能与部分过渡型肿瘤重叠,因此解释这些文献结果可能存在困难。漆松涛教授统计了 27 例典型鳞皮型颅咽管瘤的长期随访结果,发现 5 年和 10 年 PFS 与成釉细胞型颅咽管瘤差异并无统计学意义。

治疗方式方面,辅助性放疗可以显著降低肿瘤复发率得到多数文献的支持。目前的研究重点在于怎样减少放疗毒性,特别是在幼儿患者,有学者认为总放射剂量 55Gy、分割剂量控制在 1.8Gy 以下可以减少放疗损害。

肿瘤部位以及影像学特征对复发率的影响也没有一致的结果。关于鞍内起源肿瘤与结节漏斗型肿瘤在复发率方面的研究很少。肿瘤质地、部位(鞍内、鞍上或鞍上-鞍上)并没有良好的预后预测价值。少数文献认为,鞍膈下起源肿瘤与鞍上结节漏斗型肿瘤间在复发率方面存在差异。早期认为,鞍内起源肿瘤切除率高,复发率相应地低于结节漏斗型肿瘤,但漆松涛教授最近的随访结果显示,两者间在 PFS 上并无统计学差异。肿瘤钙化、质地（实性、囊实混合性、囊性）以及脑积水对肿瘤复发率的影响主要体现在它们对肿瘤可切除率的影响上，钙化可以多年进展缓慢，但同时也成为阻碍手术切除的因素；而肿瘤囊变常常可以在短期内增大，但完全囊变肿瘤的切除程度高于囊实混合型或完全实性肿瘤，因此囊变、钙化等对于预后的影响目前仍没有一致的结果。脑积水一直被认为是影响手术切除、导致预后差的因素，从漆松涛教授的观点看，如果全面理解了肿瘤的生长方式后，脑积水其实代表了肿瘤结节漏斗型的生长部位和模式，表明肿瘤处于不易手术切除的部位，因此脑积水与其说是肿瘤预后不佳的预测因素，不如说是反应肿瘤生长方式的指标。

4. 预后　颅咽管瘤将给患者的生活质量带来严重的损害，这些结果除了与肿瘤（原发肿瘤及复发肿瘤）导致的下丘脑、垂体轴、视路结构等的损害有关外，也与各种综合治疗手段（手术、放疗、内放疗等）导致的损害有关。对于颅咽管瘤仅统计患者生存率，或简单地描述患者生活状态为好、中等、一般、差、死亡等，无法客观描述患者的生活质量。颅咽管瘤带来的损害包括内分泌、视力、下丘脑、行为认知改变等多方面。

（1）颅咽管瘤患者预后评估的方法

由于颅咽管瘤发病率低，大量的病例分散在不同认识及治疗水平的中心，因此客观的 QOL 预后评价标准可以在不同治疗团队、不同治疗方法之间进行对比，对于颅咽管瘤，特别是儿童颅咽管瘤这样一种最佳处理方式仍存在争论的疾病就显得至关重要。尽管有大量的文献尝试评估颅咽管瘤患者神经功能结局及生活质量，但目前仍缺乏公认的预后评价标准。Wen 等提出了一个综合不同功能域的 4-tiered 结局评分表（表 11-2）。该评分系统包含了对于神经系统、视力、垂体功能、下丘脑功能等不同领域预后总的评价，这个评分系统的主要优势是简明，但最终从复杂多样的多个领域中得出一个全面评价患者生存质量是否存在缺陷的评分系统，总体来讲仍显粗糙。

Duff 及其同事通过分析 121 例病例提出，评估颅咽管瘤患者生存质量的二分类方法，试图评估出生存质量好、生活自理能力良好（well-integrated independent individuals functioning in society）的患者（表 11-3）。凡是未达到所有 8 条标准的患者均被认为是预后差的。这种二分类方法可能将有些评价生活质量的数据丢失。

表 11-2　Wen 生活质量评价表

预后分级	评价标准
Ⅰ级	大致正常、生活自理
	轻度内分泌障碍
	癫痫药物可良好控制
Ⅱ级	生活自理
	全垂体功能低下
	轻至中度视力障碍
	颅神经功能受损
	轻度的精神心理异常
Ⅲ级	部分自理能力
	严重视力受损
	严重神经系统并发症（例如偏瘫、难治性癫痫等）
	学习能力丧失或严重精神心理障碍
Ⅳ级	生活完全不能自理，依靠辅助生活

表 11-3　Duff 等生活质量（QOL）评价方法

预后	评价标准
生活质量佳	随访期存活
	无手术以及肿瘤相关性的运动功能障碍
	保留有用视力
	Katz 评分 A（能够完成日常穿衣、吃饭等活动）
	Karmofsky 评分≥80
	学习能力正常或落后不超过正常学龄儿童 1 级
	成人能够从事工作
	无严重的心理\精神障碍
生活质量差	凡未完全达到以上 8 条者

De Vile 及其同事提出一种综合评分系统，该评分系统包含五个领域，分别从神经功能障碍、视力、垂体功能、下丘脑功能以及受教育或工作能力五个方面评价患者总体生活质量，总体给予共计 15 分的评分（评分越高预后越差，例如 15 分代表死亡）（表 11-4）。Thompson 同样提出颅咽管瘤生活质量不佳的预测因素包括：①肿瘤体积大；②下丘脑被肿瘤累及；③临床上出现导致下丘脑

功能损害的表现（例如肥胖）；④患病年龄<5 岁。作者根据这样的评分系统提出他们的循证处理方案（"evidence-based" treatment protocol）。最近，Elliott 等对 De Vile 等的评分系统进行修改，提出从五个领域分别进行 4-tiered 分级（craniopharyngioma Clinical Status Scale, CCSS）（表 11-5）。该评价系统仍然从神经功能、视力、垂体功能、下丘脑功能和受教育或工作能力五个方面综合评价患者的功能状态和 QOL，每个领域均给予 1~4 分的评分，对于患者总体生活质量评价有一定的帮助。

真实全面的神经心理功能状态测试理论上讲可以全面地评价患者在认识、注意力、记忆力和完成特定任务等方面的能力，但往往与患者在学校或工作中的实际表现不符，Elliott 等总结发现，超过 1/3 的患儿现实生活中表现良好，但多个领域评分<50%。有作者在颅脑损伤患者中评价了"ecological validity"，并得出类似的结论。所以，对于颅咽管瘤这样的疾病进行神经心理学评估有时非常困难，而且评价结果也较难应用于临床来指导临床实践。

表 11-4　De Vile 术后并发症及生活质量评价方法

	临床表现	评分
垂体功能	全垂体功能低下+渴感异常	3
	全垂体功能低下	2
	部分垂体功能低下	1
	垂体功能正常	0
视力	视敏度双眼≤6/60	3
	双眼视敏度 6/18~6/60 或者单眼失明	2
	单眼或双眼视敏度 6/9~6/18	1
	视力正常	0
神经系统功能	严重肢体运动功能障碍（偏瘫）±癫痫	3
	轻度肢体运动功能障碍±癫痫	2
	颅神经等功能障碍，无癫痫	1
	神经系统功能正常	0
受教育或工作能力	严重学习、工作能力障碍+行为异常	3
	中等学习、工作能力障碍（IQ:71~79）	2
	轻度学习、工作能力受限（IQ:80~89）	1
	学习、工作能力无影响（IQ>90）	0
下丘脑功能	严重下丘脑综合征（病理性肥胖+摄食过度+行为异常）	3
	中度下丘脑功能障碍（肥胖）	2
	轻度下丘脑功能障碍（超重）	1
	下丘脑功能正常	0
死亡		15

DI=diabetes insipidus, 尿崩症；IQ=intelligence quotient, 智商

表 11-5 颅咽管瘤患者生存状态（CCSS）4 级评分法

功能分类和评分	标准
神经功能	
1	无功能缺失及癫痫
2	轻度功能障碍（颅神经损害,控制良好的癫痫等）
3	中度功能障碍（轻瘫/活动需要助力或协助,需要长期药物控制的癫痫）
4	重度功能障碍（中至重度偏瘫,脑卒中,意志力丧失,或昏睡）
视力状态	
1	视力视野正常
2	轻度视敏度下降或视野缺损
3	单眼盲,单眼或双眼颞侧偏盲
4	失明或几近失明（无可用视力）
垂体功能	
1	垂体前叶后叶功能正常
2	轻度垂体前叶功能低下（1~2 轴激素替代）
3	尿崩合并轻度垂体前叶功能障碍（1~2轴激素替代）
4	尿崩合并全垂体功能低下
下丘脑功能*	
1	正常下丘脑功能
2	术后超重或肥胖（BMI>+2 SD）,无其他行为精神障碍
3	肥胖（BMI>+2 SD）合并摄食过度,或记忆力障碍或 BMI>+3 SD 合并摄食过激行为
4	严重肥胖（BMI>+4 SD）+摄食过激,行为异常（如激惹等）+体温调节异常,睡眠周期紊乱,或记忆力丧失
认知功能	
1	智力学习能力正常+胜任正常工作
2	学习能力正常或能参加工作**
3	学习能力受损（留级、需要特殊教育）或无能力参加正常工作***
4	无法生活自理（不能实施量表测试 ADLs）,IQ<80,严重认知障碍等

*根据 De Vile et al.（ref）量表修改;**学龄前儿童根据相应水平评估;***学龄前儿童根据生长发育相应水平评估

总之,对于累及下丘脑结构的结节漏斗型颅咽管瘤而言,综合评价患者的功能性预后及生活质量,事实上是一项综合内容。对于视力、垂体功能、下丘脑功能、神经系统并发症的评价相对客观、易行,但对于认知、记忆力以及学习工作能力的评价有时是困难的,尤其是对于儿童患者。

（2）内分泌状态:几乎所有的研究均观察到颅咽管瘤中腺垂体功能受到明显损害。与术前相比,术后垂体功能障碍普遍加重。文献报道垂体功能障碍的发生率生长激素（GH）轴障碍 88%～100%;促性腺激素（FSH）/（LH）轴障碍 80%～95%;促肾上腺素（ACTH）轴障碍 55%～88%;促甲状腺素（TSH）轴障碍 39%～95%;抗利尿激素（ADH）分泌障碍 25%～86%。如前所述,结节漏斗型颅咽管瘤术前腺垂体功能障碍较儿童鞍膈下颅咽管瘤轻微,但术后普遍加重。

与 De Vile 等的研究结果相似,我们发现相对于垂体前叶功能障碍,尿崩对患者及其家庭是更大的负担,特别是无渴感尿崩的发生。因此对于颅咽管瘤患者,术前需要与家属或患者沟通,告知术后将出现很高的垂体功能低下及尿崩的可能性,而且需要终生替代治疗。

生长激素缺乏的颅咽管瘤患儿保持生长甚至加速生长在文献中多有报道。从漆松涛教授的观察看,这种儿童主要集中在结节漏斗型颅咽管瘤中,可能与患儿肥胖、高胰岛素血症等因素相关,其具体机制仍不清楚。

（3）下丘脑:下丘脑功能障碍的风险以及后果是颅咽管瘤术后的主要关注点。对于结节漏斗型颅咽管瘤,下丘脑功能评价显得尤为重要。下丘脑功能障碍包含了一系列症候群,包括:肥胖、摄食过量、记忆力障碍、体温调节紊乱、情绪不稳定、睡眠周期紊乱（day-time sleepness）等。相对于经过治疗后垂体功能全面下降,下丘脑功能恶化程度相对较轻,正如前文所论及的,垂体功能的损害在颅咽管瘤患者更多地归咎于肿瘤本身的发展,而下丘脑功能则不是这样,临床上常常可见影像上下丘脑严重受损的患者术前并没有严重的下丘脑功能紊乱表现。虽然,结节漏斗型颅咽管瘤均累及三脑室壁下丘脑结构,但从目前报道的病例组数据看,术前下丘脑功能障碍发生率显著低于垂体功能低下的发生率。因此,下丘脑功能障碍可能更多地与手术操作或后续治疗有关。目前的观点认为,与术后严重的下丘脑功能障碍相关的因素包括:①患病年龄小,幼年(<5 岁);②就诊时已出现下丘脑功能障碍表现;③正中矢状位肿瘤高度超过 3.5cm;④MRI 影像上肿瘤对下丘脑的侵犯;⑤术中尝试对侵袭下丘脑肿瘤的激进切除;⑥多次手术及多次复发。而放疗导致的下丘脑功能障碍加重主要与治疗剂量相关,一般认为下丘脑结构放射剂量超过 51Gy 与严重下丘脑功能障碍相关。许多文献中对于肥胖常常未进行标准化的评估,但文献中总体发生率没有超过 50%。Muller 等进行的一项德国多中心研究,长期随访了 185 例儿童患者,肥胖(>+3 SD BMI)发生率达 44%。对于结节漏斗型颅咽管瘤而言,术后体重增加以及肥胖更加普遍,漆松涛教授的一组纳入 226 例原发颅咽管瘤患者的资料(包括儿童及成人)得到远期随访患者中肥胖及严重肥胖(也即 De Vile 下丘脑功能评估处于 3 级或者 4 级者)发生率为 12.6%(其中儿童发生率 19.1%、成人 8.5%)。如果仅统计结节漏斗型肿瘤的这一数据,则严重肥胖(De Vile 下丘脑功能评估处于 3 级或者 4 级者)发生率为 42%(儿童 44% *vs.* 成人 12.6%))。单纯体重增加及肥胖往往可以接受,但严重肥胖常常合并有情绪问题、社会或学校融入困难等,严重影响患者的生存质量(QOL),同时长期随访发现,心血管意外及呼吸睡眠暂停综合征等导致的死亡也明显高于普通人群。

(4)视力状态:视路体征(视力、视野检查)的评估相对客观,但在幼小患儿仍可能存在困难,与垂体功能、下丘脑功能经过治疗后的普遍下降不同,视力障碍通常在术后得到显著缓解。对于颅咽管瘤的视路损害,有几点需要注意:①不同于垂体腺瘤,结节漏斗型颅咽管瘤对视路结构的损害除了压迫推挤外,还存在黏连侵犯等可能,大型结节漏斗型颅咽管瘤通常显著挤压侵犯视交叉、视束等结构,肿瘤切除不可避免地需要牵拉视路结构,文献报道经蝶路径术后视力恢复优于经颅手术,这可能与肿瘤生长模式有关,并不一定是手术径路的优势;②不同于鞍膈下起源颅咽管瘤,我们认为结节漏斗型颅咽管瘤不一定适宜行经蝶手术。

文献中术后严重视力障碍占总体病例的 10%~30%,影响视力转归的因素包括:①患者的术前视力视野状态:术后视力视野恢复的可能性很大程度上取决于术前视力障碍的严重程度;视神经萎缩的患者术后视力最差。②患者的治疗史:与单次手术(one surgery, 1 Surg)相比,反复治疗(complex treatment regimen,CTrR)(多次手术、放疗及内照射等)患者长期随访更易于出现视力视野严重障碍。③肿瘤复发及后续治疗是视力进行性恶化的常见原因。④手术和放疗对视力视野的影响是最具争议的领域,我们认同 Van Effenterre 和 Boch 的观点,有经验的医生的精细手术对视力的损害小于放疗。有学者认为,患者的年龄也是术后视力转归的影响因素,他们认为儿童视力更易于受损。对此,我们的观点是:幼儿术前视力障碍总体上差于成人,可能的原因包括幼儿视力障碍早期常难以诊断;另外,从漆松涛教授的病例看,儿童颅咽管瘤肿瘤大小总体上大于成人、儿童颅咽管瘤近一半是鞍膈下起源肿瘤,而这一类肿瘤,如前所述,通常合并有严重的术前视力障碍。对于结节漏斗型肿瘤而言,我们并没有发现儿童及成人间在视力转归方面的差异。

(5)神经心理认知等功能结局:神经心理学测试是颅咽管瘤预后评价中最困难的部分,特别是对于儿童患者。如前所述,神经心理方面的测试结果常常与患者真实生活中的表现存在偏差,Elliott 等认为,患者真实生活中在学习、工作中取得的成就更能代表患者最终的生存质量。文献中对于神经心理及认知方面测试的评价方法多样,其中患者在学业或工作中的表现被认为是重要的方面。Duff 等对 121 例病人经过平均 10 年的随访,40% 的病人最终生活质量评估为差(根据运动障碍、视力、自理能力、Karnofsky 评分等)。另一项研究中,Effenterre 和 Boch 报道了 122 例经手术治疗颅咽管瘤患者经过平均 7 年的随访期后的结果,16% 的成人和 26% 的儿童未能达到满意的学习工作能力或社会生活中的自理能力。Pereira 等的一组 54 例经过手术+放射治疗的病例中,经过 10 年的随访,47% 有生活质量方面的缺陷(表现在生活自理能力差、社会认知度低、工作学习成绩落后等);另外 49% 的患者存在神经系统功能障碍,表现为注意力难以集中、性格改变、短记忆能力受限、癫痫。De Vile 等的一组 75 例经过手术(伴有或不伴有放疗)后平均随访 6.4 年的儿童颅咽管瘤患者,40% 患者智力测试水平低于 80 分;23% 合并有严重的运动障碍、癫痫等体征。Karavitaki 等报道的 121 例手术治疗(或辅助放疗)后长期随访结果:1/4 的成人及儿童无法恢复以前的正常工作或赶上同龄人的学习进度。文献认同的影响生活质量的因素包括:①肿瘤巨大;

②下丘脑侵犯；③术前出现下丘脑功能紊乱表现；④发病年龄<5 岁。

　　评价不同治疗手段对生存质量的影响是困难的，颅咽管瘤是生长方式多样的肿瘤，且儿童与成人在生长方式上存在差异，因此不同病例组在病例构成上存在差异，造成不同病例组中的比较存在困难，同时治疗团队及手术医生的经验也是重要的影响因素。肿瘤复发、复发肿瘤的后续治疗都可能对患者最终的临床结局产生影响。此外，部分文献认为激进的手术全切除比单纯放疗或姑息的手术更容易导致患者生活质量变差。也有些学者认为，保守的手术辅助放疗对患儿生活质量影响较小，随访期患儿有更大的可能回到学校并保持一定的学习能力。还有作者则认为，能够得到全切除并避免复发是最终得到好的生活质量的保证。还有一些作者认为，采取不同治疗策略（全切除、部分切除+放疗）对于患者最终的神经心理及认知功能等未显示出差异。

　　漆松涛教授的观点是，治疗方法的选择主要取决于肿瘤是否适于全切除，颅咽管瘤生长方式多变，令人惊讶的是很少有文献比较不同生长方式肿瘤在最终生活质量方面的差异。从漆松涛教授的病例资料我们发现：不良的生存状态常常与严重下丘脑反应伴行，对于结节漏斗型颅咽管瘤而言，激进手术后更易出现心理及认知等方面的问题。有趣的是，Elliott 等统计他们的病例后认为，视交叉前和视交叉后颅咽管瘤在最终生存质量方面并没有显著差异。对这些观点的解读需要十分谨慎，视交叉前和视交叉后分型方面，可能本身存在模糊的边界，因此确定结节漏斗型颅咽管瘤患者最终预后的影响因素仍然任重道远。

参 考 文 献

1. Hoffman HJ. Surgical management of craniopharyngioma. Pediatr Neurosurg. 1994,21 Suppl 1:44-49.
2. Pascual JM, Prieto R, Carrasco R. Carrasco, Infundibulo-tuberal or not strictly intraventricular craniopharyngioma:evidence for a major topographical category. Acta Neurochir (Wien). 2011,153(12):2403-2425;discussion 2426.
3. Yaşargil MG, Curcic M, Kis M, et al. Total removal of craniopharyngiomas. Approaches and long-term results in 144 patients. J Neurosurg. 1990,73(1):3-11.
4. Fahlbusch R, Honegger J, Paulus W, et al. Surgical treatment of craniopharyngiomas:experience with 168 patients. J Neurosurg. 1999,90(2):237-250.
5. Steno J. Microsurgical topography of craniopharyngiomas. Acta Neurochir Suppl (Wien), 1985. 35:94-100.
6. Steno J, Malácek M, Bízik I. Tumor-third ventricular relationships in supradiaphragmatic craniopharyngiomas:correlation of morphological, magnetic resonance imaging, and operative findings. Neurosurgery. 2004, 54 (5): 1051-1058;discussion 1058-1060.
7. Pascual JM, Prieto R, Dufourny IC, et al. Hypothalamus-referenced classification for craniopharyngiomas:evidence provided by the endoscopic endonasal approach. Neurosurg Rev. 2013,36(2):337-339.
8. Sainte-Rose C, Puget S, Wray A, et al. Craniopharyngioma:the pendulum of surgical management. Childs Nerv Syst. 2005,21(8-9):691-695.
9. Sainte-Rose C, Puget S, Wray A, et al. Craniopharyngiomas. Endocr Rev. 2006,27(4):371-397.
10. Pascual JM, González-Llanos F, Barrios L, et al. Intraventricular craniopharyngiomas:topographical classification and surgical approach selection based on an extensive overview. Acta Neurochir (Wien). 2004,146(8):785-802.
11. Pascual JM, Carrasco R, Prieto R, et al. Craniopharyngioma classification. J Neurosurg. 2008, 109 (6): 1180-1182;author reply 1182-1183.
12. Pan J, Qi S, Lu Y, et al. Intraventricular craniopharyngioma:morphological analysis and outcome evaluation of 17 cases. Acta Neurochir (Wien). 2011,153(4):773-784.
13. JE Über. Hypophysengangsgeschwulste und Hirmcholesteatome. Sitzungsb Kais Akad Wissen Math Naturw Klin. 1904,113:537-726.
14. SongTao Q, Lei Y, Si G, et al. IDH mutations predict longer survival and response to temozolomide in secondary glioblastoma. Cancer Sci. 2012,103(2):269-273.
15. Crotty TB, Scheithauer BW, Young WF Jr, et al. Papillary craniopharyngioma:a clinicopathological study of 48 cases. J Neurosurg. 1995,83(2):206-214.
16. Eldevik OP, Blaivas M, Gabrielsen TO, et al. Craniopharyngioma:radiologic and histologic findings and recurrence. AJNR Am J Neuroradiol. 1996, 17 (8): 1427-1439.
17. Weiner HL, Wisoff JH, Rosenberg ME, et al. Craniopharyngiomas:a clinicopathological analysis of factors predictive of recurrence and functional outcome. Neurosurgery. 1994,35(6):1001-1010;discussion 1010-1011.
18. Adamson TE, Wiestler OD, Kleihues P, et al. Correlation of clinical and pathological features in surgically treated craniopharyngiomas. J Neurosurg. 1990,73(1):12-17.
19. Qi S, Pan J, Lu Y, et al. The impact of the site of origin

and rate of tumour growth on clinical outcome in children with craniopharyngiomas. Clin Endocrinol（Oxf）. 2012，76（1）:103-110.

20. Puget,S.,et al.,*Pediatric craniopharyngiomas:classification and treatment according to the degree of hypothalamic involvement*. J Neurosurg,2007. 106（1 Suppl）:p. 3-12.

21. Puget S,Garnett M,Wray A,et al. Treatment of craniopharyngioma in adults:systematic analysis of a 25-year experience. Arch Med Res. 2012,43（5）:347-355.

22. Mallucci C,Pizer B,Blair J,et al. Management of craniopharyngioma:the Liverpool experience following the introduction of the CCLG guidelines. Introducing a new risk assessment grading system. Childs Nerv Syst. 2012, 28（8）:1181-1192.

23. Van Gompel JJ,Nippoldt TB,Higgins DM,et al. Magnetic resonance imaging-graded hypothalamic compression in surgically treated adult craniopharyngiomas determining postoperative obesity. Neurosurg Focus. 2010, 28（4）:E3.

24. de Vile CJ,Grant DB,Hayward RD,et al. Obesity in childhood craniopharyngioma:relation to post-operative hypothalamic damage shown by magnetic resonance imaging. J Clin Endocrinol Metab. 1996,81（7）:2734-2737.

25. Müller HL,Gebhardt U,Teske C,et al. Post-operative hypothalamic lesions and obesity in childhood craniopharyngioma:results of the multinational prospective trial KRANIOPHARYNGEOM 2000 after 3-year follow-up. Eur J Endocrinol. 2011,165（1）:17-24.

26. Yuen KC,Kołtowska-Häggström M,Cook DM,et al. Primary treatment regimen and diabetes insipidus as predictors of health outcomes in adults with childhood-onset craniopharyngioma. J Clin Endocrinol Metab. 2014,99（4）:1227-1235.

27. Shibuya M,Takayasu M,Suzuki Y,et al. Bifrontal basal interhemispheric approach to craniopharyngioma resection with or without division of the anterior communicating artery. J Neurosurg. 1996,84（6）:951-956.

28. Kassam AB,Gardner PA,Snyderman CH,et al.,Expanded endonasal approach,a fully endoscopic transnasal approach for the resection of midline suprasellar craniopharyngiomas:a new classification based on the infundibulum. J Neurosurg. 2008,108（4）:715-728.

29. Frank G,Pasquini E,Doglietto F,et al. The endoscopic extended transsphenoidal approach for craniopharyngiomas. Neurosurgery,2006. 59（1 Suppl 1）:ONS75-83;discussion ONS75-83.

30. Sweet WH. Radical surgical treatment of craniopharyngioma. Clin Neurosurg. 1976,23:52-79.

31. Sweet WH. History of surgery for craniopharyngiomas. Pediatr Neurosurg. 1994,21 Suppl 1:28-38.

32. Sweet WH. Recurrent craniopharyngiomas:therapeutic alternatives. Clin Neurosurg. 1980,27:206-229.

33. Van Effenterre R,Boch AL. Craniopharyngioma in adults and children:a study of 122 surgical cases. J Neurosurg. 2002,97（1）:3-11.

34. Karavitaki N,Brufani C,Warner JT,et al. Craniopharyngiomas in children and adults:systematic analysis of 121 cases with long-term follow-up. Clin Endocrinol（Oxf）. 2005,62（4）:397-409.

35. Graham PH,Gattamaneni HR,Birch JM. Paediatric craniopharyngiomas: a regional review. Br J Neurosurg, 1992. 6（3）:187-193.

36. Carmel PW,Antunes JL,Chang CH. Craniopharyngiomas in children. Neurosurgery. 1982,11（3）:382-389.

37. Manaka S,Teramoto A,Takakura K. The efficacy of radiotherapy for craniopharyngioma. J Neurosurg. 1985, 62（5）:648-656.

38. Rajan B,Ashley S,Gorman C,et al. *Craniopharyngioma—a long-term results following limited surgery and radiotherapy*. Radiother Oncol. 1993,26（1）:1-10.

39. Hetelekidis S,Barnes PD,Tao ML,et al. 20-year experience in childhood craniopharyngioma. Int J Radiat Oncol Biol Phys. 1993,27（2）:189-195.

40. Nishi T,Kuratsu J,Takeshima H,et al. Prognostic significance of the MIB-1 labeling index for patient with craniopharyngioma. Int J Mol Med. 1999,3（2）:157-161.

41. Duò D,Gasverde S,Benech F,et al. MIB-1 immunoreactivity in craniopharyngiomas:a clinico-pathological analysis. Clin Neuropathol,2003. 22（5）:229-234.

42. Raghavan R,Dickey WT Jr,Margraf LRet al. Proliferative activity in craniopharyngiomas:clinicopathological correlations in adults and children. Surg Neurol,2000. 54（3）:241-247;discussion 248.

43. Losa M,Vimercati A,Acerno S,et al. Correlation between clinical characteristics and proliferative activity in patients with craniopharyngioma. J Neurol Neurosurg Psychiatry. 2004,75（6）:889-892.

44. De Vile CJ,Grant DB,Kendall BE,et al. Management of childhood craniopharyngioma:can the morbidity of radical surgery be predicted? J Neurosurg. 1996,85（1）:73-81.

45. Kahn EA,Gosch HH,Seeger JF,et al. Forty-five years experience with the craniopharyngiomas. Surg Neurol. 1973, 1（1）:5-12.

46. Szeifert GT,Sipos L,Horváth M,et al. Pathological characteristics of surgically removed craniopharyngiomas:analysis of 131 cases. Acta Neurochir（Wien）. 1993,124（2-4）:139-143.

47. Petito CK,DeGirolami U,Earle KM. Craniopharyngiomas:

a clinical and pathological review. Cancer. 1976,37(4):
1944-1952.

48. Wen BC, Hussey DH, Staples J, et al. A comparison of the roles of surgery and radiation therapy in the management of craniopharyngiomas. Int J Radiat Oncol Biol Phys. 1989,16(1):17-24.

49. Duff J, Meyer FB, Ilstrup DM, et al. Long-term outcomes for surgically resected craniopharyngiomas. Neurosurgery. 2000,46(2):291-302;discussion 302-305.

50. Thompson D, Phipps K, Hayward R. Craniopharyngioma in childhood: our evidence-based approach to management. Childs Nerv Syst. 2005,21(8-9):660-668.

51. Elliott RE, Sands SA, Strom RG, et al. Craniopharyngioma Clinical Status Scale: a standardized metric of preoperative function and posttreatment outcome. Neurosurg Focus. 2010,28(4):E2.

52. LeBlanc JM, Hayden ME, Paulman RG. A comparison of neuropsychological and situational assessment for predicting employability after closed head injury. J Head Trauma Rehabil. 2000,15(4):1022-1040.

53. Sbordone RJ. Limitations of neuropsychological testing to predict the cognitive and behavioral functioning of persons with brain injury in real-world settings. NeuroRehabilitation. 2001,16(4):199-201.

54. Silver CH. Ecological validity of neuropsychological assessment in childhood traumatic brain injury. J Head Trauma Rehabil. 2000,15(4):973-988.

55. Honegger J, Buchfelder M, Fahlbusch R. Surgical treatment of craniopharyngiomas: endocrinological results. J Neurosurg. 1999,90(2):251-257.

56. Hoffman HJ, De Silva M, Humphreys RP, et al. Aggressive surgical management of craniopharyngiomas in children. J Neurosurg, 1992.76(1):47-52.

57. Lyen KR, Grant DB. Grant, Endocrine function, morbidity, and mortality after surgery for craniopharyngioma. Arch Dis Child. 1982,57(11):837-841.

58. DeVile CJ, Grant DB, Hayward RD, et al. Growth and endocrine sequelae of craniopharyngioma. Arch Dis Child. 1996,75(2):108-114.

59. Bucher H, Zapf J, Torresani T, et al. Insulin-like growth factors I and II, prolactin, and insulin in 19 growth hormone-deficient children with excessive, normal, or decreased longitudinal growth after operation for craniopharyngioma. N Engl J Med. 1983,309(19):1142-1146.

60. Hayward R. The present and future management of childhood craniopharyngioma. Childs Nerv Syst. 1999,15(11-12):764-769.

61. Meuric S, Brauner R, Trivin C, et al. Influence of tumor location on the presentation and evolution of craniopharyngiomas. J Neurosurg. 2005,103(5 Suppl):421-426.

62. Pierre-Kahn A, Recassens C, Pinto G, et al. Social and psycho-intellectual outcome following radical removal of craniopharyngiomas in childhood. A prospective series. Childs Nerv Syst. 2005,21(8-9):817-824.

63. Poretti A, Grotzer MA, Ribi K, et al. Outcome of craniopharyngioma in children: long-term complications and quality of life. Dev Med Child Neurol. 2004,46(4):220-229.

64. Müller HL, Emser A, Faldum A, et al. Longitudinal study on growth and body mass index before and after diagnosis of childhood craniopharyngioma. J Clin Endocrinol Metab. 2004,89(7):3298-3305.

65. Caldarelli M, Massimi L, Tamburrini G, et al. Long-term results of the surgical treatment of craniopharyngioma: the experience at the Policlinico Gemelli, Catholic University, Rome. Childs Nerv Syst. 2005,21(8-9):747-757.

66. Dhellemmes P, Vinchon M. Radical resection for craniopharyngiomas in children: surgical technique and clinical results. J Pediatr Endocrinol Metab. 2006, 19 Suppl 1: 329-335.

67. Kalapurakal JA, Goldman S, Hsieh YC, et al. Clinical outcome in children with craniopharyngioma treated with primary surgery and radiotherapy deferred until relapse. Med Pediatr Oncol. 2003,40(4):214-218.

68. Müller HL, Bueb K, Bartels U, et al. Obesity after childhood craniopharyngioma—German multicenter study on pre-operative risk factors and quality of life. Klin Padiatr. 2001,213(4):244-249.

69. Pereira AM, Schmid EM, Schutte PJ, et al. High prevalence of long-term cardiovascular, neurological and psychosocial morbidity after treatment for craniopharyngioma. Clin Endocrinol (Oxf),2005.62(2):197-204.

70. Sanford RA. Craniopharyngioma: results of survey of the American Society of Pediatric Neurosurgery. Pediatr Neurosurg. 1994,21 Suppl 1:39-43.

71. Cavazzuti V, Fischer EG, Welch K, et al. Neurological and psychophysiological sequelae following different treatments of craniopharyngioma in children. J Neurosurg. 1983,59(3):409-417.

第 12 章　脑室内颅咽管瘤

成釉细胞型颅咽管瘤（adamantinomatous craniopharyngioma，ACP）起源于胚胎拉克囊的残余上皮细胞，沿着拉克囊形成腺垂体的发生路径分布于从鼻咽部到垂体柄漏斗结节部的长轴上。而鳞状乳头型颅咽管瘤（squamous papillary craniopharyngioma，SPCP）的组织来源被认为是腺垂体结节部上皮的鳞状细胞化生。根据上述细胞起源学说，从理论上讲，三脑室底的神经组织层应该位于颅咽管瘤的上方并将肿瘤与三脑室腔分开。然而，自从 Dubos 等在 1953 年报道了第一例完全位于三脑室的颅咽管瘤以来，类似的病例（通过影像学检查、术中所见以及尸检证实）不断被报道。这一颅咽管瘤的生长模式对传统颅咽管瘤轴外来源的学说提出了挑战，也使众多神经外科医生尝试明确肿瘤与三脑室底真实的形态学关系以及脑室内颅咽管瘤（intraventricular craniopharyngioma，IVC）的诊断标准。

一、定义

脑室内颅咽管瘤从字面意义上讲是指那些仅位于三脑室空间内的颅咽管瘤。通过仔细的文献回顾，可以发现多数脑室内颅咽管瘤的诊断是基于 MRI 扫描的结果，诊断依据仅仅是 MRI 扫描时肿瘤仅占据着三脑室空间而没有在鞍上池内被发现。

总结文献中报道的脑室内颅咽管瘤的诊断依据，主要包括以下几点：①MRI 影像和（或）术中所见发现鞍上池内未见肿瘤；②垂体柄的鞍上池段保持正常（术中及 MRI 扫描可明确辨认）；③MRI 扫描提示肿瘤完全位于鞍上，未累及鞍内垂体窝（图 12-1）。

尽管对肿瘤与三脑室底的形态关系的认识仍然模糊，文献中仍给予"pure"或"strict"脑室内肿瘤的描述。2004 年，西班牙神经外科医生 Pascual 通过总结分析文献报道的所谓脑室内颅咽管瘤的资料，提出"严格"和"非严格"型脑室内肿瘤（strictly or nonstrictly IVC）的概念。在他的研究中，Pascua 对"严格"意义上脑室内颅咽管瘤给出了三个判断标准，即术前、术中以及术后均可辨认完整的三脑室底。2008 年，同一组医生通过模式图的方式来阐明严格型和非严格型脑室内颅咽管瘤与三脑室底结构间的层次关系。理论上两种类型脑室内肿瘤与三脑室底的形态关系被描述如下：

1. 鞍上颅咽管瘤向上推挤三脑室底［假性脑室内颅咽管瘤（pseudointraventricular IVC）］。

2. 鞍上肿瘤通过侵犯三脑室底进入三脑室空间［继发的脑室内颅咽管瘤（secondary IVC）］。

3. 脑室内肿瘤，三脑室底被肿瘤占据和替代［"非严格型"脑室内肿瘤（nonstrictly IVC）］。

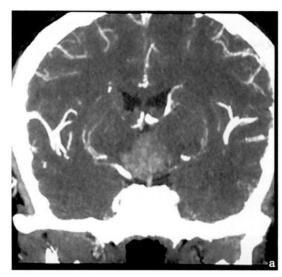
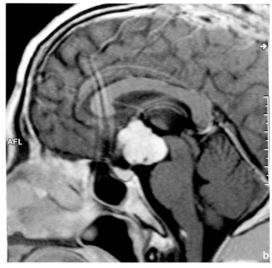

图 12-1 1 例 45 岁男性颅咽管瘤患者术前冠状位 CT 扫描(a)及矢状位正中 MRI 扫描(b)
该患者的影像学表现符合脑室内颅咽管瘤的诊断标准(鞍上池通畅、垂体柄可见、三脑室底受压下移)

4. 完全脑室内型肿瘤三脑室底完整位于肿瘤下极["严格型"脑室内肿瘤(strictly IVC)]。

目前认为,三脑室是否完整存在是定义真性脑室内颅咽管瘤的最重要标准。Pascual 的研究结果也提示"strictly IVC"(sIVC)通常伴随着较好的预后结局。

漆松涛教授的一项最近的研究总结分析了 17 例符合文献中"脑室内颅咽管瘤"诊断标准的患者资料,发现即便是符合严格意义上脑室内颅咽管瘤"strictly IVC"的病例,肿瘤尽管完全处于三脑室空间,肿瘤底部总是在三脑室前部有蒂状或片状的根蒂连接于三脑室底前部结节漏斗部的神经组织层中,组织学研究表明即便是手术中认为肿瘤顶部未见三脑室组织层的所谓真性脑室内颅咽管瘤病例,细胞层面肿瘤上表面仍有神经组织及室管膜层的覆盖,该研究充分证明了所有位于脑室内的颅咽管瘤均起源于三脑室底的神经组织层内,肿瘤扩展方式以及局部解剖结构变异可能是导致肿瘤不同形态的原因。使用"严格"或"非严格"上脑室内颅咽管瘤的说法不符合肿瘤与三脑室底的真实形态关系。

二、起源假说

如上所述,处于三脑室内的颅咽管瘤对肿瘤组织学起源学说提出了挑战,因为在胚胎拉克囊形成腺垂体的过程中,并没有其来源的上皮细胞进入神经组织层内的过程。

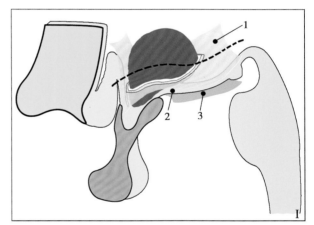
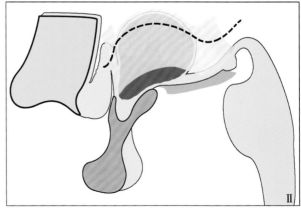

图 12-2 脑室内颅咽管瘤与三脑室神经组织之间的层次关系,不论哪种类型,三脑室底软膜(3)均位于肿瘤下极
Ⅰ型:肿瘤突破三脑室底神经组织层进入三脑室空间,表面仅被覆组织学可见的室管膜层(1)和神经组织层(2),其基底附着于(生长于)漏斗结节部;Ⅱ型:肿瘤位于三脑室底的神经组织层内,肿瘤上极被覆神经组织及室管膜层,下极为神经组织层及软膜(3)

Rush 等认为,这些所谓脑室内肿瘤来源于结节部鳞状上皮向上方三脑室内的生长。Konovalov 等在显微镜下显示了肿瘤在三脑室前部的胶质增生层。最终,Ciric 和 Cozzens 提出了脑室内颅咽管瘤来源的如下假说:来源于胚胎拉克囊的残余上皮细胞在软膜形成之前与外翻的间脑来源的漏斗接触,并进入神经外胚层组织中,最终形成包绕在神经组织层内的颅咽管瘤。随着肿瘤的进展,一些肿瘤可能突破包被的神经组织层占据三脑室空间(Ⅰ型)(图 12-2);多数虽然占据着三脑室空间,但仍然包绕在三脑室壁的神经组织内(Ⅱ型)(图 12-2)。

三、流行病学资料及临床表现

三脑室内颅咽管瘤(IVC)好发于成人。文献综述表明,符合脑室内颅咽管瘤生长特点的肿瘤很少见于儿童。我们回顾性分析了单中心的 195 例原发性颅咽管瘤资料,儿童 81 例(发病年龄<17 岁),其中只有 2 例影像学表现符合脑室内颅咽管瘤的诊断标准。

病理分析表明,三脑室内颅咽管瘤主要见于鳞状乳头型颅咽管瘤,这也是 IVC 好发于成人的原因之一。我们的病例中,共有 19 例鳞状乳头型颅咽管瘤,其中 6 例符合 IVC 的特点(31.6%)。

三脑室内颅咽管瘤的实际发生率还没有确切的数据,主要原因是发病例数稀少,难以完成大宗病例的流行病学研究。Mori 等在 155 例病例中发现 6 例符合脑室颅咽管瘤的诊断。Sweet 报道了 2 例完全位于三脑室内的病例。1990 年,Yasargil 等回顾分析了 144 例颅咽管瘤病例,发现 6 例完全位于三脑室内的病例。总之,在已经发表的病例组中,脑室内颅咽管瘤的发病率为 0.7% ~ 11.0%,不同的发病率主要归因于不同的诊断标准。在我们的 195 例患者中,17 例符合脑室内颅咽管瘤的诊断,占所有病例的 8.7%。

与常见的鞍内以及鞍内-鞍上颅咽管瘤相比,脑室内颅咽管瘤在临床表现方面具有显著的特点。临床表现中,头痛、呕吐等高颅压表现发生率明显高于视力视野障碍,主要的原因可能是三脑室占位导致的梗阻性脑积水。通过对资料较完备的文献中的病例进行总结,Pascual 统计出视力视路损害症状发生率为 28.5%,内分泌紊乱的发生率约为 27.5%,均显著低于这些临床症状在鞍上颅咽管瘤中的发生率。而诸如精神障碍(40%)、记忆力下降(33.3%)、嗜睡(29.5%)和步态不稳(17%)等较少发生于鞍上颅咽管瘤的临床表现在脑室内颅咽管瘤中却十分常见。

我们的 17 例脑室内颅咽管瘤病例中,高颅压表现发生率为 64.7%(11/17),精神认知障碍(如精神错乱或恍惚、定向力障碍、记忆力下降、淡漠等)表现发生率为 47.1%(8/17)。而视力障碍(47.1%,8/17)、多饮多尿(DI)(17.6%,3/17)等的发生率显著低于常见的鞍上颅咽管瘤。思睡、昏沉等可能与梗阻性脑积水相关的表现发生率为 17.6%(3/17)。生长发育迟缓见于 2 例儿童患者,其中 1 例后来出现癫痫发作需要长期抗癫痫治疗。

四、影像学表现

Migliori 及其同事将"脑室内颅咽管瘤"区分于鞍上肿瘤的影像表现特征总结如下:术前 CT 或 MRI 冠状位扫描应显示三脑室底完整,鞍上池未见肿瘤,垂体柄清晰可辨,鞍内未见异常。最近,漆松涛等指出,术前 MRI 扫描并不能完全反映肿瘤与三脑室的形态关系,术前三脑室底是否能够辨认也不是诊断脑室内颅咽管瘤的唯一标准。即便完全位于脑室内,三脑室底可以辨认的肿瘤仍然生长于三脑室结节漏斗部的结构。也许只有术中观察加上组织学检查才能精确反映脑室内颅咽管瘤与三脑室结构间的层次关系。

颅咽管瘤常见的钙化和囊变同样存在于脑室内颅咽管瘤中,只不过发生率偏低,最主要的原因是脑室内颅咽管瘤病理不同于普通颅咽管瘤。脑室内颅咽管瘤常见鳞状乳头型病理表现,而鳞状乳头型颅咽管瘤众所周知钙化罕见,囊变方式也与鞍上颅咽管瘤不同(图 12-3)。另外,我们的脑室内颅咽管瘤病例中合并钙化者为 52.9%(9/17)。因此,钙化及囊变也是脑室内颅咽管瘤常见的影像特征。

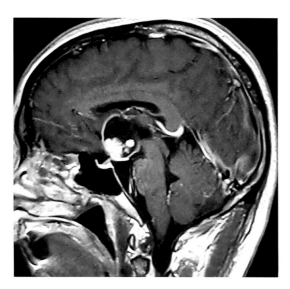

图 12-3　1 例 41 岁男性患者术前 MRI 扫描表现

可见肿瘤位于三脑室内并伴有瘤内囊性变，术后组织学检查提示为典型鳞状乳头型颅咽管瘤。注意该患者肿瘤囊变特征与普通颅咽管瘤分叶状囊变的不同

五、手术治疗

（一）手术策略

位于三脑室内的颅咽管瘤由于位置深、手术暴露困难，视路结构及下丘脑结构损伤风险大，其手术切除对术者手术技术及肿瘤形态特点的认识和理解提出了很高的要求。Pascual 总结认为，IVC 总体的预后要好于鞍上颅咽管瘤，我们的结果支持这一观点。对于完全位于三脑室内的颅咽管瘤，积极的手术全切除常常可以得到长期控制肿瘤的效果，而且术后并发症的控制及生存质量均好于鞍上颅咽管瘤。

（二）脑室内颅咽管瘤三脑室底的层次结构及与肿瘤的关系

术中判断肿瘤与三脑室底的层次关系对脑室内颅咽管瘤的手术至关重要，而这一点在以往的文献中并没有被特别重视。根据传统认识，脑室内颅咽管瘤完全位于三脑室空间，因此重要的三脑室壁内神经核团位于肿瘤下极。多数文献报道，肿瘤通常与三脑室底粘连紧密，分离肿瘤与三脑室底存在困难，有时会被迫残留部分肿瘤在三脑室底。肿瘤在三脑室底的粘连程度存在不同可能也是 Pascual 将 IVC 分为严格

和非严格脑室内肿瘤的原因之一。最近，漆松涛等通过分析大宗病例形态学特点，将三脑室内颅咽管瘤与三脑室的粘连程度总结为三类：①蒂样附着：肿瘤仅呈蒂样附着于三脑室漏斗部，三脑室底后部及两侧壁均保持完整，未与肿瘤粘连，肿瘤切除后三脑室底虽然扩张变薄但仍完整；②广泛粘连但仍能沿边界分离：肿瘤基底与三脑室前部呈广泛粘连，但沿肿瘤边界可完整分离，肿瘤切除后三脑室底虽然扩张变薄但仍完整连续；③肿瘤周边与三脑室底、侧壁广泛而紧密地粘连，肿瘤分离不可避免将导致三脑室壁的缺损，因此肿瘤的全切除必须以牺牲部分三脑室壁神经组织层为代价。

我们通过组织学分析将 IVC 与三脑室底神经组织层的关系进一步分为两类：①肿瘤突破三脑室底神经组织层进入三脑室内，肿瘤表面仅覆盖室管膜层；②肿瘤包被在三脑室底的神经组织层中，肿瘤上下极均有神经组织层。

对我们总结的 17 例患者术中选择性取材的肿瘤表面进行组织学分析后，我们发现仅有 2 例患者肿瘤表面未见明显神经组织分布，大多数患者肿瘤表面均被覆薄层神经胶质层。通过我们的研究，从组织学层面证实了肿瘤是包裹在三脑室底神经组织层内的观点。因此，对 IVC 的手术分离是从三脑室底的神经胶质带内进行的。这可能也是文献中描述肿瘤在三脑室底内粘连明显的原因。

（三）手术入路选择

肿瘤的解剖定位决定了 IVC 的手术切除不同于通常鞍上颅咽管瘤的手术，需要经轴内分离，因此我们的病例无一例外均需要选择终板入路，目前内镜下扩大经蝶入路由于手术视角的限制多不适合处理这样的病变。而常规颅底入路（例如翼点入路或额下入路等）时，骨窗选择也必须满足易于显露终板间隙。根据终板暴露的路径和方向不同，我们选择的入路基本上分为侧方终板入路和中线终板入路两类，分别叙述如下：

1. 经中线前纵裂额底终板路径　该入路通过前纵裂额底空间从前方直接到达终板间隙，提供了从颅底到达三脑室的最短路径，因此也是 IVC 最常使用的手术入路。该入路需要对前纵裂

充分的解剖,通过前交通动脉复合体暴露终板,术中可能的损害主要是视交叉的牵拉,视交叉、终板以及视上区穿支血管的损害。

2. 经侧方终板入路　经常规额颞部开颅,通过抬起额叶底面暴露终板间隙,是被文献推荐的常用的终板暴露方式,但侧方暴露的终板由于视角关系处理肿瘤在三脑室前部粘连常常困难,而且穿支血管的阻挡也使得该入路在脑室内颅咽管瘤中的应用受到很大限制,在漆松涛教授单位该入路已经基本被前纵裂额底中线入路所取代。

经胼胝体前部穹窿间或经皮层侧脑室室间孔三脑室路径也是文献中采用的脑室内颅咽管瘤的手术入路选择之一。由于经皮层侧脑室三脑室入路显著的副损伤(皮层损害、脑水肿、癫痫等),在现代显微神经外科时代医生已经很少采用该入路。经纵裂胼胝体前部入路相对损伤较小,而且开颅过程简便,但手术在很深的术野内操作,空间狭小,更重要的是肿瘤需要锐性分离的界面位于手术野的远端,手术操作困难是其主要缺点。手术对穹窿柱的损伤、上引流静脉对纵裂空间的限制等是可能产生的副损伤。

有少数文献报道了通过类似 Poppen 入路经枕下胼胝体压部到达三脑室的入路,适用于累及三脑室后部的肿瘤,但由于颅咽管瘤起源部位位于肿瘤前下方,后方手术操作困难,漆松涛教授没有类似的经验。

经终板入路是切除脑室内颅咽管瘤的最常用入路。经终板入路提供了到达三脑室前部最直接的路径,可以在直视下处理肿瘤在结节漏斗部的粘连。终板的暴露可以通过额颞入路从一侧额下到达,也可通过前部中线纵裂空间到达。当从侧方暴露终板时,侧方视角使得肿瘤脑室内后方及同侧前下方可能存在视野盲点,而且前交通动脉复合体及其穿支血管可能阻碍终板的充分开放和进入。当肿瘤周边与三脑室底及侧壁广泛粘连时,这一入路就显得力不从心。前纵裂终板路径则可以从中线全面暴露终板,肿瘤切除可以使用视交叉后缘与前交通复合体间隙,也可使用复合体后方两侧 A2 段之间的间隙,而且当血管构筑合适的情况下可以离断前交通动脉,从而获得巨大的

终板操作空间,以满足巨大脑室内肿瘤的直视下分离,对于巨大肿瘤可以选择瘤内减压后沿肿瘤边界分离切除。

脑室颅咽管瘤的手术切除中,三脑室底、两侧壁以及漏斗垂体柄的解剖保留显得至关重要。肿瘤与三脑室壁的粘连方式、粘连程度均是肿瘤能否安全切除的决定因素。当通过终板进入三脑室空间时,应当在膨胀的肿瘤表面仔细地进行辨认,通常肿瘤表面均有一层薄的神经组织被覆,除了极少数如前述 a 型生长方式的肿瘤外,多数肿瘤的切除需要从肿瘤表面这层神经胶质带下面开始,因此明确肿瘤壁及神经组织的层次关系有助于三脑室壁(下丘脑结构)的保护,肿瘤周边上下极胶质层可以作为分离界面,通常肿瘤粘连最紧密处位于视交叉腹侧结节漏斗部,通过仔细地分离,绝大多数肿瘤可以做到安全全切除。术者没有肿瘤周边膜性层次概念,将三脑室前部结节漏斗部部分三脑室底及侧壁连同肿瘤一并切除的做法极可能导致患者术后严重的下丘脑功能障碍,应尽力避免。

六、典型病例

【典型病例1】

1. 主诉及临床表现　患者男性,46 岁。主因"间断性发热 10 月余,口渴、多饮 1 月余,思睡、定向力障碍、思维混乱 10 天"就诊。患者无明显诱因出现间断性高热 10 个月,每月发作 1 次,最高温度达 39.4℃,近 1 个月来出现口渴、多饮,每日饮水量达 4000～5000ml。

2. 体格检查　未见明显异常,眼底检查显示轻度视盘苍白,BMI＝22.1,处于正常水平。

3. 实验室检查　血浆甲状腺素及游离 T4 水平轻度低下;血浆睾酮低于正常低限。胰岛素低血糖刺激实验提示生长激素、皮质醇反应水平下降。

4. 影像学检查　头颅 CT 平扫(图 12-4)提示:鞍上池内等密度影,病变未见钙化及囊性变,大小 3.4cm×3.3cm×3.7cm;冠状位扫描提示:垂体柄清晰可辨(白色箭头)。增强扫描后病变均匀一致增强,幕上脑室轻度扩大,伴梗阻性脑积水。

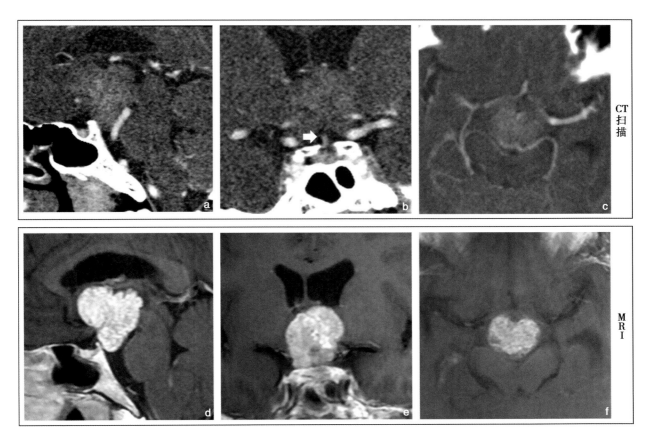

图 12-4　术前头颅 CT(a～c)及 MRI 扫描(d～f)

术前 CT 扫描(a～c)显示鞍上池内巨大高密度占位病变,正常垂体柄清晰可辨(图 b 白色箭头)。常规 MRI 扫描 (d～f)提示鞍上完全位于三脑室内巨大实质性占位性病变,鞍上池空间通畅、鞍上池空间内可见清晰可辨的垂体柄结构。GDTA 增强扫描显示病变可明显均匀一致增强,伴有幕上轻度梗阻性脑积水

【术前评估】

1. 这是一例完全位于三脑室内空间的实质性肿瘤。

2. 肿瘤的外科分型及形态学分型:结节漏斗型(c1 型),蛛网膜下脑室内肿瘤(T 型)。

3. 前交通动脉复合体受肿瘤推挤位于肿瘤前下方。

4. 手术切除是首选治疗手段。入路选择前纵裂经终板入路。

【手术过程及术中所见】

1. 开颅过程　冠状切口皮瓣翻向鼻侧,留取前额部带蒂颅骨矩形骨膜做额窦修补用。跨中线的颅骨骨窗尽量靠近前颅窝底,额窦开放后仔细清除窦内黏膜,切除部分额窦后壁骨质,窦内渗血暂给予骨蜡填塞止血。尽量靠近颅底"弧形"剪开矢状窦两旁硬膜,结扎矢状窦前端,纵裂内离断大脑镰前端后硬膜翻向后方(图 12-5)

2. 前纵裂间隙的解剖　额极自动拉钩牵向两侧,沿额底纵裂间逐步进入,解剖过程中经纵裂池内耐心、充分释放脑脊液,纵裂池的解剖通常较侧裂池解剖困难,其间隙均为潜在性的,需要蛛网膜的连续锐性分离,分离中除了额叶皮层保护,深部需要仔细保护前动脉分支血管。待脑组织充分塌陷后逐步到达蝶骨平台、视交叉及终板池。需要注意纵裂池后部需要尽力暴露到胼胝体嘴的前缘,前交通动脉复合体需要充分暴露。

3. 肿瘤的显露　通常前交通动脉复合体位于终板池上方并阻挡肿瘤池的暴露。在本例中通过探查双侧 A1、A2 段发育良好,前交通动脉发育长度可以满足安全离断,遂将前交通动脉离断,并解剖终板内外侧膜后将血管连同额叶向两侧挡开,充分暴露终板间隙。纵行剖开终板即可见到三脑室内少量脑脊液流出,肿瘤呈结节颗粒样位于三脑室空间内,表面被覆一侧难以辨认的薄层膜性结构(图 12-6)。该层膜性结构在组织学染色上其层次得以明确显示(见图 12-8b,c)。

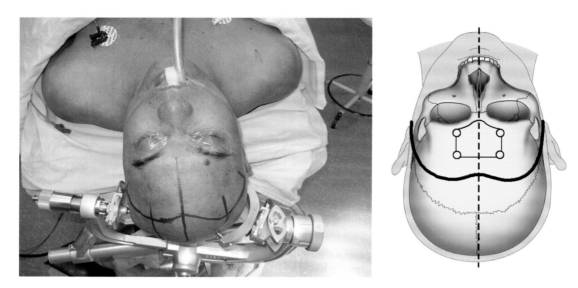

图 12-5　纵裂经终板入路手术体位、切口及骨瓣示意图

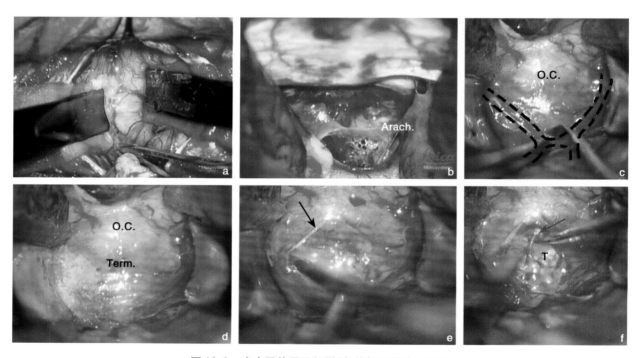

图 12-6　术中图片显示经纵裂、终板显露肿瘤过程

a. 通过两侧牵开额叶逐步解剖纵裂池；b. 通过视交叉前间隙可见围绕垂体柄的基底蛛网膜和垂体柄袖套，蛛网膜池内未见肿瘤（Arach-蛛网膜）；c. 通过扩张变薄的终板可见下方肿瘤，前交通动脉复合体（AcoA，黑色虚线）位于终板池上方，阻挡了终板池的充分暴露；d. 将 AcoA 离断后获得的充分的终板间隙；e. 终板膜被剪开（黑色箭头）并提起；f. 肿瘤表面还有一层菲薄的膜状结构（蓝色箭头），其实是扩展变薄的神经组织层及室管膜（见组织学图片图 12-8）　Arach. 蛛网膜；O. C. 视交叉；T, 肿瘤；Term. 终板

　　4. 肿瘤切除　肿瘤巨大，首先经瘤内进行适当的减压，便于经肿瘤周边分离肿瘤边界。本例中肿瘤主要呈蒂状连接于三脑室底前部的结节漏斗部，而三脑室底后部及两侧壁均完好（图 12-7）。肿瘤沿边界分离后分块切除，肿瘤切除后三脑室底、侧壁仅保持完整，尽管三脑室前部肿瘤起源部位变得菲薄（图 12-7）。

【病理检查】

　　术后病理学检查提示典型鳞状乳头型颅咽管瘤（图 12-8）。将肿瘤上表面连同薄层膜状层取材后行切片检查，如图 12-8 所示，肿瘤被覆一侧薄层神经组织层，属于前文所述的 Type Ⅰ。

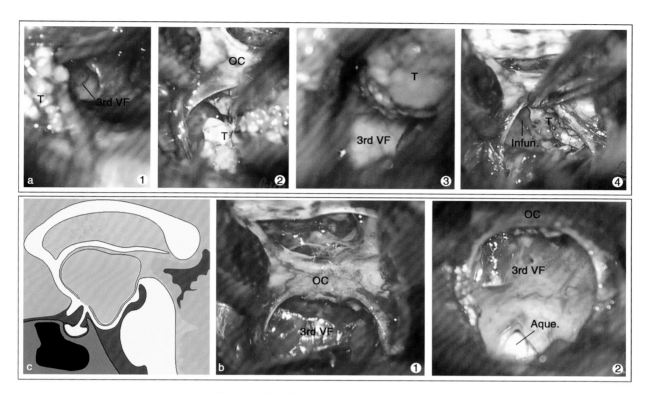

图 12-7 术中图片显示肿瘤暴露及切除过程

a. 肿瘤后方、两侧与三脑室壁界限清晰(①②③)，仅在肿瘤起源部位(④)，肿瘤与结节漏斗部紧密粘连；b. 模式图显示了肿瘤与三脑室壁间层次关系；c. 肿瘤切除后可以观察到完整的三脑室底以及两侧完好的侧壁(①②)，中脑导水管上口也可见(②)。 3rd VF，三脑室底；OC，视交叉；T，肿瘤；Infun.，垂体柄漏斗；Aque.，中脑导水管

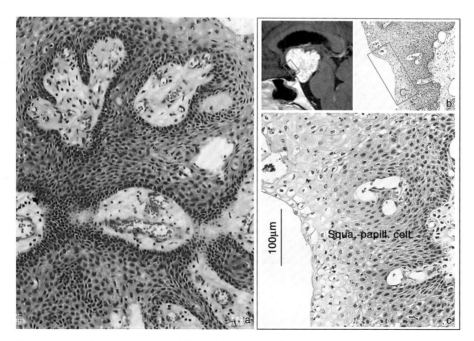

图 12-8 IVC 的 Type Ⅰ 层次结构。术前 MRI 扫描上红色方框代表术中取材区域的定位

a. HE 染色显示典型复层鳞状上皮乳头提示典型鳞状乳头型颅咽管瘤(hematoxylin and eosin staining)切片(40×magnification)；b. 术前 MRI 扫描上红色方框术中取材区域的定位；c. 图 B 的红框中部分在高倍显微镜下显示(400×) Squa.-paplill. Cell, squamous-papillary cell. 乳头样鳞状上皮细胞

【术后随访】

术后患者经历短暂的尿崩,经补液及对症处理后好转。激素检查仍提示低甲,性功能低下仍存在。其他精神障碍等改变完全缓解。术后半年随访患者垂体功能低下好转,甲状腺素及游离T4水平恢复正常,性功能也明显改善,术后出现轻度体重增加,患者BMI在术后3个月增加到28.1。术后6个月MRI扫描复查提示肿瘤切除完全,三脑室底得到良好保留(图12-9)。

【典型病例2】

1. 主诉及临床表现　"头痛2周,加重伴呕吐、多饮1周"。渐进性头痛,近1周来出现口渴、多饮,每日饮水量达2000~3000ml。

2. 体格检查　患儿家长诉轻度的生长迟缓,轻度偏胖(身高=125cm)和轻度增重(BMI=23.1,在中国男性同龄儿童正常范围)体格检查未见其他异常体征。眼底检查提示双眼视神经萎缩(图12-10)。

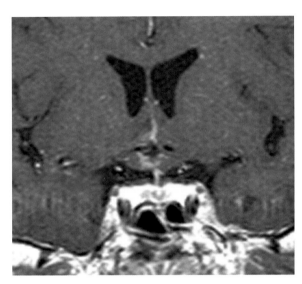
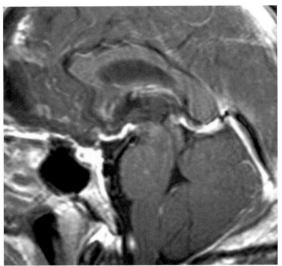

图12-9　术后6个月MRI扫描提示肿瘤切除满意,垂体柄及三脑室底完整保留

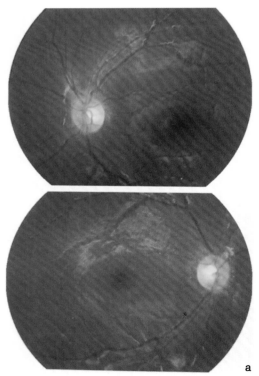
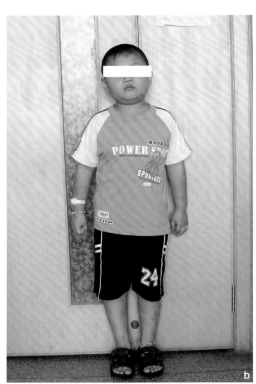

图12-10　眼底检查(a)及患儿术前照片(b),患儿轻度体重增加

【实验室检查】

血尿常规无异常发现,激素检查提示轻度PRL升高。血浆其他激素检查均正常。胰岛素继发实验 Insulin stimulation test 提示 GH 轴受损,肾上腺素轴反应正常范围。

【影像学检查】

头颅 CT 平扫示鞍上池内囊变为主的肿块影,未见钙化(图 12-11)。MRI 扫描提示三脑室部位囊性为主的病变,囊液显示长 T_1、长 T_2 信号,MRI 同样显示鞍上池未见肿瘤、垂体柄可辨认、鞍内未见肿瘤累及等三脑室内颅咽管瘤的影像特征(图 12-11)。增强扫描后病变囊壁显著增强,幕上脑室轻度扩大,伴梗阻性脑积水。

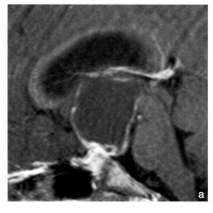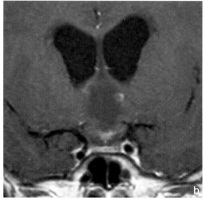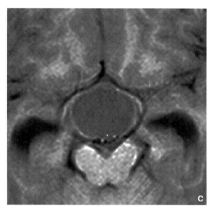

图 12-11　术前 MR 扫描

术前 MRI 矢状位(a)扫描提示三脑室内囊性占位,伴有梗阻性脑积水;冠状位扫描(b)显示肿瘤下极垂体柄清晰可辨,鞍上池畅通,鞍内结构正常;轴位扫描(c)显示终归位于终板后方三脑室内

【术前评估】

1. 这是一例完全位于三脑室内空间的囊性颅咽管瘤。

2. 手术及形态学分型:结节漏斗型(c1 型),结节漏斗型(T 型)。

3. 前交通动脉复合体受肿瘤推挤位于肿瘤前下方,视交叉前间隙狭小,术中基本无法使用。

4. 肿瘤囊壁强化明显,考虑术中肿瘤与三脑室壁粘连明显。

5. 胼胝体前部入路以及颅底轴外入路均无法直视下处理粘连的空间,因此选择前纵裂经终板暴露肿瘤。

【手术过程及术中所见】

1. 开颅过程　冠状切口皮瓣翻向鼻侧,留取前额部带蒂颅骨矩形骨膜做额窦修补用。跨中线的颅骨骨窗尽量靠近前颅窝底,额窦开放后仔细清除窦内黏膜,切除部分额窦后壁骨质,窦内渗血暂给予骨蜡填塞止血。尽量靠近颅底“弧形”剪开矢状窦两旁硬膜,结扎矢状窦前端,纵裂内离断大脑镰前端后硬膜翻向后方。

2. 前纵裂解剖　前纵裂解剖过程基本同典型病例一。值得注意的是儿童纵裂间隙解剖需要更为耐心,注意额叶内侧面保护。待脑组织充分塌陷后逐步到达蝶骨平台、视交叉及终板池。

3. 肿瘤暴露　视交叉及前交通动脉复合体受肿瘤推挤向蝶骨平台鞍结节移位(图 12-12a)。前交通动脉复合体阻挡了终板间隙以及额叶的两侧牵开。经过评估前交通动脉复合体血管构筑情况,将 AcoA 离断(图 12-12b)。通过纵行剖开膨隆的终板膜,可以暴露三脑室腔,可见脑脊液流出。肿瘤完全包裹在三脑室底的神经组织层内,肿瘤上下极均有薄层神经胶质包裹,三脑室底的软膜位于肿瘤腹侧(图 12-12c)。

4. 肿瘤切除　肿瘤囊液减压后沿肿瘤囊壁边界分离肿瘤与三脑室壁的粘连,肿瘤在三脑室前方腹侧与结节漏斗部粘连紧密,需要锐性分离,肿瘤切除后可见变薄完整的三脑室底(图 12-12b)。

【病理检查】

HE 染色显示典型成釉细胞型颅咽管瘤。该肿瘤为前述 Type Ⅱ 型 IVC(图 12-13)。

【术后随访】

围术期轻度尿崩,经补液激素替代等好转。内分泌检查提示甲状腺素轴、皮质激素轴功能低下。脑积水及其他临床表现缓解。

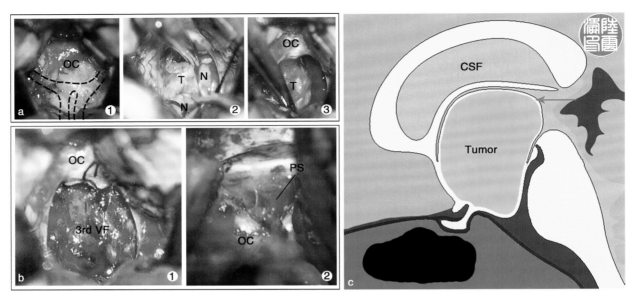

图 12-12　术中所见及膜性层次模式图

a. 术中暴露终板间隙后,可见终板膜下方肿瘤(前交通动脉复合体用虚线表示)(①),肿瘤囊壁与三脑室壁有可供分离的界面,尽管存在一定程度粘连(②),肿瘤在结节漏斗部粘连紧密,三脑室底扩张变薄(3rd VF)(③);b. 肿瘤切除后显示扩张变薄但仍联系完整的三脑室底(①);视交叉前间隙可见垂体柄远端形态大致正常;c. 模式图显示该型 IVC 的层次关系(蓝色区域代表脑脊液,黄色代表神经组织),可见肿瘤周边完全包绕神经组织层(红色箭头)　CSF,脑脊液;N,三脑室底(3rd VF)的神经组织层;OC,视交叉;PS,垂体柄;T,肿瘤;Tumor,肿瘤

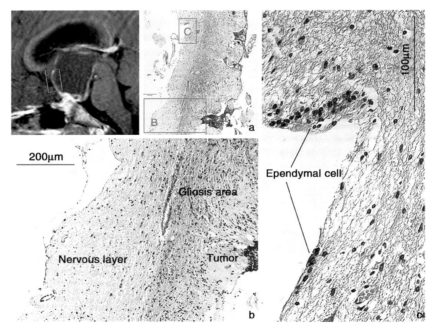

图 12-13　Type Ⅱ 型脑室内肿瘤的层次特征

术前 MRI 扫描上红色方框代表将要病理取材的部位(hematoxylin and eosin staining)。a. 低倍镜下肿瘤囊壁(40×),红框区域的放大高倍视野由 B 和 C 显示;b. 肿瘤囊壁覆盖一层神经组织层(200×),另外肿瘤囊壁可分为 3 层:最内层为神经组织层,中间可见胶质增生带,外侧为肿瘤组织层;c. 在部分区域可见肿瘤内侧被覆单层立方上皮,提示为室管膜层(400×)　Ependymal cell,室管膜上皮细胞;Gliosis area,胶质增生带;Nervous layer,神经组织层;Tumor,肿瘤

术后 1 年患者垂体功能明显恢复，随访时已停用激素替代治疗。激素水平恢复正常。患者体重略增加，术后 3 年最后一次随访时 BMI 为 25.2。

术后 1 年 MRI 扫描提示肿瘤全切除，三脑室底及垂体柄保留（图 12-14）。

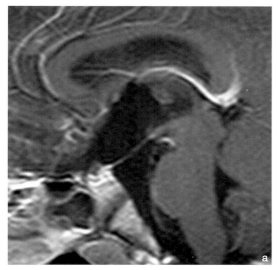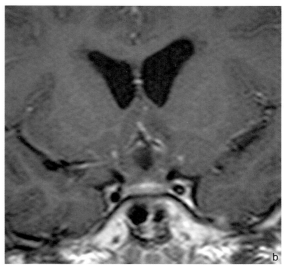

图 12-14　术后 MRI 扫描

MR 矢状位扫描（a）显示肿瘤全切除，垂体柄及三脑室底连续性存在；冠状位扫描（b）提示肿瘤切除后三脑室侧壁保留完好

【典型病例 3】

【主诉及临床表现】

患者女性，50 岁，主诉"行颅咽管瘤术后 9 年，放射治疗后 4 年，抽搐发作 3 次，头晕/精神异常半月"。9 年前因精神障碍、头晕在当地医院发现脑室内型颅咽管瘤，行经胼胝体前部颅咽管瘤切除术，术后 4 年复查肿瘤复发增大，并给予局部适形调强放疗，放疗后患者视力较术前有所下降。入院前 2 周复查 MRI 扫描提示肿瘤复发。

【体格检查】

反应迟钝，性格改变，眼底检查显示双眼视神经萎缩。其他全身检查未见明显异常，BMI 为 22.1，处于正常范围。

【实验室检查】

血尿常规无异常发现。激素检查提示甲状腺素轴、性腺轴功能低下，胰岛素激发实验提示皮质轴及生长激素轴反应低下。

【影像学表现】

头颅 CT 平扫提示三脑室前部等密度影，左侧脑室前角局部扩张，脑组织缺损为前次手术所致。大小 2.4cm×2.3cm×1.9cm，增强扫描后病变均匀一致增强（图 12-15）。

常规 MRI 矢状位及冠状位扫描提示三脑室前端实质性占位肿块（图 12-15）。肿瘤完全实性，鞍上池空间通畅，垂体柄可辨认，鞍内结构无异常。GDTA 增强扫描显示病变可明显均匀一致增强，脑组织缺损及脑室扩张考虑为前次手术后遗症。显示实质性肿瘤，后方与漏斗部紧密相连，前上方毗邻穹隆，前下方为视交叉。增强扫描后肿瘤明显强化。MRI 冠状位增强扫描肿瘤下方显示正常垂体柄及垂体，左侧脑室皮层遗留前次手术软化灶。

【术前评估】

1. 这是一例完全位于三脑室漏斗结节部的实质性肿瘤。

2. 手术及形态分型：结节漏斗型（Type c1）和蛛网膜下脑室内型（Type T）。

3. 肿瘤体积小，侧脑室及室间孔扩张，为本次手术提供通道。

4. 选择左侧纵裂胼胝体侧脑室室间孔入路切除肿瘤。

【手术过程及术中所见】

1. 开颅术　如图 12-16 所示，冠状缝前后跨中线骨瓣，以左侧为主（左侧脑室扩张更为明显），硬膜基底位于矢状窦瓣状剪开。

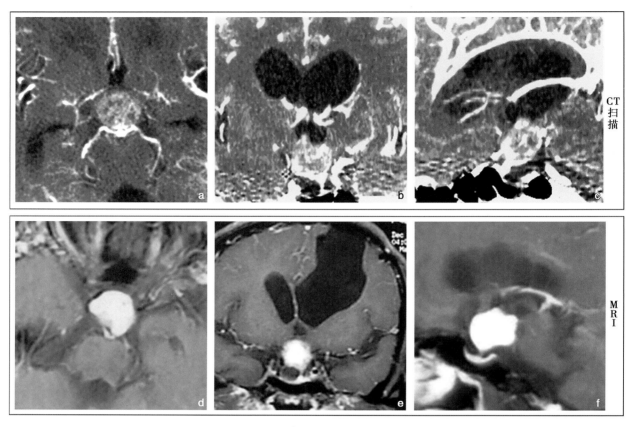

图 12-15　术前 CT(a～c)及 MRI(d～f)扫描

CT 三维扫描(a～c)显示三脑室前部复发肿块影,三脑室底下移,鞍上池及垂体柄均清晰可辨认,鞍内结构正常。MR 扫描(d～f)显示肿瘤腹侧形态正常的垂体柄结构,鞍上池内未见肿瘤影,左侧脑室有前次手术后损伤造成的局部皮层软化、穿通畸形

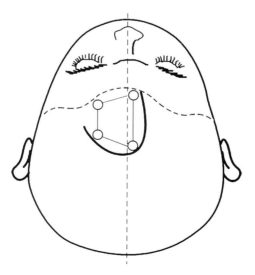

图 12-16　手术体位及切口设计示意图

2. 肿瘤暴露与切除　经扩大的侧脑室室间孔暴露肿瘤(图 12-17),肿瘤与三脑室侧壁、三脑室底粘连紧密,需要锐性分离。分离过程中三脑室底漏斗结节部右侧壁穿通,可见鞍上池内结构。肿瘤边界分离后采用分块切除,肿瘤切除后三脑室前部小范围缺损(图 12-17)。

【病理检查】

提示典型鳞状乳头型颅咽管瘤(图 12-18)。

【术后随访】

术后轻度尿崩经治疗后缓解。激素检查仍提示低甲,性激素水平低下仍存在。术后患者垂体功能低下仍存在,尿崩逐步恢复。随访期体重轻度增加后保持稳定,最后一次随访时 BMI 22。术后 4 年半随访复查 MRI 显示肿瘤全切除(图 12-19),垂体柄及三脑室底部分保留。术后随访 11 年仍保持稳定。

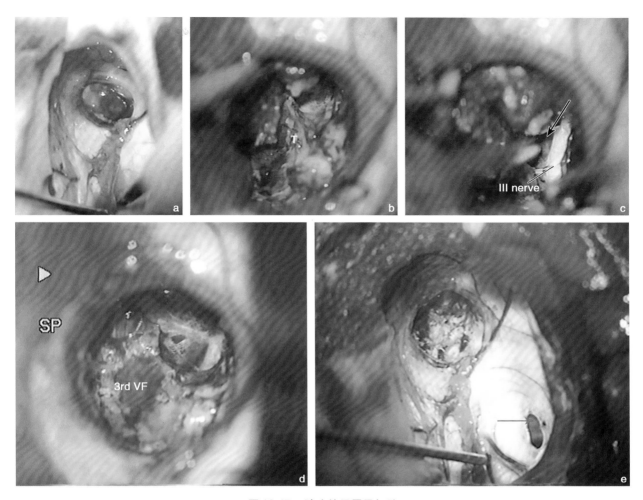

图 12-17　肿瘤的显露及切除

a. 剪开硬膜后,经扩张的侧脑室-室间孔暴露三脑室内肿瘤;b. 显微镜放大显示肿瘤(T)与脑室侧壁紧密粘连;
c. 肿瘤切除时三脑室前下壁破损,可见下方一侧动眼神经;d. 肿瘤全切除后显露三脑室内结节漏斗部结构;e. 手术结束前行透明膈造瘘(红色箭头),预防可能的脑积水　Ⅲ nerve,三脑室神经组织层;3rd VF,三脑室底;T,肿瘤

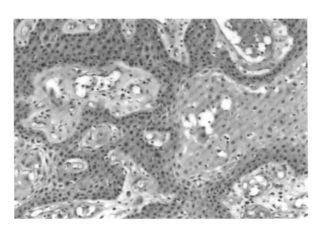

图 12-18　术后常规病理检查符合典型鳞状乳头型颅咽管瘤

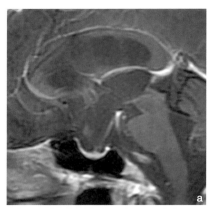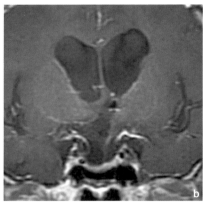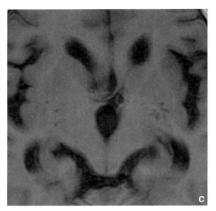

图 12-19 随访 MRI 扫描

术后 4 年 MR 扫描复查:矢状位扫描(a)提示肿瘤切除,三脑室底连续性存在;冠状位扫描(b)提示垂体柄与三脑室连续主要在三脑室前端左侧壁;乳头体层面冠状位扫描(c)提示肿瘤切除后三脑室后部侧壁及乳头体形态完好

【典型病例 4】

【主诉及临床表现】

患者男性,45 岁。主诉"性欲下降 1 年,视力模糊、多饮多尿半月,加重 3 天"。每日饮水量达 2000～3000ml。

【体格检查】

未见明显异常,双眼视力粗查显著下降。BMI 为 24.2,处于正常水平。

【实验室检查】

血尿常规无异常发现,激素检查提示垂体功能大致正常。

【影像学检查】

头颅 CT 平扫(图 12-20)提示鞍上池内等密度影,未见钙化及囊变。大小 3.0cm×2.8cm×3.2cm,冠状位扫描垂体柄清晰可辨(图 12-20 白色箭头),鞍上池通畅,鞍内未见异常。增强扫描后病变均匀一致增强,幕上脑室系统未见增大。MRI 扫描提示鞍上完全位于三脑室内实质性病变,鞍上池空间内可见清晰可辨的垂体柄结构(图 12-20)。GDTA 增强扫描显示病变可明显均匀一致增强,未见梗阻性脑积水。MR 扫描无法清晰显示肿瘤与三脑室前端解剖关系。

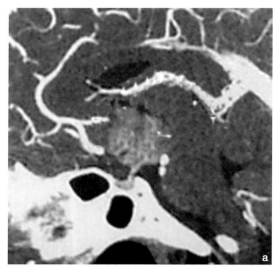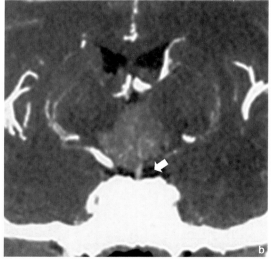

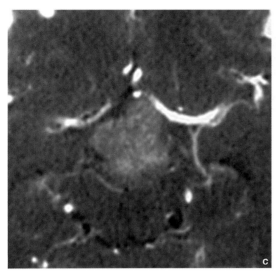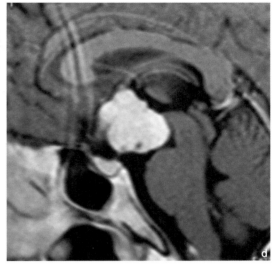

图 12-20　患者的术前影像资料

肿瘤 CT 矢状位(a)及冠状位(b)扫描均提示肿瘤位于三脑室空间,鞍上池通畅,垂体柄清晰可辨,鞍内结构正常,符合脑室内颅咽管瘤的表现,CT 轴位扫描(c)肿瘤占据脚间窝,提示肿瘤导致的三脑室底下移。MRI 扫描(d)显示肿瘤位于三脑室前端,与三脑室底关系无法判断

【术前考虑】

1. 这是一例完全位于三脑室内空间的实质性肿瘤,起源于结节漏斗部。

2. 外科分型及形态分型:结节漏斗型(Type c1)和蛛网膜下脑室底内(Type T)。

3. 肿瘤体积较小,主体位于漏斗结节部,上方扩展不明显。

4. 因此选择额部扩大改良的额颞入路,经额颞部内侧暴露终板(图 12-21)。

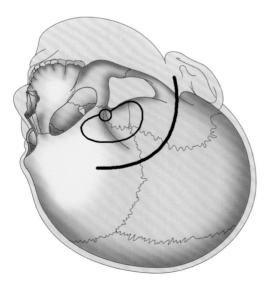

图 12-21　手术体位及切口示意图

【手术过程及术中所见】

1. 开颅术　右侧额颞部常规开颅,骨瓣范围在翼点入路基础上向额侧扩大,磨除蝶骨嵴外侧及额底颅骨内板,硬膜围绕蝶骨嵴弧形剪开后翻向下方。

2. 肿瘤暴露　常规解剖侧裂,释放脑脊液,待脑组织充分塌陷后,自动牵开器逐步抬起额叶到达视交叉池。在颈内动脉内外侧间隙探查发现三脑室呈"蛙腹样扩张"(图 12-22)。蛛网膜下腔池内未见肿瘤,垂体柄蛛网膜下腔段形态正常。

3. 终板池的显露及切开　解剖额叶底面及终板外侧、内侧膜,抬起额叶,充分暴露终板,纵行剖开终板膜后可见被三脑室底薄层神经组织覆盖的肿瘤(图 12-22)。

4. 肿瘤切除　肿瘤主要经终板和颈内动脉内外侧间隙切除,三脑室底漏斗结节部行纵行切开,首先行肿瘤的瘤内减压,得到足够的操作空间后沿肿瘤与三脑室底神经组织层的边界分离,肿瘤与三脑室底前部漏斗部紧密粘连(图 12-23)肿瘤行分块切除。由于肿瘤侵袭及粘连,肿瘤切除后三脑室底前部小的缺损。

【病理检查】

常规病理检查显示典型鳞状乳头型颅咽管瘤(图 12-24)。

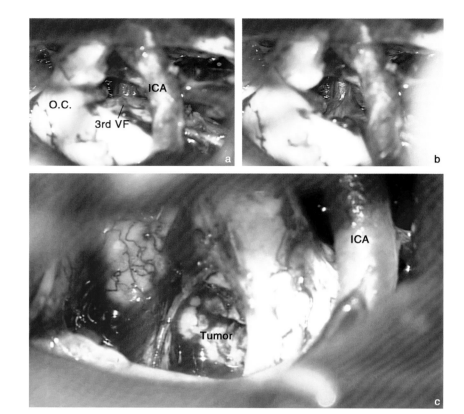

图 12-22　肿瘤的暴露
a. 经过颈内动脉内外侧间隙分离，可见三脑室结节漏斗部呈蛙腹样扩张，鞍上池内未见肿瘤；b. 垂体柄远端形态基本正常；c. 经终板切开后，肿瘤表面可见三脑室底薄层神经组织覆盖　3rd VF，三脑室底；ICA，颈内动脉；O. C. ，视交叉；Tumor，肿瘤

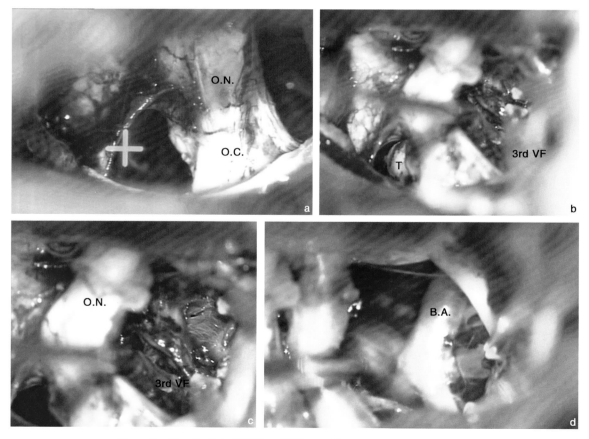

图 12-23　肿瘤切除主要使用了终板间隙，辅助使用颈内动脉内侧间隙
a. 显示终板间隙暴露肿瘤；b. 从颈内动脉内侧间隙纵行剖开三脑室底（3rd VF）结节漏斗部；c. 肿瘤全切除后三脑室底前部裂隙样缺损，垂体柄蛛网膜袖套被显露位于肿瘤腹侧；d. 经颈内动脉动眼神经间隙显露基底动脉尖端结构
3rd VF，三脑室底；B. A. ，基底动脉；O. C. ，视交叉；O. N. ，视神经；T，肿瘤

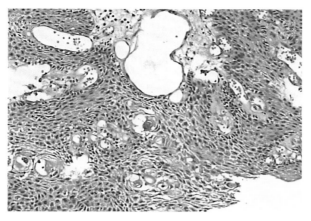

图 12-24 病理检查提示符合典型鳞状乳头型颅咽管瘤

【术后随访】

术后伴有尿崩及水钠紊乱等,经补液及对症处理后好转。激素检查仍提示甲状腺功能减低,性功能低下仍存在。术后半年随访患者垂体功能低下仍存在,性功能未见明显改善,仍需要间断服用抗利尿激素控制尿量。术后体重增减,随访 6 个月时 BMI 增加到 26.4。

术后 2 年 MRI 扫描提示肿瘤全切除,三脑室侧壁及垂体柄保留(图 12-25)。

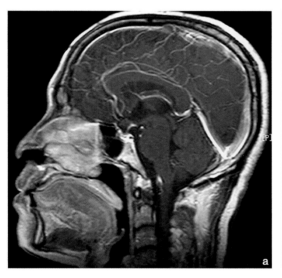 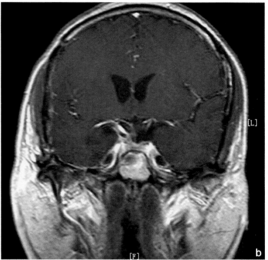

图 12-25 术后 2 年 MRI 矢状位(a)和冠状位(b)扫描提示肿瘤全切除,垂体柄结构可辨认

参 考 文 献

1. Hoffman HJ. Surgical management of craniopharyngioma. Pediatr Neurosurg,1994,21 Suppl 1:44-49.

2. Prabhu VC,Brown HG. The pathogenesis of craniopharyngiomas. Childs Nerv Syst,2005,21(8-9):622-627.

3. Miller DC. Pathology of craniopharyngiomas:clinical import of pathological findings. Pediatr Neurosurg,1994,21 Suppl 1:11-17.

4. Lobos EI,Freed CG,Ashe SM. An intrinsic tumor of the third ventricle. J Neuropathol Exp Neurol,1953,12(3):232-243.

5. Behari S,Banerji D,Mishra A,et al. Intrinsic third ventricular craniopharyngiomas:report on six cases and a review of the literature. Surg Neurol,2003,60(3):245-252;dis-cussion 252-253.

6. Cashion EL,Young JM. Intraventricular craniopharyngioma. Report of two cases. J Neurosurg,. 1971,34(1):84-87.

7. Chin HW. Adult intraventricular craniopharyngioma. Strahlentherapie,1983,159(4):214-216.

8. Cohen-Gadol AA,Geryk B,Binder DK,et al. Conquering the third ventricular chamber. J Neurosurg,2009,111(3):590-599.

9. Fukushima T,Hirakawa K,Kimura M,et al. Intraventricular craniopharyngioma:its characteristics in magnetic resonance imaging and successful total removal. Surg Neurol,1990,33(1):22-27.

10. Iwasaki K,Kondo A,Takahashi JB,et al. Intraventricular craniopharyngioma:report of two cases and review of the literature. Surg Neurol,1992,38(4):294-301.

11. King TT. Removal of intraventricular craniopharyngiomas through the lamina terminalis. Acta Neurochir,1979,45

（3-4）：277-286.

12. Lanzieri CF, Sacher M, Som PM. CT changes in the septum pellucidum associated with intraventricular craniopharyngiomas. J Comput Assist Tomogr,1985,9（3）:507-510.

13. Pascual JM, Prieto R, Navas M, et al. Conquest of third ventricle craniopharyngiomas. J Neurosurg, 2010, 112（5）:1156-1161;author reply 1161.

14. Ferrara M, Bizzozero L, D'Angelo V, et al. Intraventricular craniopharyngioma. Clinical and surgical considerations. J Neurosurg Sci,1989,33（2）:161-164.

15. Ikezaki K, Fujii K, Kishikawa T. Magnetic resonance imaging of an intraventricular craniopharyngioma. Neuroradiology,1990,32（3）:247-249.

16. Sacher M, Gottesman RI, Rothman AS, et al. Magnetic resonance imaging and computed tomography of an intraventricular craniopharyngioma. Clin Imaging, 1990, 14（2）:116-119.

17. Fujitsu K, Sekino T, Sakata K, et al. Basal interfalcine approach through a frontal sinusotomy with vein and nerve preservation. Technical note. J Neurosurg, 1994, 80（3）:575-579.

18. Pascual JM, González-Llanos F, Barrios L, et al. Intraventricular craniopharyngiomas: topographical classification and surgical approach selection based on an extensive overview. Acta Neurochir（Wien）,2004,146（8）:785-802.

19. Pascual JM, Carrasco R, Prieto R, et al. Craniopharyngioma classification. J Neurosurg, 2008, 109（6）:1180-1182;author reply 1182-1183.

20. Rush JL, Kusske JA, De Feo DR, et al. Intraventricular craniopharyngioma. Neurology, 1975, 25（11）:1094-1096.

21. Konovalov AN, Vikhert TM, Korshunov AG, et al.［Evaluation of the radicalness of the removal of craniopharyngioma of the 3d ventricle in children and the possible sources of their continued growth and recurrence］. Zhurnal voprosy neirokhirurgii imeni N N Burdenko, 1988（6）:7-12.

22. Ciric IS, Cozzens JW. Craniopharyngiomas: transsphenoidal method of approach-for the virtuoso only? Clin Neurosurg,1980,27:169-187.

23. Mori K, Handa H, Murata T, et al. Craniopharyngiomas with unusual topography and associated with vascular pathology. Acta Neurochir,1980,53（1-2）:53-68.

24. Schmidek HH, Sweet WH. Operative neurosurgical techniques : indications, methods, and results. New York: Grune & Stratton,1982.

25. Yaşargil MG, Curcic M, Kis M, et al. Total removal of craniopharyngiomas. Approaches and long-term results in 144 patients. J Neurosurg,1990,73（1）:3-11.

26. Sipos L, Vajda J. Craniopharyngioma of the third ventricle. Acta Neurochir,1997,139（1）:92-93.

27. Maira G, Anile C, Rossi GF, et al. Surgical treatment of craniopharyngiomas: an evaluation of the transsphenoidal and pterional approaches. Neurosurgery, 1995, 36（4）:715-724.

28. Barreca T, Perria C, Francaviglia N, et al. Evaluation of anterior pituitary function in adult patients with craniopharyngiomas. Acta Neurochir,1984,71（3-4）:263-272.

29. Adamson TE, Wiestler OD, Kleihues P, et al. Correlation of clinical and pathological features in surgically treated craniopharyngiomas. J Neurosurg,1990,73（1）:12-17.

30. Fahlbusch R, Honegger J, Paulus W, et al. Surgical treatment of craniopharyngiomas: experience with 168 patients. J Neurosurg,1999,90（2）:237-250.

31. Samii M, Bini W. Surgical treatment of craniopharyngiomas. Zentralblatt fur Neurochirurgie, 1991, 52（1）: 17-23.

32. Migliore A, Calzolari F, Marzola A, et al. Intrinsic III ventricle craniopharyngioma. Childs Nerv Syst, 1992, 8（1）: 56-58.

33. de Divitiis O, Angileri FF, d'Avella D, et al. Microsurgical anatomic features of the lamina terminalis. Neurosurgery,2002,50（3）:563-569;discussion 569-570.

34. Maira G, Anile C, Colosimo C, et al. Craniopharyngiomas of the third ventricle: trans-lamina terminalis approach. Neurosurgery, 2000, 47（4）: 857-863; discussion 863-865.

35. Apuzzo M. Transcallosal interfornicial exposure of lesions of the third ventricle. In: Schmidek HH, Sweet WH, eds. Operative neurosurgical techniques. 1988, Volume 1, 2nd ed. New York: Grune and Stratton:389-395.

36. Maira G, Anile C, Colosimo C, et al. Craniopharyngiomas of the third ventricle: trans-lamina terminalis approach. Neurosurgery,2000,47（4）:857-865.

37. Kubota T, Fujii H, Ikeda K, et al.［A case of intraventricular craniopharyngioma with subarachnoid hemorrhage（author's transl）］. No Shinkei Geka,1980,8（5）:495-501.

38. Matthews FD. Intraventricular craniopharyngioma. AJNR Am J Neuroradiol,1983,4（4）:984-985.

39. Namba S, Tsuboi M. Craniopharyngioma in the third ventricle. No To Shinkei,1977,29（8）:865-869.

40. Suzuki J, Katakura R, Mori T. Interhemispheric approach through the lamina terminalis to tumors of the anterior part of the third ventricle. Surg Neurol, 1984, 22（2）:157-163.

41. Patterson RH, Danylevich A. Surgical removal of cranio-pharyngiomas by the transcranial approach through the lamina terminalis and sphenoid sinus. Neurosurgery, 1980,7(2):111-117.

42. Goldstein SJ, Wilson DD, Young AB, et al. Craniopharyngioma intrinsic to the third ventricle. Surg Neurol, 1983, 20(3):249-253.

43. Rhoton AL, Yamamoto I, Peace DA. Microsurgery of the third ventricle: Part 2. Operative approaches. Neurosurgery, 1981, 8 (3):357-373.

44. Steno J, Malacek M, Bizik I. Tumor-third ventricular relationships in supradiaphragmatic craniopharyngiomas: correlation of morphological, magnetic resonance imaging, and operative findings. Neurosurgery, 2004, 54(5):1051-1058; discussion 1058-1060.

45. AL Jr Rhoton, IY. Operative approaches to the third ventricle In: Wilkins RS, Rengachary SS, eds. Neurosurgery, 1996. Volume 1, 2nd ed. New York: McGraw- Hill: 1435-1449.

46. Samii M. Technical aspects of excision of giant basal tumors with third ventricular involvement In: Appuzo MLJ, ed. Surgery of the third ventricle. Baltimore: Williams and Wilkins, 1987:684-697.

47. Dehdashti AR, de Tribolet N. Frontobasal interhemispheric trans-lamina terminalis approach for suprasellar lesions. Neurosurgery, 2008, 62(6 Suppl 3):1233-1239.

48. Hoffman HJ, De Silva M, Humphreys RP, et al. Aggressive surgical management of craniopharyngiomas in children. J Neurosurg, 1992, 76(1):47-52.

49. Shibuya M, Takayasu M, Suzuki Y, et al. Bifrontal basal interhemispheric approach to craniopharyngioma resection with or without division of the anterior communicating artery. J Neurosurg, 1996, 84(6):951-956.

50. Shirane R, Ching-Chan S, Kusaka Y, et al. Surgical outcomes in 31 patients with craniopharyngiomas extending outside the suprasellar cistern: an evaluation of the frontobasal interhemispheric approach. J Neurosurg, 2002, 96 (4):704-712.

51. Van Effenterre R, Boch AL. Craniopharyngioma in adults and children: a study of 122 surgical cases. J Neurosurg, 2002, 97(1):3-11

52. Sweet WH. Radical surgical treatment of craniopharyngioma. Clin Neurosurg, 1976, 23:52-79.

第13章　鞍下及鼻咽部颅咽管瘤

一、概述

颅咽管瘤可以起源于胚胎颅咽管的发生路径,虽然通常位于鞍区,但异位颅咽管瘤的报道也屡见不鲜。其中位于鞍下区域的颅咽管瘤在临床表现、影像学特征及治疗方面均有其显著的特点,值得关注。累及鞍下的颅咽管瘤是指颅咽管瘤主体位于鞍下区域,例如:蝶窦、筛窦、上颌窦、鼻咽部、鼻腔、斜坡、海绵窦、眼眶等,根据累及部位不同可以有不同的临床表现,肿瘤可以同时累及颅内结构(例如蝶鞍、鞍上蛛网膜下腔结构等),也可仅位于上述部位而不累及颅内。文献中均为个案报道,年龄 20～30 岁多发,值得注意的是,由于缺乏大宗病例的报道,对于累及鞍下区域颅咽管瘤的资料均来源于个案或病例报道,因此对其发病率、好发年龄等数据可能存在偏差,笔者单位 20 余年来积累的病例来看,完全位于鞍下的颅咽管瘤十分罕见,但起源于鞍膈下累及鞍下区域(例如鞍膈下肿瘤同时累及蝶筛窦、鼻咽部)的肿瘤却屡见不鲜,我们的统计占了儿童鞍膈下颅咽管瘤的约 20%。Fujimoto 等根据肿瘤累及部位将鞍下区颅咽管瘤分为 3 型(图 13-1):Ⅰ型:单纯累及鼻咽部的颅咽管瘤;Ⅱ型:累及鞍下区域而不累及蝶鞍;Ⅲ型:肿瘤同时累及鞍下及蝶鞍区域,其中又分为Ⅲa型(肿瘤未突破鞍底硬膜)和Ⅲb型(肿瘤突破鞍底硬膜进入颅内)。事实上,对于 Fujimoto 等认为的Ⅲ型鞍下颅咽管瘤,到底是发生于鞍区的颅咽管瘤向颅外扩展的结果,还是颅外鼻咽部的肿瘤生长进入颅内仍然存在争论。

累及鞍下区域的颅咽管瘤是颅咽管瘤中比较少见的类型,与文献报道不同,笔者经验中累及鞍下区域颅咽管瘤几乎均发生于儿童。由于肿瘤累及部位的原因,早期可能没有症状,所以患儿病程通常较长,这可能是文献报道中发病年龄偏大的原因。学界多认为该型颅咽管瘤为胚胎发育障碍的结果,肿瘤发生发展过程与垂体的形成及发育过程同期,因此从我们的经验看,累及鞍下区域颅咽管瘤可以被认为是颅咽管瘤中幼稚型肿瘤的特殊类型之一。由于在腺垂体形成过程早期即发生,所以患儿多合并有垂体发育障碍,表现为垂体功能低下,生长迟缓,第二性征不能发育等。另外,由于肿瘤早期累及区域位于鞍下区鼻咽部,临床上诊断时通常肿瘤体积巨大。

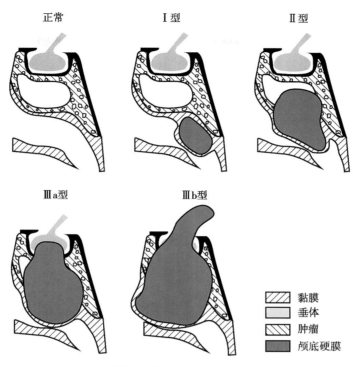

图 13-1 Fujimoto 等根据肿瘤累及的解剖区域将鞍下颅咽管瘤分为三型

Ⅰ型,单纯累及鼻咽部的颅咽管瘤;Ⅱ型,鞍下颅咽管瘤同时累及蝶鞍;Ⅲ型,同时累及鞍下、蝶鞍的肿瘤累及了垂体窝以上结构;Ⅲ型颅咽管瘤可进一步分为两个亚型:Ⅲa型,鞍底硬膜未突破,肿瘤未侵犯颅内;Ⅲb型,肿瘤突破鞍底硬膜累及颅内甚至鞍上结构

二、临床表现

根据累及部位,鞍下区域颅咽管瘤的临床表现十分复杂,常见的临床表现包括:鼻塞、鼻出血、头痛、视力下降、内分泌紊乱、面部感觉异常、眼球突出、眼球运动障碍等。正常情况下鞍内及鞍上颅咽管不会出现诸如鼻塞、鼻出血、嗅觉丧失、眼球突出、眼距增宽、脑脊液漏等的表现,因此上述临床表现可作为鞍下及鼻咽部颅咽管瘤与常见的鞍内、鞍上颅咽管瘤的鉴别诊断之一。复视一般是鞍下颅咽管瘤扩展到中颅窝及眶的表现,而视力障碍、视野缺损、内分泌紊乱等是肿瘤有蝶鞍或者鞍上累及的表现,嗅觉丧失可能是肿瘤累及筛窦或前颅底区,而眼距增宽及眼球突出等主要是肿瘤累及眶内的表现,当然巨大肿瘤可能有更为复杂的临床表现,笔者救治的一例同时累及蝶鞍、鼻咽部、筛窦、眼眶以及颅内鞍上三脑室等广泛区域的颅咽管瘤(图 13-2),患者表现为视力减退、全垂体功能低下、鼻塞、右侧眼球突出、右侧外耳道闭锁、右侧外耳发育障碍等多种畸形。

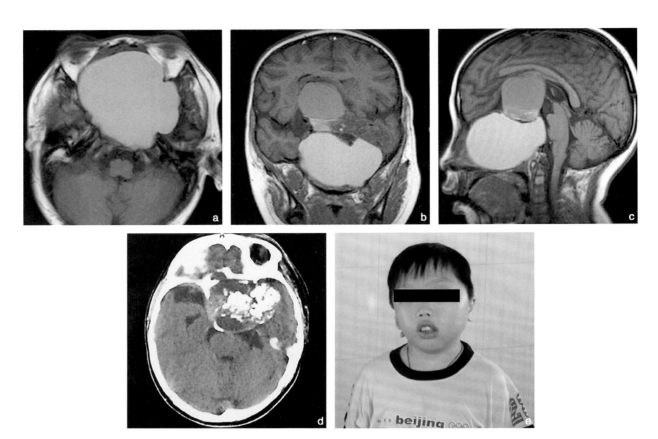

图 13-2 一例同时累及鼻咽部、蝶鞍、筛窦、眶内、鞍上、三脑室广泛区域的鞍下及鼻咽部颅咽管瘤病例
术前 MR 扫描(a~c)显示肿瘤体积巨大,累及鼻咽部、蝶鞍、眶内、上鞍上垂体窝、三脑室扩展,肿瘤囊实混合性;术前 CT 扫描(d)显示肿瘤碎屑样钙化,符合颅咽管瘤病理学特征;e. 为患儿术前影像,该患儿除了颅咽管瘤外,同时合并有右侧外耳发育畸形

三、诊断和鉴别诊断

鞍下区颅咽管瘤一般仍然表现典型颅咽管瘤的一些特征,例如钙化、囊性变等,当病变同时累及鞍下区及鞍区甚至突入颅内时,诊断较为容易,鉴别诊断主要考虑以下疾病:实性为主的病变需要与广泛扩展的鼻咽癌、鳞状细胞癌、腺样癌、横纹肌肉瘤、乳头状瘤、鼻腔胶质瘤、淋巴瘤、鼻窦炎、幼年性血管纤维瘤、脊索瘤、肉芽肿等疾病鉴别,囊性为主的病变主要与鼻旁窦囊肿鉴别。

四、外科治疗

手术切除或引流是鞍下颅咽管瘤首要的治疗措施,根据肿瘤累及的部位、肿瘤大小及质地(实性为主还是囊性为主等)来选择手术入路,经鼻、经口入路适用于单纯位于鼻咽部及鼻旁窦区的肿瘤,但由于该型颅咽管瘤常常巨大,累及区域广泛,无论经鼻、经蝶窦入路还是经颅、经面颅入路均存在显露不全的缺点,因此对于该类型颅咽管瘤手术全切除难度极大,通过最大限度安全切除

+开放引流控制疾病的进展在多数病例可能为合理地选择。

鼻部切开或者鼻中隔切开经蝶入路显露范围及操作空间明显增大,适用于 Ⅱ、Ⅲ 型颅咽管瘤的手术,而经蝶、经颅联合入路适用于明显向颅内扩展的 Ⅲ 型肿瘤。近年来内镜经蝶入路的发展是有希望的手术入路。但对于巨大累及鞍下的颅咽管瘤,进行全切除是存在困难的,有时次全切除加囊腔充分向鼻腔等的开放引流不失为一种选择,放射治疗可能有效,对此我们没有丰富的经验,但放射治疗导致的智力发育受影响等可能限制其使用,特别是对于年龄较小的患儿。

参 考 文 献

1. Akimura T, Kameda H, Abiko S, et al. Infrasellar craniopharyngioma. Neuroradiology,1989,31:180-183.
2. Benitez WI, Sartor KJ, Angtuaco EJ: Craniopharyngioma presenting as a nasopharyngeal mass:CT and MR findings.

J Comput Assist Tomogr, 1988, 12:1068-1072.

3. Buhl R, Nabavi A, Fritsch M, et al. Nasopharyngeal extension of a craniopharyngioma in a 4 year old girl. Acta Neurochir (Wien), 2001, 143:1283-1285.

4. Byrne MN, Sessions DG. Nasopharyngeal craniopharyngioma. Case report and literature review. Ann Otol Rhinol Laryngol, 1990, 99:633-639.

5. Chakrabarty A, Mitchell P, Bridges LR. Craniopharyngioma invading the nasal and paranasal spaces, and presenting as nasal obstruction. Br J Neurosurg, 1998, 12:361-363.

6. Chen CJ. Suprasellar and infrasellar craniopharyngioma with a persistent craniopharyngeal canal: case report and review of the literature. Neuroradiology, 2001, 43:760-762.

7. Cooper PR, Ransohoff J. Craniopharyngioma originating in the sphenoid bone. Case report. J Neurosurg, 1972, 36:102-106.

8. Falavigna A, Kraemer JL. Infrasellar craniopharyngioma: case report. Arq Neuropsiquiatr, 2001, 59:424-430.

9. Fujimoto Y, Matsushita H, Velasco O, et al. Craniopharyngioma involving the infrasellar region: a case report and review of the literature. Pediatr Neurosurg, 2002, 37:210-216.

10. Fujitani K, Hakuba A, Kojima S, et al. [Craniopharyngioma, originating in the sphenoid sinus, extending into the nasal cavity (author's transl)]. No Shinkei Geka, 1979, 7:181-186.

11. Graziani N, Donnet A, Bugha TN, et al. Ectopic basisphenoidal craniopharyngioma: case report and review of the literature. Neurosurgery, 1994, 34:346-349; discussion 349.

12. Hamberger CA, Hammer G, Norlen G, et al. Surgical treatment of craniopharyngioma: radical removal by the transantrosphenoidal approach. Acta Otolaryngol, 1960, 52:285-292.

13. Hillman TH, Peyster RG, Hoover ED, et al. Infrasellar craniopharyngioma: CT and MR studies. J Comput Assist Tomogr, 1988, 12:702-704.

14. Illum P, Elbrond O, Nehen AM. Surgical treatment of nasophrayngeal craniopharyngioma. Radical removal by the transpalatal approach. J Laryngol Otol, 1977, 91:227-233.

15. Jiang RS, Wu CY, Jan YJ, et al. Primary ethmoid sinus craniopharyngioma: a case report. J Laryngol Otol, 112:403-405.

16. Kanungo N, Just N, Black M, et al. Nasopharyngeal craniopharyngioma in an unusual location. AJNR Am J Neuroradiol, 1995, 16:1372-1374.

17. Lewin R, Ruffolo E, Saraceno C. Craniopharyngioma arising in the pharyngeal hypophysis. South Med J, 1984, 77:1519-1523.

18. Maier HC. Craniopharyngioma with erosion and drainage into the nasopharynx. An autobiographical case report. J Neurosurg, 1985, 62:132-134.

19. Maiuri F, Corriero G, Elefante R, et al. Craniopharyngioma of the cranial base and nasopharynx. Surg Neurol, 1987, 27:191-194.

20. Majlessi H, Shariat AS, Katirai A. Nasopharyngeal craniopharyngioma. Case report. J Neurosurg, 1978, 49:119-120.

21. Mozota Ortiz JR, Medina Sola JJ, Aguado Martinez F, Alfaro Garcia J, Hueto Prado J. [Craniopharyngioma of the cavum: report of a case]. Acta Otorrinolaringol Esp, 1988, 39:119-121.

22. Mukada K, Mori S, Matsumura S, et al. Infrasellar craniopharyngioma. Surg Neurol, 1984, 21:565-571.

23. Pharaboz C, Merran S, Cordoliani Y, et al. [Rhinopharyngeal craniopharyngioma. CT X-ray and MRI aspects]. J Radiol, 1989, 70:573-575.

24. Pheline C, Jamois Y, Engel P, et al. [One case of atypical craniopharyngioma located in sphenoidal body and operated first by nasal then by maxillary sinus route (author's transl)]. Neurochirurgie, 1981, 27:221-224.

25. Podoshin L, Rolan L, Altman MM, et al. 'Pharyngeal' craniopharyngioma. J Laryngol Otol, 1970, 84:93-99.

26. Prasad U, Kwi NK. Nasopharyngeal craniopharyngioma. J Laryngol Otol, 1975, 89:445-452.

27. Sener RN. Giant craniopharyngioma extending to the anterior cranial fossa and nasopharynx. AJR Am J Roentgenol, 1994, 162:441-442.

第14章 复发颅咽管瘤的手术治疗

一、概述

颅咽管瘤有易于复发的倾向。在首次手术未能全切除的患者中,如果未行辅助放疗的措施,平均10年随访复发率高达25%~100%。即便影像学确认全切除的病例,10随访复发率仍在0~62%之间。尽管有研究认为术后放疗可以显著降低复发率,但仍有10%~63%的10随访复发率。因此,复发是颅咽管瘤患者始终需要面临的风险,同时复发也是神经外科医生无法回避的问题。

颅咽管瘤的复发可以大致分为两种情况:①首次影像学确认的全切除后的复发;②前次部分或次全切除后的再生长。事实上,绝大多数颅咽管瘤的复发并不能定义为肿瘤复发,而是来源于前次手术的肿瘤残留,这些残留有些可能是因为存在手术的盲点(例如鞍内肿瘤在两侧海绵窦内侧壁的囊壁),更多情况下是因为肿瘤生长于险要结构(最常见是位于三脑室壁下丘脑结构内且界限不清)而被迫残留。因此绝大多数颅咽管瘤与其说是复发,不如定义为肿瘤的再生长更为准确。

对颅咽管瘤复发率的准确评估需要长期的随访过程,在部分颅咽管瘤,由于肿瘤生长缓慢,肿瘤及钙化可能数十年没有明显进展。尽管文献报道大多数颅咽管瘤的复发发生在前次治疗后的3年内,但在更长时间随访后的复发也屡见不鲜。一般来说,复发时间与以下因素相关:①前次手术切除程度:前次手术切除程度密切相关,前次手术切除彻底者一般复发时间较长,而前次手术仅为部分切除者一般早期即可复发;②肿瘤自身质地等特点:肿瘤囊性部分可短期内迅速增大,而实质部分的复发或再生长一般较缓慢;③原发肿瘤生长方式:鞍膈下肿瘤复发一般早期无症状,需要监视性MRI扫描才能发现,而结节漏斗型颅咽管瘤可能复发早期即可出现临床表现从而被发现;④少数肿瘤可能复发时伴有恶性化倾向,多见于多次反复治疗特别是行放射治疗后的患者,此时肿瘤往往在术后短期快速增大。无论如何,对于颅咽管瘤而言术后常规定期复查是十分必要的,通常情况下根据患者年龄及一般情况术后5年的随访期是最低标准,多数患者需要10年期甚至终生的随访。

二、生长方式

对于复发颅咽管瘤文献中强调再次手术的

困难,由于瘢痕及手术通道的粘连对再次手术产生影响。而肿瘤复发的方式却很少被特别地描述,事实上,对肿瘤复发方式的了解对于复发肿瘤的再次手术、是否辅助性放疗均很重要。

颅咽管瘤起源部位及生长方式多样,因此复发肿瘤也存在不同的生长方式,一般认为复发肿瘤来源于与三脑室壁神经组织交界的残余肿瘤细胞。对于鞍上漏斗部肿瘤而言,肿瘤的复发可能来源于结节漏斗部脑实质内残余细胞,但从漆松涛教授超过 500 例颅咽管瘤的治疗经验,肿瘤复发部位可以大致分为两类:鞍内复发——主要见于鞍膈下颅咽管瘤复发;和鞍上三脑室底的复发——主要见于鞍上漏斗结节部的复发。尽管远隔部位复发也有报道,但十分罕见。

1. 鞍膈下颅咽管瘤的复发 鞍膈下颅咽管瘤的复发几乎均始于鞍内(图 14-1 ~ 图 14-3)。多数情况下复发肿瘤保持了原发鞍膈下颅咽管瘤的特点,即肿瘤对鞍上三脑室底、视交叉等结构主要为推挤关系,尽管再次手术粘连较重,但一般情况下均具有可供分离的膜性结构界面。少数情况下,肿瘤生长模式将发生变化,例如复发肿瘤失去鞍膈阻挡向鞍上池扩展(图 14-4)。另一种情况是复发肿瘤沿垂体柄长轴生长,从而卷入三脑室壁神经组织内,给再次手术带来困难(图 14-5)。

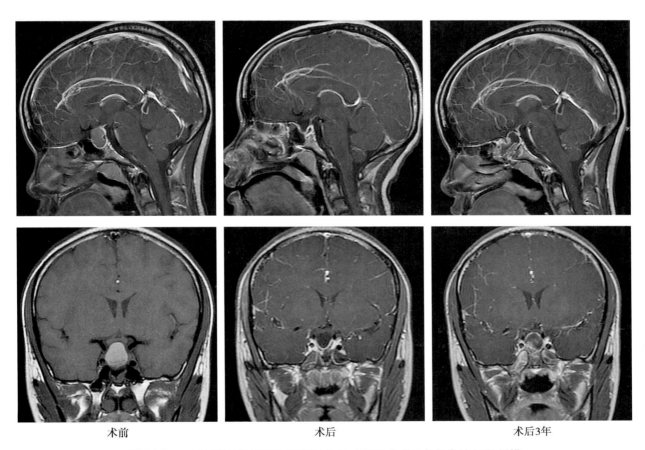

术前 术后 术后3年

图 14-1 一例复发性鞍膈下颅咽管瘤术前、术后及术后 3 年复发的 MRI 扫描
左栏:术前矢状位及冠状位扫描可见鞍内起源向鞍上扩展的肿瘤;中栏:经蝶窦手术后复查可见肿瘤切除满意,垂体柄及三脑室底结构保留完好;右栏:术后 3 年 MR 扫描复查显示肿瘤复发,并向蝶窦内扩展。复发肿瘤主要位于鞍内,为典型鞍内复发

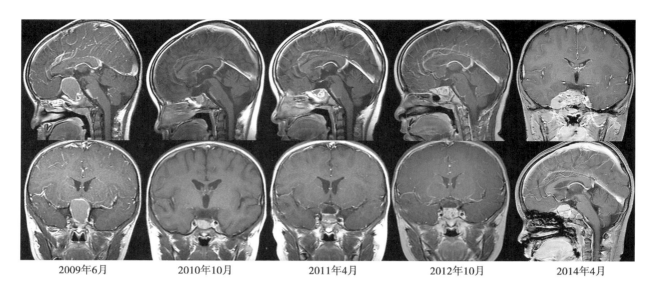

| 2009年6月 | 2010年10月 | 2011年4月 | 2012年10月 | 2014年4月 |

图 14-2   一例鞍膈下颅咽管瘤术前、术后及随访期系列 MR 扫描

图片显示了一例典型鞍膈下颅咽管瘤术前(2009 年 6 月),术后 1 年(2010 年 10),术后 2 年(2011 年 4 月),术后 3 年(2012 年 10 月)以及术后 5 年(2014 年 4 月)肿瘤的复发演变过程。患者于 2009 年 6 月经开颅肿瘤切除后行鞍膈修补术,随访期复查 MR 扫描可见术后肿瘤鞍内复发,随访至术后 5 年时,可见复发肿瘤进一步向一侧海绵窦内生长

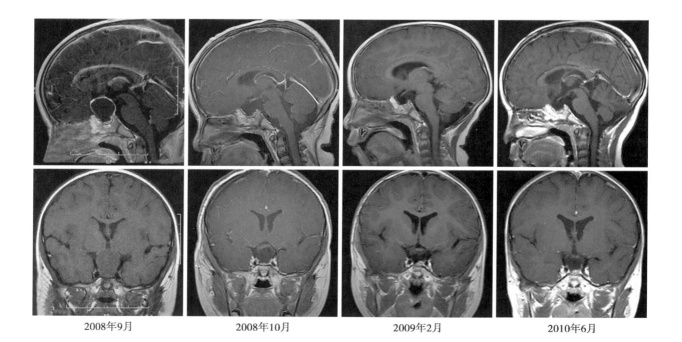

| 2008年9月 | 2008年10月 | 2009年2月 | 2010年6月 |

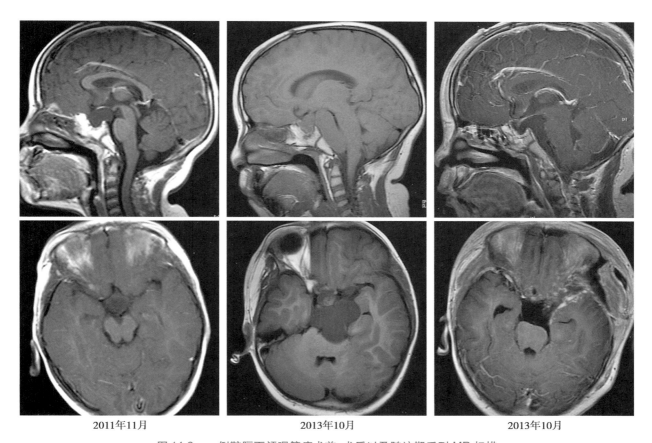

| 2011年11月 | 2013年10月 | 2013年10月 |

图 14-3 一例鞍膈下颅咽管瘤术前、术后以及随访期系列 MR 扫描

图片显示一例鞍膈下颅咽管瘤术前(2008 年 9 月),术后(2008 年 10 月),以及术后随访期(2009 年 2 月、2010 年 6 月、2011 年 11 月、2013 年 10 月)肿瘤复发演变过程。术前 MR 扫描(2008 年 9 月)显示典型鞍膈下颅咽管瘤,蝶鞍扩大,肿瘤均匀一致向鞍上扩展;经右侧翼点入路行肿瘤切除,术后 MR 扫描复查(2008 年 10 月)可见肿瘤切除满意,鞍上三脑室底结构保护良好;术后 1 年复查(2009 年 2 月)显示肿瘤从鞍底点状复发,未累及鞍上;术后 2 年 MR 扫描(2010 年 6 月)显示鞍内实质性复发肿瘤基本稳定,但肿瘤囊性复发增大,并向鞍上扩展。动态随访至术后 3 年(2011 年 11 月)行 MR 扫描显示肿瘤囊性变进一步向视交叉后方向发展,并显著推挤三脑室底及垂体柄漏斗部,由于症状稳定,家属选择动态观察。至术后 5 年 MR 扫描(2013 年 10 月)显示鞍上囊腔进一步向鞍背斜坡及后颅窝扩展,患者出现显著颅神经体征。选择左侧扩大翼点入路切除肿瘤,术后 MR 扫描(2013 年 10 月)显示肿瘤切除满意,三脑室底及垂体柄结构保护良好

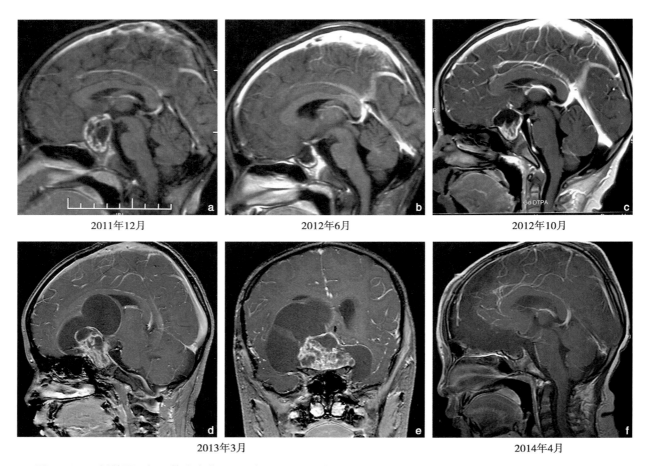

2011年12月   2012年6月   2012年10月

2013年3月   2014年4月

图 14-4   一例鞍膈下颅咽管瘤术前(2011 年 12 月,a),术后(2012 年 6 月,b),术后复发(2012 年 10 月,c;2013 年 3 月,d、e),再次在我院行手术治疗后(2014 年 4 月,f)的 MRI 扫描表现
    可见复发肿瘤由于失去鞍膈及鞍上基底蛛网膜的阻挡,向鞍上广泛扩展,但仍保持鞍膈下肿瘤的基本特征

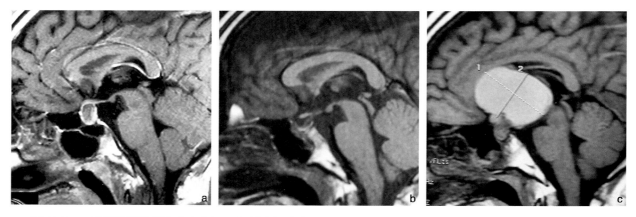

图 14-5   一例鞍膈下颅咽管瘤术前(a),经蝶窦切除术后 1 年(b),术后 5 年复发(c)来我院求治时的 MRI 扫描表现
    可见复发肿瘤沿垂体柄长轴向鞍上卷入三脑室壁的神经组织内,肿瘤原鞍膈下生长方式明显改变

2. 鞍上结节漏斗部颅咽管瘤的复发   与鞍膈下肿瘤复发形成鲜明对比的是,鞍上三脑室壁复发肿瘤总是在结节漏斗部(图 14-6),该部位处于手术难以直接暴露的视交叉后神经组织内,因此对于鞍上三脑室壁肿瘤密切监视,尽早发现给予适当处理尤为重要。

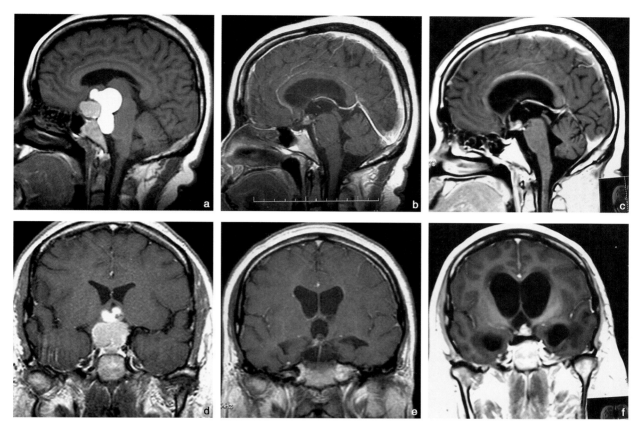

图 14-6　一例鞍上结节漏斗部肿瘤术前(a、d)，术后(b、e)，以及术后复发(c、f)MR 扫描表现
可见复发肿瘤完全局限于肿瘤起源部位结节漏斗部

三、临床特点

临床表现而言，复发肿瘤一般均合并有较为明显的内分泌紊乱，垂体前叶功能低下在复发肿瘤显著高于原发肿瘤。视力障碍症状等一般也在复发肿瘤更为显著。首次手术后尿崩的发生率在多数文献报道中高于 80%，其中多数是永久性尿崩，因此，再次手术需要注意的是尽量减少下丘脑反应、神经系统功能缺失（视力、肢体运动、癫痫、昏迷等）等严重影响患者生活质量的并发症。手术治疗而言，复发颅咽管瘤手术会遇到手术瘢痕、前次手术或放疗导致的粘连，视路结构、垂体柄、三脑室壁等结构保护更加困难，手术难度大。患者经过长期内分泌下丘脑功能紊乱等，对手术耐受性下降。

四、临床处理

对复发颅咽管瘤的临床处理仍然需要个体化，影响处理策略的因素主要包括：

1. 前次手术的方式　前次手术仅行姑息治疗（例如部分切除、囊腔引流、脑积水处理等）者，肿瘤的再生长的处理策略应基本同首次手术治疗，因为除了入路粘连等再次手术的困难外，一般这种病例在肿瘤起源部位等关键区域的手术处理与原发肿瘤基本相同。

2. 当前次已经过全切除的努力后肿瘤的复发或再生长，则肿瘤的复发部位就显得非常重要：鞍膈下来源肿瘤的鞍内复发，肿瘤除了广泛累及鼻咽、蝶窦、筛窦等难以手术全切除外，多数复发仍有较大机会追求全切除，因此手术策略可以更为激进，而且对这样的复发，积极的缩瘤手术也为可能的放疗提供机会；而当肿瘤复发来源于鞍上三脑室漏斗结节部位，这种积极手术切除后的复发，肿瘤一般位于非常关键的下丘脑结构，手术态度需要比较保守，目前的观点认为放疗在这种情况下不失为一种选择，比起激进的再次手术，文献报道放疗导致的严重下丘脑功能紊乱较少。幸运的是，密切的术后 MRI 随访观察可以在肿瘤体积尚小时尽早发现肿瘤复发，患者无进行缩瘤减压等必要，利于类似伽马刀等手段的介入，但其疗效仍需要总结经验。

3. 此外,患者的一般情况及内分泌状况,对手术的耐受程度,以及患者及家属的意愿也是处理复发颅咽管瘤时需要考虑的因素。

五、手术处理

1. 对于原发肿瘤的生长方式需要仔细地研判,一般情况下复发肿瘤多保留了原发肿瘤的生长方式,但少数情况下肿瘤与周边结构间的关系,特别是与肿瘤切除相关的肿瘤与周边膜性结构间的关系可能发生显著改变。

2. 再次手术前对前次手术入路及肿瘤切除程度等可能导致的肿瘤-鞍上膜性结构间的解剖关系的变化做到心中有数,对于选择入路、手术中操作等均有帮助,对此在后面的病例分析中将给予进一步说明。

3. 当肿瘤生长模式显著改变时,对于术中可能遇到的困难术前要有预判,以便术中及时调整手术策略。对于已行放疗导致的粘连充分认识,对于放置过 Ommaya 囊的患者,术中引流管的处理可能异常困难,特别是肿瘤及其钙化可能生长入引流管引流孔,导致取出困难。

4. 必要时可以选择前次入路未累及的解剖通道(例如对侧开颅、前次外侧裂再次手术时改为中线纵裂路径等),术中尽早辨认视交叉视神经、垂体柄(假如前次手术保留的话)等重要结构作为解剖标志,更重要的是三脑室壁的尽可能保留。与首次手术原则相似,必要时牺牲垂体、垂体柄等结构是理智的选择,而三脑室壁、视路结构等应尽可能保留。

综上所述,对于复发颅咽管瘤的处理需要同时考虑患者原来肿瘤的生长方式(肿瘤分型至关重要)、前次治疗的方式策略、复发肿瘤的生长方式、术前患者内分泌、下丘脑等功能状态等。除了再次手术切除肿瘤外,现有的补救措施还包括姑息性手术减压、立体定向放射治疗(伽玛刀等)、控制囊腔增大的措施(穿刺、引流等),系统性放疗(例如 α-干扰素)等,这些补救措施目前的临床评价不一,但不可否认的是尚没有一种措施能够替代可能的肿瘤安全全切除。神经外科医生在对待复发颅咽管瘤时需要综合考虑以上因素,另外更为重要的一点是复发颅咽管瘤处理棘手,而且需要患者可能面临最后的治愈机会,这些患者应该交给有丰富颅咽管瘤处理经验、能够多学科协作的神经外科单位来处理。

六、预后

文献报道认为复发颅咽管瘤手术死亡率、并发症率显著高于原发肿瘤,文献报道的复发颅咽管瘤的手术治疗结果令人悲观,总体全切除率仅为 0～25% 而且术后并发症率明显升高,更为遗憾的是术后有高达 10.5%～24.0% 的手术死亡率。这些数据使得有相当部分医生对复发颅咽管瘤提出保守治疗的策略。Elliott 等的一项研究表明肿瘤复发是患者远期生存率降低的唯一预测因素;生存率分析也表明长期随访总生存率(overall survial,OS)与无进展生存率(progression-free survial,PFS)均在复发肿瘤显著降低。从笔者的病例资料看,肿瘤生长方式、前次治疗的方式策略等可能更为重要。对于前次姑息治疗的患者以及复发部位仍有机会进行激进手术的病例,再次手术全切除率与原发肿瘤手术并无统计学差异,再次手术并不会显著增加死亡率及并发症发生率;而对于复发肿瘤位于结节漏斗部等关键部位者,再次手术全切除率确实会显著降低(文献报道的复发肿瘤全切除率 0～25%,远低于原发肿瘤的手术全切除率),而且手术可能导致显著下丘脑功能障碍,增加了手术死亡率及并发症率,对于这样的复发肿瘤,应更多考虑其他辅助治疗方法。遗憾的是,目前对复发肿瘤可供选择的治疗手段似乎治疗结果多不尽如人意。

考虑到复发颅咽管瘤相伴随的并发症及死亡率等,放射治疗可能是备选方案之一,在大部分患者放疗的副作用与激进手术导致的严重下丘脑功能障碍以及术后长期的家庭社会负担来说,是可以接受的。目前的问题是当复发颅咽管瘤被发现时可能体积巨大,囊变显著,均阻碍了放疗的实施,目前严密的影像学监控,在肿瘤复发早期即给予放疗介入可能使得放疗效果改善,对此仍需要进一步地总结经验。

复发颅咽管瘤的处理存在显著困难,由于前次手术、放疗等导致的结构粘连以及瘢痕等使得再次手术全切除率显著下降。正如本章开始所述,复发病例成功的全切除率显著降低,并发症发生率显著上升。放射治疗在复发颅咽管瘤的治疗中似乎具有一定的优势。在一项放疗疗效评价的研究中,复发后经过放疗的患者其 10 年无进展生存率达到 72%。而这样的生存结果与患者以前是否接受二次手术无关(两组患者 10 年无进展生存率分别为80%和69%），而且该研究结果认为与术后辅助放疗相比，复发后的放疗两者在肿瘤控制率方面没有显著差异，提示在术后立即给予辅助放疗与肿瘤复发后的补救放疗两者疗效相当。Stripp等对22例儿童复发颅咽管瘤采用放射治疗后10年无进展生存率高达83%。Kalapurakal等在一项儿童复发颅咽管瘤的研究中报道接受放疗的患者肿瘤在5年随访期无一例进展，而单纯再次手术者均发生肿瘤再次生长（无进展生存率为0）。Karavitaki等的研究也得出类似的结果，术后短期（2.5年）肿瘤控制率部分切除为50%，单纯放疗为83%，部分切除+放疗为100%。

　　复发肿瘤合并较大的囊性变时，若囊变根治存在困难，有作者提出使用Ommaya储液装置多次穿刺抽吸。对于鞍膈下肿瘤的囊性复发也有作者提出经鼻形成永久性引流通道不失为一种姑息方法。尽管这些方式相对微创，但存在无菌性脑膜炎、脑脊液漏以及继发感染的风险。从笔者的经验看，Ommaya储液囊在随访期堵塞率高，笔者救治的病例随访5年内Ommaya储液囊导管均堵塞，无法再次使用，由于颅咽管瘤囊液不同于脑脊液，分流管堵塞是十分常见的，而且分流管再次手术取出存在一定风险，因此应谨慎使用。

参 考 文 献

1. Hoffman HJ, De SM, Humphreys RP, et al. Aggressive surgical management of craniopharyngiomas in children. J Neurosurg, 1992, 76 (1): 47-52.

2. Katz EL. Late results of radical excision of craniopharyngiomas in children. J Neurosurg, 1975, 42 (1): 86-93.

3. Kim SK, Wang KC, Shin SH, et al. Radical excision of pediatric craniopharyngioma: recurrence pattern and prognostic factors. Childs Nerv Syst, 2001, 17 (9): 531-536.

4. Ohmori K, Collins J, Fukushima T. Craniopharyngiomas in Children. Pediatr Neurosurg, 2007, 43 (4): 265-278.

5. Tomita T, Mclone DG. Radical Resections of Childhood Craniopharyngiomas. Pediatr Neurosurg, 1993, 19 (1): 6-14.

6. Wisoff JH. Surgical Management of Recurrent Craniopharyngiomas. Pediatr Neurosurg, 2008, 21 (Suppl. 1): 108-113.

7. Yaşargil MG, Curcic M, Kis M, et al. Total removal of craniopharyngiomas. Approaches and long-term results in 144 patients. J Neurosurg, 1990, 73 (1): 3-11.

8. Karavitaki N, Brufani C, Warner JT, et al. Craniopharyngiomas in children and adults: systematic analysis of 121 cases with long-term follow-up. Clin Endocrinol, 2005, 62 (4): 397-409.

9. Duff J, Meyer FB, Ilstrup DM, et al. Long-term outcomes for surgically resected craniopharyngiomas. Neurosurgery, 2000, 46 (2): 291-302.

10. Fahlbusch R, Honegger J, Paulus W, et al. Surgical treatment of craniopharyngiomas: experience with 168 patients. J Neurosurg, 1999, 90 (2): 237-250.

11. Weiner HL, Wisoff JH, Rosenberg ME, et al. Craniopharyngiomas: a clinicopathological analysis of factors predictive of recurrence and functional outcome. Neurosurgery, 1994, 35 (6): 1010-1011.

12. Van ER, Boch AL. Craniopharyngioma in adults and children: a study of 122 surgical cases. J Neurosurg, 2002, 97 (1): 3-11.

13. De Vile CJ, Grant DB, Kendall BE, et al. Management of childhood craniopharyngioma: can the morbidity of radical surgery be predicted?. J Neurosurg, 1996, 85 (1): 73-81.

14. Maira G, Anile C, Rossi G. Surgical Treatment of Craniopharyngiomas: An Evaluation of the Transsphenoidal and Pterional Approaches. Neurosurgery, 1995, 36 (4): 715-724.

15. Kalapurakal JA, Stewart Goldman MD, Ms YC H, et al. Clinical outcome in children with craniopharyngioma treated with primary surgery and radiotherapy deferred until relapse. Pediatric Blood & Cancer, 2003, 40 (4): 214-218.

16. Stripp DC, Maity A, Janss AJ, et al. Surgery with or without radiation therapy in the management of craniopharyngiomas in children and young adults. Int J Radiat Oncol Biol Phys, 2004, 58 (3): 714-720.

17. Rajan B, Ashley S, Gorman C, et al. Craniopharyngioma—a long-term results following limited surgery and radiotherapy. Radiother Oncol, 1993, 26 (1): 1-10.

18. Hetelekidis S, Barnes PD, Tao ML, 等. 20-year experience in childhood craniopharyngioma. Int J Radiat Oncol Biol Phys, 1993, 27 (2): 189-195.

19. Amacher AL. Craniopharyngioma: The Controversy Regarding Radiotherapy. Pediatric Neurosurgery, 1980, 6 (2): 57-64.

20. Carmel PW, Antunes JL, Chang CH. Craniopharyngiomas in children. Neurosurgery, 1982, 11 (3): 382-389.

21. Crotty TB, Scheithauer BW, Jr YW, et al. Papillary craniopharyngioma: a clinicopathological study of 48 cases. J Neurosurg, 1995, 83 (2): 206-214.

22. Sweet WH. Radical surgical treatment of craniopharyngioma. Clin Neurosurg, 1976, 23: 52-79.

23. Villarejo FJ. Recurrence in craniopharyngiomas. Neurochirurgia,1982,25(2):73-74.

24. Fisher PG,Jenab J,Gopldthwaite PT,et al. Outcomes and failure patterns in childhood craniopharyngiomas. Childs Nerv Syst,1998,14(10):558-563.

25. Habrand JL,Ganry O,Couanet D,et al. The role of radiation therapy in the management of craniopharyngioma:a 25-year experience and review of the literature. Int J Radiat Oncol Biol Phys,1999,44(2):255-263.

26. Hoff JT,Jr PR. Craniopharyngiomas in children and adults. J Neurosurg,1972,36(36):299-302.

27. Khafaga Y,Jenkin D,Kanaan I,et al. Craniopharyngioma in children. Int J Radiat Oncol Biol Phys,1998,42(3):601-606.

28. Keohane C,Hally M,Ryder DQ,et al. Late recurrence of craniopharyngioma in the cerebellopontine angle in a fertile woman. J Neurol Neurosurg Psychiatry,1994,57(7):873-874.

29. Kahn EA,Gosch HH,Seeger JF,et al. Forty-five years experience with the craniopharyngiomas. Surg Neurol,1973,1(1):5-12.

30. Barloon TJ,Yuh WT,Sato Y,et al. Frontal lobe implantation of craniopharyngioma by repeated needle aspirations. AJNR Am J Neuroradiol,1988,9(2):406-407.

31. Malik JM,Cosgrove GR,Vandenberg SR. Remote recurrence of craniopharyngioma in the epidural space. Case report. J Neurosurg,1992,77(5):804-807.

32. Gupta K,Kuhn MJ,Shevlin DW,et al. Metastatic craniopharyngioma. AJNR Am J Neuroradiol,1999,20(6):1059-1060.

33. Ito M,Jamshidi J,Yamanaka K. Does craniopharyngioma metastasize? Case report and review of the literature. Neurosurgery,2001,48(4):933-935.

34. Karavitaki N,Cudlip S,Adams CB,et al. Craniopharyngiomas. Endocrine Reviews,2006,27(4):371-397.

35. Yuen KC,Kołtowska-Häggström M,Cook DM,et al. Primary treatment regimen and diabetes insipidus as predictors of health outcomes in adults with childhood-onset craniopharyngioma. J Clin Endocrinol Metab,2014,99(4):1227-1235.

36. Elliott RE,Sands SA,Strom RG,et al. Craniopharyngioma Clinical Status Scale:a standardized metric of preoperative function and posttreatment outcome. Neurosurg Focus,2010,28(4):E2.

37. Jose CC,Rajan B,Ashley S,et al. Radiotherapy for the treatment of recurrent craniopharyngioma. Clin Oncol,1992,4(5):287-289.

38. Gutin PH,Klemme WM,Lagger RL,et al. Management of the unresectable cystic craniopharyngioma by aspiration through an Ommaya reservoir drainage system. J Neurosurg,1980,52(1):36-40.

39. Spaziante R,Irace C,De DE. Brachytherapy of cystic craniopharyngiomas. J Neurosurg,1993,79(6):966-967.

第15章　颅咽管瘤的内镜经鼻手术治疗

颅咽管瘤的手术入路总体上可以分为开颅手术和经蝶手术两大类。在多数人的观念里，开颅手术为传统的经典手术入路，而经蝶手术则为近10余年兴起的新型手术入路。其实不然，早在1909年Halstead便成功完成了颅咽管瘤的首例经蝶手术，仅比Horsley的首例开颅手术晚2年，后来Harvey Cushing亦采取经蝶手术切除了14例颅咽管瘤。然而，由于那个时代照明、经蝶手术器械以及抗生素的缺乏，手术效果差，并发症严重，在Cushing等的影响下，这一术式逐步被遗弃，开颅手术成为主流。20世纪90年代后期，得益于微创神经外科概念的兴起、内镜技术及手术器械的进步，经蝶手术重新得到重视和应用。当然，此时的经蝶手术已和近1个世纪前的术式截然不同，内镜、经鼻腔操作、无牵开器以及新式手术器械的应用使得该术式被重新冠以"内镜经鼻入路"的名称。进入21世纪后，内镜扩大经鼻入路在颅咽管瘤的手术治疗中渐趋成熟，并逐步得到国内外诸多医疗机构的应用和推崇。本章主要从颅咽管瘤的膜性解剖学基础、外科学分型、手术入路的选择、内镜手术的优缺点以及手术技巧等几个方面来阐述内镜经鼻入路在颅咽管瘤手术中的应用。

一、基于膜性结构概念的外科学分型

颅咽管瘤从总体上可以分为鞍膈下型（Q型）、鞍上脑室外型（S型）和鞍上脑室底内型（T型），然而，膜性结构将下丘脑-垂体轴进一步分隔为多个部分，在不同部位起源的颅咽管瘤外科学意义亦不相同。因此，我们在膜性结构概念的基础上对这种分型进一步拓展，S型肿瘤可根据其占据蛛网膜下腔的空间进一步细分为单脑池型和多脑池型，而T型则可根据其主体的生长方向进一步细分为完全脑室底内型、部分脑室底内-脑室外型及脑室底内-穿垂体柄型。

二、膜性解剖学基础

颅咽管瘤经鼻入路解剖主要包括鼻腔、各组鼻窦、颅底及鞍区结构，这些结构在许多国内外著作中均有详细描述，故本文不再赘述。但需要指出的是，传统的鞍区解剖概念集中于下丘脑-垂体轴、颅神经及血管等，却忽视了鞍膈、蛛网膜、软膜这些膜性结构在鞍区疾病尤其是颅咽管瘤这一良性肿瘤中的重要作用。我们的前期研究表明，基底外层蛛网膜在垂体柄周围向上返折，形成一个"蛛网膜袖套"包裹垂体柄上段并移行一段距离，结合鞍膈这一膜性结构，我们将垂体柄分为鞍膈下段、鞍膈上蛛网膜外段、蛛网膜间段和蛛网膜内段。该分段对于不同部位起源的颅咽管瘤具有重要意义，例如，对于从鞍膈下段起源的 Q 型颅咽管瘤来说，由于肿瘤上方同时有鞍膈（完整时）和蛛网膜的阻挡，与三脑室底和其他神经结构通常不存在粘连，较易分离，是经鼻手术的最佳适应证；从另一方面来说，此类肿瘤的经鼻手术应注意尽量保留鞍膈和蛛网膜的完整，以减少对周围结构的损伤，同时减轻肿瘤切除后脑脊液漏的程度。蛛网膜间段起源的 S 型颅咽管瘤可能占据蛛网膜内外，但与三脑室底仍有部分内层蛛网膜和软膜边界，对于中等大小、位于单个脑池内的肿瘤，经鼻手术可不损伤下丘脑而达到完全切除，而对于较为巨大的肿瘤，其上缘仍不可避免地会损伤部分血管及下丘脑结构。对于蛛网膜内段起源的 T 型肿瘤，由于蛛网膜厚薄及坚韧程度的差异，其生长方式亦不同，如蛛网膜较为菲薄，肿瘤易于向前后蛛网膜腔内生长，对三脑室底的推挤可能较轻，对于经鼻手术经验丰富的术者来说在分离过程中可能保留部分下丘脑结构；而在蛛网膜较为坚韧的情况下，肿瘤前后向生长受限，易于向三脑室底方向推挤生长，通常造成三脑室底的极度扩张变薄，在现有经鼻手术技术条件下，下丘脑结构难以得到保留，术后的下丘脑反应注定会较为严重且难以恢复。而在经颅显微手术条件下，相当比例的三脑室底可做到部分或完整的保留。因此，对于蛛网膜内起源的颅咽管瘤，经鼻手术可能并非最佳手术入路，如何选择手术入路应取决于肿瘤的生长方式及术者的手术经验。

我们的研究亦证实，覆盖于三脑室底表面的软膜向下继续完整包裹整个垂体柄及神经垂体，从而于腺垂体和神经垂体间形成一个分隔，这使得相当部分的鞍膈下型颅咽管瘤切除后可能保留神经垂体，因此在分离肿瘤时应利用内镜抵近观察的优势，仔细寻找并分离这一边界，尽可能做到保留神经垂体。此外，外层及内层蛛网膜在鞍区分隔形成大小不等的多个脑池，对于累及单个或两个邻近脑池的肿瘤，经鼻手术可以做到完全切除肿瘤，但对于累及两个以上脑池的肿瘤，经鼻手术则通常难以做到充分暴露并切除肿瘤，这一因素也应纳入手术入路的选择中。

三、适应证及影响手术入路选择的因素

从理论上来讲，颅咽管瘤在发生中是由颅底向下丘脑方向生长，经鼻入路应该适用于各种类型的颅咽管瘤。但在临床实践中，应根据肿瘤的起源部位、大小、生长方式、钙化程度以及以前是否接受过治疗等来制订个体化手术方案。

1. 起源部位　Q 型肿瘤由于起源于鞍膈下，生长方式接近垂体腺瘤，为经鼻手术的绝对适应证。S 型起源于鞍上，通常与三脑室底无粘连或轻度粘连，多数亦适合经鼻手术。而对于 T 型肿瘤来说，由于肿瘤通常与三脑室底粘连严重，在现有经鼻手术技术条件难以做到三脑室底的大部分或完整保留，因此属于经鼻手术的相对适应证，具体应根据肿瘤与三脑室底的推挤关系、术者的手术经验及偏好来选择。

2. 大小及生长方式　一般来说肿瘤的大小并非手术入路选择的主要决定因素，但对于体积较大，呈多腔池生长的肿瘤，由于对诸多神经血管的包裹和粘连，经鼻手术的风险明显高于经颅手术，而对风险的可控性及肿瘤全切率则大大低于经颅手术，因此这类肿瘤更适合采取经颅手术入路。

3. 钙化程度　泥沙样或点、片状散在钙化对经鼻手术的影响较小，术中使用剥离器、超声吸引等器械较易剥离。但如果肿瘤呈现蛋壳样钙化或大块砾石样钙化，尤其是钙化与颈内动脉、大脑前动脉等血管关系密切时，在经鼻入路中对这类钙化的剥离往往容易导致灾难性的、难以控制的动脉出血。因此，对于存在这种钙化的肿瘤来说，经鼻手术为相对手术禁忌证。

4. 二次手术及放疗　对于已接受过手术或放射治疗（包括囊内同位素内照射治疗）的患者，由于上次手术对蛛网膜结构的破坏以及放疗引起的严重粘连，肿瘤与邻近神经血管间的关系通常较为复杂，在现有经鼻手术条件下，很难做到在全切除肿瘤的同时保存周围重要结构，尤其是对于较大的肿瘤（>3cm），由于灾难性手术并发症的可控性差，此种情况应列为经鼻手术的禁忌证。

四、优势与缺点

（一）优势

1. 循肿瘤发生的长轴进行手术,符合肿瘤起源的特点。

2. 通过鼻腔及鼻窦这一自然腔道到达肿瘤,避免对脑组织的牵拉。

3. 打开颅底硬膜后可直接暴露肿瘤,避免了对视神经的牵拉,尤其对于视交叉后方的肿瘤,有利于术后视力的保留或恢复。

4. 内镜的抵近观察及广角优势有助于更清楚地探查术腔局部的细节及死角。

5. 对于突入三脑室底的肿瘤可直视下观察与切除。

6. 手术创伤小,可缩短患者住院时间。

（二）缺点

1. 二维视野,缺乏景深,即使是新推出的3D内镜仍无法与显微镜的效果相比。

2. 当肿瘤与周边重要神经血管结构粘连紧密或呈多腔池广泛生长时,内镜下操作存在一定困难,肿瘤难以做到全切除。

3. 内镜下处理大动脉出血时较为困难。

4. 脑脊液漏。

5. 处理困难及危险的结构多位于肿瘤上极,肿瘤切除中难以避免地存在视野外的牵拉。

6. 各种鼻腔并发症如鼻炎、鼻塞、嗅觉减退等亦可严重影响患者生活质量。

7. 学习曲线长,对设备、器械及人员要求较高。

五、手术技巧

1. **体位** 患者全麻后置于仰卧位,头部侧10°~15°使鼻孔偏向术者,以利于术者操作。通常头部可用头托固定,如需使用神经导航则需使用头架固定。

2. **鼻腔阶段** 在鼻腔操作阶段通常需首先制作带蒂的鼻中隔黏膜瓣以备后期颅底重建使用,制作方法为:沿后鼻孔及鼻中隔下界切开鼻中隔黏膜,上方在中鼻甲的尾端水平切开。黏膜瓣从骨性鼻中隔上游离后,围绕着蝶腭孔向外侧掀起形成蒂部,并将其放置在后鼻道中备用。然后使用磨钻和反咬钳切除鼻中隔后部骨质。最后将

双侧中鼻甲推向外侧以使得手术视野更加开阔。如中鼻甲较为肥大,影响手术器械操作空间,可将一侧予以切除,在这种情况下其黏膜可从骨质上剥离下来用于颅底重建。

3. **蝶窦阶段** 在扩大经鼻入路中,蝶窦前壁的开放程度应比标准入路更大,因此应充分咬除或磨除蝶窦前壁的两侧,同时切除双侧的筛泡及后组筛窦。蝶窦内的黏膜应充分剥除,然后将蝶窦及后组筛窦内的骨性分隔及不规则骨质磨除平整,但需颅底的一些标志性凸起或凹陷如视神经管隆起、颈动脉隆起、视神经-颈动脉隐窝等应予以保留以便于手术定位。从蝶窦开放开始,术者可进行双手操作,此时助手(持镜者)的默契配合非常重要。

4. **鞍区及鞍上阶段** 根据不同病变的需求磨除相应范围的颅底骨质。如为鞍膈下型颅咽管瘤,通常需磨除整个鞍底骨质及鞍结节骨质;如为鞍膈上型肿瘤,则仅需磨除鞍底骨质的前半部分,然后视肿瘤前界的位置磨除鞍结节甚至部分蝶骨平台的骨质。磨除鞍结节两侧的骨质时需注意视神经管开口的位置,因视神经管内的视神经没有硬膜保护,磨除时需注意勿损伤视神经,通常可将该处骨质磨至菲薄后用剥离器将其与硬膜及视神经轻柔地分离,然后用Kerrison咬骨钳咬除。骨质切除后,海绵间窦的出血可用凝胶海绵或流体明胶(如Surgiflo)止血,注意止血材料勿限制硬膜的开放。然后根据手术需要,个性化地决定硬膜的开放范围,如肿瘤主体位于鞍内,则通常并不需要开放鞍结节处硬膜,仅需开放鞍底硬膜,以利于颅底重建。

开放硬膜并暴露肿瘤后,通常需首先使用吸引器或超声吸引进行瘤内实质部分或囊液的减压。内减压完成后,循肿瘤包膜的边界将其与周边结构逐步分离,分离过程中需注意尽量保留蛛网膜这一保护界面以减少对神经血管的损伤。颅咽管瘤通常与视交叉、垂体柄和下丘脑等结构粘连紧密,应在近距离直视下予以仔细辨认和分离。肿瘤切除过程中尤其需注意尽量避免损伤或电凝一些供应垂体柄、下丘脑及视交叉的小动脉穿支,以免术后加重尿崩或视力减退等并发症。肿瘤周边完全游离后,视情况予以分块或整块切除。肿

瘤切除后需彻底止血,并用生理盐水反复冲洗,保证术野的干净。

5. 颅底重建阶段　对于大部分扩大经鼻入路,由于鞍上池甚至脑室的开放导致较大流量的脑脊液漏,常规的鞍底重建技术是不够的,需使用多层次(Multi-layer)的颅底缺损修补技术,其原则是首先使高流量脑脊液漏变为低流量脑脊液漏,最后再使之密不透水。我们通常先在硬膜下腔放置一层胶原蛋白海绵作为脑脊液的第一道屏障,如有脑室开放,还需先在三脑室底放置一块胶原蛋白海绵以封堵来自脑室的高流量脑脊液,海绵表面可喷涂薄层的生物蛋白胶以加强其不透水性。然后在硬膜下放置一块人工硬膜,其边缘应超过硬膜缺损处 3～5mm,这样随着脑脊液的搏动压力,其边缘可紧密贴附于硬膜内。接下来再在硬膜外放置第 2 块人工硬膜,其边缘应超过骨窗 3～5mm,可使用少量耳脑胶将边缘黏合于骨窗缘,但使用耳脑胶时需注意保持骨窗缘无血及干燥,这样有利于保证人工硬膜与骨窗缘的紧密黏合。之后,将带蒂黏膜瓣翻转贴附于颅底,其边缘应大于第 2 层人工硬膜的边缘,贴附时应注意与蝶窦后壁及

颅底贴合紧密,勿留无效腔,黏膜瓣表面喷涂一层生物蛋白胶以进一步封闭颅底。最后,黏膜瓣下方以膨胀海绵或 Foley 尿管注水支撑,需注意黏膜瓣与支撑物之间宜衬以数块凝胶海绵间隔,以防止支撑物拔除时造成黏膜瓣松动。支撑物可放置 3～5 天后拔除。术后腰大池引流并非必须,如行腰大池引流,可于 5～7 天后拔除。

需要指出的是,对于术中仅开放鞍底硬膜的鞍膈下型颅咽管瘤,通常并不需要制作带蒂的鼻中隔黏膜瓣,这样可以保留鼻中隔黏膜的完整性以减少术后鼻腔并发症。此类肿瘤切除后通常大部分鞍膈完整,颅底重建时可在鞍膈缺损处放置一块人工硬膜,下方以胶原蛋白海绵支撑,表面喷涂一层生物蛋白胶以加强密闭性,然后同上于硬膜下及硬膜外分别放置一块人工硬膜,最后在鞍底再喷涂一层生物蛋白胶。我们采取此法无一例患者出现术后脑脊液漏。

六、典型病例

【病例 1】鞍膈下型(Q 型)颅咽管瘤

患儿女性,7 岁,因头痛、呕吐伴全身抽搐 4 天入院(图 15-1～图 15-3)。

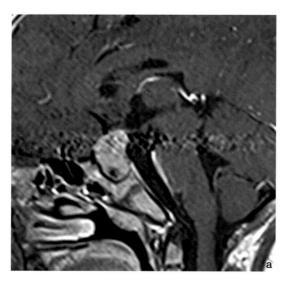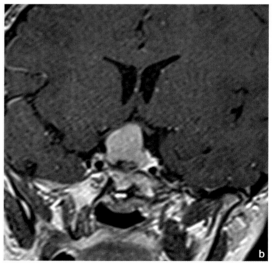

图 15-1　术前 MRI

术前 MR 矢状位(a)及冠状位(b)扫描显示典型鞍膈下颅咽管瘤,肿瘤从鞍内呈均匀一致向鞍上扩展,垂体窝轻度增大

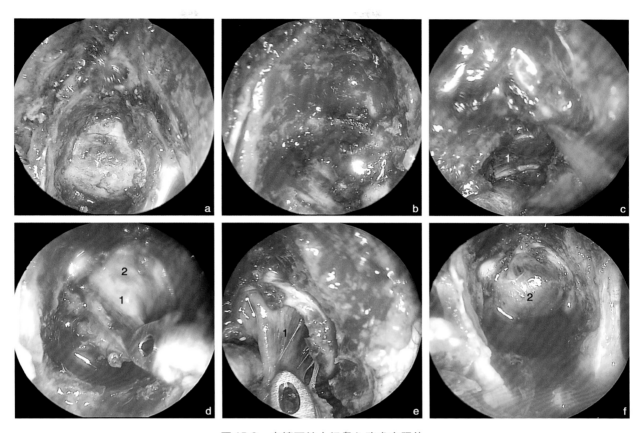

图 15-2　内镜下扩大经鼻入路术中照片

a. 暴露鞍底硬膜；b. 切开鞍底硬膜，可见黄绿色肿瘤囊液流出；c. 分离肿瘤囊壁后界；d. 分离肿瘤囊壁前上方与基底蛛网膜粘连；e. 分离肿瘤囊壁侧方；f. 肿瘤切除后可见鞍上基底蛛网膜降至鞍内　　1. 肿瘤；2. 基底蛛网膜

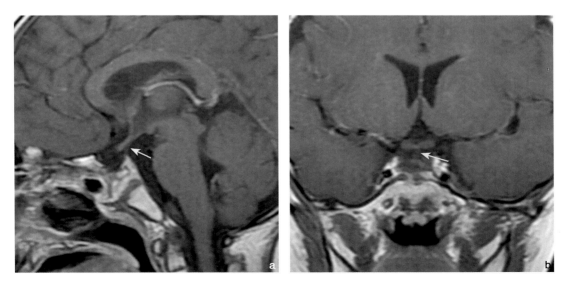

图 15-3　术后 MRI 示垂体柄（黄色箭头）保留完好

【病例2】鞍上脑室外型（S型）颅咽管瘤

患者女性，48岁，因头晕半年、加重伴双眼视

力下降2个月入院（图15-4～图15-6）。

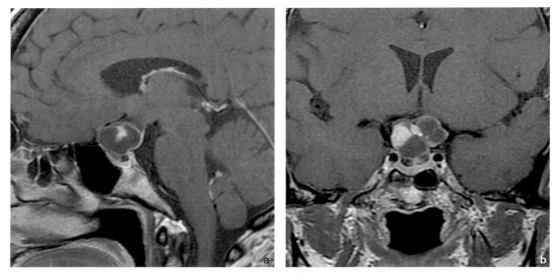

图 15-4　术前 MRI

术前 MR 矢状位（a）及冠状位（b）扫描显示典型鞍上蛛网膜池内（S型）颅咽管瘤，肿瘤主要位于视交叉池内，是扩大经蝶窦入路最佳适应症之一

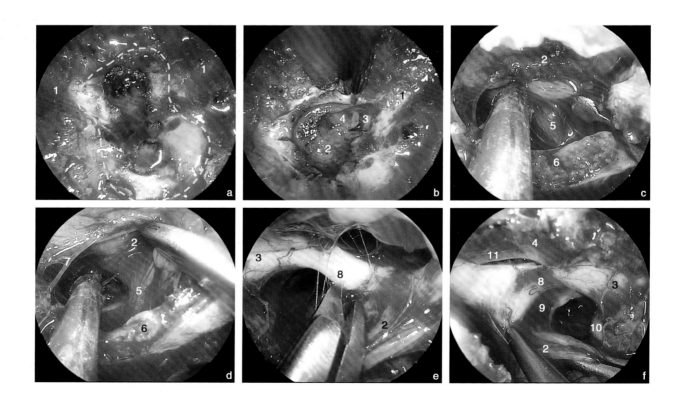

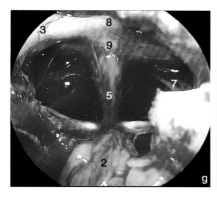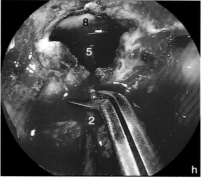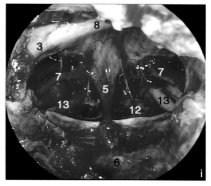

图 15-5　内镜下扩大经鼻入路术中照片

a. 暴露鞍结节及鞍底硬膜；b. 切开颅底硬膜，可通过第 1 间隙看见肿瘤；c、d. 分离肿瘤后界，可早期显露其起源部位，见肿瘤起源于垂体柄上部并予以分离；e. 肿瘤上方与视交叉粘连较为紧密，需锐性剪切分离；f. 分离肿瘤与三脑室底粘连；g、h. 肿瘤基本游离后可见其起源点部位与垂体柄粘连紧密，最后予以锐性剪切；i. 肿瘤切除后肿瘤术腔结构　1. 视神经管；2. 肿瘤；3. 视神经；4. 大脑前动脉 A2 段；5. 垂体柄；6. 垂体；7. 垂体上动脉；8. 视交叉；9. 三脑室底；10. 颈内动脉；11. 大脑前动脉 A1 段；12. Liliequist 膜间脑叶；13. 动眼神经

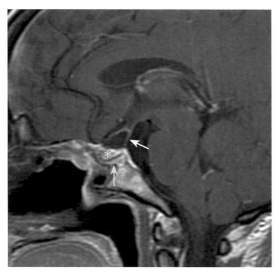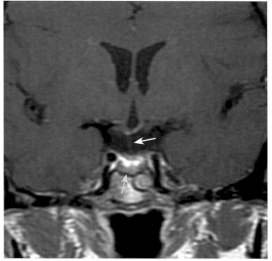

图 15-6　术后 MRI 示垂体柄（白色箭头）及正常垂体（黄色箭头）保留完好，黄色星点示颅底重建用的自体脂肪

【病例 3】鞍内-鞍上脑室外型（S 型）颅咽管瘤

患者男性，59 岁，因双眼视力下降 7 个月入院（图 15-7～图 15-9）。

【简要述评】

经鼻内镜手术无疑是继显微手术之后又一重要的神经外科技术，在神经外科临床实践中有着重要地位和良好的发展前景，是微创神经外科理念的重要手段，但关于经鼻内镜手术在颅咽管瘤这一特殊病种中的应用，我们需要强调以下几点：①经鼻入路需要突破硬膜和蛛网膜，其本质与经颅手术并无不同，而且经鼻入路手术为相对污染手术，其手术通道较为狭窄和局限；②颅咽管瘤的外科治疗是以肿瘤全切除为手术目的，任何入路的选择都必须以肿瘤的安全全切除为第一选择要素；③显微外科技术是内镜下操作的基础，内镜经鼻切除颅咽管瘤必须以具备扎实的显微外科手术能力为前提；④有必要杜绝只是为了彰显新技术新方法而罔顾疾病本身发生规律的纯技术派观念，从而将经鼻手术技术坠入毫末之技的尴尬地位；⑤在显微及内镜技术均成熟的单位，应尽快完成两种术式严格的随机对照研究，探明真正有利于患者预后和健康的个体化治疗标准，如果能达到这一目标，我们有理由相信内镜经鼻技术必将成为颅咽管瘤外科治疗中的重要手段之一。

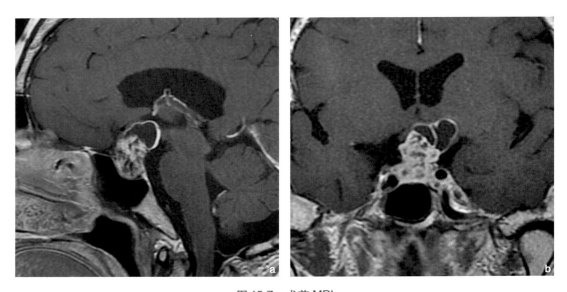

图 15-7   术前 MRI

术前 MR 矢状位(a)及冠状位(b)扫描显示典型鞍上脑室底内外(T 型)颅咽管瘤,肿瘤从结节漏斗部起源,穿三脑室底在三脑室内外生长

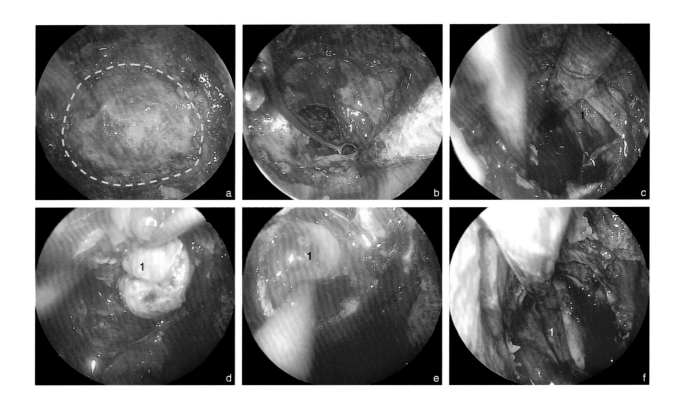

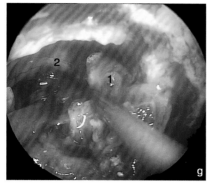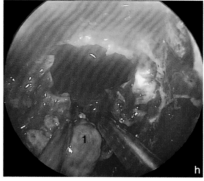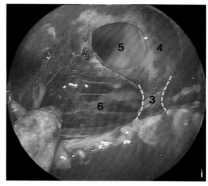

图15-8 内镜下扩大经鼻入路术中照片

a. 暴露鞍底及鞍结节硬膜(黄色虚线标记了拟打开的鞍底暴露范围);b~e. 从各角度分离肿瘤鞍内部分;f、g. 分离肿瘤鞍上部分;h. 肿瘤完全分离后予以整块切除;i. 肿瘤全切后可见三脑室底小块缺损,垂体柄部分保留 1. 肿瘤;2. 视交叉;3. 垂体柄;4. 三脑室底;5. 三脑室;6. Liliequist 膜间脑叶

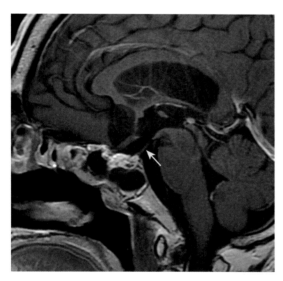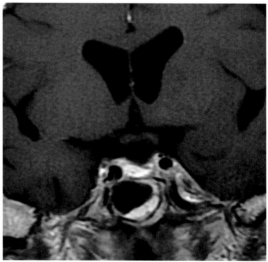

图15-9 术后 MRI 可见残存垂体柄(黄色箭头)

参 考 文 献

1. Barkhoudarian G, Laws ER. Craniopharyngioma: history. Pituitary,2013,16(1):1-8.

2. Halstead AE. Remarks on the operative treatment of 256 tumors of the hypophysis. Surg Gynecol Obstet,1910,10:494-502.

3. Cushing H. Intracranial Tumors. Charles C Thomas, Baltimore,1932.

4. Kouri JG, Chen MY, Watson JC, et al. Resection of suprasellar tumors by using a modified transsphenoidal approach. Report of four cases. J Neurosurg,2000,92(6):1028-1035.

5. Kaptain GJ, Vincent DA, Sheehan JP, et al. Transsphenoidal approaches for the extracapsular resection of midline suprasellar and anterior cranial base lesions. Neurosurgery,2001,49(1):94-101.

6. Kassam AB, Gardner PA, Snyderman CH, et al. Expanded endonasal approach, a fully endoscopic transnasal approach for the resection of midline suprasellar craniopharyngiomas: a new classification based on the infundibulum. J Neurosurg,2008,108(4):715-728.

7. Gardner PA, Kassam AB, Snyderman CH, et al. Outcomes following endoscopic, expanded endonasal resection of suprasellar craniopharyngiomas: a case series. J Neurosurg, 2008,109(1):6-16.

8. Park HR, Kshettry VR, Farrell CJ, et al. Clinical Outcome after Extended Endoscopic Endonasal Resection of Craniopharyngiomas: Two-institution Experience. World Neurosurg,2017,103:465-474.

9. Cavallo LM, Prevedello DM, Solari D, et al. Extended endoscopic endonasal transsphenoidal approach for residual or

recurrent craniopharyngiomas. J Neurosurg, 2009, 111: 578-589.

10. Cavallo LM, Solari D, Esposito F, et al. The endoscopic endonasal approach for the management of craniopharyngiomas involving the third ventricle. Neurosurg Rev, 2013,36:27-37;discussion 38.

11. Qi S, Lu Y, Pan J, et al. Anatomic relations of the arachnoidea around the pituitary stalk:relevance for surgical removal of craniopharyngiomas. Acta Neurochir (Wien), 2011,153(4):785-796.

12. Song-tao Q, Xi-an Z, Hao L, et al. The arachnoid sleeve enveloping the pituitary stalk:anatomical and histologic study. Neurosurgery,2010,66(3):585-589.

13. Songtao Q, Yuntao L, Jun P, et al. Membranous layers of the pituitary gland:histological anatomic study and related clinical issues. Neurosurgery, 2009, 64 (3 Suppl): ons1-9.

14. Lu YT, Qi ST, Xu JM, et al. A membranous structure separating the adenohypophysis and neurohypophysis:an anatomical study and its clinical application for craniopharyngioma. J Neurosurg Pediatr,2015,15(6):630-637.

第四部分

颅咽管瘤的内分泌评价及随访

颅咽管瘤

第 16 章　颅咽管瘤的内分泌评估和激素替代治疗

随着显微外科技术、激素替代治疗水平的进步以及对颅咽管瘤起源和生长方式认识的加深，外科根治性切除颅咽管瘤已成为可能。大宗病例报道的 5 年、10 年总体生存率已经分别达到 90%、80% 以上，因此对于颅咽管瘤患者预后的关注点已经从努力提高生存率转为如何提高患者的远期生活质量。但是肿瘤类型的不同和治疗水平的差异，导致内分泌状况个体差异巨大，处理难度极高。

颅咽管瘤质地、生长方式多变，周围结构复杂，常侵袭调节内分泌活动的垂体、垂体柄和下丘脑等结构，造成不同程度的垂体功能减退。几乎所有的研究均观察到颅咽管瘤患者的腺垂体功能受到明显损害，与术前相比，术后垂体功能障碍普遍加重。研究表明垂体功能减退将明显增加患者的死亡率（心血管事件发生率明显增高，病死率是正常人群的 2 倍），因此，颅咽管瘤所致的内分泌变化一直是国内外研究的难点和热点。颅咽管瘤外科治疗后内分泌功能的维持是患者生活质量的重要决定因素，在高质量的内分泌替代治疗下不但可以延长生存期，部分患者还可以继续生长发育，甚至保存生育能力，极大提高生活质量。而颅咽管瘤垂体功能减退患者应用各种激素治疗原则还未达成共识，激素之间的相互作用难以把握，治疗效果极大地依赖于医师经验，因此需要规范患者内分泌治疗，促进患者垂体功能重建，进而改善患者预后，提高远期生活质量。

一、颅咽管瘤发生垂体功能减退的病理生理机制

目前研究认为，造成颅咽管瘤垂体功能减退的机制包括鞍膈下起源颅咽管瘤（Q 型）对腺垂体的损害、鞍上起源 S 型对垂体柄的直接压迫损伤及 T 型肿瘤对下丘脑释放促垂体激素释放细胞受损等，主要是：①肿瘤占位压迫垂体门脉系统，影响垂体血供；②直接破坏下丘脑、垂体和垂体柄的结构完整性，影响相应激素分泌与传递。我们研究结果显示，不同肿瘤最大径的颅咽管瘤间垂体功能减退无差异，其原因可能与颅咽管瘤的起源部位和生长方式有关，而生长方式与鞍膈和蛛网膜等膜性结构关系更为紧密。漆松涛等等研究发现在鞍区膜性结构的影响下，颅咽管瘤有三种基本生长方式，包括鞍膈下、蛛网膜外、蛛网膜内和蛛网膜外生长。即使一些患者肿瘤较大，其鞍内压（intrasellar pressuse，ISP）的升高也不明显，对门脉系统的压迫较轻，所以肿瘤大小并不是决定发生垂体功能减退的最关键因素，其能否用来推断垂体功能减退的程度仍需进一步研究。与起源于鞍内的颅咽管瘤（Q 型）同时影响垂体门脉

系统和垂体不同,鞍上脑室外蛛网膜下型肿瘤(S型)主要压迫垂体门脉系统,少部分影响下丘脑和(或)垂体;而鞍上结节漏斗型颅咽管瘤(T型)主要影响垂体门脉系统和(或)下丘脑,极少直接影响垂体。所以不同外科分型的垂体减退的发生率和全垂体功能减退发生率不同,Q型最高,S型最低。由于儿童组和成人组间外科分型有所不同,儿童组鞍内型明显高于成人组。此外,儿童颅咽管瘤大多数起源于胚胎发育时期,无论何种类型,都可影响垂体的正常发育,且累积效应可使垂体功能减退程度较成人更严重。所以儿童组的垂体功能减退和全垂体功能减退发生率明显高于成人组,说明在颅咽管瘤这一种先天性疾病中,发病年龄越早,影响到甲状腺、性腺、肾上腺、生长发育或水代谢平衡的情况越严重。

二、颅咽管瘤的内分泌治疗流程

颅咽管瘤的内分泌治疗流程详见表16-1。

表 16-1　颅咽管瘤围术期管理流程

时间		检 查 项 目
术前	影像学	CT;鞍区增强 MRI
	垂体前叶激素	皮质醇(8:00AM 采血,必要时行激发实验明确诊断)FT$_3$/FT$_4$/TSH(补充糖皮质激素后行甲状腺激素替代治疗)ACTH;GH/IGF-1;FSH/LH/T/E$_2$/P/PRL
	垂体后叶相关激素	24 小时尿量/尿比重/尿渗透压;尿崩患者必要时行去氨加压素试验
		视力、视野
		身高体重,发育情况
		其他常规术前检查
术后 1~3 天		电解质;每小时尿量;24 小时出入量、尿量、尿钠;中心静脉压
术后 3~5 天		每日查常规生化;尿量;电解质(必要时加强监测频率)
术后 5~7 天		每日查常规生化;尿量;电解质(必要时加强监测频率)

(一)术前准备

对颅咽管瘤这样一个多点起源、生长方式复杂多变的肿瘤,当临床怀疑为颅咽管瘤的诊断时,需要完善垂体前叶激素水平测定:皮质醇(Cor,8:00AM采血),促肾上腺皮质激素(ACTH),甲状腺功能(FT3/FT4/TSH),生长激素(GH),胰岛素样生长因子-1(IGF-1),性激素六项(FSH/LH/T/E2/P/PRL),24小时尿游离皮质醇,肝肾功能和血脂全套,凝血四项,血尿常规;当清晨皮质醇为3~18μg/dl时需行胰岛素激发实验。如存在多种激素缺乏,应优先补充糖皮质激素,然后再补充甲状腺激素。对多尿患者,监测24小时尿量,24小时尿游离皮质醇,尿比重、尿渗透压,血浆渗透压及随机尿电解质情况;行加压素试验,以明确是否存在中枢性尿崩症,并从小剂量起始,滴定所需的抗利尿激素制剂的剂量。

(二)围术期管理

1. 围术期内分泌替代治疗　颅咽管瘤围术期需要重点关注糖皮质激素的应用,根据术前皮质醇检测结果决定是否进行替代治疗。术前3天,予以泼尼松5mg口服,每天3次,必要时手术当天可予持续静脉点滴氢化可的松,成人剂量200~300mg,儿童可相应减量。术后1~3天:静脉点滴氢化可的松100mg,每天2次,严密监测尿量和电解质水平,如血钠偏高,在补液同时,可临时予小剂量去氨加压素(弥凝)25~50μg对症治疗。术后第3~5天:根据患者的一般状态、食欲、血压、血钠,糖皮质激素逐渐减量,静脉点滴氢化可的松50~100mg,每天2次;继续监测电解质和尿量,开始规律服用弥凝(成人剂量为25~50μg,每天2次,儿童相应减量)。术后第5~7天:根据患者病情缓解程度逐渐减少糖皮质激素剂量到氢化可的松20mg,每天2次,,或泼尼松5mg,每天2次,规律应用弥凝,儿童相应减少剂量。

2. 长期激素替代治疗及预后评估　激素替代的目的就是使外源性的激素尽可能模拟人体生理变化水平,以优化患者的生活和生存质量,同时注意预防激素替代过程中的并发症。准确判断肿瘤的分型、术前的内分泌状态、手术对下丘脑、垂体柄等结构的损伤程度与方式,根据患者术后内分泌动态变化情况及对替代治疗的反应进行个体化治疗,是激素精准替代的宗旨。

(1) 垂体前叶激素的替代

1) 皮质醇功能减退的临床表现、评估及替代:中枢性肾上腺皮质功能不全(adrenocortical insufficient,AI)是因 ACTH 分泌不足继发肾上腺功能减退的疾病,其临床表现为乏力,易疲劳,关节痛,肌痛,体重下降,厌食,恶心,呕吐等症状。皮质醇生理分泌高峰约在上午 8 点,因此,上午 8 ~ 9 点血清皮质醇水平作为诊断 AI 的一线检验。推荐 AI 的诊断标准如下:血皮质醇<3μg/dl 时提示 AI 诊断,当皮质醇>18μg/dl 时可排除 AI 的诊断;若清晨皮质醇介于 3 ~ 18μg/dl 之间,需做激发试验以协助诊断。在 30 或 60 分钟时峰值血皮质醇水平<18μg/dl(500nmol/L)时提示 AI 诊断。值得注意的是,对于近期使用过糖皮质激素的患者,评估下丘脑-垂体-肾上腺轴(HPA 轴)功能需在最后一次使用氢化可的松(HC)后的至少 18 ~ 24 小时进行,对于使用合成糖皮质激素(GCs)的患者,则需要更长时间。

糖皮质激素替代治疗的原则是用最小剂量的皮质激素模拟皮质醇生理分泌节律用药,使患者皮质醇水平达到正常值,皮质醇节律接近生理变化水平,且不出现皮质醇缺乏的症状。各种糖皮质激素的药效学和人体药代动力学(吸收、分布、代谢和排出过程)特点不同,因此各有不同的临床适应证,应根据不同疾病和各种糖皮质激素的特点正确选用糖皮质激素品种(表16-2)。生理剂量和药理剂量的糖皮质激素具有不同的作用,应按不同治疗目的选择剂量。以氢化可的松(HC),HC 推荐剂量为 15 ~ 25mg,每天 2 ~ 3 次,其中 50% ~ 60% 剂量在白天给药。若决定每天服药 2 次,第二次服药时间应在清晨给药之后的 6 ~ 8 小时。对于每天服药 3 次的患者,清晨服药后每 4 ~ 6 小时服药一次,服药次数根据患者习惯和日常活动量而定。如仍有失盐症状,可加用小剂量盐皮质激素如氟氢可的松每日 0.05 ~ 0.20mg,剂量应根据 24 小时尿皮质醇和临床表现调节。儿童用药需根据体表面积进行计算,通常剂量为 6 ~ 10mg/(m² · d),分 2 ~ 3 次服药。

表 16-2　糖皮质激素等效剂量换算表(单位:mg)

氢化可的松	泼尼松	泼尼松龙	甲泼尼龙	氟羟泼尼松龙	地塞米松
20	5.0	5.0	4	4	0.750
40	10.0	10.0	8	8	1.500
50	12.5	12.5	10	10	1.875
60	15.0	15.0	12	12	2.250
80	20.0	20.0	16	16	3.00
100	25.0	25.0	20	20	3.750
200	50.0	50.0	40	40	7.500

皮质醇替代剂量遵从个体化原则,剂量过大容易增加骨质疏松症,肥胖,糖耐量异常等并发症,甚至导致肾上腺危象的发生;过低的治疗剂量会增加肾上腺危象风险同时影响患者日常生活。当患者生病或围术期时激素剂量应加量,如果出现呕吐、腹泻等消化道症状可改为静脉用药(氢化可的松 100mg)。建议教育所有 AI 患者及家属知晓应急剂量和急诊 GC 的使用,指导他们带一个急救卡、带、项链等 AI 标示,备好一个含有高剂量 GC 注射剂型药物的急救包。

2) 甲状腺素轴减退的临床表现、评估及替代:中枢性甲状腺功能减退症(central hypothyroidism,CH)约占甲状腺功能低下症的 1% ~ 2%,儿童、成人颅咽管瘤患者常合并 CH。CH 的临床表现与甲状腺受损程度、缺乏的垂体激素数量、首发年龄相关。成人可表现为体力下降,皮肤干燥,易困倦,畏冷,记忆力及注意力下降,便秘,声音嘶哑,月经紊乱甚至闭经;儿童可出现生长迟缓,骨骼发育延迟,智力低下,并且常有青春期发育延迟。一般用检测血清游离 T_4(FT_4)和促甲状腺激素(TSH)水平来评估中枢性甲状腺功能减退。目前公认的诊断标准为:FT_4 低下伴降低或异常的 TSH 水平,不建议使用激发 TSH 的试验来诊断 CH。

恢复并维持正常甲状腺功能是 CH 的治疗目标,大部分患者对标准的左旋甲状腺素(L-T$_4$)治疗反应良好。对于颅咽管瘤患者,FT$_4$ 在正常参考值范围的低值,则疑诊有轻度 CH,若伴有临床症状,或者定期复查 FT$_4$ 下降 20% 以上,建议开始 L-T$_4$ 治疗。中枢性甲状腺功能减退的 L-T$_4$ 平均治疗量为 1.6μg/(kg·d),根据临床情况、年龄、FT$_4$ 水平来调整 L-T$_4$ 剂量,应当从低剂量开始,每 2~3 周增加 25μg,使 FT$_4$ 达到参考范围的中上水平,CH 的治疗过程中游离甲状腺激素是监测 L-T$_4$ 治疗最好的指标。需要注意的是,在 L-T$_4$ 治疗开始前,应先排除中枢性肾上腺皮质功能不全,以避免甲状腺功能恢复后可能出现的肾上腺危象。如果在未评估肾上腺功能时开展了 L-T$_4$ 治疗,可预防性使用类固醇激素(氢化可的松或醋酸可的松)。

3)生长激素轴的临床表现、评估及替代:成人生长激素缺乏可导致心血管不良事件的发病率和死亡率升高,内脏脂肪组织增加及肌肉成分减少,进一步引起胰岛素抵抗;儿童生长激素缺乏患者表现为身材矮小,生长发育速度异常。由于生长激素为脉冲式分泌,因此随机抽血检测生长激素水平诊断效能较低,对于疑诊生长激素缺乏(growth hormone deficiency,GHD)的患者,推荐行生长激素激发试验,包括胰岛素耐量试验、可乐定、精氨酸、左旋多巴和胰高血糖素激发试验等,当存在多种垂体激素缺乏时,仅实施一种复合条件激发试验即可满足诊断要求。对于有明确生长激素缺乏诊断特征依据,并有其他 3 个垂体激素轴缺乏的患者,不建议再进行生长激素激发试验用于诊断 GHD。

颅咽管瘤术后 1 年,无复发迹象的患者,可考虑开始基因重组人生长激素替代治疗。生理剂量的生长激素,不促进肿瘤复发。对于骨骺未闭合的儿童,生理剂量(0.1~0.15U/kg)或更小剂量的生长激素,有助于身高增加,同时在改善机体物质代谢,减少腹部脂肪的治疗效果良好。治疗期间,应监测身高增长幅度、甲状腺激素、血糖、IGF-1 水平、骨龄以及肿瘤有无复发。在替代治疗的过程中,甲状腺激素的剂量往往需要增加。替代治疗目标为维持血浆 IGF-1 水平在相应年龄正常范围内的中上水平,剂量调整期每 1~2 个月复查,以后每 6 个月复查 1 次。

成人生长激素缺乏症的替代治疗应当遵循个体化原则,年龄<60 岁者,推荐起始剂量 0.2~0.4mg/d,年龄>60 岁者推荐剂量 0.1~0.2mg/d。建议从小剂量重组人生长激素开始,逐渐增加剂量,当恢复正常 IGF-1 值或出现疑似副作用症状或临床症状改善(如体脂分布、运动能力、神经心理表现、骨密度恢复,心血管事件危险因素减少)时停止增加剂量。此外,对于性腺轴正常或口服雌激素或绝经后接受雌激素治疗的女性,生长激素替代剂量应适当提高。

4)性激素及性腺状况的临床表现、评估及替代:颅咽管瘤起病年龄的早晚决定了性腺轴损伤后不同的临床表现,性腺功能减退症的男性患儿的临床特征有阴茎短小,睾丸体积小(<2ml)以及男性第二特征发育不全。低睾酮水平可导致骨骺延迟闭合,出现女性特征的体态(臂展长于身长,腿长超过躯干长度,肩部及胸部肌肉不发达,面部、胸部、臀部脂肪分布增加);女性患儿由于雌激素生成不足导致第二性征不明显和原发性闭经。青春期发生的性腺功能低下症会导致患者(男或女)第二性征发育迟缓甚至停滞。成年男性性腺功能低下症患者最常见的症状为性功能下降(性欲下降、勃起次数减少、勃起功能障碍),乳房发育,不育和睾丸生精障碍(少精或无精)。病情严重和病情迁延的患者还会出现胡须甚至腋毛、阴毛的缺如;皮肤改变主要体现在由于皮脂腺减少在眼眶、嘴角出现的细纹。绝经前成年女性卵巢功能丧失常导致经量减少或闭经,不孕,阴道干涩,同房困难,性欲减退,阴毛和腋毛缺如,乳房萎缩和骨质疏松。

低性激素水平伴随正常或降低的促性腺激素水平即可确诊性腺功能减退症。血浆睾酮水平是诊断男性性腺功能减退、评估睾酮替代治疗效果的最重要的实验室指标。值得注意的是,睾酮清晨值较夜晚值高 20%~40%,血浆中仅有约 2% 的游离睾酮可发挥生物学活性,对于疑诊有性腺功能减退的男性,建议在上午 10 点前(夜间空腹)采集标本做血清睾酮(T)、促卵泡激素(FSH)、黄体生成素(LH)测定,并要同时测定血清催乳素(PRL)水平来诊断中枢性性腺功能减退。成年女性患者,当出现月经稀发或停经时,推荐检测血清雌二醇(E$_2$)、FSH、LH;对于绝经后妇女,如果缺乏血清 FSH 和 LH 的升高,则可以诊断促性腺激素缺乏。

对于暂时无生育需求的成年患者,应给予长

期性激素替代治疗,以维持第二性征、增加骨密度,提高性欲、体能、生活质量、肌肉组织和力量。对于成年男性患者,在除外禁忌证(红细胞增多症、严重睡眠呼吸暂停、前列腺癌)后,应根据年龄、症状和可能的合并症调整睾酮剂量,使血浆睾酮水平尽量接近正常值。可选择的药物有:十一酸睾酮口服制剂 40 ~ 80mg,每天 3 次;或长效十一酸睾酮注射制剂 250mg,肌内注射,每月注射 1 次。睾酮替代治疗期间,应通过检测男性胡须生长,肌肉质量、力量,血红蛋白,红细胞计数和血细胞比容,血脂,PSA 水平及前列腺体积来评估疗效。

对于年轻成年女性患者,可用雌孕激素序贯替代治疗,维持女性体态和月经周期,最常用的替代疗法为口服雌二醇(2mg/d)。对于子宫结构完整的患者,还需要在月经开始的 10 ~ 12 天内加用甲孕酮 10mg/d 以避免子宫内膜过度增生进而降低子宫癌变风险。对于年龄较大,不考虑月经来潮的女性患者,在完善宫颈刮片、乳腺超声和子宫卵巢超声后,可予以替勃龙每天 1.25 ~ 2.50mg 口服。服药期间,应每年常规进行妇科体检。雌激素可降低皮质醇结合球蛋白数量,因此同时口服雌激素的女性患者应适当提高糖皮质激素剂量。

为推迟儿童患者骨骺闭合而获得更好的终身高,应该在女孩 12 ~ 13 岁、男孩 14 ~ 15 岁开始少量性激素补充。

(2)　垂体后叶素激素的替代:尿崩症(diabetes insipidus, DI)是由于下丘脑-神经垂体病变引起精氨酸加压素(AVP)又称抗利尿激素(ADH)不同程度的缺乏导致肾小管重吸收水功能障碍的一组临床综合征。对于有多尿症状的患者[>50ml/(kg·24h)],或体重超过 70kg 者尿量>3.5L/d],需同步检测血渗透压和尿渗透压,在血渗透压 > 295mOsm/L 时,尿渗透压达到约 600mOsm/L(尿渗透压/血渗透压比值约≥2),且尿糖阴性,即可诊断 DI。

去氨加压素(DDAVP)治疗尿崩症须遵从个体化治疗方案。轻度尿崩症患者不需要药物处理;中重度尿崩症患者,应在补充体液丢失量的同时给予 ADH 治疗,控制尿量在 200ml/h 左右。长期过量不恰当使用 ADH 药物会导致稀释性低钠血症,因此应注意定期复查电解质加以避免。术后 1 ~ 6 个月每月查电解质和肌酐水平,根据血浆渗透压和血钠浓度调整合适的剂量和给药间隔时

间。部分低钠血症可通过补充糖皮质激素得到纠正,往往可经验性使用氢化可的松(50 ~ 100mg/8h,静脉给药),逐渐调整剂量到 15 ~ 25mg/d。为了减少低钠血症的风险,推荐对所有患者进行 DDAVP 过量风险的教育。尽管规律用药,患者仍会间断出现多尿(至少每周会出现),在此期间药物疗效显著减弱。在手术后数周到数月时间内,至少尝试一次停用 DDAVP 以判断垂体后叶功能是否已恢复。对于口渴感缺乏的尿崩症患者,建议谨慎使用 DDAVP,密切监测及调整摄入液体量、体重和血钠水平。建议所有尿崩症患者携带一个急救项链或手镯,以提醒临床医师其病况。

(3)　激素的序贯替代治疗及相互作用:颅咽管瘤患者往往需要接受多种激素替代治疗,因此认识激素间的相互作用规律至关重要。对于多种激素不足的颅咽管瘤患者,应该最先应用糖皮质激素,然后是甲状腺素,病情稳定后再应用性激素,如果需要,最后应用生长激素。在评价尿崩症或应用甲状腺激素替代治疗之前,必须先评估并纠正皮质激素的不足。对于甲状腺功能正常的生长激素缺乏患者,在开始生长激素补充治疗之后,要注意有出现中枢性甲状腺功能减退的风险,当 FT₄ 低于正常范围时,需开始使用 L-T₄ 治疗。对于已经在进行甲状腺激素补充治疗的中枢性甲状腺功能减退合并生长激素缺乏的患者,在其开始生长激素补充治疗后,要适当增加 L-T₄ 剂量,以维持 FT₄ 在正常值范围。对于促性腺激素和生长激素同时不足的女性患者,应用性激素替代治疗的剂量应加大,若能同时应用生长激素效果最佳。在许多颅咽管瘤患者当中,应用常规的皮质激素、甲状腺素以及性激素替代治疗将降低中间代谢和糖代谢水平,若增加生长激素,可提高血糖浓度、改善代谢。

三、颅咽管瘤预后及随访

由于大量的颅咽管瘤病例分散在不同认识及治疗水平的医疗单位,因此提出科学、合理的用于对比不同治疗团队、不同治疗方法下颅咽管瘤预后水平的 QOL 预后评价标准,对于颅咽管瘤特别是儿童颅咽管瘤显得至关重要。尽管有大量的研究尝试对患者的生活质量进行系统、客观的评价,但目前仍缺乏公认的预后评价系统。Wen 等提出了一个综合不同方面的 4 级预后评分系统(表 11-2),该评分系统包含了神经系统、视力、垂体功

能、下丘脑功能等不同领域的预后总的评价,其主要优势是简单明了,但总体来说仍显粗糙。Duff等通过分析121例病例,提出一种二分类的方法,试图区分患者远期独立生活能力的好坏(表11-3),凡是未达到所有8条标准的患者均被认为是预后不良,这种二分类的方法可能将有些评价生活质量的数据丢失。DeVile等提出一种综合评分系统(表11-4),该评分系统包含5个不同的反映生活质量并与颅咽管瘤密切相关的领域,包括神经系统功能、视力、垂体功能、下丘脑功能,以及儿童受教育能力和成人工作能力等5个方面,每个方面分别给予0～3分的四个等级,给予共计15分的评分(得分越高表示生活质量越减退,例如15分代表死亡),从而综合评价患者总体生活质量。

总之,对于颅咽管瘤而言,综合评价患者的生活质量是一项复杂、综合的工作,对于视力、垂体功能、下丘脑功能、神经系统并发症的评价相对客观易行;但对于认知、记忆力以及学习工作能力的评价有时是困难的,尤其是对于儿童患者。

四、放疗对颅咽管瘤患者远期内分泌的影响

对于不愿接受手术或不能耐受手术的成人患者,在充分告知患者及家属放疗副作用的情况下,放疗可以作为一种延长生存期的治疗手段。放疗可延缓颅咽管瘤的复发,短期内控制肿瘤具有一定的疗效,但是放射治疗无法区分肿瘤周围神经内分泌组织结构,容易引起肿瘤周围的下丘脑结构、视交叉、腺垂体、垂体柄、漏斗、灰结节和乳头体等相邻部位及额叶的放射性损伤,治疗后患者可出现体弱、乏力和精神淡漠等内分泌障碍表现,还可能合并视神经炎、痴呆、放射性脑组织坏死等。此外,放射治疗会引起下丘脑结构放射性损伤并加重肿瘤与周围组织结构粘连,给再次手术带来困难。因肿瘤累及范围大小的不同、剂量的差别及不同时间的放疗效应,加上内分泌功能障碍与神经功能障碍的交错,因此放疗后内分泌处理的处理更错综复杂。颅咽管瘤放疗后的内分泌障碍的大致规律:Q型颅咽管瘤放疗后垂体功能减退的频率及程度均有所加重,体弱、乏力和精神淡漠等症状更剧烈,激素替代的种类及剂量较未放疗患者明显增多;T型颅咽管瘤放疗后常常出现严重的下丘脑肥胖、胰岛素耐受、暴饮暴食等下

丘脑综合征,常常合并精神异常、容易激惹,昼夜颠倒,更为严重时可能出现渴感消失的尿崩症,且难以控制,严重影响生活质量。

综上所述,颅咽管瘤是一种组织学表现良性的肿瘤,只有真正意义上的全切除才有可能使患者获得治愈的机会,颅咽管瘤及相应治疗引起的神经内分泌激素不足或缺乏,垂体功能不全,外源性激素替代治疗很难完全符合人体自然生理状态下的激素波动程度,而且激素类药物生物利用度低、半衰期短、副作用大,长期用药给患者带来较大的痛苦。因此,患者围术期及长期的内分泌治疗,需要神经外科、内分泌科、放疗科等多个团队的协作治疗,且极其有必要接受长期慢性疾病的管理和教育。在整个治疗过程中,不仅要警惕肿瘤有无复发,还要关注下丘脑综合征和物质代谢平衡,警惕肥胖和骨质疏松症的发生。通过全面的垂体激素替代,医患通力合作,完全可以让患者获得接近甚至达到正常人的生活质量。

参 考 文 献

1. Wijnen M, Mm HE, Janssen JA, et al. Very long-term sequelae of craniopharyngioma. Eur J Endocrinol, 2017, 176 (6):755-767.

2. Jean WC. Multi-modality, Multi-directional Resection of Craniopharyngioma: versatility in alternating the principal and auxiliary surgical corridors and visualization modalities. World Neurosurg, 2017, 102:376-382.

3. Sartorettischefer S, Wichmann W, Aguzzi A, et al. MR differentiation of adamantinous and squamous-papillary craniopharyngiomas. AJNR Am J Neuroradiol, 1997, 18 (1): 77-87.

4. Müller HL. Diagnosis, treatment, clinical course, and prognosis of childhood-onset craniopharyngioma patients. Minerva Endocrinologica, 2017, 42 (4):356-375.

5. Yaşargil MG, Curcic M, Kis M, et al. Total removal of craniopharyngiomas. Approaches and long-term results in 144 patients. J Neurosurg, 1990, 73 (1):3-11.

6. J, Malácek M, Bízik I. Tumor-third ventricular relationships in supradiaphragmatic craniopharyngiomas: correlation of morphological, magnetic resonance imaging, and operative findings. Neurosurgery, 2004, 54 (5):1058-1060.

7. Hoffman HJ. Surgical management of craniopharyngioma. Pediatr Neurosurg, 1994, 21 (Suppl. 1):44-49.

8. Kassam AB, Gardner PA, Snyderman CH, et al. Expanded

endonasal approach, a fully endoscopic transnasal approach for the resection of midline suprasellar craniopharyngiomas: a new classification based on the infundibulum. J Neurosurg, 2008, 108(4): 715-728.

9. Qi S, Lu Y, Pan J, et al. Anatomic relations of the arachnoidea around the pituitary stalk: relevance for surgical removal of craniopharyngiomas. Acta Neurochir, 2011, 153(4): 785-796.

10. Pan J, Qi S, Liu Y, et al. Growth patterns of craniopharyngiomas: clinical analysis of 226 patients. J Neurosurg Pediatr, 2016, 17(4): 418-433.

11. Swords FM. Uncertainties in endocrine substitution therapy for central hypocortisolism. Handb Clin Neurol, 2014, 124(124C): 387-396.

12. Bornstein SR, Allolio B, Arlt W, et al. Diagnosis and Treatment of Primary Adrenal Insufficiency: An Endocrine Society Clinical Practice Guideline. J Clin Endocrinol Metab, 2016, 101(2): 364-389.

13. Fleseriu M, Hashim IA, Karavitaki N, et al. Hormonal Replacement in Hypopituitarism in Adults: An Endocrine Society Clinical Practice Guideline. J Clin Endocrinol Metab, 2016, 101(11): 3888-3921.

14. Ospina NS, Al NA, Bancos I, et al. ACTH Stimulation Tests for the Diagnosis of Adrenal Insufficiency: Systematic Review and Meta-Analysis. J Clin Endocrinol Metab, 2016, 101(2): 427-434.

15. Krasowski MD, Drees D, Morris CS, et al. Cross-reactivity of steroid hormone immunoassays: clinical significance and two-dimensional molecular similarity prediction. BMC Clin Pathol, 2014, 14(1): 33.

16. Esteban NV, Loughlin T, Yergey AL, et al. Daily Cortisol Production Rate in Man Determined by Stable Isotope Dilution/Mass Spectrometry. J Clin Endocrinol Metab, 1991, 72(1): 39-45.

17. Persani L. Clinical review: Central hypothyroidism: pathogenic, diagnostic, and therapeutic challenges. J Clin Endocrinol Metab, 2012, 97(9): 3068-3078.

18. Alexopoulou O, Beguin C, De NP, et al. Clinical and hormonal characteristics of central hypothyroidism at diagnosis and during follow-up in adult patients. Eur J Endocrinol, 2004, 150(1): 1-8.

19. Ferretti E, Persani L, Jaffrain-Rea ML, et al. Evaluation of the adequacy of levothyroxine replacement therapy in patients with central hypothyroidism. J Clin Endocrinol Metab, 1999, 84(3): 924-929.

20. Persani L. Central Hypothyroidism: Pathogenic, Diagnostic, and Therapeutic Challenges. J Clin Endocrinol Metab, 2012, 97(9): 3068-3078.

21. Mazziotti G, Mormando M, Cristiano A, et al. Association between l-thyroxine treatment, GH deficiency, and radiological vertebral fractures in patients with adult-onset hypopituitarism. Eur J Endocrinol, 2014, 170(6): 893-899.

22. Molitch ME, Clemmons DR, Malozowski S, et al. Evaluation and treatment of adult growth hormone deficiency: an Endocrine Society Clinical Practice Guideline. J Clin Endocrinol Metab, 2013, 96(6): 1587-609.

23. Johannsson G, Bjarnason R, Bramnert M, et al. The individual responsiveness to growth hormone (GH) treatment in GH-deficient adults is dependent on the level of GH-binding protein, body mass index, age, and gender. J Clin Endocrinol Metab, 1996, 81(4): 1575-1581.

24. Plymate SR, Tenover JS, Bremner WJ. Circadian variation in testosterone, sex hormone-binding globulin, and calculated non-sex hormone-binding globulin bound testosterone in healthy young and elderly men. J Androl, 1989, 10(5): 366-371.

25. Brambilla DJ, Matsumoto AM, Araujo AB, et al. The effect of diurnal variation on clinical measurement of serum testosterone and other sex hormone levels in men. J Clin Endocrinol Metab, 2013, 94(3): 907-913.

26. Cooke RR, Mcintosh JE, Mcintosh RP. Circadian variation in serum free and non-SHBG-bound testosterone in normal men: measurements, and simulation using a mass action model. Clin Endocrinol, 1993, 39(2): 163-171.

27. Karavitaki N, Wass JAH. Disorders of the anterior pituitary gland. In: Warrel DA, Cox TM, Firth JD, eds. Oxford Textbook of Medicine. 5th ed. Chap 13. 2. Oxford, UK: Oxford University Press, 2010: 1799-1818.

28. Silveira LF, Latronico AC. Approach to the patient with hypogonadotropic hypogonadism. J Clin Endocrinol Metab, 2013, 98(5): 1781-1788.

29. Katznelson L, Finkelstein JS, Schoenfeld DA, et al. Increase in bone density and lean body mass during testosterone administration in men with acquired hypogonadism. J Clin Endocrinol Metab, 1996, 81(12): 4358-4365.

30. Behre HM, Kliesch S, Leifke E, et al. Long-term effect of testosterone therapy on bone mineral density in hypogonadal men. J Clin Endocrinol Metab, 1997, 82(8): 2386-2390.

31. Snyder PJ, Peachey H, Berlin JA, et al. Effects of testosterone replacement in hypogonadal men. J Clin Endocrinol Metab, 2000, 85(8): 2670-2677.

32. Wang C, Cunningham G, Dobs A, et al. Long-term testosterone gel (AndroGel) treatment maintains beneficial effects on sexual function and mood, lean and fat mass, and bone mineral density in hypogonadal men. Journal of

Clinical Endocrinology & Metabolism, 2004, 89 (5): 2085-2098.

33. Benito M, Vasilic B, Wehrli FW, et al. Effect of Testosterone Replacement on Trabecular Architecture in Hypogonadal Men. J Bone Miner Res, 2005, 20 (10): 1785-1791.

34. Zhang XH, Liu XS, Vasilic B, et al. In Vivo μMRI-Based Finite Element and Morphological Analyses of Tibial Trabecular Bone in Eugonadal and Hypogonadal Men Before and After Testosterone Treatment. J Bone Miner Res, 2008, 23(9): 1426-1434.

35. Maclennan AH, Broadbent JL, Lester S, et al. Oral oestrogen and combined oestrogen/progestogen therapy versus placebo for hot flushes. Cochrane Database of Syst Rev, 2004, 4(4): CD002978.

36. Cardozo L, Bachmann G, Mcclish D, et al. Meta-analysis of estrogen therapy in the management of urogenital atrophy in postmenopausal women: second report of the Hormones and Urogenital Therapy Committee. Obstet Gynecol, 1998, 92(2): 722-727.

37. Cardozo L, Lose G, Mcclish D, et al. A systematic review of the effects of estrogens for symptoms suggestive of overactive bladder. Acta Obstetricia Et Gynecol Scand, 2004, 83(10): 892-897.

38. Behan LA, Sherlock M, Moyles P, et al. Abnormal plasma sodium concentrations in patients treated with desmopressin for cranial diabetes insipidus: results of a long-term retrospective study. Eur J Endocrinol, 2015, 172 (3): 243-250.

39. Juul KV, Bichet DG, Nørgaard JP. Desmopressin duration of antidiuretic action in patients with central diabetes insipidus. Endocrine, 2011, 40(1): 67-74.

40. Stewart PM, Toogood AA, Tomlinson JW. Growth hormone, insulin-like growth factor-I and the cortisol-cortisone shuttle. Horm Res, 2001, 56(1-2): 1-6.

41. Giavoli C, Libé R, Corbetta S, et al. Effect of recombinant human growth hormone (GH) replacement on the hypothalamic-pituitary-adrenal axis in adult GH-deficient patients. J Clin Endocrinol Metab, 2004, 89 (11):

5397-5401.

42. Wen BC, Hussey DH, Staples J, et al. A comparison of the roles of surgery and radiation therapy in the management of craniopharyngiomas. Int J Radiat Oncol Biol Phys, 1989, 16(1): 17-24.

43. Duff J, Meyer FB, Ilstrup DM, et al. Long-term outcomes for surgically resected craniopharyngiomas. Neurosurgery, 2000, 46(2): 291-302.

44. De Vile CJ, Grant DB, Kendall BE, et al. Management of childhood craniopharyngioma: can the morbidity of radical surgery be predicted?. J Neurosurg, 1996, 85(1): 73-81.

45. Appelmandijkstra NM, Kokshoorn NE, Dekkers OM, et al. Pituitary dysfunction in adult patients after cranial radiotherapy: systematic review and meta-analysis. J Clin Endocrinol Metab, 2011, 96(8): 2330-2340.

46. Charmandari E, Nicolaides NC, Chrousos GP, et al. Adrenal insufficiency. Lancet, 2014, 383 (9935): 2152-2167.

47. Wattson DA, Tanguturi SK, Spiegel DY, et al. Outcomes of proton therapy for patients with functional pituitary adenomas. Int J Radiat Oncol Biol Phys, 2014, 90 (3): 532-539.

48. Bleicken B, Ventz M, Quinkler M, et al. Delayed Diagnosis of Adrenal Insufficiency Is Common: A Cross-Sectional Study in 216 Patients. Am J Med Sci, 2010, 339 (6): 525-531.

49. Bancos I, Hahner S, Tomlinson J, et al. Diagnosis and management of adrenal insufficiency. Lancet Diabetes Endocrinol, 2015, 3(3): 216-226.

50. Hahner S, Spinnler C, Fassnacht M, et al. High incidence of adrenal crisis in educated patients with chronic adrenal insufficiency: a prospective study. J Clin Endocrinol Metab, 2015, 100(2): 407-416.

51. Burman P, Mattsson AF, Johannsson G, et al. Deaths among adult patients with hypopituitarism: hypocortisolism during acute stress, and de novo malignant brain tumors contribute to an increased mortality. J Clin Endocrinol Metab, 2013, 98(4): 1466-1475.

第17章　不同生长方式颅咽管瘤的垂体功能减退模式

由于起源和生长与下丘脑-垂体有千丝万缕关系,几乎所有的研究均观察到颅咽管瘤中腺垂体功能受到明显损害,文献报道垂体功能减退发生率在生长激素(GH)轴为88%～100%,性激素轴80%～95%;促肾上腺皮质激素轴(ACTH)轴55%～88%,促甲状腺激素轴(TSH)轴为39%～95%;垂体后叶功能障碍25%～86%。不同生长方式的颅咽管瘤垂体功能减退模式存在差异,依据不同生长方式颅咽管瘤患者围术期与出院后内分泌激素的变化规律,分析不同生长方式肿瘤术后远期疗效上的差异,制订不同诊疗临床对策,实现垂体功能重建,可以大大提高颅咽管瘤患者远期生活质量。

一、外科学分型及内分泌障碍的解剖学基础

目前尚缺乏一种合理的能够涵盖全部颅咽管瘤复杂多变的生长方式的分类方法。国内外学者根据解剖位置、与视交叉关系、对三脑室底推挤的程度等对颅咽管瘤进行分型。例如 Yasargil、Steno 等使用的鞍下或鞍上型,脑室内或脑室外型肿瘤;Hoffman 使用的视交叉前或视交叉后型肿瘤;Kassam 针对经蝶窦行颅咽管瘤切除术将肿瘤分为垂体柄前、穿垂体柄以及垂体柄后型;国内漆松涛等通过成人及胎儿标本的解剖学研究,基于肿瘤起源位置和周边膜性结构关系提出新的分型:鞍膈下起源颅咽管瘤(Q 型),鞍上脑室外蛛网膜下腔型肿瘤(S 型),鞍上漏斗结节型颅咽管瘤(T 型)。这种由肿瘤起源部位决定的肿瘤生长方式,对于手术方法的选择及预后判断可能更为重要,更有利于分析颅咽管瘤内分泌特点及远期内分泌功能重建策略。Q 型起源于鞍膈下,直接压迫垂体及垂体柄,与鞍上、三脑室底下丘脑结构常常为推挤毗邻关系,手术切除对下丘脑功能的损害较小,术后主要需要注意垂体激素的替代治疗。S 型起源于垂体柄蛛网膜袖套内,一般与三脑室底下丘脑结构粘连不十分紧密,术中操作空间均在蛛网膜下腔,部分病例术中处理肿瘤在垂体柄的起源点时可能对垂体柄及其血管网产生部分骚扰,但只要垂体柄的形态、连续性存在,术后反应常常轻微,尿崩也多为一过性且容易恢复,远期内分泌结果最好。T 型起源于垂体柄正中隆起、灰结节,其顶端被覆三脑室室管膜层及神经组织层,底端是漏斗柄与三脑室底神经组织层的延续部,由于肿瘤主体突向三脑室方向,常常需要经终板三脑室入路手术,术中操作对于三脑室前部下丘

脑结构及其血供不可避免地会产生损伤,术中采取正确的操作技巧是减少术后下丘脑反应、提高远期生活质量的关键。该型肿瘤远期治疗难点主要集中在对下丘脑功能紊乱、严重肥胖及代谢异常、尿崩及渴感减退等方面的处理。

二、颅咽管瘤分型与内分泌特点

(一)颅咽管瘤术前垂体功能减退模式

在颅咽管瘤所致的获得性垂体功能减退中,临床表现取决于激素缺乏的程度、功能轴受损的数量和发病速度。在南方医院前期 293 例原发颅咽管瘤的患者中,241 例(82.2%)出现垂体功能减退,其中 71 例患者出现全垂体功能减退,170 例患者出现部分垂体功能减退。垂体功能减退发生频率特点及发生率见图 17-1。发病年龄越早,甲状腺、性腺、肾上腺、生长发育或水代谢障碍的发病越严重。其中儿童组垂体功能减退的发生率明显高于成人组,在垂体功能减退患者中,儿童组全垂体功能减退发生率也明显高于成人组,且生长激素缺乏更普遍,所以垂体功能减退对儿童患者造成的影响较成人患者更严重。性别、肿瘤大小及有无囊变的垂体功能减退模式对比无统计学差异。

1. 不同年龄组间垂体功能减退模式　儿童患者出现部分垂体功能减退的比例为 60.3%,全垂体功能减退的比例为 30.8%,明显高于成人组(分别为 55.5%,16.8%)。儿童患者 GH 轴功能减退频率与成人组间有明显统计学差异。儿童出现垂体功能减退的频率从高到低依次为 GH>HPG>HPT>HPA>DI,成人组出现垂体功能减退的频率从高到低依次为:HPG>GH>HPT>HPA>DI。

2. 不同外科分型垂体功能减退发生特点　对于不同外科分型的患者,全垂体功能减退发生率 Q 型>T 型>S 型,出现垂体功能减退患者的性腺轴、甲状腺轴、生长激素轴和皮质醇轴差异具有统计学差异(P<0.05)。其中,Q 型肿瘤出现垂体功能减退频率顺序为:GH>HPG>HPA>HPT>DI,S 型出现垂体功能减退频率为:HPG>GH>HPA>HPT>DI,T 型出现垂体功能减退的频率为:GH>HPG>DI>HPT>HPA。

(二)颅咽管瘤围术期内分泌变化

大多数颅咽管瘤患者在诊断时往往已经出现垂体功能减退,术后早期垂体功能减退加重(图 17-2)。围术期间,大多数患者需要肾上腺皮质激素及甲状腺素替代,可出现一过性尿崩,经积极的激素替代治疗,部分患者可以实现远期内分泌重建。研究发现术前 80% 的患者至少有一种垂体功能减退,其中约 25% 的患者术前出现全垂体功能减退。垂体功能减退发生频率依次为 HPG>HPR>HPT>HPA>DI,考虑原因为垂体受压造成的促激素储备功能丧失遵循下面的顺序:GH-FSH-LH-TSH-ACTH。促肾上腺皮质激素细胞对下丘脑或垂体结构破坏特别耐受,是最后失去功能的细胞。术前激素异常率在 31.7%~64.8% 之间,其中 GH 轴功能减退(64.8%)最为多见;有约 30% 的患者术前出现 DI,据临床观察术前尿崩一般只达到轻中度程度(即尿量未超过 451ml/h),HPA 轴及 HPT 轴异常率均不足 50%,远期激素异常率为 41.0%~82.4%,在成年患者中 HPG 轴异常率最高(60.5%),术后远期 DI 达 41.0%,服用弥凝可有效控制。HPA 轴、HPT 轴术前异常率分别为 36.9%、41.0%,术后远期异常率分别为 62.1%、57.0%,新出现异常率分别为 71.9%、51.2%,术前异常的患者术后远期均未好转,因此,围术期须加强肾上腺皮质激素及甲状腺素的替代。

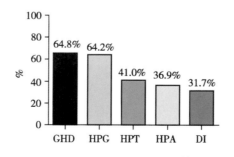
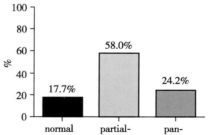

图 17-1　颅咽管瘤各垂体功能激素轴减退频率

GHD,生长激素缺乏;HPG,性激素轴减退;HPT,甲状腺激素轴减退;HPA,肾上腺皮质激素轴减退;DI,尿崩;Normal,垂体功能正常;Partial-HP,部分垂体功能减退;Pan-HP,全垂体功能减退

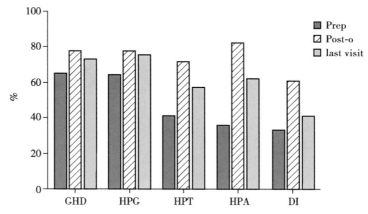

图 17-2　颅咽管瘤患者不同时期垂体功能减退发生频率

GHD,生长激素缺乏;HPG,性激素轴减退;HPT,甲状腺激素轴减退;HPA,肾上腺皮质激素轴减退;DI,尿崩;Normal,垂体功能正常;Prep,术前激素水平,Post-o,术后早期激素水平;last visit,远期激素水平

一般而言,颅咽管瘤患者术后糖皮质激素替代治疗率大于肾上腺功能受损率,甲状腺激素替代治疗率与功能受损率基本一致,抗利尿激素替代治疗率明显低于尿崩症发生率,两种或两种以上激素联合替代治疗比例可达 60% 以上。HPA 轴、HPT 轴在术后远期的异常率较高,大多数患者需要行肾上腺激素及甲状腺激素的替代治疗。甲状腺功能减退的严重性取决于甲状腺功能减退的程度和症状存在的时间长短,研究显示甲状腺功能减退症总体发生率在手术前后分别为 41.0% 和 72.0%,FT_4 术后短期内即呈显著降低,因此,颅咽管瘤全切除术后患者应常规服用甲状腺激素。颅咽管瘤患者术前生长激素缺乏率在 26%~75% 之间,占文献报道颅咽管瘤术前内分泌紊乱的首位,术后生长激素异常率在 90% 左右。HPT 减退在颅咽管瘤患者中非常常见,发生率超过甲状腺功能减退或肾上腺功能减退。女性表现为月经不调或闭经而 LH 或 FSH 水平未升高;男性则可出现性功能不全、睾酮降低和促性腺激素正常或降低。文献报道颅咽管瘤患者术前性激素减退发生率为 70% 左右,术后异常率在 80%~90% 左右,性激素减退出现在绝大多数成年男性和绝经期成年女性中,其中 S 型及成人 T 型颅咽管瘤性腺轴功能减退的发生率高于 Q 型及儿童 T 型颅咽管瘤患者。

颅咽管瘤术后可出现三相尿崩:第一阶段是术后 24 小时内,多达 60% 的患者出现短暂的尿崩症状;第二阶段是抗利尿期,这在过去曾被描述为"正常间期"但实际上却是不正常的,该阶段过多的摄入液体量将产生低钠血症;当神经垂体所有的血管加压素被释放殆尽时,尿崩症状将重现,即第三阶段开始,该阶段尿崩症可能是永久的,但也可能继续缓解至部分尿崩甚至没有尿崩。部分颅咽管瘤患者术后可以在没有之前及之后的尿崩症的情况下单独出现第二阶段,直接进入低钠血症期,考虑原因为如果只有部分通往神经垂体的轴索损伤,则剩余的完整轴索的血管升压素仍可产生足够的作用而避免第一阶段及第三阶段所观察到的临床尿崩症期,我们称之为"孤立性第二相"。S 型及 T 型颅咽管瘤因垂体柄完整保留率低,术后出现三相尿崩比例高,Q 型患者大多数无法出现典型的三相尿崩,出现"孤立性第二相"的比例为 28%,如未及时识别出孤立第二相尿崩,患者将面临较大风险,因为低钠血症将产生脑水肿可使创伤造成的水肿加剧。相关文献报道颅咽管瘤患者术前尿崩率为 17%~35%,术后住院期间几乎都有患者一过性尿崩发生,术后永久性尿崩率大约在 40%~90% 之间。

综上所述,颅咽管瘤术前已存在不同程度的垂体功能减退,术后早期内分泌紊乱进一步加重。在充分掌握肿瘤控制情况的基础上,进行系统、合理的激素替代治疗对提升颅咽管瘤患者预后意义重大。对于多种激素不足的患者,应该最先应用皮质激素,然后是甲状腺素,病情稳定后再应用性激素和生长激素。在南方医院神经外科收治的已统计的原发颅咽管瘤患者中,术后早期垂体功能减退发生率明显高于术前,并且大部分患者术后合并多种激素水平下降。故在垂体功能恢复的不同阶段，需根据激素水平给予相应剂量的激素替代治疗。患者出院前基本都需要给予至少1种激素替代治疗，而后因垂体功能不同程度的恢复，随访时少数患者垂体功能可恢复正常而停药，部分患者仍需长期激素替代治疗。总之，颅咽管瘤外科治疗后内分泌功能的维持是患者生活质量的重要因素，在高质量的内分泌替代治疗下不但可以长期生存，部分患者还可以继续生长发育，甚至保存生育能力。

参 考 文 献

1. Rivas AM, Sotello D, Lado-Abeal J. Primary and secondary endocrinopathies found in a patient with craniopharyngioma. Am J Med Sci, 2014, 348 (6): 534-535.

2. Wolf P, Winhofer Y, Smajis S, et al. Hormone substitution after gastric bypass surgery in patients with hypopituitarism secondary to craniopharyngioma. Endocr Pract, 2016, 22 (5):595-601.

3. Wijnen M, van den Heuvel-Eibrink MM, Janssen J, et al. Very long-term sequelae of craniopharyngioma. Eur J Endocrinol, 2017, 176(6):755-767.

4. Muller HL, Heinrich M, Bueb K, et al. Perioperative dexamethasone treatment in childhood craniopharyngioma—influence on short-term and long-term weight gain. Exp Clin Endocrinol Diabetes, 2003, 111(6):330-334.

5. Erfurth EM, Holmer H, Fjalldal SB. Mortality and morbidity in adult craniopharyngioma. Pituitary, 2013, 16(1):46-55.

6. Steinbok P. Craniopharyngioma in Children: Long-term Outcomes. Neurol Med Chir (Tokyo), 2015, 55 (9): 722-726.

7. Yasargil MG, Curcic M, Kis M, et al. Total removal of craniopharyngiomas. Approaches and long-term results in 144 patients. J Neurosurg, 1990, 73(1):3-11.

8. Steno J, Malacek M, Bizik I. Tumor-third ventricular relationships in supradiaphragmatic craniopharyngiomas: correlation of morphological, magnetic resonance imaging, and operative findings. Neurosurgery, 2004, 54 (5): 1051-1058; discussion 1058-1060.

9. Hoffman HJ. Surgical management of craniopharyngioma. Pediatr Neurosurg, 1994, 21 Suppl 1:44-9.

10. Kassam AB, Gardner PA, Snyderman CH, et al. Expanded endonasal approach, a fully endoscopic transnasal approach for the resection of midline suprasellar craniopharyngiomas: a new classification based on the infundibulum. J Neurosurg, 2008, 108(4):715-728.

11. Qi S, Lu Y, Pan J, et al. Anatomic relations of the arachnoidea around the pituitary stalk: relevance for surgical removal of craniopharyngiomas. Acta Neurochir (Wien), 2011, 153(4):785-796.

12. Pan J, Qi S, Liu Y, et al. Growth patterns of craniopharyngiomas: clinical analysis of 226 patients. J Neurosurg Pediatr, 2016, 17(4):418-433.

13. Erfurth EM, Endocrine aspects and sequel in patients with craniopharyngioma. J Pediatr Endocrinol Metab, 2015, 28 (1-2):19-26.

14. Hopper N, Albanese A, Ghirardello S, et al. The pre-operative endocrine assessment of craniopharyngiomas. J Pediatr Endocrinol Metab, 2006, 19 Suppl 1:325-327.

15. Di Battista E, Naselli A, Queirolo S, et al. Endocrine and growth features in childhood craniopharyngioma: a mono-institutional study. J Pediatr Endocrinol Metab, 2006, 19 Suppl 1:431-7.

16. Sun F, Sun X, Du X, et al. Factors related to endocrine changes and hormone substitution treatment during pre- and post-operation stages in craniopharyngioma. Oncol Lett, 2017, 13(1):250-252.

17. van Santen HM, Schouten-Meeteren AY, Serlie M, et al. Effects of T3 treatment on brown adipose tissue and energy expenditure in a patient with craniopharyngioma and hypothalamic obesity. J Pediatr Endocrinol Metab, 2015, 28(1-2):53-57.

18. Crowley RK, Hamnvik OP, O'Sullivan EP, et al. Morbidity and mortality in patients with craniopharyngioma after surgery. Clin Endocrinol (Oxf), 2010, 73(4):516-521.

19. Qi S, Pan J, Lu Y, et al. The impact of the site of origin and rate of tumour growth on clinical outcome in children with craniopharyngiomas. Clin Endocrinol (Oxf), 2012, 76(1):103-110.

20. Karavitaki N. Hypopituitarism oddities: craniopharyngiomas. Horm Res, 2007, 68 Suppl 5:151-153.

21. Yoldi A, Garcia C, Aramburu M, et al. [Height and weight development in an adolescent with complete growth hormone deficiency secondary to a craniopharyngioma]. Endocrinol Nutr, 2011, 58(5):243-245.

22. Profka E, Giavoli C, Bergamaschi S, et al. Analysis of short-and long-term metabolic effects of growth hormone replacement therapy in adult patients with craniopharyngioma and non-functioning pituitary adenoma. J Endocrinol Invest, 2015, 38(4):413-420.

23. Holmer H, Popovic V, Ekman B, et al. Hypothalamic involvement and insufficient sex steroid supplementation are associated with low bone mineral density in women with

childhood onset craniopharyngioma. Eur J Endocrinol, 2011,165(1):25-31.

24. Crowley RK, Hamnvik OP, O'Sullivan EP, et al. Morbidity and mortality in patients with craniopharyngioma after surgery. Clin Endocrinol (Oxf), 2010,73(4):516-521.

25. Yuen KC, Koltowska-Haggstrom M, Cook DM, et al. Primary treatment regimen and diabetes insipidus as predictors of health outcomes in adults with childhood-onset craniopharyngioma. J Clin Endocrinol Metab, 2014, 99 (4):1227-1235.

26. Clark AJ, Cage TA, Aranda D, et al. Treatment-related morbidity and the management of pediatric craniopharyngioma: a systematic review. J Neurosurg Pediatr,2012,10 (4):293-301.

27. Elliott RE, Jane JJ Wisoff JH. Surgical management of craniopharyngiomas in children: meta-analysis and comparison of transcranial and transsphenoidal approaches. Neurosurgery,2011,69(3):630-643;discussion 643.

28. Li K, Lu X, Yang N, et al. Association of pituitary stalk management with endocrine outcomes and recurrence in microsurgery of craniopharyngiomas: A meta-analysis. Clin Neurol Neurosurg,2015,136:20-24.

第18章 颅咽管瘤：下丘脑功能的评估及处理

下丘脑（hypothalamus）是调节内脏和内分泌活动的较高级神经中枢，通过对不同内脏功能以及将内脏功能与躯体运动、内分泌、情绪等进行整合，调节机体体温、摄食、水平衡、性行为与生殖等重要的生理功能。从大宗颅咽管瘤病例临床研究结果看，部分患者远期随访中，严重肥胖、激惹、情绪不稳定、认知功能下降、记忆力障碍等下丘脑功能障碍将显著影响患者的远期生活质量。临床医生应该高度重视下丘脑相应核团损伤继发的患者肥胖和（或）摄食行为改变的现象，一旦出现需要尽快得到合理的治疗。

一、颅咽管瘤分型与下丘脑损伤的解剖学基础

下丘脑与垂体一起组成下丘脑-垂体功能单位，称为下丘脑-垂体系统，包括：①下丘脑-腺垂体系统：下丘脑促垂体激素神经元核团的神经元轴突投射到正中隆起，分泌的下丘脑调节肽经垂体门脉系统运送到腺垂体，调节腺垂体的功能；促垂体激素分泌激素核团位于下丘脑的内侧基底部，主要包括正中隆起、弓状核、腹内侧核、视交叉上核和室旁核等，多属小细胞肽能神经元。②下丘脑-神经垂体系统：下丘脑视上核、室旁核的大细胞肽能神经元轴突延伸终止于神经垂体，形成下丘脑-垂体束，分泌的抗利尿激素（antidiuretic

hormone，ADH）与催产素（oxytocin，OXT）经下丘脑-垂体神经束运送至神经垂体储存并释放进入血液。颅咽管瘤导致下丘脑受损，出现的临床表现因肿瘤的分型不同有所差异：Q 型颅咽管瘤起源于鞍膈下，直接压迫垂体及垂体柄，与鞍上结构、三脑室底下丘脑结构常常为推挤毗邻关系，手术切除对下丘脑功能的损害较小，术后远期治疗重点是垂体激素的替代治疗，严重肥胖少见。S 型颅咽管瘤起源于垂体柄蛛网膜袖套内，一般与三脑室底、下丘脑结构粘连不十分紧密，术中均在蛛网膜下腔空间操作，部分病例处理肿瘤在垂体柄的起源点时可能对垂体柄产生一定损害，但只要垂体柄的形态、连续性存在，术后反应常常轻微，尿崩也多为一过性且容易恢复，远期内分泌结果最好，下丘脑肥胖十分少见。T 型颅咽管瘤起源于垂体柄正中隆起、灰结节，其顶端被覆三脑室室管膜层及神经组织层，底端是漏斗柄与三脑室底神经组织层的延续部，由于肿瘤主体突向三脑室方向，常常需要经终板三脑室入路手术，术中操作对三脑室前部下丘脑结构及其血供不可避免地产生损伤，术中采取正确的操作技巧是减少术后下丘脑反应、提高远期生活质量的关键。该型肿瘤远期治疗难点主要集中在对下丘脑功能紊乱、严重性肥胖及代谢异常、尿崩及渴感减退等方面的处理。值得注意的是，T 型儿童颅咽管瘤患者

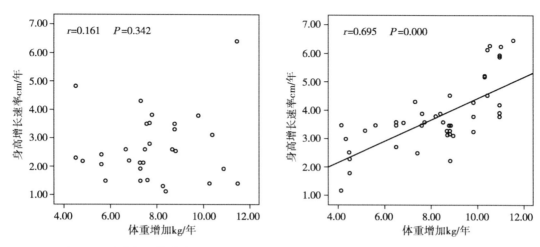

图 18-1　儿童颅咽管瘤中 Q 型(a)及 T 型肿瘤(b)术后身高及体重变化相关性对比

术后身高与体重变化存在相关性，而 Q 型肿瘤未发现两者之间的相关性(图 18-1)。

二、颅咽管瘤分型与下丘脑累及程度

约 20% 的颅咽管瘤初诊患者伴发肥胖，然而术后肥胖患者却超过 50%，且术后半年是体重增加最快的时间。发生肥胖最重要的危险因素就是颅咽管瘤生长方式、手术或放疗对下丘脑结构损伤，下丘脑结构损伤的患者会出现生理节律、食欲、能量平衡和自主神经功能的异常，导致肥胖的发生并且难以治疗。

根据术前 MRI、术中所见，将肿瘤与下丘脑结构的关系归纳为 3 类(图 18-2)：①0°，无下丘脑受累，多见于 Q 型及 S 型肿瘤，少数可见于 T 型肿瘤。MRI 扫描肿瘤后缘锐利，矢状位肿瘤后

上部与抬高的三脑室底间可见蛛网膜下腔间隙，肿瘤与下丘脑间为毗邻关系，应争取全切除。术中可见肿瘤囊壁与脑室壁间轻度粘连，囊壁质地较韧，经轻微牵拉即可完整剥离，分离后囊壁表面较光滑，肿瘤切除后多可见肿瘤后下部受压变薄的垂体柄。②1°，下丘脑受压移位但下丘脑乳头体等结构仍可辨认，可见于少数 S 型及多数 T 型肿瘤。MRI 提示肿瘤后上部与脑室壁间分界不清，肿瘤边界毛糙提示粘连紧密，肿瘤囊壁与三脑室壁间无明显的分界面，粘连紧密，牵拉时囊壁极易被撕裂，多无法完整剥离，需直视下循胶质增生层分离切除。③2°，明显的下丘脑损害(下丘脑结构难以辨认)，可见于少数 T 型肿瘤，MRI 扫描发现肿瘤后上部与脑室壁间结构毛糙并出现肿瘤边缘条索状强化影提示肿瘤与下丘脑结构有交叉性

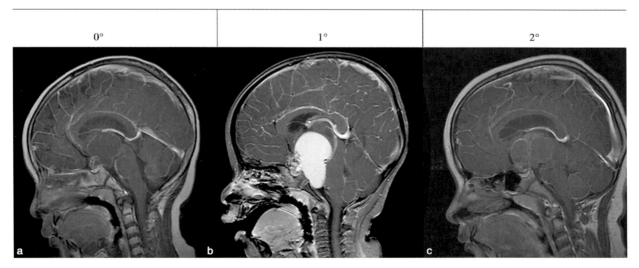

图 18-2　颅咽管瘤与下丘脑关系分级
a. 0°；b. 1°；c. 2°

生长关系,分离切除肿瘤后上部时可见肿瘤实质呈指状侵入脑室壁内,需直视下行锐性分离,此处肿瘤包膜已不明显。MRI 扫描肿瘤上极多已达前交通动脉复合体上 1.5cm 以上,甚至超过中间块水平。

术后随访过程中下丘脑功能采用量化评分:

①下丘脑功能正常;②肥胖但无下丘脑行为异常改变;③肥胖(BMI>2SD)伴有暴饮暴食或者行为和记忆力的改变;④极度肥胖(BMI>4SD)伴有摄食过度,下丘脑行为异常,睡眠模式混乱。T 型颅咽管瘤手术前后下丘脑受累及症状明显高于 Q 型(图 18-3)。

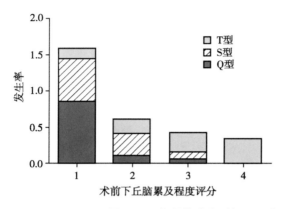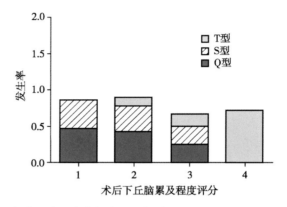

图 18-3　颅咽管瘤分型与下丘脑累及程度评分手术前与术后远期对比

三、下丘脑综合征的治疗

颅咽管瘤导致下丘脑受损,出现以内分泌代谢障碍为主、可伴有自主神经系统紊乱症状和神经、精神症状的综合征,称为下丘脑综合征。患者的临床表现因肿瘤的分型不同有所差异,Q 型颅咽管瘤起源于鞍膈下,S 型颅咽管瘤起源于垂体柄蛛网膜袖套内,肿瘤本身及手术操作对鞍上结构扰动相对轻,术后下丘脑反应常常轻微,下丘脑综合征较少见。T 型颅咽管瘤起源于垂体柄正中隆起、灰结节,该型肿瘤形态多变,下丘脑综合征的症状也不同:当肿瘤导致下丘脑前部视前区受损,常表现为弛张型或不规则型高热,一天内体温多变,高热时肢体冰冷,躯干温暖,有的患者甚至心率与呼吸可保持正常,此时一般退热药无效;如果肿瘤累及下丘脑前部,既可因摄食障碍、厌食伴极度消瘦,也可过度贪食伴极度肥胖;如果肿瘤累及下丘脑前部及视上核、室旁核,常出现尿崩症、渴感缺乏、特发性高钠血症;当肿瘤侵袭下丘脑后部,则可出现意识改变、嗜睡、低温、运动功能减退等精神、躯体症状。

1. 下丘脑神经内分泌功能障碍的治疗　下丘脑综合征出现的内分泌代谢障碍表现多样且多伴有多个系统的损害,可引起内分泌功能减退,造成一种或数种激素分泌紊乱。全部下丘脑促垂体激素释放激素缺乏可引起全垂体功能减退,造成

性腺、甲状腺和肾上腺皮质功能减退。促性腺激素释放激素分泌失常,女性可出现神经源性闭经,男性可出现肥胖、不育、营养不良症、性发育不全和嗅觉丧失;泌乳激素释放抑制因子(或释放因子)分泌失常,可出现泌乳激素过多发生泌乳或泌乳-闭经综合征,或泌乳激素缺乏症;促甲状腺素释放激素分泌失常可导致下丘脑性甲状腺功能减退症;抗利尿激素分泌失常常表现为尿崩症,垂体激素缺乏常常需要药物替代治疗。

2. 下丘脑肥胖、代谢综合征　下丘脑性肥胖是指下丘脑能量稳态调节系统结构或功能损伤引起的食欲亢进和短期内体重显著增加综合征。其临床表现为:食欲亢进,能量消耗下降,体重迅速增加,代谢改变等。研究发现,儿童颅咽管瘤术后前 6 个月体重指数快速增加,随后进入体重稳定阶段,成人颅咽管瘤患者严重肥胖常发生于术后 1 年内,且常伴血糖、血脂、血压等多种代谢改变,某些患者还可表现为嗜睡、体温调节异常、易怒、行为障碍及性格改变等。文献报道 109 例儿童颅咽管瘤患者中,下丘脑受累者较未受累者体重指数显著升高,而尿儿茶酚胺代谢产物和体力活动评分显著下降,提示下丘脑受累者交感活性下降与肥胖、体力活动减少相关。

控制体重对于颅咽管瘤预后意义重大,因为体重过度增加会严重降低患者生活质量,增加睡眠呼吸暂停综合征、代谢综合征、心血管疾病以及

猝死风险。减重治疗包括健康饮食、体育锻炼等生活方式的改变、药物治疗、手术治疗三方面。其他下丘脑综合征症状如激惹、情绪不稳定、认知功能下降、记忆力障碍等，多以对症处理为主。体温过高者可予以物理或药物降温，过低者采取保暖措施等；渴感受损的患者需注意量出为入，保持出入液量平衡。

3. 睡眠、昼夜节律的改变　颅咽管瘤患者常常出现个体睡眠与觉醒的生物节律与所处的环境模式不协调而引起的睡眠障碍，以昼夜节律紊乱即睡眠-觉醒周期的失调最为常见，临床表现包括夜间入睡与维持困难、日间频繁瞌睡、疲劳或倦乏。由于完全丧失睡眠与觉醒的时间规律性，从而出现间歇发作、杂乱无章的睡眠和觉醒行为；由于呈慢性病程且发病机制复杂故镇静催眠药物治疗效果常不理想。颅咽管瘤患者的不规则睡眠-觉醒类型与肿瘤导致的下丘脑和生物节律起搏点的结构性改变有关。对该病的诊断主要基于临床病史，需对患者的病史进行详细的询问以排除其他有睡眠和觉醒周期扰乱的睡眠障碍和精神障碍（如创伤后应激障碍），连续超过 7 天的睡眠记录及体动记录仪监测睡眠觉醒模式能明确不规则或未发现的昼夜节律异常。

本病治疗目标是重新调整生物钟节律到理想的 24 小时白天黑夜周期，治疗策略包括行为疗法（时间疗法、强光疗法等）及褪黑素治疗。值得注意的是，对该类患者的治疗应该个体化，治疗的成功与否因人而异。治疗上首选行为疗法，应鼓励患者在白天进行适量的体力活动，限制患者白天打瞌睡的次数和长度，尽量将睡眠控制在夜间，以逐渐重新建立规则的睡眠-觉醒周期。一个将时间疗法、维生素 B_{12} 和催眠药物联用的临床试验结果显示，45% 不规则睡眠-觉醒障碍患者对此有效。在儿童颅咽管瘤患者，夜间给予褪黑素口服可调节睡眠-觉醒周期及褪黑素的分泌节律、改善睡眠障碍。

四、结论

颅咽管瘤虽然是病理学良性的肿瘤，但肿瘤自身或手术、放射治疗经常导致全垂体功能减退和下丘脑综合征，严重地降低了患者的生活质量和生存期。因此，迫切需要通过前瞻性、多学科（神经外科、内分泌科、妇科生殖内分泌以及放射治疗科）协作，建立规范化的颅咽管瘤神经内分泌功能的评价标准，制定规范化的内分泌功能重建治疗临床路径；依据临床症状、肿瘤分型及神经内分泌特点，规范评价颅咽管瘤下丘脑-垂体-靶腺的功能状态，评价与预测由于神经内分泌功能紊乱所带来的急、慢性并发症，制定规范化的神经内分泌缺陷诊疗对策，实现对神经内分泌功能重建。

参 考 文 献

1. Muller HL. Craniopharyngioma. Endocr Rev, 2014, 35(3): 513-543.

2. Bomer I, Saure C, Caminiti C, et al. Comparison of energy expenditure, body composition, metabolic disorders, and energy intake between obese children with a history of craniopharyngioma and children with multifactorial obesity. J Pediatr Endocrinol Metab, 2015, 28(11-12): 1305-1312.

3. Sterkenburg AS, Hoffmann A, Gebhardt U, et al. Survival, hypothalamic obesity, and neuropsychological/psychosocial status after childhood-onset craniopharyngioma: newly reported long-term outcomes. Neuro Oncol, 2015, 17(7): 1029-1038.

4. Meijneke RW, Schouten-van MA, de Boer NY, et al. Hypothalamic obesity after treatment for craniopharyngioma: the importance of the home environment. J Pediatr Endocrinol Metab, 2015, 28(1-2): 59-63.

5. Babcock GS, Roth LW. Hypothalamic obesity. Minerva Endocrinol, 2015, 40(1): 61-70.

6. Qi S, Peng J, Pan J, et al. Growth and weight of children with craniopharyngiomas based on the tumour location and growth pattern. J Clin Neurosci, 2013, 20(12): 1702-1708.

7. Pan J, Qi S, Liu Y, et al. Huang G. L., and Fan J., Growth patterns of craniopharyngiomas: clinical analysis of 226 patients. J Neurosurg Pediatr, 2016, 17(4): 418-433.

8. Qi S, Pan J, Lu Y, et al. The impact of the site of origin and rate of tumour growth on clinical outcome in children with craniopharyngiomas. Clin Endocrinol (Oxf), 2012, 76(1): 103-110.

9. Roth CL. Hypothalamic Obesity in Craniopharyngioma Patients: Disturbed Energy Homeostasis Related to Extent of Hypothalamic Damage and Its Implication for Obesity Intervention. J Clin Med, 2015, 4(9): 1774-1797.

10. Muller HL. Craniopharyngioma and hypothalamic injury: latest insights into consequent eating disorders and obesity. Curr Opin Endocrinol Diabetes Obes, 2016, 23(1): 81-89.

11. Khan MJ, Humayun KN, Donaldson M, et al. Longitudinal changes in body mass index in children with craniopharyngioma. Horm Res Paediatr, 2014, 82(6): 372-379.

12. Manley PE, McKendrick K, McGillicudy M, et al. Sleep dysfunction in long term survivors of craniopharyngioma. J Neurooncol, 2012, 108(3): 543-549.

13. Sahakitrungruang T, Klomchan T, Supornsilchai V, et al. Obesity, metabolic syndrome, and insulin dynamics in children after craniopharyngioma surgery. Eur J Pediatr, 2011, 170(6): 763-769.

14. Kim RJ, Shah R, Tershakovec AM, et al. Energy expenditure in obesity associated with craniopharyngioma. Childs Nerv Syst, 2010, 26(7): 913-917.

15. Weismann D, Pelka T, Bender G, et al. Bariatric surgery for morbid obesity in craniopharyngioma. Clin Endocrinol (Oxf), 2013, 78(3): 385-390.

16. Poretti A, Grotzer MA, Ribi K, et al. Outcome of craniopharyngioma in children: long-term complications and quality of life. Dev Med Child Neurol, 2004, 46(4): 220-229.

17. Page-Wilson G, Wardlaw SL, Khandji AG, et al. Hypothalamic obesity in patients with craniopharyngioma: treatment approaches and the emerging role of gastric bypass surgery. Pituitary, 2012, 15(1): 84-92.

18. Muller HL. Childhood craniopharyngioma: treatment strategies and outcomes. Expert Rev Neurother, 2014, 14(2): 187-197.

19. Hochberg I, Hochberg Z. Expanding the definition of hypothalamic obesity. Obes Rev, 2010, 11(10): 709-721.

20. Zoli M, Sambati L, Milanese L, et al. Postoperative outcome of body core temperature rhythm and sleep-wake cycle in third ventricle craniopharyngiomas. Neurosurg Focus, 2016, 41(6): E12.

21. Pickering L, Jennum P, Gammeltoft S, et al. Sleep-wake and melatonin pattern in craniopharyngioma patients. Eur J Endocrinol, 2014, 170(6): 873-884.

22. Buscemi N, Vandermeer B, Hooton N, et al. Efficacy and safety of exogenous melatonin for secondary sleep disorders and sleep disorders accompanying sleep restriction: meta-analysis. BMJ, 2006, 332(7538): 385-393.

第五部分

儿童颅咽管瘤的临床表现及手术治疗

颅咽管瘤

第 19 章　儿童颅咽管瘤的临床表现及手术治疗

一、概述

儿童颅咽管瘤是儿童期除胶质细胞来源肿瘤外最常见的颅内肿瘤，儿童颅咽管瘤占儿童期全部颅内肿瘤的 6% ~ 13%，儿童鞍区肿瘤的一半以上，因此对于儿童而言，颅咽管瘤是一种常见的颅内肿瘤类型。儿童期(0 ~ 14 岁)虽然发病绝对例数在多数病例组中少于成人期，但相对于人漫长的一生而言，这个年龄段绝对发病率是位居第一位的。颅咽管瘤临床研究中对于儿童期的定义标准尚不统一，多数是以 0 ~ 16 岁或 0 ~ 17 岁作为儿童颅咽管瘤发病的统计标准，也有少数研究是以 0 ~ 14 岁为纳入标准的，多见于专门的儿童医院所做的报道。从文献中看，在 0 ~ 16 岁或者 0 ~ 17 岁的颅咽管瘤病例中，又以 <14 岁患者占绝大多数，因此文献中多以"childhood CP"来描述这部分患者。值得注意的是对于是否属于儿童颅咽管瘤范畴，最好是以患者诊断时的年龄为准，因此有些研究中以患者接受治疗时的年龄来分类可能带来一定的偏差。笔者的一组 226 例的大宗病例资料中，属于儿童颅咽管瘤者 96 例，年龄跨度 1 ~ 27 岁，少数患者诊断颅咽管瘤后病史多年，直到进行治疗时可能已经超过 16 岁的诊断标准，但从肿瘤的发生、内分泌紊乱的特点等仍应归于儿童颅咽管瘤。

二、临床特点

相较于成人颅咽管瘤，儿童颅咽管瘤无论是在临床表现、影像学表现以及在内分泌、下丘脑功能障碍等方面均与成人颅咽管瘤存在显著不同。因此本章中专门针对儿童颅咽管瘤进行论述，希望读者对儿童颅咽管瘤的特点有所认识。与现有绝大多数研究不同，在本章的描述中我们将儿童颅咽管瘤根据起源部位清晰地分为两类：鞍膈下起源的鞍膈下起源颅咽管瘤(Q 型颅咽管瘤)和鞍上三脑室底来源的颅咽管瘤(以主要向视交叉池及相邻脑池扩展的 S 型颅咽管瘤和主要累及三脑室壁下丘脑结构的 T 型颅咽管瘤)，在分析患者的临床表现、影像学特征、形态学特点以及与成人颅咽管瘤的对比方面，均是基于这样的分类。

三、临床表现

儿童颅咽管瘤的主要临床表现为视力、视野下降、高颅压表现、内分泌功能障碍导致的生长发育迟缓、青春期第二性征发育障碍。肿瘤导致的脑积水还可能导致急性高颅压危象，患者出现昏迷等急症，需要紧急处理。经过分析大量病例的临床资料，我们发现儿童颅咽管瘤的临床表现也有一定的特点：首先，儿童颅咽管瘤患儿特别是年幼患儿可能存在延迟诊断的问题，主要的原因是对于幼儿有些临床表现容易被家长忽视,漆松涛教授遇到的病例中有少数患儿视力显著受损,严重影响患儿日常生活(例如走路撞到东西、甚至全盲)时才被家长发现而就诊,而内分泌紊乱导致的生长发育迟缓、术前尿崩等在早期症状隐匿,也容易被家长忽视;而高颅压表现则比较容易引起家长重视,因此临床上首先出现哪一类症状,会影响到对疾病的诊断。其次,儿童颅咽管瘤由于肿瘤生长部位不同临床表现可能存在很大差异,一般来说鞍膈下起源的幼稚性颅咽管瘤(Q型)多表现为视力、视野受损,以及生长发育迟缓、尿崩等内分泌紊乱等表现,而较少出现高颅压相关的表现,同时由于肿瘤对下丘脑结构影响有限,术前很少合并下丘脑功能障碍的表现。相反,鞍膈上起源于结节漏斗部的颅咽管瘤(T型)常常以高颅压(多来源于肿瘤导致的梗阻性脑积水)起病,少数患者还可能出现术前肥胖、消瘦、情绪不稳、激惹等下丘脑功能紊乱症状。癫痫是合并于少数儿童颅咽管瘤的临床表现,从漆松涛教授的临床经验看合并癫痫患儿常常预后不佳。根据肿瘤累及部位,儿童颅咽管瘤可能表现一些特殊的临床症状及体征,例如累及鼻咽部等鞍下区域的患儿可能出现鼻塞、鼻出血、眼球突出等,而囊腔主要累及后颅窝的肿瘤可能出现听力下降、走路不稳、颅神经体征(外展麻痹等)、偏瘫等。累及前颅窝的病变可能出现嗅觉丧失、精神症状等。

四、影像学表现

如前所述,儿童颅咽管瘤大致可以分为两类,鞍膈下起源颅咽管瘤(Q型)和鞍上结节漏斗型颅咽管瘤(S型和T型)。两者有不同的影像学特征:

1. Q型(鞍膈下颅咽管瘤)   肿瘤在累及鞍上结构前常常导致蝶鞍均匀扩大,肿瘤向鞍上均匀地扩展,因此肿瘤多数呈类圆形(梨形或雪人形),很少出现多叶分叶形,反映了鞍膈对于肿瘤的生长有一定的塑性作用。部分肿瘤来源于蝶鞍下鼻咽部、蝶窦、筛窦等鞍底结构,表明肿瘤发生更早,来源更原始(例如胚胎颅咽管迁移时期)。肿瘤多数体积较大,笔者的病例中儿童鞍膈下肿瘤正中矢状位最大平均直径超过4cm。鞍上扩展的方向一般是向视交叉前,因此多数患者视交叉及前交通动脉复合体抬高并位于肿瘤囊顶的上方或后上方,扩大的视交叉前间隙常常成为经颅切除该类肿瘤时的主要手术间隙。

2. T型(儿童鞍上颅咽管瘤)   起源于结节

漏斗区的鞍上颅咽管瘤多数向三脑室腔发展,事实上肿瘤是位于三脑室壁的薄层神经组织层内从而占据三脑室空间。影像学上肿瘤表现为占据三脑室空间的囊实混合性或囊性肿块,钙化十分常见,由于肿瘤常常较大,因此梗阻性脑积水也十分常见。多数患者在正中矢状位或合适的冠状位扫描时可发现受肿瘤推挤下移的垂体柄,少数患者垂体柄被肿瘤化,术中常常表现垂体柄内肿瘤生长,垂体柄增粗扩张甚至成为肿瘤囊壁的一部分。儿童鞍上颅咽管瘤从起源部位向脑室外蛛网膜下腔发展时,常常形成囊腔主要向后颅窝扩展的后颅窝颅咽管瘤,虽然这种形态类型也见于少数的成人患者,但儿童期是主要的发病年龄,这种肿瘤从垂体柄漏斗起源后肿瘤囊腔向后方斜坡方向扩展。并累及后颅窝主要是桥脑小脑区甚至高位颈椎管内,一般均是累及双侧,由于形态学、手术治疗等方面均有其显著特点,有学者认为这种类型应该被认为是儿童颅咽管瘤一个特殊的形态分型。在我们提倡的QST分型中被描述为S型颅咽管瘤。

很少有文献对比大宗病例儿童及成人颅咽管瘤之间影像学表现上的差异,主要的原因可能是很大一部分文献是专门针对儿童的病例组,另外多数学者认为儿童与成人之间影像学表现方面的差异主要反映了两者病理组成不同。几乎所有的文献均报道鳞状乳头型颅咽管瘤仅见于成人患者。加之一定数量的混合型颅咽管瘤的存在,使得这种对比变得困难。脑积水被报道存在于20%~38%的病例;尽管原因未明,梗阻性脑积水在儿童颅咽管瘤患者中更常见,文献报道儿童颅咽管瘤中脑积水的发生率在41%~54%左右;而该数据在成人颅咽管瘤患者中仅为12%~30%。从漆松涛教授的统计结果看,如果不考虑病理因素,儿童颅咽管瘤在体积方面显著大于成人颅咽管瘤,这种有统计学意义的差异在去除了成人典型鳞状乳头颅咽管瘤病例后依然存在。因此脑积水在儿童颅咽管瘤中更常见可能仅是反映了两类肿瘤大小上的差别。值得注意的是,在一组45例患者研究中,作者发现>20岁和<20岁的患者中,肿瘤大小差异并没有统计学意义。由于病例数太少,这样的统计结果可能并不能反映真实情况。

儿童颅咽管瘤囊变率高于成人颅咽管瘤,但这种差异在去除了成人鳞状乳头型颅咽管瘤后并无显著意义。有趣的是,在一项基于91例患者的影像学资料研究中,儿童和成人患者在肿瘤质地方面差异并没有统计学意义。文献中颅骨X线片和 CT 扫描证实的钙化发生率在 45%～57%。从漆松涛教授的资料看,钙化在儿童颅咽管瘤中发生率高于成人,与文献报道类似(在 78%～100%)。这种差异即便是去除了成人鳞状乳头型颅咽管瘤后依然有统计学意义。

五、患者下丘脑垂体功能状态

儿童颅咽管瘤内分泌功能障碍十分常见,几乎所有患儿均有不同程度的垂体前叶功能紊乱,其中又以生长激素轴功能低下为常见,尽管临床患者以生长发育迟缓为主诉就诊者少见,但实验室检查发现儿童颅咽管瘤患者 GH 轴功能低下几乎 100%。文献中 GH 轴功能低下发生率在进行评价的患者中占 35%～95%,FSH/LH 轴为 38%～82%,ACTH 轴为 21%～62%,TSH 轴为 21%～42%,尿崩(DI)6%～38%,值得注意的是文献中对垂体前叶功能低下的描述需要谨慎研读,因为对于内分泌紊乱评价标准并不统一,而部分文献仅以患者的病历记录进行统计(临床表现及外周血浆激素水平作为评价标准)可能存在一定偏差。从我们自己的病例来看,Q 型儿童鞍膈下起源颅咽管瘤垂体前叶功能障碍更为严重,可能的原因是胚胎型颅咽管瘤发生过程中,肿瘤的生长过程影响了垂体发生过程。鞍膈下颅咽管瘤另一个特点是术前尿崩比率高达 60%,远高于鞍上起源颅咽管瘤,也明显高于文献报道。精确解释这种现象是困难的,一个可能的原因是肿瘤生长过程中对垂体柄的影响。而与之相反,儿童鞍膈上颅咽管瘤术前垂体功能障碍发生率少于鞍膈下肿瘤,漆松涛教授的病例中差异有统计学意义,但术后两者垂体前叶功能低下均明显加重,且无

统计学差异。儿童鞍膈上颅咽管瘤少数患者术前即出现肥胖、精神障碍、嗜睡等表现,但大多数患儿,尽管肿瘤显著累及三脑室底下丘脑结构,但术前并无明显下丘脑功能障碍,一般这种患儿在追求肿瘤全切除的尝试后可能出现不同程度的下丘脑功能障碍表现,主要为肥胖、情绪不稳、易怒、暴饮暴食、记忆力下降等。

六、儿童与成人颅咽管瘤生长方式上的异同

如上所述,儿童颅咽管瘤主要有两种类型,从少量的文献统计看,鞍膈下起源颅咽管瘤约占儿童颅咽管瘤的 29.8%～56.0%(其中作者的病例组中 42%)。儿童鞍膈下颅咽管瘤不同于成人鞍膈下肿瘤,该类型肿瘤一般体积巨大[漆松涛教授病例 MRI 正中矢状位平均最大径(4.50±1.45)cm],起源部位从鼻咽部、蝶窦、筛窦到垂体窝广泛分布,并沿垂体柄纵轴方向向鞍上扩展(图 19-1)。肿瘤鞍上扩展与垂体腺瘤类似,受到鞍膈、鞍膈孔位置及发育的影响,当鞍膈孔发育有缺陷时,肿瘤鞍上扩展可能失去鞍膈束缚(图 19-2)。同时肿瘤鞍上扩展的方向也有所变化,绝大多数向视交叉前扩展,导致视交叉抬高,也有少数肿瘤主要向三脑室扩展,从而导致肿瘤推挤三脑室底(图 19-3),可能与患者视交叉完全前置有关。与垂体腺瘤容易累及双侧海绵窦不同,颅咽管瘤累及海绵窦十分罕见(图 19-4)。累及海绵窦的肿瘤切除将更为困难。儿童鞍膈下颅咽管瘤由于肿瘤大,肿瘤发生发展可能与垂体的胚胎发生同步,因此对垂体腺功能影响大,漆松涛教授经治的该类型病例术前均伴有较严重的腺垂体功能低下,

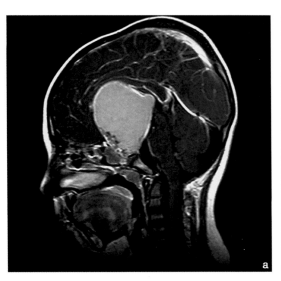

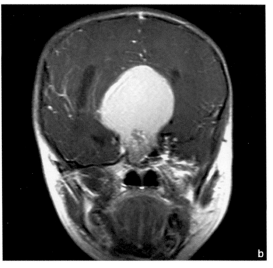

a　　　　　　　　　　　　　　　　　　　　b

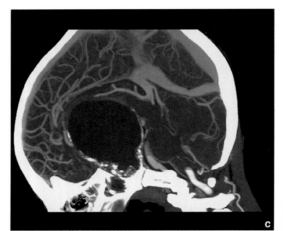
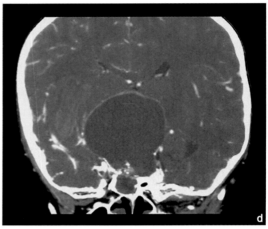

图 19-1　鞍下鼻咽部起源巨大颅咽管瘤的 CT 和 MRI 表现

a、b. MRI 扫描显示巨大钙化及囊实混合性肿瘤占据蝶鞍、蝶筛窦以及鞍上广泛区域,肿瘤内多种形态钙化提示肿瘤性质为颅咽管瘤;c、d. CT 扫描显示肿瘤相同的累及范围,同时显示鼻咽部、蝶鞍水平以及颅内肿瘤的不同质地

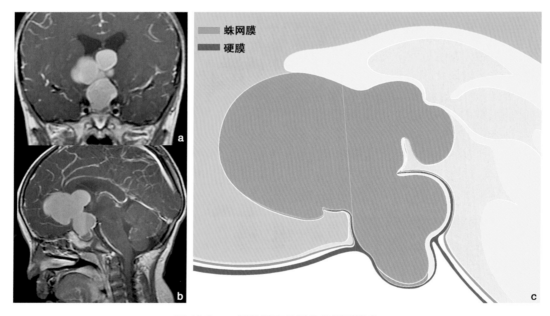

图 19-2　一例鞍膈下起源儿童颅咽管瘤

a、b. MRI 表现,主要说明肿瘤向鞍上扩展的方式,肿瘤经鞍膈孔向鞍上扩展,鞍上肿瘤失去鞍膈的束缚呈分叶状向鞍上扩展;c. 模式图显示了肿瘤与鞍上膜性结构(蛛网膜、鞍膈硬膜)的形态关系(蓝色线条代表鞍膈及颅底硬膜、绿色线条代表鞍上基底蛛网膜结构)

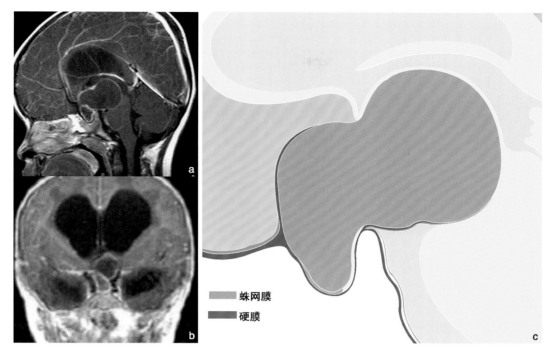

图 19-3　一例鞍膈下颅咽管瘤

a、b. MRI 扫描,该病例向鞍上扩展的方式十分罕见,肿瘤囊腔主要向视交叉后三脑室方向扩展,术中证实该患者视交叉前置,可能是肿瘤向视交叉后扩展的原因;c. 模式图显示肿瘤与鞍上膜性结构(硬膜、蛛网膜)的形态关系(蓝色线条代表颅底及鞍膈硬膜、绿色线条代表鞍上蛛网膜结构)

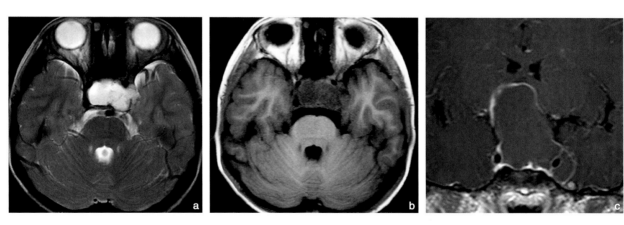

图 19-4　一例儿童鞍膈下颅咽管瘤

a ~ c. MRI 扫描示轴位及冠状位扫描均提示肿瘤向左侧海绵窦内累及

而术后全垂体功能低下见于大多数患儿。而成人鞍膈下肿瘤少见,漆松涛教授的病例中其发病率仅占成人病例的 10.7%。而且成人鞍膈下颅咽管瘤一般体积小,漆松涛教授的 14 例病例正中矢状位 MRI 扫描平均最大径为(2.70±0.42)cm,远小于儿童鞍膈下颅咽管瘤($P<0.001$)。成人鞍膈下颅咽管瘤经蝶手术中常常需要剖开受挤压的正常垂体,说明其起源位置较高,一般认为在鞍膈下垂体柄垂体连接处的靠近鞍膈孔附近。

　　儿童鞍上颅咽管瘤绝大多数向三脑室生长,这些肿瘤实际上是在三脑室底的薄层神经组织内

扩展,肿瘤常常导致三脑室前部(漏斗结节部)广泛扩张,因此术中从鞍上观察常常发现三脑室前端呈蛙腹样扩张,鞍上池蛛网膜下腔内通常未被累及(图 19-5)。这些肿瘤可以认为是累及软膜下的病变,手术切除时操作均在三脑室壁内的神经组织层内进行,肿瘤壁与三脑室壁的胶质增生间常常难以循清晰的边界,是全切除的主要困难。儿童三脑室底内肿瘤另一个形态学特点是肿瘤容易导致垂体漏斗柄广泛扩展,鞍上垂体柄扩展成为肿瘤的囊壁,这样的形态学改变使得安全切除肿瘤更为困难(图 19-6)。相较于儿童颅咽管瘤,

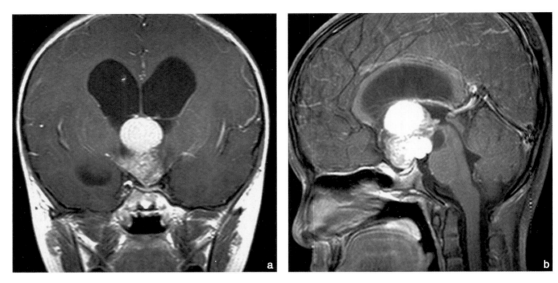

图 19-5　一例鞍上 T 型结节漏斗型儿童颅咽管瘤的 MRI 扫描表现

肿瘤似完全占据三脑室空间,鞍上池内通畅未见肿瘤,垂体柄远端清晰可辨,三脑室底前部呈"蛙腹样"扩张

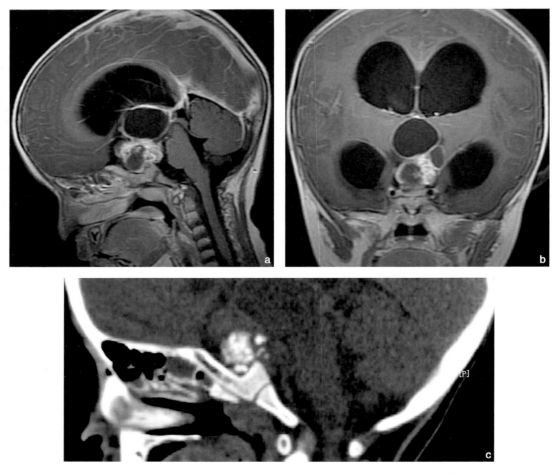

图 19-6　一例儿童 T 型鞍上三脑室底结节漏斗型颅咽管瘤的 CT、MRI 扫描表现

可见肿瘤沿垂体柄长轴生长并从鞍上累及鞍内(鞍上蛛网膜位于肿瘤腹侧),垂体柄受肿瘤及钙化累及膨胀增粗,成为肿瘤囊壁的一部分,给手术切除时垂体柄的保留带来困难

成人 T 型结节漏斗部起源的颅咽管瘤主要有两类生长方式：①一部分肿瘤主体主要向蛛网膜下腔生长，最常见的是从视交叉腹侧向视交叉前间隙扩展，蒂部生长与垂体柄或漏斗周围，而肿瘤主体解剖位置为视交叉腹侧和垂体柄周围基底蛛网膜之间；②另一部分与儿童颅咽管瘤类似向三脑室壁的神经组织间扩展并占据三脑室空间，与儿童 T 型结节漏斗型颅咽管瘤相比，成人颅咽管瘤完全位于三脑室空间内的比例较高，垂体柄虽然受到向下挤压，但本身并没有受到肿瘤侵袭，给手术切除带来便利，因此从肿瘤对三脑室壁下丘脑重要结构的侵袭程度看，儿童鞍上颅咽管瘤对下丘脑的侵袭程度较成人鞍上颅咽管瘤严重，这种差别到底归咎于儿童局部结构的发育不全还是儿童与成人在颅咽管瘤起源方面的区别目前仍难以定论。

少部分儿童鞍上颅咽管瘤的肿瘤囊腔主要向垂体柄后斜坡及向后颅窝扩展（图 19-7），形成斜坡后颅窝颅咽管瘤，肿瘤从垂体柄漏斗起源后，囊腔主要从视交叉池向脚间窝、斜坡、后颅窝扩展，常常累及双侧桥脑小脑角区，该类型颅咽管瘤由于蛛网膜下腔内广泛扩展，常常与三脑室底及漏斗甚至基底动脉尖端及其分支血管等结构形成紧密粘连，给手术暴露及分离带来更大困难，同时也易出现偏瘫、癫痫等表现。

七、治疗策略

儿童颅咽管瘤治疗策略的确定是颅咽管瘤治疗中最具争议的领域。肿瘤起源部位及生长方式多样，使得最佳治疗方案的确定存在困难。目前争论的焦点是对于儿童颅咽管瘤到底是积极的手术追求全切除还是姑息性的手术辅助放射治疗对患儿更有利。大多数学者认为应该根据肿瘤对下丘脑的累及程度对肿瘤进行个性化处理，然而如

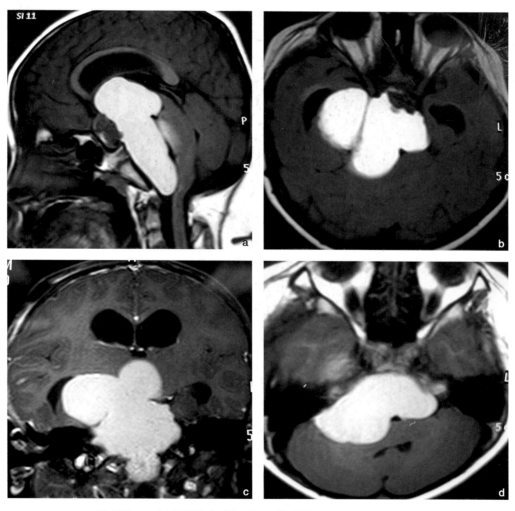

图 19-7　一例 S 型巨大后颅窝颅咽管瘤的 CT 及 MRI 扫描表现
可见肿瘤从鞍上区主要向鞍背后颅窝扩张，并累及双侧 CPA 区、桥前池、甚至高位颈椎管内

何确定肿瘤对下丘脑的累及程度也是摆在研究者面前的难题。Meuric 等，Puget 等，以及 Sainte-Rose 等提出根据肿瘤累及下丘脑的程度对手术切除理念进行相应的修改，然而作者对于肿瘤累及下丘脑程度的判断仅仅是基于术前影像（主要是 MIR 扫描）上肿瘤对于三脑室底下丘脑结构的挤压、扭曲等形态学改变来判断，这样的判断往往存在一定的主观性和偏差：①颅咽管瘤对于下丘脑结构的侵犯可能存在多种模式，根据肿瘤生长模式可能有例如推挤、粘连、侵袭等，目前对于肿瘤累及下丘脑的评价方面并没有纳入这些因素；②肿瘤与三脑室底的真实关系目前仍难以从 MRI 扫描得到完全精确的表现，例如有些 MRI 扫描认为肿瘤完全生长在三脑室壁内，从而被认为对下丘脑严重侵犯的肿瘤，术中发现肿瘤与三脑室壁内的神经组织间存在可供分离的界面，从而可以得到安全切除肿瘤并保留相对完整的下丘脑-垂体柄漏斗结构（图 19-8）；③不同医生、不同的治疗理念等对治疗方法选择的影响没有充分的考虑。因此这种策略在儿童颅咽管瘤治疗实践中应用困难。漆松涛教授根据肿瘤生长模式，结合术前 MRI 扫描提出肿瘤对下丘脑的侵犯判断标准，这种标准基于肿瘤的生长模式，因此在临床可能更易应用。

由于儿童患者生存期长，任何保守或姑息治疗手段均无法完全避免肿瘤的再生长，作者单位对各种生长类型儿童颅咽管瘤均采取以全切除为目的的手术治疗理念，特别是首次手术患者。从漆松涛教授的经验看，复发或再生长儿童颅咽管瘤的再次手术危险性及手术难度均显著增大。

相对于术前对下丘脑累及程度评价的困难，神经外科医生在术后远期下丘脑反应的预测方面可能有为的多。在一项 63 例存活颅咽管瘤患儿的随访研究中，所有术后 MRI 扫描提示三脑室前部下丘脑结构受到严重破坏（例如三脑室底完全缺损或明显破坏）的病例，均在随访期合并有显著肥胖。而肥胖是公认的儿童远期下丘脑反应最显著的表现。事实上，除了术后 MRI 扫描体现的

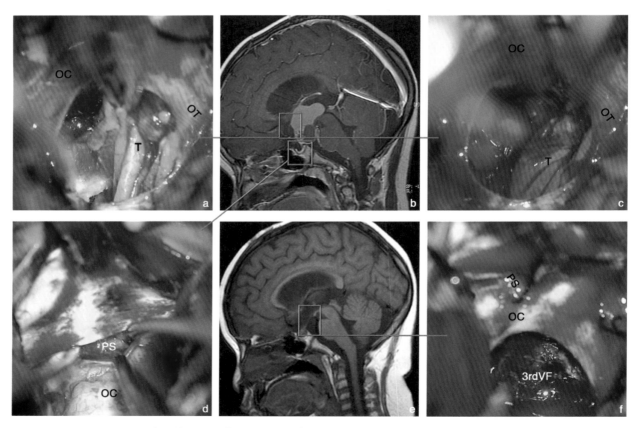

图 19-8　一例 7 岁男性 T 型结节漏斗型颅咽管瘤患者术前术后 MRI 矢状位 T₁ 加权扫描及术中所见

术前 T₁ 加权矢状位扫描（b）显示肿瘤位于结节漏斗部，与三脑室底下丘脑结果关系密切（参照 Saint-Rose 下丘脑累及程度分级为 2 级-严重累及下丘脑）。然而，术中发现显示肿瘤边界清晰（a），术中可沿肿瘤边界全切除肿瘤（c），垂体柄形态正常（d）。肿瘤切除后扩张变薄的三脑室底完整（f），术后 MRI 扫描肿瘤全切除，三脑室底得到良好保留（e）；3rd VF，三脑室底；OC，视交叉；OT，视束；PS，垂体柄；T，肿瘤

三脑室底形态学改变,术者肿瘤切除完成后对下丘脑结构完整性的判断可以更为精确地预测患者远期下丘脑反应的严重程度。笔者总结了对于结节漏斗部颅咽管瘤术后对于下丘脑损伤严重程度的判断标准(参见第 11 章表 11-1),这个标准与随访期患儿下丘脑反应的严重程度显著相关。

八、预后特点

部分或全垂体功能低下是儿童颅咽管瘤患儿术后难以避免的结果。与文献报道类似,我们很少观察到术后垂体功能的好转。这是颅咽管瘤显著区别于垂体腺瘤的特征。如前所述,儿童 Q 型鞍膈下起源颅咽管瘤多数伴有较为严重的垂体功能低下(大部分为全垂体功能低下),而鞍上三脑室底颅咽管瘤术后垂体功能低下的比例也较术前明显上升。在漆松涛教授的儿童颅咽管瘤病例中,少数腺垂体功能得到部分恢复的病例,部分是鞍膈下颅咽管瘤肿瘤切除后垂体柄与鞍膈下神经垂体的连续性得到保留的病例(图 19-9);而另一部分 T 型鞍上结节漏斗部分的病例是术中三脑室底、漏斗、垂体柄等结构得到适当保护的(图 19-10)。

生长激素轴功能低下患儿未经激素替代治疗得到正常甚至超出正常水平的生长的现象很早就被学者发现。目前的研究认为这种现象与肥胖相伴随的高胰岛素血症和高泌乳素血症有关,认为两者可以通过刺激血浆 IGF-1 的聚集或通过直接结合 IGF-1 受体发挥作用。

儿童颅咽管瘤患者腺垂体功能低下可以经过适当的激素替代治疗得到较好的生活质量,而下丘脑功能紊乱则会严重影响患儿远期生活质量。儿童颅咽管瘤术后下丘脑功能障碍可以导致摄食过激及病理性肥胖。少数患儿还会出现渴感异常和水电解质紊乱、行为异常及认知损害,体温调节失常,睡眠节律紊乱(daytime sleepiness)等复杂的并发症。其中,肥胖是最常见的后续表现,几乎见于所有 T 型三脑室底结节漏斗型颅咽管瘤,而在 Q 型鞍膈下颅咽管瘤中只有部分肿瘤巨大累及了三脑室底的部分患者,以及部分反复复发后放疗等后续治疗导致下丘脑结构损害的患者才会出现明显肥胖。目前认为颅咽管瘤患儿术后肥胖是膳食中枢受损、能量代谢失衡所致,具体的机制尚不明确。目前研究表明对内源性瘦素敏感性降低可能是机制之一。高胰岛素血症、迷走神经功能紊乱、自主神经调节功能紊乱,以及由于神经功能障碍、视力缺陷、嗜睡等并发症导致的活动能力受限等也是导致肥胖的原因。在严重肥胖的患儿,往往同时伴有情绪不稳定、孤僻、易激怒等行为异常,同时也容易合并渴感消失性尿崩、睡眠障碍、记忆力减退等,严重影响患儿的生活质量及学习能力。De Vile 等报道的 75 例手术治疗的患儿,在平均 6.4 年的随访期中,高达 40% 的患儿 IQ 指数低于 80,23% 有严重的肢体功能障碍和(或)癫痫。

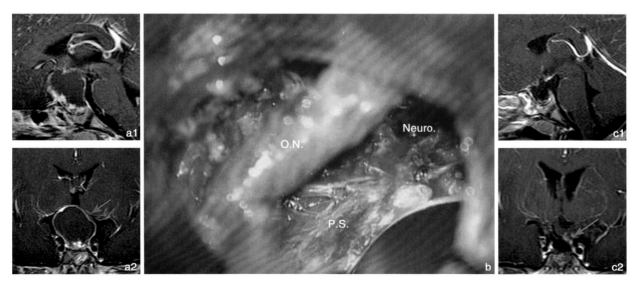

图 19-9　一例儿童 Q 型复发鞍膈下颅咽管瘤经颅手术保留垂体柄的病例
a. 术前 MRI 扫描提示残余垂体柄偏向左侧(a1、a2,红色箭头);b. 术中沿神经垂体和腺垂体间膜性分界可以发现菲薄的垂体柄向鞍上延续;c1、c2. 术后 MRI 扫描复查提示残存垂体柄与三脑室前部下丘脑结构连续(绿色箭头);Neuro. 残存神经垂体;O. N. 视神经;P. S. 垂体柄

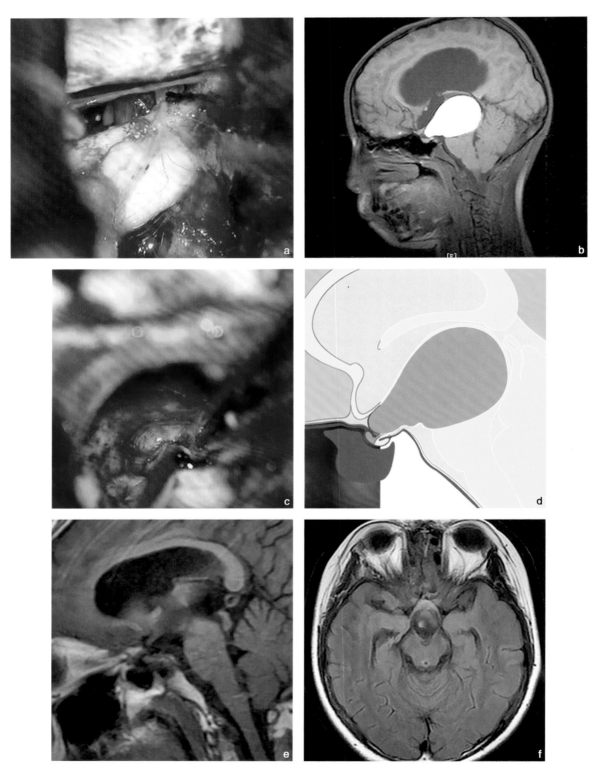

图 19-10   一例垂体柄得到保留的 T 型结节漏斗型儿童颅咽管瘤病例的影像及术中资料
a～c. 术前 CT 和 MRI 扫描显示主要占据三脑室空间的囊性为主的 T 型结节漏斗型颅咽管瘤；d. 模式图显示肿瘤与鞍上及三脑室膜性结构形态关系；e、f. 术后 MRI 扫描复查提示肿瘤全切除

对于严重的下丘脑综合征目前无可靠的治疗手段，从我们的经验看，对高风险的患儿术后早期即给予家长一定的饮食、生活方式、心理咨询等方面的指导对改善患儿远期生活质量有很大好处。

参 考 文 献

1. Karavitaki N, Cudlip S, Adams CB, et al. *Craniopharyngiomas*. Endocr Rev, 2006, 27(4): 371-397.

2. Qi S, Pan J, Lu Y, et al. *The impact of the site of origin and rate of tumour growth on clinical outcome in children with craniopharyngiomas*. Clin Endocrinol (Oxf), 2012, 76(1): 103-110.

3. Van ER, Boch AL. *Craniopharyngioma in adults and children: a study of 122 surgical cases*. J Neurosurg, 2002, 97(1): 3-11.

4. Lee Y, Wong T, Fang Y, et al. *Comparison of hypothalamo-pituitary axis dysfunction of intrasellar and third ventricular craniopharyngiomas in children*. Brain Dev, 2008, 30(3): 189-194.

5. Rath SR, Lee S, Kotecha RS, et al. *Childhood craniopharyngioma: 20-year institutional experience in Western Australia*. J Paediatr Child Health, 2013, 49(5): 403-408.

6. Akimura T, Kameda H, Abiko S, et al. *Infrasellar craniopharyngioma*. Neuroradiology, 1989, 31(2): 180-183.

7. Cooper PR, Ransohoff J. *Craniopharyngioma originating in the sphenoid bone. Case report*. J Neurosurg, 1972, 36(1): 102-106.

8. Jiang RS, Wu CY, Yee-Jee J, et al. *Primary ethmoid sinus craniopharyngioma: a case report*. J Laryngol Otol, 1998, 112(4): 403-405.

9. Sarioglu AC, Ozlen F, Hanci M, et al. *Craniopharyngioma extended into the posterior fossa*. Neurosurg Rev, 1996, 19(4): 265-267.

10. Crotty TB, Scheithauer BW, Jr YW, et al. *Papillary craniopharyngioma: a clinicopathological study of 48 cases*. J Neurosurg, 1995, 83(2): 206-214.

11. Eldevik OP, Blaivas M, Gabrielsen TO, et al. *Craniopharyngioma: radiologic and histologic findings and recurrence*. AJNR Am J Neuroradiol, 1996, 17(8): 1427-1439.

12. Sartorettischefer S, Wichmann W, Aguzzi A, et al. *MR differentiation of adamantinous and squamous-papillary craniopharyngiomas*. AJNR Am J Neuroradiol, 1997, 18(1): 77-87.

13. Karavitaki N, Brufani C, Warner JT, et al. *Craniopharyngiomas in children and adults: systematic analysis of 121 cases with long-term follow-up*. Clin Endocrinol (Oxf), 2005, 62(4): 397-409.

14. Duff J, Meyer FB, Ilstrup DM, et al. *Long-term outcomes for surgically resected craniopharyngiomas*. Neurosurgery, 2000, 46(2): 291-302; discussion 302-305.

15. Leddy ET, Marshall TM. *Roentgen therapy of pituitary adamantinomas (craniopharyngiomas)*. Radiology, 1951, 56(3): 384-393.

16. Banna M, Hoare RD, Stanley P, et al. *Craniopharyngioma in children*. J Pediatr, 1973, 83(5): 781-785.

17. Fahlbusch R, Honegger J, Paulus W, et al. *Surgical treatment of craniopharyngiomas: experience with 168 patients*. J Neurosurg, 1999, 90(2): 237-250.

18. Matson DD, Jr CJ. *Management of craniopharyngioma in childhood*. J Neurosurg, 1969, 30(4): 377-390.

19. Petito CK, Degirolami U, Earle KM. *Craniopharyngiomas: a clinical and pathological review*. Cancer, 1976, 37(4): 1944-1952.

20. Zhang YQ, Wang CC, Ma ZY. *Pediatric craniopharyngiomas: clinicomorphological study of 189 cases*. Pediatr Neurosurg, 2002, 36(2): 80-4.

21. Kahn EA, Gosch HH, Seeger JF, et al. *Forty-five years experience with the craniopharyngiomas*. Surg Neurol, 1973, 1(1): 5-12.

22. Hoffman HJ, De SM, Humphreys RP, et al. *Aggressive surgical management of craniopharyngiomas in children*. J Neurosurg, 1992, 76(1): 47-52.

23. Hoff JT, Patterson RH Jr. *Craniopharyngiomas in children and adults*. J Neurosurg, 1972, 36(3): 299-302.

24. Qi S, Lu Y, Pan J, et al. *Anatomic relations of the arachnoidea around the pituitary stalk: relevance for surgical removal of craniopharyngiomas*. Acta Neurochir (Wien), 2011, 153(4): 785-796.

25. Bashir EM, Lewis PD, Edwards MR. *Posterior fast craniopharyngioma*. Br J Neurosurg, 1996, 10(6): 613-615.

26. Altinörs N, Senveli E, Erdogan A, et al. *Craniopharyngioma of the cerebellopontine angle. Case report*. J Neurosurg, 1984, 60(4): 842-844.

27. Meuric S, Brauner R, Trivin C, et al. *Influence of tumor location on the presentation and evolution of craniopharyngiomas*. J Neurosurg, 2005, 103(5 Suppl): 421-426.

28. Puget S, Garnett M, Wray A, et al. *Pediatric craniopharyngiomas: classification and treatment according to the degree of hypothalamic involvement*. J Neurosurg, 2007, 106(1 Suppl): 3-12.

29. Sainterose C, Puget S, Wray A, et al. *Craniopharyngioma: the pendulum of surgical management*. Childs Nerv Syst, 2005, 21(8-9): 691-695.

30. de Vile CJ, Grant DB, Hayward RD, et al. *Obesity in*

childhood craniopharyngioma： relation to post-operative hypothalamic damage shown by magnetic resonance imaging. J Clin Endocrinol Metab, 1996, 81（7）：2734-2737.

31. Ahmed S, Elsheikh M, Stratton IM, et al. *Outcome of transphenoidal surgery for acromegaly and its relationship to surgical experience*. Clin Endocrinol（Oxf）, 1999, 50（5）：561-567.

32. Paja M, Lucas T, García-Uría J, et al. *Hypothalamic-pituitary dysfunction in patients with craniopharyngioma*. Clin Endocrinol（Oxf）, 1995, 42（5）：467-473.

33. Weiss M, Sutton L, Marcial V, et al. *The role of radiation therapy in the management of childhood craniopharyngioma*. Int J Radiat Oncol Biol Phys, 1989, 17（6）：1313-1321.

34. Thomsett MJ, Conte FA, Kaplan SL, et al. *Endocrine and neurologic outcome in childhood craniopharyngioma： Review of effect of treatment in 42 patients*. J Pediatr, 1980, 97（5）：728-735.

35. Honegger J, Buchfelder M, Fahlbusch R. *Surgical treatment of craniopharyngiomas： endocrinological results*. J Neurosurg, 1999, 90（2）：251-257.

36. Devile CJ, Grant DB, Hayward RD, et al. *Growth and endocrine sequelae of craniopharyngioma*. Arch Dis Child, 1996, 75（2）：108-114.

37. Bucher H, Zapf J, Torresani T, et al. *Insulin-like growth factors I and II, prolactin, and insulin in 19 growth hormone-deficient children with excessive, normal, or decreased longitudinal growth after operation for craniopharyngioma*. N Engl J Med, 1983, 309（19）：1142-1146.

38. Hetelekidis S, Barnes PD, Tao ML, et al. *20-year experience in childhood craniopharyngioma*. Int J Radiat Oncol Biol Phys, 1993, 27（2）：189-195.

39. Curtis J, Daneman D, Hoffman HJ, et al. *The endocrine outcome after surgical removal of craniopharyngiomas*. Pediatr Neurosurg, 1994, 21 Suppl 1：24-27.

40. Smith D, Finucane F, Phillips J, et al. *Abnormal regulation of thirst and vasopressin secretion following surgery for craniopharyngioma*. Clin Endocrinol（Oxf）, 2004, 61（2）：273-279.

41. De Vile CJ, Grant DB, Kendall BE, et al. *Management of childhood craniopharyngioma： can the morbidity of radical surgery be predicted?* J Neurosurg, 1996, 85（1）：73-81.

42. Griffiths AP, Henderson M, Penn ND, et al. *Haematological, neurological and psychiatric complications of chronic hypothermia following surgery for craniopharyngioma*. Postgrad Med J, 1988, 64（754）：617-620.

43. Lipton JM, Rosenstein J, Sklar FH. *Thermoregulatory disorders after removal of a craniopharyngioma from the third cerebral ventricle*. Brain Res Bull, 1981, 7（4）：369-373.

44. Palm L, Nordin V, Elmqvist D, et al. *Sleep and wakefulness after treatment for craniopharyngioma in childhood; influence on the quality and maturation of sleep*. Neuropediatrics, 1992, 23（1）：39-45.

45. Müller HL, Handwerker G, Wollny B, et al. *Melatonin secretion and increased daytime sleepiness in childhood craniopharyngioma patients*. J Clin Endocrinol Metab, 2002, 87（8）：3993-3996.

46. Poretti A, Grotzer MA, Ribi K, et al. *Outcome of craniopharyngioma in children： long-term complications and quality of life*. Dev Med Child Neurol, 2004, 46（4）：220-229.

47. Daousi C, Dunn AJ, Foy PM, et al. *Endocrine and neuroanatomic features associated with weight gain and obesity in adult patients with hypothalamic damage*. Am J Med, 2005, 118（1）：45-50.

48. Roth C, Wilken B, Hanefeld F, et al. *Hyperphagia in children with craniopharyngioma is associated with hyperleptinaemia and a failure in the downregulation of appetite*. Eur J Endocrinol, 1998, 138（1）：89-91.

49. Pinkney J, Wilding J, Williams G, et al. *Hypothalamic obesity in humans： what do we know and what can be done?* Obes Rev, 2002, 3（1）：27-34.

50. Harz KJ, Müller HL, Waldeck E, et al. *Obesity in patients with craniopharyngioma： assessment of food intake and movement counts indicating physical activity*. J Clin Endocrinol Metab, 2003, 88（11）：5227-5231.

第六部分

颅咽管瘤典型病例

　　本部分内容我们将从各种类型颅咽管瘤病例中挑选出具有典型特征的病例进行分享，重点介绍不同类型颅咽管瘤术前分析、手术目标制订、手术潜在难点以及为达到肿瘤全切除而充分暴露肿瘤的方式。通过肿瘤影像学结合模式图的展示，我们将详细介绍利用蛛网膜界面安全全切除颅咽管瘤并保护周围重要解剖结构的手术技术，同时，患者的随访数据也会在文中展示。

　　病例被分为三种类型：Q型：起源于鞍膈下，为鞍内、鞍内鞍上型；S型：起源于垂体柄蛛网膜袖套内，为鞍上脑室外型；T型：起源于结节漏斗部，为结节漏斗型。因为肿瘤沿垂体柄长轴生长，三种类型肿瘤的形态都有一定程度的变异，本文将展示三种分型中最典型的病例。

颜咽管瘤

第 20 章　Q 型：鞍膈下型颅咽管瘤

本章我们通过典型病例的形式描述鞍膈下起源颅咽管瘤的手术治疗，所包括的病例都具有典型形态学特征。

如前所述，鞍膈下起源颅咽管瘤主要发生于儿童，影像学扫描具有典型的形态学特征，即：①肿瘤鞍内起源，合并垂体窝不同程度增大；②肿瘤从鞍内呈均匀一致的向鞍上扩展，导致鞍上结构(视交叉、前交通动脉复合体等)移位；③三脑室底多呈上抬表现，显著区别于鞍上结节漏斗部起源的颅咽管瘤；④罕见脑积水，即使在巨大肿瘤也是如此。

在漆松涛教授单位，鞍膈下颅咽管瘤目前主要的手术入路有两个：①扩大经蝶入路；②额底前纵裂入路，通过具体的病例，我们对鞍膈下颅咽管瘤手术入路选择的影响因素进行了探讨；同时，也对儿童及成人鞍膈下型颅咽管瘤生长特点的差异进行了探讨。

病例 1　扩大经蝶入路鞍膈下颅咽管瘤切除术

【主诉及病史】

患者 7 岁女性，"头痛、恶心呕吐发作 4 个月，视力下降伴精神萎靡 2 周，发热 3 天，伴抽搐发作 3 次"。

【入院查体及实验室检查】

入院时右眼视力 0.6，左眼 0.8，30°视野检查双眼视敏度下降。体重 19kg，身高 108cm，BMI 16.29。

术前垂体功能评估显示垂体生长激素轴、肾上腺素轴功能低下。

【术前影像学检查】

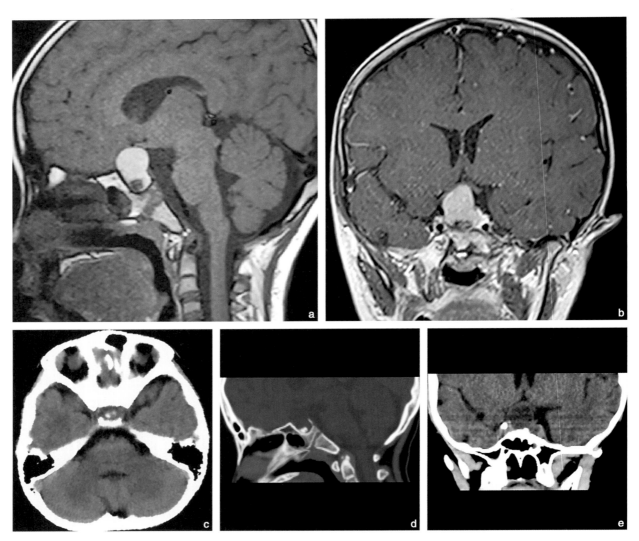

病例 1-1 术前影像
a、b. MRI 示垂体窝内囊性成分为主的肿瘤从鞍内向鞍上生长并推挤视交叉上抬,垂体窝内低信号影考虑肿瘤钙化;
c ~ e. CT示垂体窝增大,垂体窝内钙化结节

【术前分析】

1. 这是 1 例典型儿童鞍膈下起源颅咽管瘤,肿瘤导致垂体窝增大,并向鞍上均匀一致扩展,临床上主要表现视力下降、生长发育迟缓,患者术前头痛、呕吐等改变通常为垂体功能低下所导致,而不是考虑高颅压表现。

2. 该类型颅咽管瘤是经蝶入路的最佳适应证,但颅咽管瘤的经蝶手术完全不同于垂体腺瘤,垂体腺瘤由于肿瘤质地、生长方式等特点,可以先行囊内切除后沿边界分离或刮除,而颅咽管瘤的切除强调循肿瘤边界的全切除,特别是鞍内肿瘤沿边界全切除(包括与海绵窦内侧壁粘连的肿瘤囊壁)是确保肿瘤全切除减少复发的基础。因此

颅咽管瘤的经蝶手术应追求肿瘤全切除。由于单鼻孔鞍底暴露有限,无法满足肿瘤循边切除的要求,因此颅咽管瘤经蝶入路一般主张采用扩大经蝶入路,尽量充分暴露鞍底骨质(侧方扩展明显时需要更大的暴露范围),双人 3 ~ 4 手操作,可以提高肿瘤全切除率,减少复发风险。

3. 该型颅咽管瘤严格意义上讲仍属于蛛网膜外肿瘤,术中应追求在鞍膈下腔(蛛网膜外)处理,鞍上蛛网膜的保护可以降低脑脊液漏的程度,为修补带来便利。但鞍膈下颅咽管瘤肿瘤切除后脑脊液漏发生率仍显著高于垂体腺瘤,因此手术早期即应常规预留取黏膜瓣或 Rescue 瓣来修补鞍底。

4. 儿童鼻腔黏膜薄，出血少，鼻腔节段处理通常较成人容易，但儿童蝶鞍气化常常不全，因此术前薄层 CT 扫描仔细评估蝶窦骨性标志、术中导航及多普勒有助于海绵窦颈内动脉定位，提高手术安全性。

【术中所见】

1. 鼻腔节段　常规肾上腺素棉片收缩鼻腔黏膜，探查双侧鼻腔，决定手术方案。

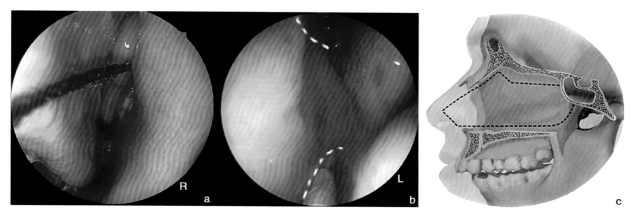

病例 1-2　术中两侧鼻腔所见

a. 右侧鼻腔空间偏小，鼻中隔略右偏；b. 左侧鼻腔操作空间大，遂决定取左侧鼻中隔黏膜瓣留置，图中白色虚线显示拟取鼻中隔黏膜瓣的蒂部范围；c. 模式图显示鼻中隔黏膜瓣的留取范围（黑色虚线）

2. 蝶窦及鞍底暴露　蝶窦前壁及鞍底骨质充分切除，利于鞍内肿瘤的暴露及鞍上操作。

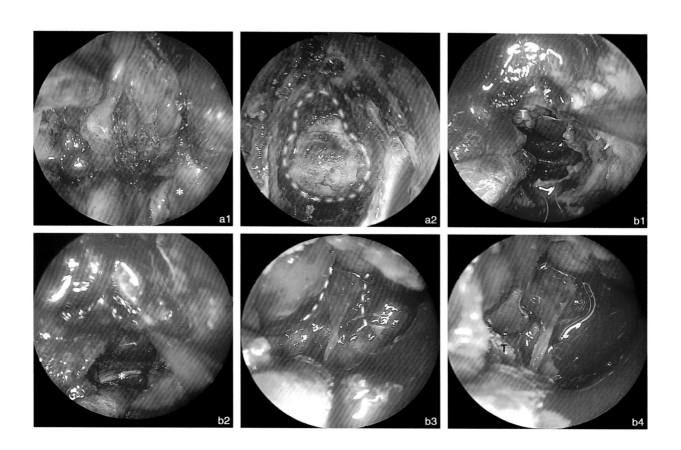

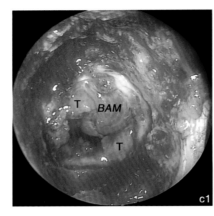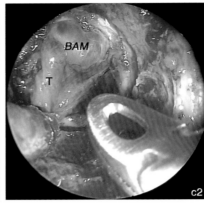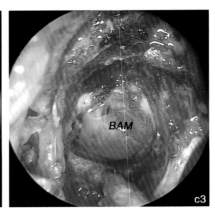

病例 1-3 术中图片显示手术过程

a. 蝶窦阶段:a1,左侧留取鼻中隔黏膜瓣(＊号标记)后常规暴露蝶窦前壁骨质;a2,切除蝶窦前壁及蝶窦内分隔,充分暴露鞍底骨质(虚线标记)。b. 鞍内肿瘤切除:b1,肿瘤切除首先从鞍内肿瘤沿边界分离开始,该例患者蝶鞍内肿瘤为实质及肿瘤钙化块(T);b2,分离时沿鞍底硬膜与肿瘤之间的边界,通常鞍底硬膜的剥离会伴随明显的静脉性出血,图中白线显示为鞍底硬膜层(＊号标记);b3,显示鞍内肿瘤沿边界分离后显示残存神经垂体及鞍膈硬膜;b4,推开下沉的鞍膈和肿瘤壁后探查两侧肿瘤囊壁并进行切除,图中显示鞍内大部分肿瘤切除后探查右侧鞍旁海绵窦内侧壁出残留的肿瘤囊壁及钙化(＊号标记)。
c. 鞍上肿瘤切除:c1,显示鞍上肿瘤囊壁与鞍上基底蛛网膜(BAM)的边界;c2,鞍上肿瘤囊壁沿边界分离切除;c3,显示肿瘤切除后下移的鞍上蛛网膜及鞍膈

3. 颅底修补 术中出现脑脊液漏,鞍上蛛网膜(BAM)菲薄,局部存在小的缺损,术中已出现脑脊液漏,为中流量漏,术后修补采取经典"三明治"法。

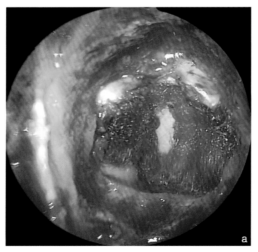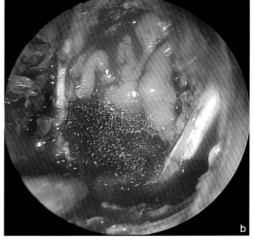

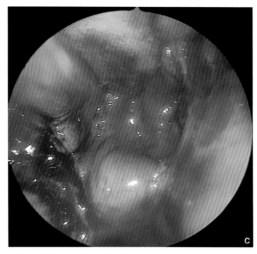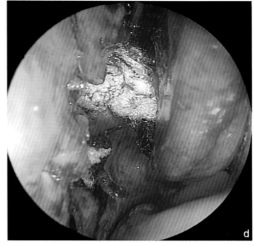

病例1-4　鞍底修补重建

a. 第一层修补鞍上蛛网膜漏口,使用适合大小的人工硬膜帖服于鞍上蛛网膜层,周边使用止血海绵及少量生物蛋白胶固定补片,将中流量漏变为低流量漏;注意切勿大量填塞修补材料,以免对鞍上视交叉及视神经结构产生压迫;b. 第二层采用游离自体筋膜修补于鞍底缺损处,自体筋膜可以取自大腿或腹部,少数病人可以采用切除的中鼻甲黏膜,本例保留了双侧中鼻甲,因此取大腿部合适大小的阔筋膜;c. 第三层将留取的鼻中隔黏膜瓣翻转覆盖整个颅底缺损;d. 带蒂黏膜瓣周围使用止血纱固定,黏膜瓣腹侧放置止血海绵等支撑,前部鼻中隔黏膜及双侧中鼻甲复位,膨胀海绵填塞鼻道

【术后结局】

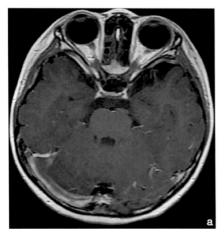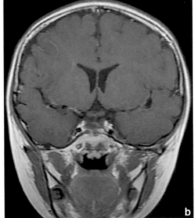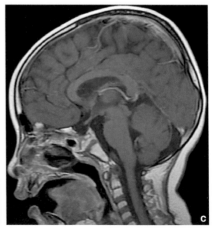

病例1-5　术后轴位(a)、冠状位(b)及矢状位(c)MRI示肿瘤全切除,患者头痛显著减轻,视力明显恢复,围术期合并尿崩及电解质紊乱,经治疗后好转

【术后随访】

术后2年内复查MRI未见鞍内肿瘤复发。尿崩逐渐减轻,可通过口服去氨加压素控制尿量;垂体功能减退症仍存在,需要泼尼松和左旋甲状腺素片替代治疗。

病例2　经额底前纵裂入路鞍膈下颅咽管瘤切除

【主诉及病史】

患者 11 岁男性,烦渴、多尿 8 个月,视力下降 2 个月。入院前未接受任何治疗。

【入院查体及实验室检查】

神经科查体未见明显异常,日均尿量 > 4000ml,右眼视力 0.08,左眼视力 0.2,存在双颞侧视野缺损。

内分泌检查见 PRL 轻微升高,血浆性腺激素明显降低(睾酮、黄体酮、黄体生成素、雌激素)。

【术前影像学检查】

MRI 见鞍内及鞍上巨大囊性为主的占位病变,伴垂体窝增大。冠状位提示鞍内病变轻度侵犯左侧海绵窦,肿瘤最大直径 4cm,无梗阻性脑积水表现。CT 可见鞍内肿瘤部分散在砂砾样钙化灶。术前针对患者垂体功能减退症状使用皮质醇进行术前准备。

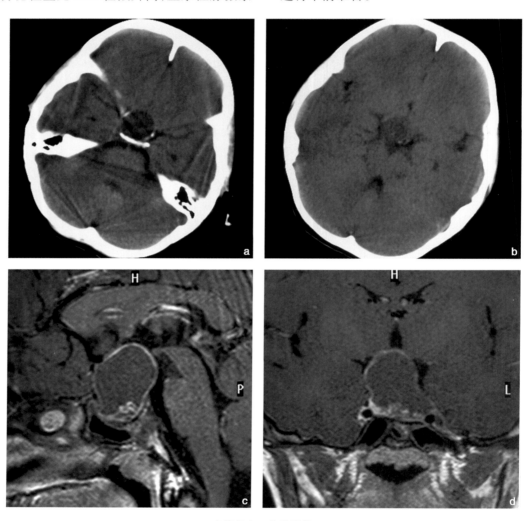

病例 2-1　术前影像

a、b. CT 可见鞍内囊性为主的肿瘤,囊壁上存在散在钙化点;c、d. MRI 可见肿瘤囊性成分将视交叉和前交通动脉向上方推挤,肿瘤实质成分位于垂体窝底部,囊壁及实性部分均强化明显

【术前分析】

1. 本例为囊性为主的鞍膈下型颅咽管瘤(Q型),垂体窝内可见肿瘤实质及钙化灶。蝶鞍显著增大,但患者有长期鼻窦炎病史,术前 MRI 也提示蝶窦内黏膜增厚强化,因此选择额底前纵裂入路。

2. 该型颅咽管瘤严格意义上仍属于蛛网膜外生长肿瘤,因此经颅手术时肿瘤分离操作追求在轴外路径完成,视交叉前间隙宽大,术中不需要打开终板,不需要离断前交通动脉复合体。

3. 肿瘤质地囊性为主,特别是鞍内未见大块钙化及肿瘤实质,因此为垂体柄的保留提供了可能性。

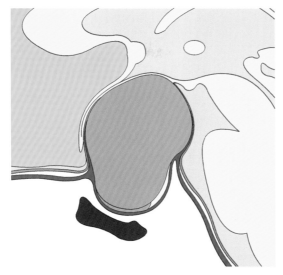

病例 2-2　肿瘤及周围结构解剖学关系模式图
蓝色线:硬脑膜(鞍膈膜及鞍底硬膜);绿色线:蛛网膜

【术中所见】

1. 常规前纵裂开颅　常规麻醉诱导后,患者仰卧位,Mayfield 头架固定。头颅略下倾 15°,利于额叶在术中自然下垂。采用标准的前纵裂入路进行手术,额部骨瓣尽量靠近鼻根部,额窦开放,清除黏膜并消毒处理后使用抗生素骨蜡封闭,额部骨膜带蒂留备,结束手术时额底修复。小心分离前纵裂,暴露蝶骨平台、视交叉、终板池(图病例 2-3 黑色星号)。

2. 鞍上肿瘤切除过程　视交叉前方空间可用于分离肿瘤,垂体柄远端分叉并与肿瘤后上方的囊壁及上抬的鞍膈膜粘连。保留垂体柄与肿瘤间鞍膈膜的完整性有助于保持垂体柄的连续性,大部分肿瘤与垂体柄间的隔膜位于肿瘤后方。本例中术者将扩大的鞍膈膜切

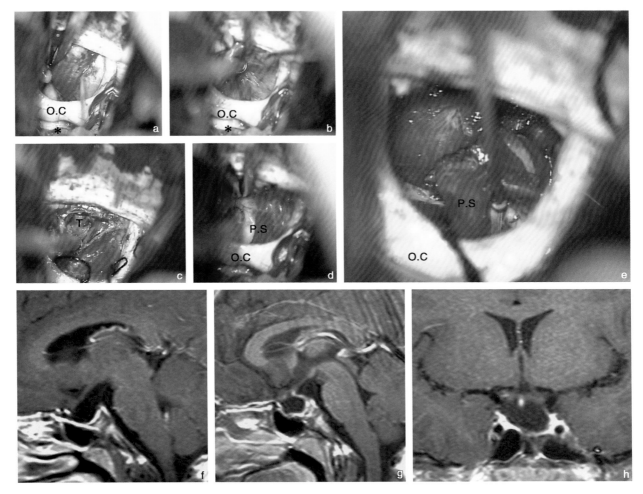

病例 2-3　术中所见及术后 MRI 图像
a. 通过扩大的视交叉前间隙可见被鞍膈覆盖的肿瘤,使用长针头穿刺并吸出囊液,达到减压作用;b. 利用鞍上蛛网的膜界面可实现肿瘤与周围神经血管结构的分离;c. 为识别并找到肿瘤包膜而做的圆形切口;d. 鞍内部分肿瘤全切除后,可见被完整保留的垂体柄近侧段;e. 肿瘤全切除后,可见垂体柄结构得以保持其完整性,在肿瘤起源部位垂体柄被推压变薄;f ~ h. 术后 MRI 提示肿瘤全切除;O. C,视交叉;P. S,垂体柄;T 肿瘤;∗ 终板池

开,利用视交叉前方空间仔细辨认、分离真正的肿瘤包膜(病例2-3c)。沿着肿瘤包膜可以在保护腺垂体的同时完整将肿瘤剥离。在部分病例中肿瘤包膜极薄,术者分离时应当尤为注意对肿瘤包膜的掌握。在分离肿瘤后方时,应当注意保持垂体柄的完整性,尽量保护垂体柄内的神经纤维,一旦决定保留垂体柄的完整性,术中需要更加小心尽量达到肿瘤全切除。

3. 鞍内肿瘤切除　鞍内部分的肿瘤经常与神经垂体紧密粘连,分离该部分时肿瘤包膜很容易破损;分离侧方肿瘤时容易造成海绵窦内侧壁的破损,一旦出血可用适当大小的吸收性明胶海绵填压止血。肿瘤全切除后可见光滑的肿瘤床。

【术后结局】

术后6个月的MRI提示肿瘤全切除,术后2个月进行神经内分泌检查未发现新出现的垂体激素缺乏。PRL水平恢复正常,但性腺激素仍较低。

【术后随访】

术后12个月检查发现患者视力有所恢复,尿崩逐渐缓解,患者已经停止激素替代治疗并正常入学学习。

病例3　经前纵裂入路鞍膈下颅咽管瘤切除术

【主诉及病史】

患者6岁男性,间歇性头痛、呕吐12个月,伴有生长发育受限,体弱,部分垂体激素低下,视力检查发现右眼视力0.4,左眼视力0.08并伴有双颞侧视野缺损。

【实验室检查】

常规血生化检查未见异常,血浆fT4水平较低。胰岛素激发试验后的皮质醇及生长激素水平低于正常。

【术前影像学检查】

MRI可见鞍内及鞍上存在囊性为主的肿瘤(病例3-1)。前交通动脉及颈内动脉在肿瘤囊壁上方形成雪人形状。增强MRI可见肿瘤囊壁显著强化。冠状位可见肿瘤实质位于垂体窝内偏右侧的海绵窦旁。未见梗阻性脑积水。

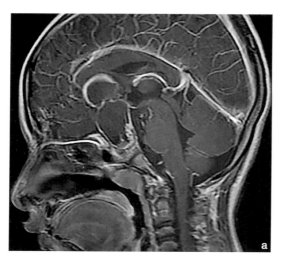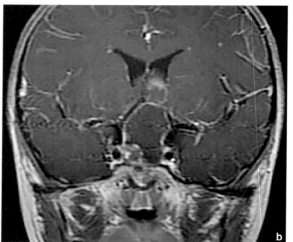

病例3-1　术前MRI矢状位(a)及冠状位(b)扫描可见鞍内及鞍上囊性为主的肿瘤,上方可见位于前交通动脉后方的小囊。囊壁及肿瘤实质均明显强化

【术前分析】

1. 术中及术前影像学分型:累及鞍内及鞍上的鞍膈下型颅咽管瘤。

2. 鞍上肿瘤从鞍膈孔向上突出并包绕前交通动脉复合体。

3. 肿瘤从鞍膈下蛛网膜外向上生长,鞍上部分呈分叶状,大部分仍被鞍膈覆盖,上方子囊突破鞍膈。

4. 手术切除为首选治疗手段,优先考虑前纵裂入路进行手术,前纵裂间隙为鞍上肿瘤与前交通动脉复合体分离提供操作空间。

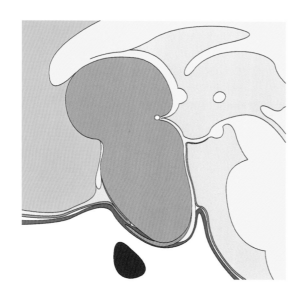

病例 3-2　肿瘤及周围结构解剖学关系模式图
蓝色线：硬脑膜（鞍膈膜及鞍底硬膜）；绿色线：蛛网膜；红色圆圈：术前预计的前交通动脉位置

【术中所见】

1. 前纵裂额底入路开颅　常规麻醉诱导后，患者仰卧位，Mayfield 头架固定。取头位略下倾（倾斜约 15°），使额叶在术中自然下垂。采用标准的前纵裂入路进行手术，前额跨中线游离骨瓣，骨窗下方尽量与前颅窝底平齐，开窗后小心清除额窦黏膜，使用磨钻磨除额窦后壁骨质及鸡冠，使用混有抗生素粉末的骨蜡填塞额窦腔，减少颅内感染几率。在上矢状窦旁采用弧形切口切开硬膜，切口下缘尽量靠近颅底，结扎矢状窦前部后离断大脑镰前部，将硬膜瓣向前方悬吊。

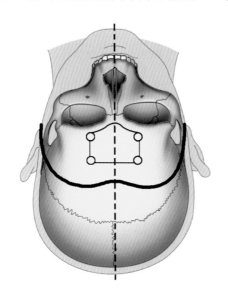

病例 3-3　术中体位及前纵裂入路示意图
黑色粗线表示冠状切口线，细线勾勒前额部骨窗。事实上根据肿瘤的生长类型及大小，冠状开颅切口范围以能够充分暴露额底中线小骨窗范围即可，骨窗范围两侧控制在双侧眶上血管神经内侧（一般横径不超过 4cm），中线处尽量靠近鼻根部

2. 纵裂池解剖　分离双侧大脑半球：使用自动牵开器将双侧大脑半球向两侧牵拉，沿前纵裂小心分离。对于颅高压患者分离前纵裂时会更加困难，分离过程中要通过逐步放出纵裂池脑脊液降低颅内压。蝶骨平台、视交叉和终板池应当小心地分段分离，随着解剖分离脑池的范围扩大，双侧额叶逐步塌陷，得到充足的前纵裂间隙操作空间。

3. 肿瘤切除　分离操作主要在视交叉前间隙进行，因为有鞍膈的阻隔，鞍上区的囊壁可以通过轻微的牵拉与 Willis 环分离。本例鞍上区突出的囊壁由于前交通动脉复合体的阻挡形成雪人征（病例 3-4），然而该部分可以通过囊内穿刺减压后按照膜性界面分离。肿瘤后上方可见垂体柄近侧端，垂体柄远侧端与肿瘤囊壁融合并进入鞍内，此时为了全切除肿瘤，很难保证腺垂体的完整。垂体柄进入鞍膈处呈菲薄的膜状结构并与鞍内肿瘤融合,因此术中将肿瘤浸润垂体柄的部分(垂体柄远侧段)离断。当完全剥离鞍上区的肿瘤囊壁后,在鞍膈膜处做环形切

口以便明确垂体窝内肿瘤包膜,明确界面后将鞍内肿瘤循边切除。分离肿瘤两侧时常导致双侧海绵窦出血,此刻采用小块吸收性明胶海绵填压止血即可。

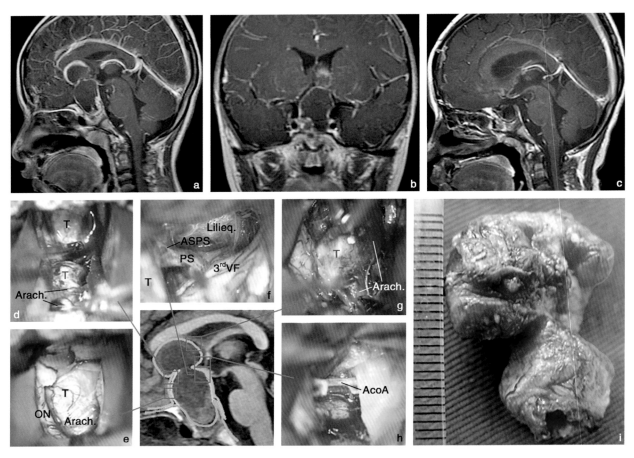

病例 3-4　术前术后 MRI 及术中所见描述手术过程

a～c. 术前术后 MRI 扫描表现;d～h. 肿瘤不同部位在术中所见及与周边结构的形态学关系,MRI 中通过红色边框标注了肿瘤不同部位在术中的所见;i. 切除的完整肿瘤标本　3rd VF:三脑室底;AcoA:前交通动脉;Arach.:蛛网膜;ASPS:垂体柄蛛网膜袖套;Lilieq.:Liliequest 膜;ON:视神经;PS:垂体柄;T:肿瘤

【术后随访】

术后患者出现短暂的尿崩,主要表现为低钠血症和电解质失衡,但通过适当液体、电解质管理

可以控制。内分泌检查提示全垂体功能减退。视力恢复明显。术后 2 年的 MRI 确认肿瘤全切除,三脑室底保持完整。

病例 4　额底前纵裂入路巨大胚胎性鞍膈下颅咽管瘤切除术

【主诉及病史】

患者 8 岁男性,间歇性头痛 2 年,伴有视力下降、生长受限(身高 67cm)及尿崩,右眼视力 0.2,左眼全盲。

【入院查体】

患者表现出全垂体功能减退及尿崩。术前应用皮质激素。入院后第二天突然出现意识丧失伴

双侧瞳孔散大,静滴甘露醇后好转。

【术前影像学检查】

术前 MRI(病例 4-1)示鞍内及鞍上巨大囊性为主的肿瘤,垂体窝显著扩大,鞍上区规则圆形囊腔,尽管肿瘤直径大至 8cm,但未见梗阻性脑积水情况。CT 可见肿瘤囊壁圆形蛋壳样钙化。

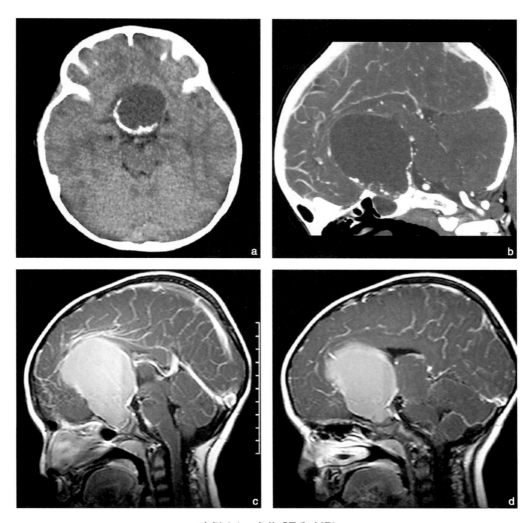

病例 4-1　术前 CT 和 MRI

a、b. CT 可见鞍内及鞍上巨大囊性为主肿瘤，囊壁可见蛋壳样钙化；c、d. MRI 示肿瘤实质部分位于垂体窝，视交叉和前交通动脉复合体被向上向后推压

【术前分析】

1. 这是一例典型巨大儿童鞍膈下颅咽管瘤，尽管鞍上肿瘤巨大，鞍内只占很小的一部分，但从生长方式看，这是典型鞍膈下颅咽管瘤的表现，鞍上均匀一致的扩展方式归因于鞍膈对肿瘤生长的限制，尽管肿瘤巨大但没有合并脑积水，这是鞍膈下颅咽管瘤的特点之一。

2. 肿瘤鞍上体积巨大，视交叉、前交通动脉复合体甚至胼胝体前部均受肿瘤推挤上抬，肿瘤已经超出了扩大经蝶路径能够暴露的范围，因此该患者我们选择开颅手术。

3. 肿瘤基本保持中线生长，这也是鞍膈下颅咽管瘤的生长特点之一，传统颅底入路（翼点、额下等）难以暴露肿瘤顶端，因此选择前纵裂入路，可以提高肿瘤的暴露范围，同时中线上方视角也有利于鞍内肿瘤的暴露和切除。

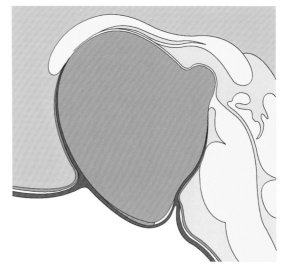

病例 4-2　肿瘤及周围结构解剖学关系模式图

蓝色线：硬脑膜（鞍膈膜及鞍底硬膜）；绿色线：蛛网膜

【术中所见】

患者入院 3 天后行前纵裂入路肿瘤切除术。中线打开骨窗后,主要沿右侧进行前纵裂的分离,逐步暴露蝶骨平台、鞍结节及扩张隆起的鞍膈膜、颅底硬膜(病例 4-3)。进行瘤内囊液减压后,鞍上部分的肿瘤顺着膜性结构较容易地从视交叉、前交通动脉复合体、三脑室底分离。因肿瘤与结节漏斗部粘连紧密,此处采用锐性分离将肿瘤从三脑室前部漏斗柄分离,肿瘤的极度扩张使得垂体柄完全扩张并与肿瘤融合,因此将垂体柄连同肿瘤一并切除,三脑室前部有小的缺损(垂体柄漏斗处)。处理完鞍上区肿瘤后,沿鞍结节、前床突韧带和鞍背依次刮除鞍内肿瘤。使用吸收性明胶海绵对海绵窦出血进行填压。随后封闭硬膜并进行颅骨修补。

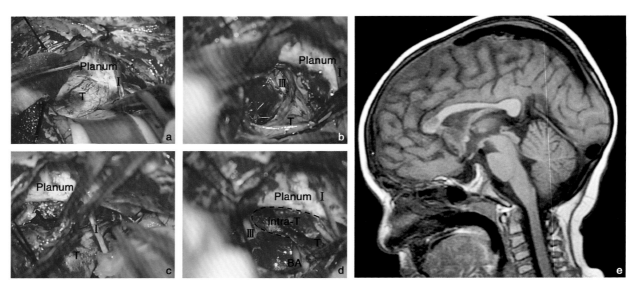

病例 4-3 术中所见

a. 增大的视交叉前区可见肿瘤被鞍膈膜覆盖,双侧视神经移位、变薄;b~d. 沿膜性结构处理完鞍上区肿瘤后,圆形切开鞍膈膜用于明确肿瘤包膜;e. 肿瘤全切除后,矢状位 MRI 显示三脑室底完整 BA,基底动脉;intra-T,鞍内肿瘤;Planum,蝶骨平台;T,肿瘤;Ⅰ,嗅神经;Ⅲ,动眼神经

【术后治疗】

术后严密监测患者水电解质水平,尿崩及低钠血症是术后发生较多的并发症,一般可通过治疗缓解。

【术后随访】

术后患者出现尿崩并接受激素替代治疗数月。术后 6 个月患者停止激素替代治疗,但仍规律服用抗利尿激素(0.05mg,2 次/日)。患者右眼视力显著提升。术后 2 年未见肿瘤复发征象。6 年的随访期未见肿瘤复发。患者仍然生长受限并出现全垂体功能减退,接受激素替代治疗。

病例 5 经前纵裂入路复发鞍膈下颅咽管瘤切除术

【主诉及病史】

患者 6 岁男性,颅咽管瘤术后 2 年,头痛视力下降 6 个月。于当地医院行右侧翼点入路肿瘤切除术,并于术中放置 Ommaya 囊。术后左眼视力提升,右眼视力变差,头痛减轻,服用抗利尿激素治疗尿崩,接受皮质醇、优甲乐的激素替代治疗。术后 2 年复查 MRI 发现肿瘤短时间内复发,双眼视力快速下降。

【入院查体及实验室检查】

入我院时患者右眼全盲,左眼视敏度 0.04,双侧视神经萎缩。神经查体未见明显异常,内分泌检查提示全垂体功能减退。

【术前影像学检查】

MRI 提示鞍上囊实性混合的巨大肿瘤,肿瘤粗糙的囊壁与首次手术操作有关。

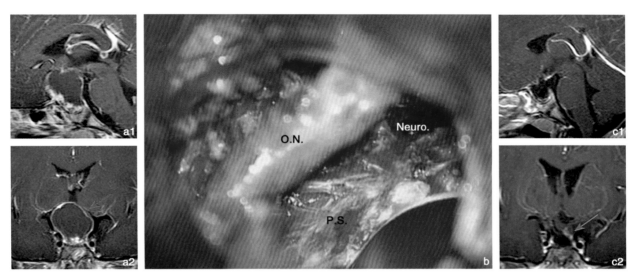

病例 5-1　术前影像学及术中所见

a1、a2. 术前 MRI 展示鞍内及鞍上囊性病变，囊壁强化，冠状位 MRI（a2）可见垂体柄位于肿瘤左侧（红箭头）；b. 右侧翼点入路完成肿瘤全切除后，可见垂体柄与神经垂体被膜性结构覆盖被完整保留；c1、c2. 术后 MRI 证实肿瘤全切除，残留垂体柄由绿色箭头标示；Neuro. 残存神经垂体；O. N. 视神经；P. S. 垂体柄

【术前分析】

本例为鞍膈下型复发颅咽管瘤，复发肿瘤形态上与原发肿瘤类似，虽然鞍上区膜性结构被肿瘤破坏，但仍有望达成肿瘤满意切除。

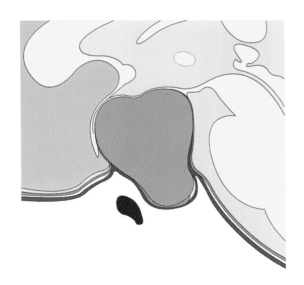

病例 5-2　肿瘤及周围结构解剖学关系模式图
蓝色线：硬脑膜（鞍膈膜及鞍底硬膜）；绿色线：蛛网膜

【术中所见】

采用首次手术相同的右侧翼点入路。术中软组织粘连严重，打开外侧裂释放脑脊液，虽然肿瘤粘连严重，但尚可与视交叉和前交通动脉剥离，与此同时 Ommaya 囊引流管与肿瘤囊壁及额叶粘连严重，需要长时间耐心的锐性分离，使肿瘤后上方与垂体柄完全分离。鞍膈膜做环形切口，鞍内垂体及垂体柄得以保留，该复发肿瘤得以全切除。

【围术期处理】

患者围术期出现难治性尿崩，需要每日监测血钠评估血容量并随时调节水电解质治疗方案。

【术后随访】

术后患者右眼仍失明，但左眼视力有所恢复。术后患者尿崩逐渐缓解，但新出现甲状腺激素减低。1 年后患者不需要任何激素替代治疗，虽然右眼失明，但仍可上学参加正常活动。

病例6   经额底前纵裂联合经蝶入路累及蝶窦及后组筛窦实质性颅咽管瘤切除术

【主诉及病史】

患者 14 岁男性,剧烈头痛 1 年,尿崩视物模糊 2 周,症状加重并呕吐 2 天入院。

【入院查体及实验室检查】

入院查体发现双眼视敏度下降,双颞侧视野缺损。入院 2 天后因低血钠(110mmol/L)诱发癫痫。垂体激素检查发现部分垂体功能减退。

【术前影像学检查】

CT 见直径 40mm 的鞍内及鞍上囊性为主的肿瘤,伴随囊壁蛋壳样钙化。MRI 可见鞍内及鞍上囊实性混合的占位病变,同时鞍内病变向蝶骨及蝶窦侵袭(病例 6-1 白色箭头)

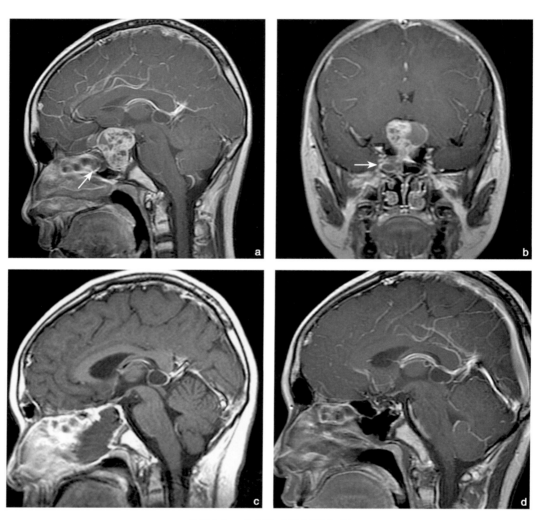

病例 6-1   术前及术后 MRI 扫描

术前矢状位(a)及冠状位(b)扫描提示肿瘤为鞍内起源并向鞍上累及,实性为主,可见鞍内肿瘤同时累及蝶窦及后组筛窦(图中白色箭头)。患者先期行经右侧额底及纵裂入路鞍内鞍上肿瘤切除,术后 1 周经蝶窦入路切除累及鞍内蝶窦及后组筛窦肿瘤。术后 MR 矢状位扫描(c、d)显示鞍内鞍上肿瘤全切除,蝶窦及筛窦肿瘤得到满意切除

【术前分析】

本例为典型的鞍膈下型颅咽管瘤,但肿瘤累及右侧蝶骨及蝶窦,鞍上部分为囊实性混合肿瘤。

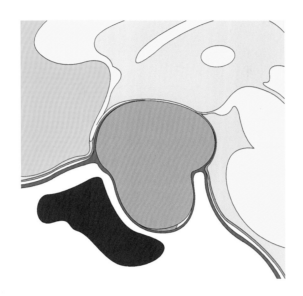

病例 6-2　肿瘤及周围结构解剖学关系模式图
蓝色线:硬脑膜(鞍膈膜及鞍底硬膜);绿色线:蛛网膜

【术中所见】

患者行开颅鞍内及鞍上肿瘤切除术后,视敏度显著提升,术中用人工硬膜修补鞍膈,1 个月后行经鼻蝶手术切除蝶窦及残留鞍内的肿瘤,二次手术术中见人工硬膜封闭完好,未出现脑脊液漏。

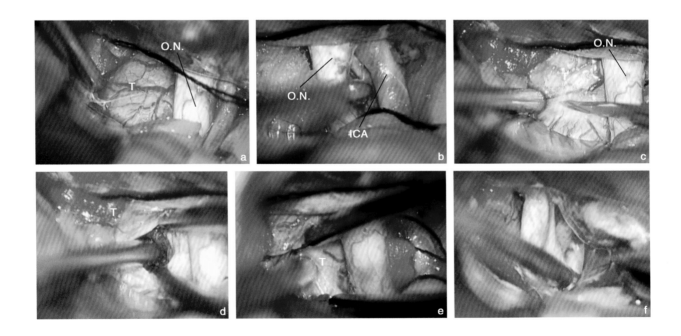

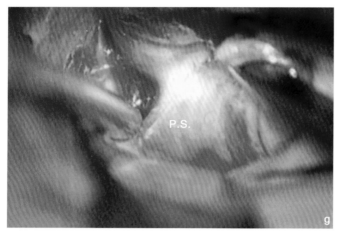
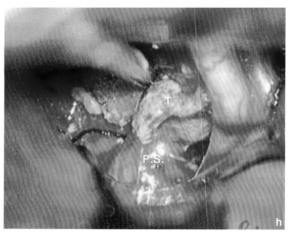
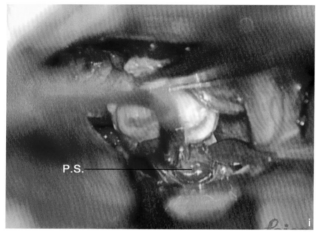
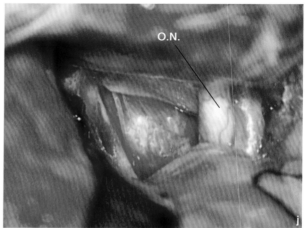

病例6-3　术中所见

a、b. 第一间隙内可见肿瘤包膜与周围神经、血管结构存在明显界面；c～f. 进一步分离肿瘤；g～i. 垂体柄被肿瘤侵犯，结节漏斗部保持完整；j. 为保证肿瘤全切除而破坏了垂体柄的完整性，但其余神经、血管结构得以完整保留。人工硬膜用于封闭垂体窝　ICA 颈内动脉；P. S. 垂体柄；O. N. 视神经

【围术期处理】

围术期出现轻微的水电解质紊乱，通过常规治疗可恢复。未发现脑脊液漏。

【术后随访】

6 个月内未发现肿瘤复发，患者入学正常学习。但是 12 个月后鞍内部分肿瘤复发，再次行经蝶入路肿瘤切除术，术后 2 年未见肿瘤复发。

病例7　经前纵裂入路鞍膈下颅咽管瘤（穿垂体柄）切除术

【主诉及病史】

患者 9 岁男性，因眼痛及视力下降 1 个月就诊。

【入院查体及实验室检查】

患者入院后查体发现右眼视力 0.25，左眼视力 0.5，伴双颞侧视野缺损，眼压增高（34mmHg）。未发现其他神经功能异常。内分泌检查发现全垂体功能减退。

【术前影像学检查】

CT 见直径 36mm 鞍内-鞍上囊性占位，伴有囊壁蛋壳样钙化。MRI 可见鞍内及鞍上囊实性混合的占位，肿瘤向上穿垂体柄漏斗卷入三脑室前部（病例 7-1 白色箭头）。

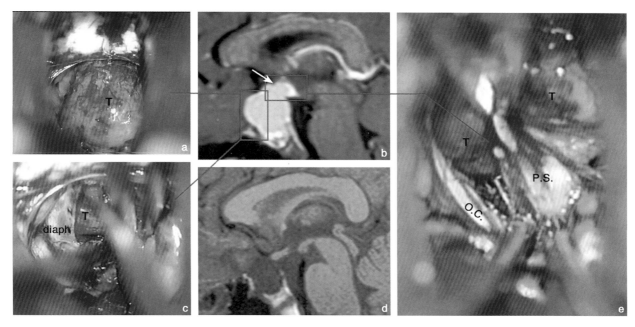

病例 7-1 一例罕见的鞍膈下颅咽管瘤但穿漏斗部生长的病例

a、c、e. 前纵裂入路肿瘤切除术中不同视角观察肿瘤；a. 经前纵裂间隙暴露光滑的肿瘤囊壁及鞍膈；c. 沿肿瘤包膜及鞍膈膜界面小心分离鞍内部分的肿瘤；e. 显露肿瘤侵犯后扩张的垂体柄漏斗部；b、d. 术前及术后矢状位 T_1 加权 MRI 显示肿瘤垂体柄关系，肿瘤全切除 diaph：鞍膈膜；O. C. ：视交叉；P. S. ：垂体柄；T：肿瘤

【术前分析】

1. 这是一例典型鞍膈下穿鞍膈孔穿垂体柄生长的颅咽管瘤，显示了鞍膈下颅咽管瘤与垂体腺瘤截然不同的生长方式。

2. 术中需要对卷入垂体柄漏斗部分的肿瘤进行锐性解剖分离，利于保护三脑室前部下丘脑神经组织。

3. 扩大经蝶入路可以满足鞍内及鞍上鞍膈下部分肿瘤的暴露和切除，但肿瘤侵犯垂体柄部分位于视野远端，直视下分离难度较大。患者选择前纵裂入路手术。

【术中所见】

标准的前纵裂入路进行手术（病例 7-1）。解剖前纵裂时见到光滑的肿瘤包膜，环形切开鞍膈膜后，肿瘤包膜沿平台延伸至鞍内，上方的肿瘤组织累及垂体柄远端破坏垂体柄包膜，因此垂体柄难以保留，因垂体柄远端与肿瘤相互融合而在此处离断。

【围术期处理】

术后严密监测患者水电解质指标，患者围术期出现尿崩及低钠血症，通过合理纠正水电解质紊乱的治疗，症状得以明显改善。

【术后随访】

术后患者因尿崩接受数月的激素替代治疗，在此期间患者可正常上学。双眼视力显著提升，术后 5 年复查 MRI 未见肿瘤复发。

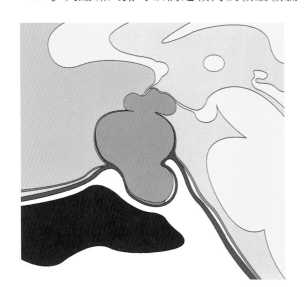

病例 7-2 肿瘤及周围结构解剖学关系模式图

蓝色线：硬脑膜（鞍膈膜及鞍底硬膜）；绿色线：蛛网膜

病例 8   经前纵裂经鞍结节入路鞍膈下颅咽管瘤切除术

【主诉及病史】

患者 6 岁女性,"右眼视力下降 7 个月余"。

【入院查体及实验室检查】

入院时右眼视力眼前指数,左眼 0.6,30°视

野检查双眼视敏度下降,视野缺损;术前垂体功能评估显示垂体生长激素轴、肾上腺素轴功能低下。体重 16kg,身高 104cm,BMI 14.79。

【术前影像学检查】

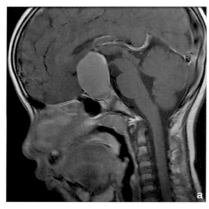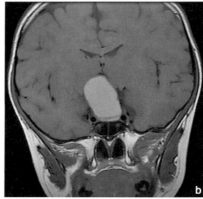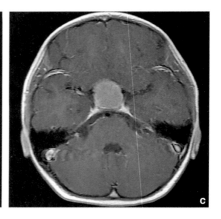

病例 8-1   术前影像

MRI 矢状位扫描(a)提示鞍内鞍上巨大囊性占位并推挤视交叉上抬,垂体窝中度增大;MR 冠状位扫描(b)提示肿瘤向右侧推挤三脑室底,鞍内低信号影考虑肿瘤钙化。MR 轴位增强扫描(c)可见囊壁强化

【术前分析】

1. 这是一例典型儿童鞍膈下起源颅咽管瘤,肿瘤导致垂体窝增大,并向鞍上均匀一致扩展,临床上主要表现视力下降、生长发育迟缓,患者术前高颅压表现不明显。

2. 该类型颅咽管瘤是经蝶入路的最佳适应证。但该患者垂体窝增大不明显,鞍上肿瘤生长位置高,经颅手术鞍上肿瘤边界清晰,方便分离切除,主要的困难是鞍内肿瘤部分的暴露和切除。因此拟行经颅经鞍结节入路增大鞍内肿瘤的暴露。

3. 该型颅咽管瘤严格意义上讲仍属于蛛网膜外肿瘤,术中应追求在鞍膈下腔(蛛网膜外)处理肿瘤,明确肿瘤与鞍膈的形态关系有助于肿瘤的全切除。

【术中所见】

1. 前纵裂解剖和肿瘤暴露   前纵裂解剖分离后充分暴露垂体窝及鞍上区肿瘤,肿瘤鞍上部分边界清晰,主要从扩大的视交叉前间隙暴露(Q型肿瘤多数视交叉前间隙扩大,为手术操作提供空间)。

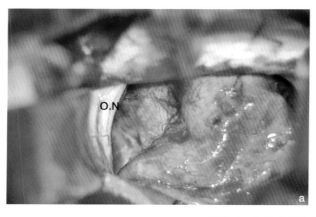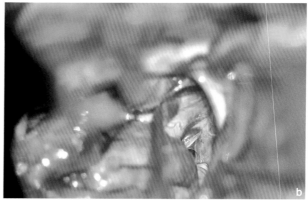

病例 8-2   经前纵裂间隙暴露肿瘤后术中所见

肿瘤从鞍内扩展向鞍上,由于鞍膈限制,鞍上肿瘤边界清晰 a. 鞍上肿瘤连同鞍膈光滑的边界;b. 肿瘤右侧从鞍内向鞍上扩展时光滑的鞍膈硬膜;O. N:视神经;ICA:颈内动脉

2. 鞍上肿瘤的切除

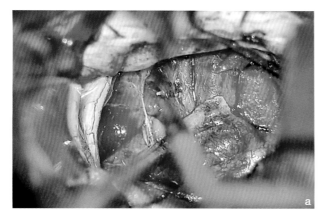

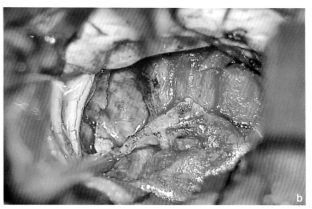

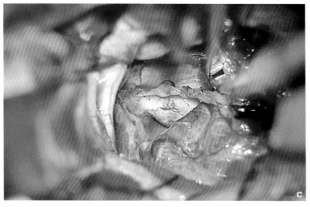

病例 8-3　鞍上肿瘤边界的辨认及分离
a. 切开鞍膈硬膜可以清晰显示肿瘤与鞍膈硬膜边界；b. 沿肿瘤与鞍膈硬膜边界可逐步分离切除鞍上肿瘤；c. 沿鞍膈硬膜与肿瘤边界可以延续分离鞍内肿瘤边界，有助于鞍内肿瘤的全切除

3. 鞍内肿瘤切除及垂体柄的辨认保护　由于蝶鞍的扩大加深，Q 型肿瘤经颅手术时鞍内肿瘤部分需要盲切，本例通过切开鞍结节部分硬膜，骨质磨除增加鞍内肿瘤暴露。沿肿瘤与硬膜边界切除的另一个好处是有助于辨认挤压变形的垂体柄纤维，尽可能保留垂体柄的连续性。

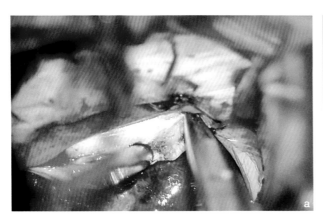

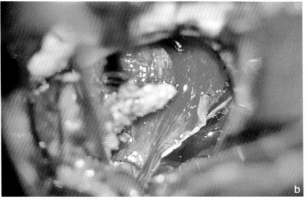

病例 8-4　鞍内肿瘤的暴露和切除
a. 由于垂体窝增大加深，经颅手术视角等因素，鞍内肿瘤无法直视下分离切除，本例通过切除鞍结节部位硬膜获得鞍内肿瘤良好的直视暴露；b. 显示鞍内鞍上垂体柄的连续纤维

【术后结局】

患者头痛显著减轻,视力明显恢复,围术期合并尿崩及电解质紊乱,经治疗后好转。

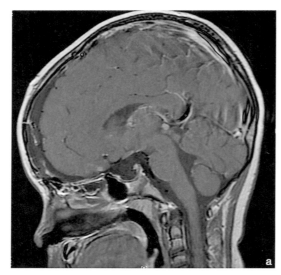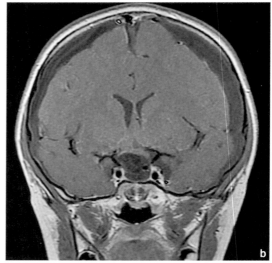

病例8-5　术后 MRI 矢状位(a)和冠状位(b)提示肿瘤全切除

【术后随访】

术后 2 年内复查 MRI 未见鞍内肿瘤复发。尿崩逐渐减轻,可通过口服去氨加压素控制尿量;

垂体功能减退症仍存在,需要泼尼松和左旋甲状腺素片替代治疗。

病例9　前纵裂入路鞍膈下颅咽管瘤切除术（肿瘤突破鞍膈包绕鞍上结构）

【主诉及病史】

患者 5 岁男性,间歇性头痛 1 年加重 2 周入院。

【入院查体及实验室检查】

患者出现生长受限和双颞侧视野缺损。内分泌检查提示垂体功能减退,fT3、fT4、性激素、生长激素缺乏,催乳素轻微升高。

【术前影像学检查】

CT 见鞍上椭圆形囊性为主的病变,囊壁存在蛋壳样钙化,造成梗阻性脑积水。MRI 提示鞍内及鞍上囊性为主并分叶的肿瘤。部分囊腔通过扩大的第一间隙。视交叉向上方推压,肿瘤包绕前交通动脉复合体。

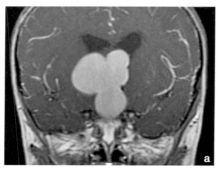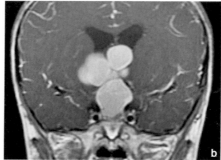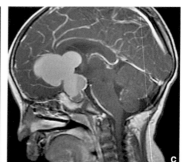

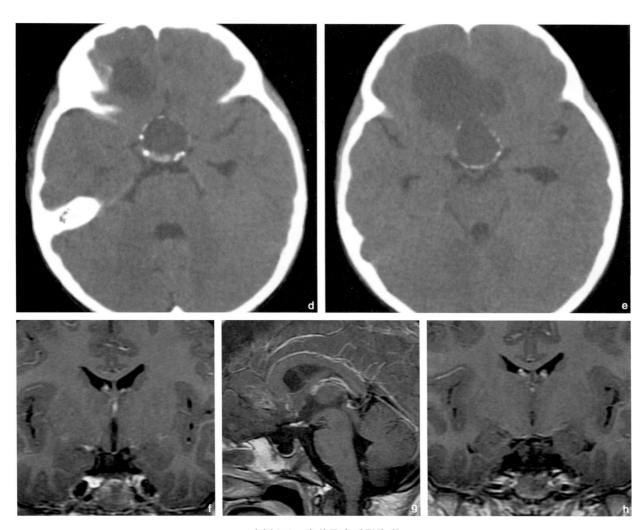

病例 9-1 术前及术后影像学

a～c. 术前 MR 矢状位、冠状位及轴位扫描，肿瘤鞍上突破鞍膈并呈多囊样向鞍上扩张；d、e. 术前 CT 扫描提示肿瘤囊壁蛋壳样钙化，鞍上囊腔向额叶扩展；f～h. 术后 MRI 扫描提示肿瘤全切除，鞍上结构保护良好

【术前分析】

1. 该患者肿瘤巨大，一个显著特点是鞍上囊壁部分从鞍膈薄弱区域向鞍上突出并形成子囊，是鞍膈下颅咽管瘤向鞍上生长时经常发生的情形。

2. 鞍上囊壁的扩展方式导致经扩大蝶窦路径仍不能完全满足鞍上囊壁的分离，因此首选前纵裂入路切除肿瘤。

3. 虽然肿瘤突入蝶鞍上的脑室区域，但仍被蛛网膜覆盖，因此肿瘤可以从纵向操作空间蛛网膜外进行切除。

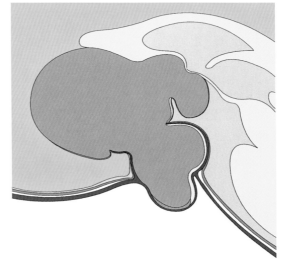

病例 9-2 肿瘤及周围结构解剖学关系模式图

蓝色线：硬脑膜（鞍膈膜及鞍底硬膜）；绿色线：蛛网膜

【术中所见】

肿瘤顶部被变薄的鞍膈膜及蛛网膜覆盖，使其能轻松地从周围神经血管结构表面分离下来。

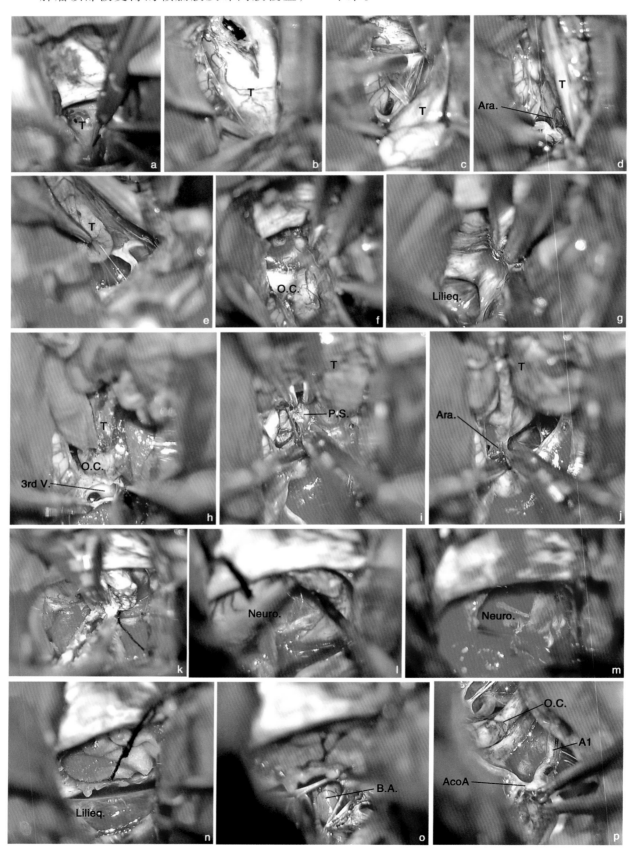

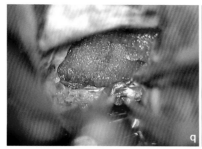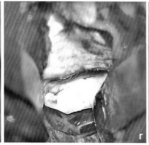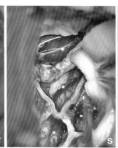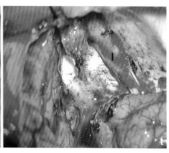

病例 9-3　术中所见

a ~ d. 从前纵裂解剖可见肿瘤被鞍膈膜覆盖，抽取囊液减压后，鞍上蛛网膜的界面被用于将肿瘤从周围结构中分离下来；e ~ g. 分离并保护颈动脉及视交叉，肿瘤后方的 Liliequist 膜完整将肿瘤与后循环分离；h ~ j. 部分肿瘤扩张超过终板，打开终板进入三脑室内，除结节漏斗部外，垂体柄全程被肿瘤浸润；k、l. 处理完垂体柄后，将鞍膈膜环形切开寻找肿瘤包膜；m ~ p. 肿瘤全切除后，Liliequist 膜、基底动脉、前交通动脉复合体；q ~ t. 明胶海绵用于填塞鞍底，人工硬膜用于封闭鞍膈。前交通动脉复合体及嗅神经得以保留；3rd V. ：三脑室底；ACoA：前交通动脉；Ara. ：蛛网膜；A1：大脑前动脉 A1 段；B. A. ：基地动脉；I 右侧嗅神经；Lilieq. ：Liliequist 膜；Neuro. ：神经垂体；O. C. ：视交叉；P. S. ：垂体柄；T：肿瘤

【病理学结果】

病理诊断为成釉细胞型颅咽管瘤。

【围术期处理】

围术期合并水钠紊乱，经对症治疗后逐步缓解。术后内分泌检测发现全垂体功能减退。

【术后随访】

6 年随访未见肿瘤复发。目前患者 BMI 为 19. 33（术前为 14. 2），提示明显的体重增加。未见其他下丘脑功能损伤的表现。

病例 10　前纵裂入路鞍膈下颅咽管瘤切除术（鞍膈发育缺陷型）

【主诉及病史】

患者 6 岁女性，因双眼视力下降 2 年就诊。

【入院查体及实验室检查】

患者右眼视力 0.1，左眼全盲，垂体激素检查提示性激素缺乏，催乳素及生长激素轻微下降。

【术前影像学检查】

术前 CT 见鞍内及鞍上区巨大类圆形囊性肿瘤，囊壁钙化明显。MRI 提示肿瘤位于三脑室前方将视交叉及前交通动脉复合体向上推压，未见明显脑积水情况，在垂体窝底部可见小块肿瘤实质。

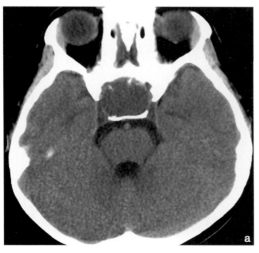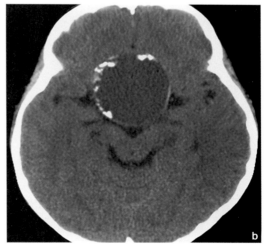

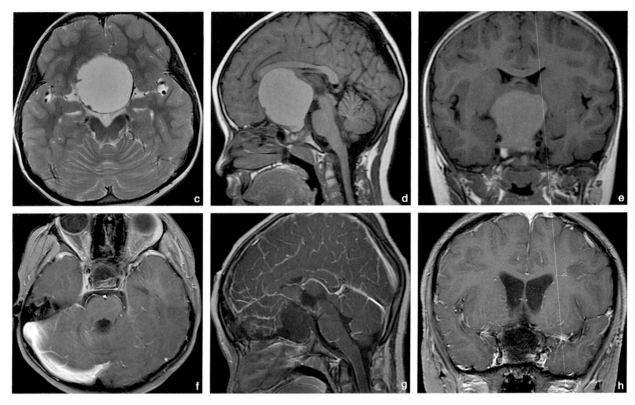

病例 10-1　术前及术后 CT/MRI

a、b. 术前 CT 可见肿瘤鞍上囊壁蛋壳样钙化,垂体窝显著增大;c ~ e. 术前 MRI,可见肿瘤鞍上囊壁呈倒置的"梨形"扩张,考虑为鞍膈发育缺陷,鞍膈孔大,导致对鞍膈下肿瘤束缚作用小所致;f ~ h. 术后 MRI 证实肿瘤全切除,三脑室底得以保留但垂体柄离断

【术前分析】

1. 术前视力差,一侧全盲,肿瘤巨大,超出了经蝶入路处理鞍上肿瘤的极限。

2. 蝶鞍显著扩大,鞍底有肿瘤向鞍下突破,考虑为胚胎颅咽管瘤残迹。

3. 肿瘤两侧扩展不多,首选前纵裂入路进行手术。

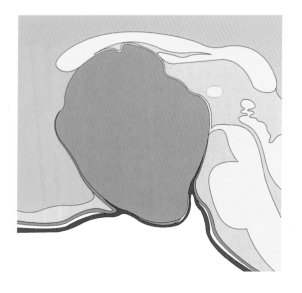

病例 10-2　肿瘤及周围结构解剖学关系模式图

蓝色线:硬脑膜(鞍膈膜及鞍底硬膜);绿色线:蛛网膜

【术中所见】

肿瘤被鞍膈膜完全包裹。肿瘤与神经结构

间的鞍上区蛛网膜界面给手术带来便利。下丘脑结节漏斗部的垂体柄较为完整,而中下段垂

体柄被推压成为伞样结构。鞍内肿瘤的处理尤为重要，我们认为准确地识别肿瘤包膜至关重要，首先将鞍膈膜做环形切开，找到肿瘤包膜后沿包膜进行全切除。在鞍底部偶尔会发现小洞，这也许是残留的拉克裂隙（Rathke cleft），要注意将此处修补。

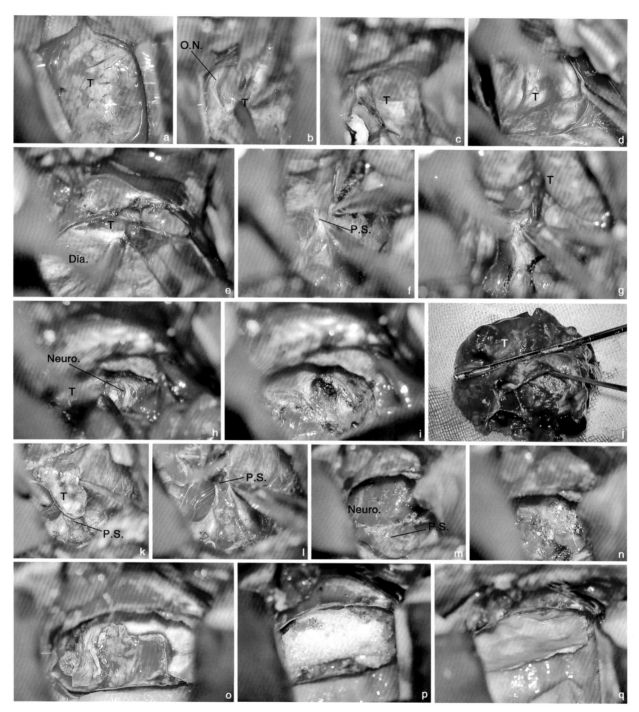

病例 10-3　术中所见

a. 分离双侧大脑半球后可见鞍膈膜覆盖于肿瘤之上；b～d. 肿瘤囊内减压后肿瘤从周围神经血管结构上掉落，鞍上区的蛛网膜界面可作为分离肿瘤的工具；e. 切开鞍膈膜辨认肿瘤包膜；f、g. 垂体柄中下段被肿瘤推压呈伞状，上段垂体柄保持完整；h～j. 沿着肿瘤囊壁的包膜切除肿瘤的鞍内部分，在鞍底发现一个骨质缺损区，肿瘤被全切除；k、l. 肿瘤后壁与垂体柄粘连紧密；m、n. 明胶海绵填补鞍底的小洞；o～q. 用于封闭鞍膈膜的人工硬膜　Dia. 鞍膈；Neuro. 残存神经垂体；P. S. 垂体柄；T. 肿瘤

【病理学结果】

术后病理证实为成釉细胞型颅咽管瘤。

【术后结局】

MRI 证实肿瘤全切除。术后内分泌检查提示全垂体功能减退。

【术后随访】

2 年的随访未见肿瘤复发。目前患者 BMI 为 19.0(术前为 16),患者体重增加。其他下丘脑功能障碍如认知障碍、记忆下降等并未发生。

病例 11　右侧翼点入路鞍膈下颅咽管瘤切除术（向垂体柄后生长型）

【主诉及病史】

患者 3 岁男性,头痛并行走不稳 2 个月入院。

【查体及实验室检查】

体格检查未见阳性体征。内分泌检查提示垂体功能低下,性激素和生长激素水平明显下降,催乳素轻微上升。

【术前影像学检查】

术前 CT 可在鞍内及鞍上区见一囊性为主的肿瘤,垂体窝内可见肿瘤实性成分合并较多钙化,未见蛋壳样钙化。MRI 见鞍内及鞍上囊性为主的肿瘤,肿瘤推压三脑室腔造成梗阻性脑积水。视交叉和前交通动脉复合体被推压向前上方,增强 MRI 可见囊壁中度强化,鞍内实质成分明显强化。

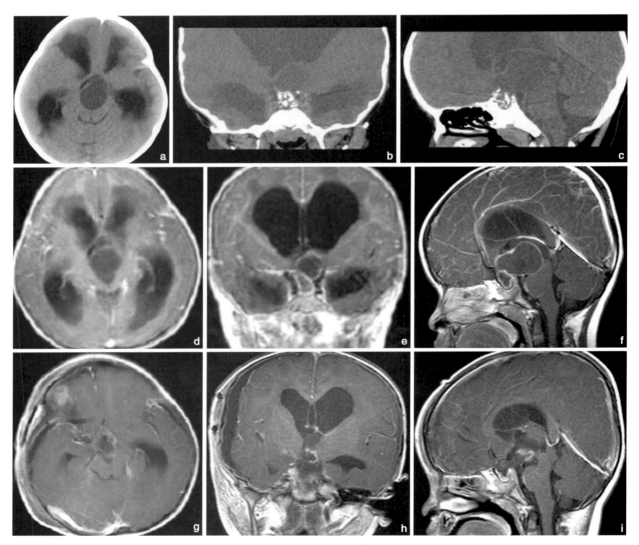

病例 11-1　术前及术后影像学

a~c. 术前 CT,显示鞍内鞍上囊实性占位,实质性肿瘤位于鞍内,伴有碎屑样钙化,鞍上肿瘤向视交叉后三脑室扩展,导致梗阻性脑积水;d~f. 术前 MRI 显示肿瘤鞍上囊腔向视交叉后三脑室方向扩展,导致梗阻性脑积水,提示患者发育性视交叉前置,是导致肿瘤向视交叉后三脑室方向生长的主要因素;g~i. 术后 MRI 提示肿瘤切除满意,脑积水缓解

【术前分析】

1. 这是一例罕见的生长至三脑室及脚间池的鞍膈下型颅咽管瘤,通常鞍膈下起源颅咽管瘤常常导致视交叉上抬,视交叉前间隙增大,而本例患儿视交叉发育明显前置,视神经短,视交叉前间隙狭小。

2. 由于肿瘤主要向视交叉后三脑室方向生长,术中为了达到肿瘤全切除将打开终板。

3. 选择向右侧额下扩展改良的翼点入路进行手术。

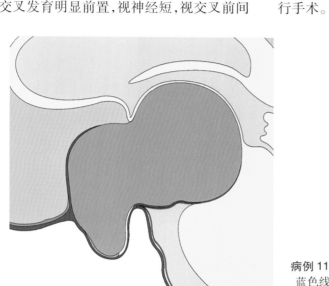

病例 11-2　肿瘤及周围结构解剖学关系模式图
蓝色线:硬脑膜(鞍膈膜及鞍底硬膜);绿线:蛛网膜

【术中所见】

1. 标准右侧额颞部开颅　分离右外侧裂后暴露视神经和颈内动脉,前置的视交叉使得第一间隙较小,第二间隙可见被挤压变得极薄的垂体柄。

2. 通过鞍上池轴外间隙进行肿瘤分离切除　终板间隙进行充分的解剖分离后,通过终板用棉片将肿瘤向下方推压,从而完成轴外路径手术切除肿瘤,沿长轴剖开垂体柄分离肿瘤。

3. 鞍内肿瘤切除　从鞍内向上穿过垂体柄侵犯三脑室底的肿瘤最终被完整剥离下来。

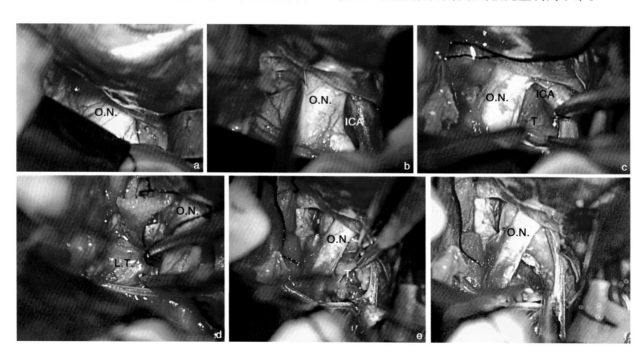

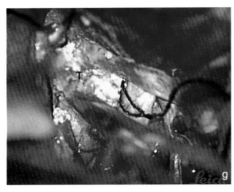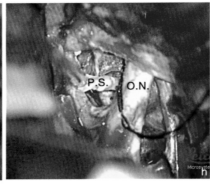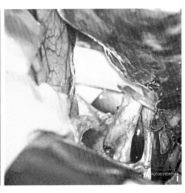

病例 11-3　术中所见

a. 分离右侧外侧裂后暴露视神经和颈内动脉；b、c. 肿瘤从第一及第二间隙进行分离；d. 肿瘤从终板向下方推压；e. 在第二间隙将垂体柄剖开进行雕刻式切除；f、g. 沿着肿瘤及神经结构的界面进行切除；h、i. 肿瘤切除后，为防止肿瘤复发，切除部分垂体柄，其他重要结构完整保留　ICA：颈内动脉；L. T. ：终板；O. N. ：视神经；P. S. ：垂体柄；T：肿瘤

【病理学结果】

术后病理证实成釉细胞型颅咽管瘤。

【术后结局】

MRI 证实肿瘤达到全切除。术后内分泌检查提示全垂体功能减退。

【术后随访】

术后第 6 个月患者 BMI 从术前 19.2 增至 23.2，明显肥胖。未见明显复发征象，因患者年龄较小，无法完成认知功能的检测。

病例 12　经前纵裂入路鞍膈下颅咽管瘤切除术（视交叉后生长型）

【主诉及病史】

患者 3 岁男性，头痛、多尿、间歇性抽搐 1 个月入院。

【入院查体及实验室检查】

患者出现斜视及展神经麻痹。内分泌检查提示垂体功能减退，性激素及生长激素水平明显降低，催乳素轻度升高。

【术前影像学检查】

术前 CT 见鞍内及鞍上区类圆形占位。垂体窝内见散在钙化点。MRI 见囊实性混合肿瘤，推压三脑室造成轻度脑积水，肿瘤巨大但视交叉和前交通动脉复合体向上移位不明显，第一间隙仅轻度增大。

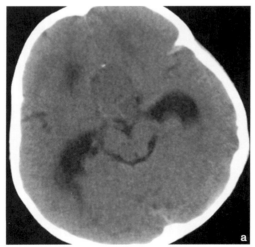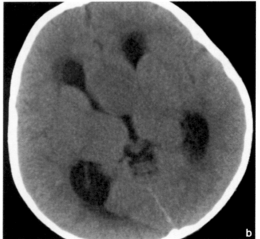

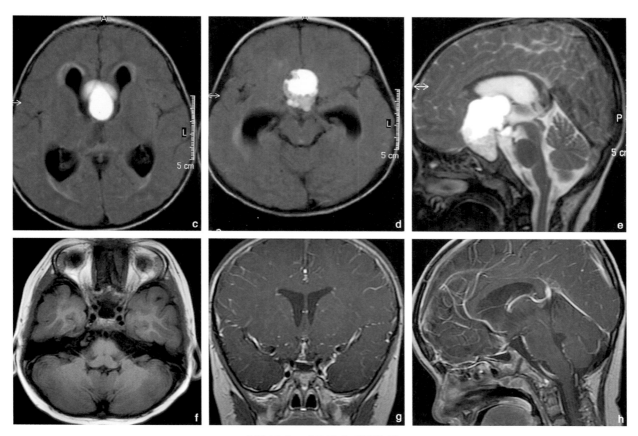

病例 12-1   术前及术后影像学

a、b. 术前 CT 可见鞍上池内巨大囊性占位，点状钙化，伴有轻度脑积水；c～e. 术前 MRI 显示垂体窝轻度增大，肿瘤实质部分位于鞍内及鞍上池，鞍上囊腔向视交叉后扩展，导致肿瘤堵塞门氏孔，从而出现梗阻性脑积水，提示该患者视神经短，视交叉前置；f～h. 术后 MRI 扫描提示肿瘤切除满意，脑积水缓解

【术前分析】

1. 该病例是 1 例少见的鞍膈下起源颅咽管瘤，患者视交叉前置，视交叉前间隙狭小。

2. 鞍膈发育缺陷，对肿瘤鞍上生长限制性作用小，肿瘤向视交叉后三脑室空间扩展。

3. 部分肿瘤卷入三脑室前神经组织，术中需要直视下锐性分离。

4. 视交叉移位变形剧烈，因此术中辨认与保护困难，综合以上因素，选择前纵裂额底入路手术。

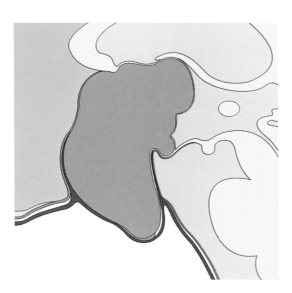

病例 12-2   肿瘤及周围结构解剖学关系模式图

蓝色线：硬脑膜（鞍膈膜及鞍底硬膜）；绿线：蛛网膜

【术中所见】

分离前纵裂暴露鞍区结构,可见鞍膈膜及基底部蛛网膜覆盖于肿瘤之上,沿着膜性结构间隙分离肿瘤,垂体柄被肿瘤推压呈伞状,环行切开鞍膈膜辨认肿瘤包膜,沿包膜分离肿瘤,为实现肿瘤全切除离断了部分垂体柄。

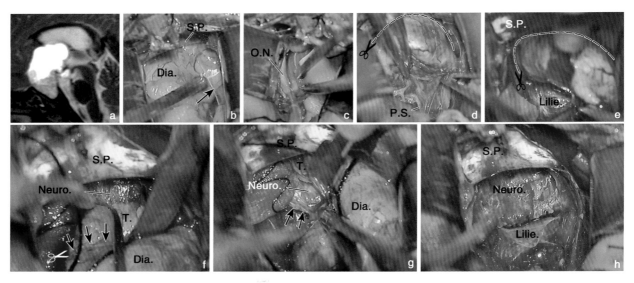

病例 12-3　术中所见

a. 术前 MRI 示累及鞍内及鞍上的鞍内型颅咽管瘤,肿瘤推压三脑室前部导致轻微脑积水;b. 分离前纵裂后暴露由鞍膈膜及基底处蛛网膜覆盖的肿瘤;c. 因为有鞍膈膜及蛛网膜的阻隔,可以钝性分离肿瘤及视神经;d. 肿瘤顶部可见被撑大为蛙肚型的垂体柄,虚线代表切开鞍膈膜的路径;e. 肿瘤完全被鞍膈膜包裹,可见 Liliequist 膜,虚线代表鞍膈切开部位。f. 环形切开鞍膈膜后暴露肿瘤,肿瘤与神经垂体间有明显的隔膜,用纤维剥离子轻松将肿瘤剥除;g. 两个视角观察鞍膈膜的切开线及光滑的神经垂体表面;h. 肿瘤全切除后神经垂体保留,可见蝶骨平台及 Liliequist 膜　Dia. :鞍膈膜;S. P. :蝶骨平台;O. N. :视神经;P. S. :垂体柄;Lilie. :Liliequist 膜;Neuro. :神经垂体;T. :肿瘤

【病理学结果】

病理证实为成釉细胞型颅咽管瘤。

【术后结局】

MRI 证实肿瘤达到全切除。术后内分泌检查提示全垂体功能减退。

【术后随访】

3 年随访间未见复发。患者生长受限并全垂体功能减退,需要激素替代治疗。

病例13　前纵裂入路巨大复发鞍膈下颅咽管瘤切除术

【主诉及病史】

患者 8 岁女性,在外院行 2 次开颅手术,2011 年 11 月因视力明显下降行右侧翼点入路手术。2012 年 4 月行第二次手术。2012 年 9 月复查 MRI 发现肿瘤复发,并持续性头痛伴呕吐。

【入院查体及实验室检查】

除右眼盲外未见其他神经科阳性体征。实验室检查提示全垂体功能低下。

【术前影像学检查】

2011 年 11 月 MRI 见典型累及鞍内及鞍上的鞍膈下型颅咽管瘤,病变呈囊实性混合性质,视交叉向上移位。术后 MRI 提示鞍内存在残留肿瘤。2012 年 4 月 MRI 见鞍内肿瘤复发。2012 年 9 月 MRI 提示复发肿瘤形态与原发肿瘤相似,将视交叉向上方推压。2013 年 3 月至我院就诊,CT 见鞍区大型肿瘤,累及前颅窝及上斜坡,推压三脑室,囊壁处存在点状钙化。MRI 见累及鞍内、鞍上向外生长的鞍内型颅咽管瘤。实性成分强化明显,大脑前动脉及前交通动脉复合体被囊性肿瘤包裹。

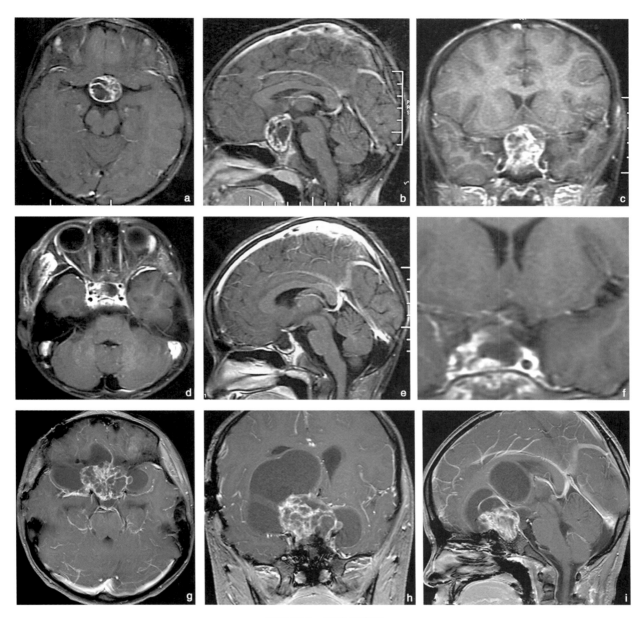

病例 13-1　影像学资料

a ~ c. 第一次术前 MRI 提示典型鞍膈下颅咽管瘤，呈囊实性，垂体窝增大，肿瘤中等大小并均匀一致向鞍上扩展；d ~ f. 当地医院第一次术后 MR 扫描提示鞍上肿瘤已切除，鞍内肿瘤行瘤内清除，鞍内囊壁增强扫描显著强化，提示鞍内囊壁残留；g ~ i. 第二次术前 MRI 提示复发肿瘤分叶状向鞍上扩展，考虑肿瘤失去鞍膈的阻挡后向鞍上扩展

【术前分析】

1. 第一次手术前肿瘤为典型的鞍内型颅咽管瘤，外院初次手术鞍上肿瘤切除满意，但鞍内肿瘤未能沿肿瘤囊壁全切除，导致鞍内肿瘤复发，这种情况在鞍膈下颅咽管瘤中屡见不鲜。

2. 第一次手术破坏了鞍膈和鞍上蛛网膜，使得复发的肿瘤与神经结构间不存在膜性间隔。

3. 第二次手术术前 MRI 提示肿瘤穿出垂体柄向漏斗部及三脑室底的神经结构生长，导致了较重的下丘脑侵犯。

4. 术前了解患者初次手术前肿瘤的生长方式可以为复发肿瘤手术策略的确定提供重要的参考。

5. 鞍内肿瘤残留是复发的最重要原因，复发病例虽然鞍上累及严重，但仍然保持鞍内起源肿瘤的特征。

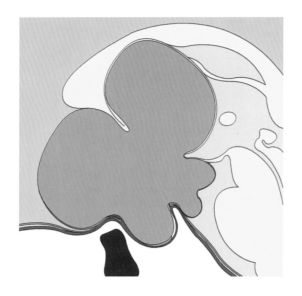

病例 13-2　肿瘤及周围结构解剖学关系模式图

蓝色线:硬脑膜(鞍膈膜及鞍底硬膜);绿线:蛛网膜

【术中所见】

首次手术破坏了覆盖于肿瘤表面的膜性结构,内层蛛网膜仍然是连续的并且阻隔了肿瘤与神经血管的粘连。术中尽量避免破坏该层结构,最需要注意的是肿瘤的起源点和垂体柄。也需要尽量避免残留于鞍内的肿瘤组织日后造成复发。肿瘤全切除后,鞍底及神经垂体保持完整,为避免再次复发离断部分垂体柄。

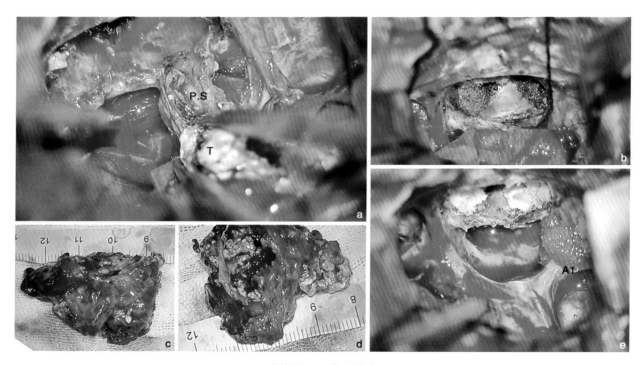

病例 13-3　术中所见

a. 位于肿瘤后方的垂体柄被肿瘤严重侵犯;b. 肿瘤全切除后可见光滑的垂体窝;c、d. 通过打开肿瘤囊壁,可见团块样钙化附着于其上;e. 肿瘤切除后可见鞍内神经血管结构保持完整;A1:大脑前动脉 A1 段;P. S:垂体柄;T:肿瘤

【围术期处理】

患者术后出现严重水电解质紊乱,需要小心处理。术后内分泌检查见全垂体功能减退,右眼全盲。

【术后随访】

术后 3 年半随访期间,患者右眼仍失明,左眼

视力恢复。持续口服泼尼松，左旋甲状腺片和弥凝用于治疗全垂体功能减退。BMI由术前15.7

升至20.0。术后3年半复查MRI（病例13-4）提示肿瘤切除满意，局部结构恢复正常。

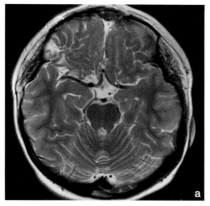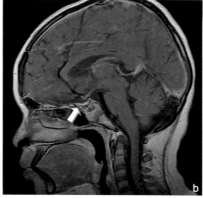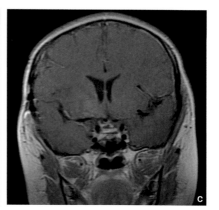

病例13-4 随访期MRI扫描提示肿瘤全切除，硬膜下积液吸收，颅内神经结构大致恢复正常；未见明显复发征象，矢状位扫描可见鞍膈处修补的人工硬膜（白色箭头）

病例14 前纵裂入路鞍膈下颅咽管瘤切除术（肿瘤突破鞍膈向鞍上扩展）

【主诉及病史】

患者7岁男性，间歇性头痛2年入院。同时伴有生长发育受限、消瘦、部分垂体功能减退、视力下降（左眼0.3，右眼0.1）及双颞侧视野缺损。

【实验室检查】

入院常规血、生化检查无异常。血浆性激素（睾酮、黄体酮、卵泡刺激素、黄体生成素和雌激

素）下降。胰岛素激发实验见皮质醇及生长激素反应低于正常。

【术前影像学检查】

累及鞍内及鞍上的囊性为主的鞍膈下型颅咽管瘤。CT未见明显钙化。视交叉、前交通动脉复合体及大脑前动脉推压向上方。增强MRI见囊壁强化。冠状位见囊壁向右侧扩张，无脑积水。

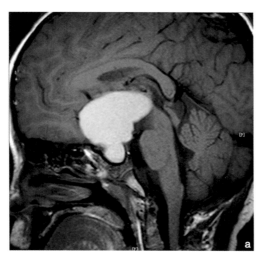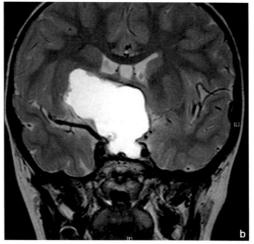

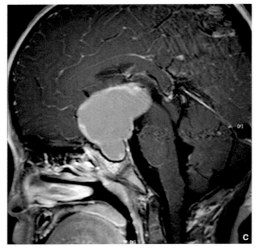
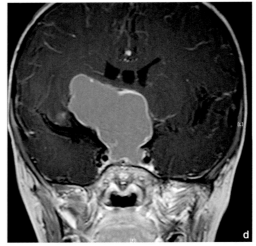
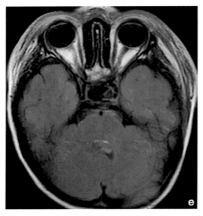
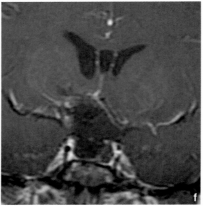
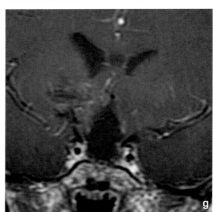

病例 14-1　术前及术后 MRI 图像

a~d. 术前 MR 扫描提示鞍内起源向鞍上扩展的典型鞍膈下颅咽管瘤,肿瘤鞍上囊腔巨大,局部突破鞍膈束缚并向脑组织深部扩展,尽管肿瘤巨大,但未见梗阻性脑积水;e~g. 术后 MR 扫描提示鞍内鞍上肿瘤均切除满意

【术前分析】

1. 肿瘤为累及鞍内及鞍上的鞍内型颅咽管瘤。

2. 前交通动脉复合体被肿瘤推向上方。

3. 肿瘤起源于鞍内及蛛网膜下,鞍上部分肿瘤被鞍膈膜及蛛网膜覆盖。

4. 手术切除为首选治疗方式,可选前纵裂入路显露肿瘤。

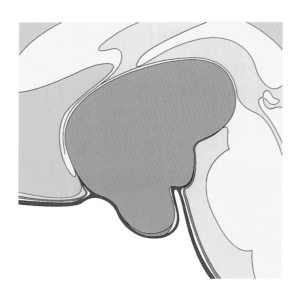

病例 14-2　肿瘤及周围结构解剖学关系模式图

蓝色线:硬脑膜(鞍膈膜及鞍底硬膜);绿线:蛛网膜

【术中所见】

行标准的前纵裂入路开颅方式。骨瓣跨过中线，下缘尽量靠近前颅窝底。小心去除额窦内黏膜，磨除额窦后壁骨质便于暴露肿瘤。用混有抗生素的骨蜡紧密填塞额窦减少颅内感染几率。在矢状窦两旁弧形切开硬膜，结扎前矢状窦后切除大脑镰，双侧硬膜向前方悬吊。该病例术中通过磨除鞍结节及部分蝶骨平台骨质增加鞍内肿瘤暴露，有利于鞍内肿瘤的全切除，减少术后复发几率。

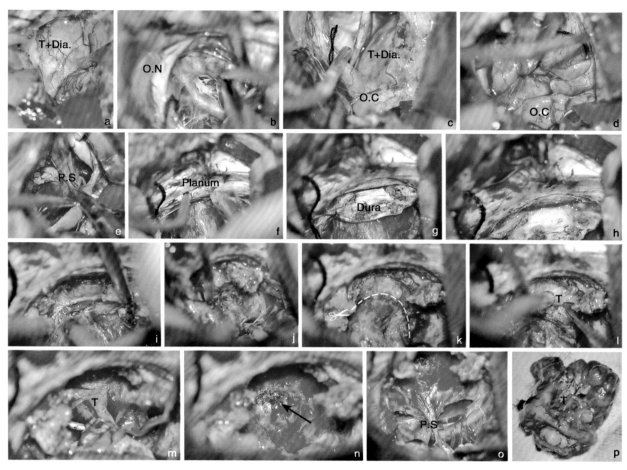

病例 14-3　术中所见

a ~ d. 分离前纵裂后见鞍膈膜覆盖于肿瘤之上，并将肿瘤与周围血管神经结构相隔；e. 垂体柄被肿瘤严重侵犯；f ~ h. 切开鞍结节处硬膜并磨除部分骨质以便暴露鞍内肿瘤；i ~ k. 弧形切开鞍膈膜暴露肿瘤；l. 沿肿瘤包膜切除鞍内部分肿瘤；m、n. 切除鞍底一小段与肿瘤相连的膜性结构；o. 为避免肿瘤复发离断被严重侵犯的垂体柄；p. 肿瘤被全切除　Dura：蝶骨平台及鞍结节处硬膜；O. C：视交叉；O. N：视神经；Planum：蝶骨平台；P. S：垂体柄；T：肿瘤；T-Dia.：肿瘤及鞍膈膜

【术后结局】

术后患者出现严重的短时尿崩，低钠血症。通过合理的水电解质补充逐步缓解。内分泌检查发现全垂体功能减退。患者视力明显恢复。术后 1 年 MRI 证实肿瘤全切除，三脑室底保持完整。

【术后随访】

3 年的随访期间患者仍需口服泼尼松及左旋甲状腺激素。虽然尿崩已缓解，但仍需弥凝片控制尿量。患者 BMI 从术前 15.6 增至 18.3。

病例15　扩大经鼻入路鞍膈下颅咽管瘤切除术

【主诉及病史】

患者4岁男性,因双眼视力下降伴生长发育迟缓半年入院。

【入院查体及实验室检查】

入院时患者右眼视力0.5,左眼视力0.1,内分泌学检查示催乳素中度增高,皮质醇正常,fT4降低,IGF-1降低。

【术前影像学检查】

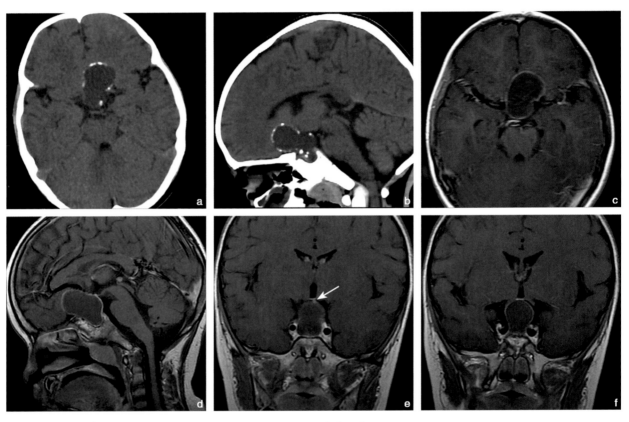

病例 15-1　术前影像

a、b. CT扫描提示鞍内鞍上囊性病变,囊壁可见蛋壳样钙化;c~f. MRI扫描提示典型的鞍膈下型(Q型)颅咽管瘤,病变向前上方突起占据第一间隙,视交叉受压上抬。根据我们的分型,该肿瘤属于Q型,肿瘤起源于鞍膈下,向前上延伸到第一间隙,冠状位可见垂体柄(图e白色箭头)被推挤至肿瘤顶部

【术前分析】

1. 肿瘤属于典型的鞍膈下型颅咽管瘤。关于它的起源,根据Erdheim学说,导致肿瘤发生的残存上皮细胞巢主要位于2个区域:①位于垂体窝内腺垂体与神经垂体之间的中间叶;②位于垂体柄顶端结节漏斗部。在这个病例中,起源位置属于前者。

2. 如示意图所示,肿瘤从鞍膈下起源,与垂体瘤生长方式类似,肿瘤向上生长将鞍膈顶起,肿瘤上界与鞍上结构(视交叉、三脑室底等)之间应该存在鞍膈和鞍上蛛网膜两层膜性结构,手术界面清晰,因而较易分离;另一方面,由于肿瘤起源于鞍内,在生长过程中正常腺垂体及神经垂体受压严重,容易出现垂体功能低下。

3. 关于手术入路,根据肿瘤起源部位,鞍膈下型颅咽管瘤适合采用经鼻入路手术,因为术中可首先显露并在直视下分离肿瘤起源点,这样有利于全切除肿瘤并最大限度保留残存垂体,而由于肿瘤的膜性结构起源特点,其鞍上部分通常与周边结构界面清晰,经鼻手术亦较容易分离。另一方面,此例肿瘤视交叉前间隙受推挤上抬,经颅手术亦可成功切除肿瘤,但因肿瘤起源于鞍内,显微经颅入路对于处理鞍内肿瘤部分存在盲区,有可能造成肿瘤残留或残存正常垂体被过度切除。

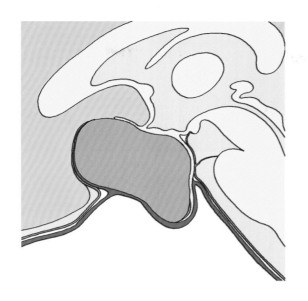

病例 15-2   肿瘤与周边膜性结构的形态关系
示意图
图中蓝色线条代表鞍膈及颅底硬膜；绿色线
条代表鞍上蛛网膜结构

【术中所见】

选择内镜经鼻经垂体窝-鞍结节入路切除肿瘤，可在直视下首先分离肿瘤鞍内起源部位，并可清晰辨认并保留残存腺垂体及神经垂体；肿瘤鞍上部分有鞍膈及鞍上蛛网膜两侧膜性结构与周边组织分隔，因此分离较为简单；最终肿瘤达到全切除，而腺垂体及神经垂体得以保留。

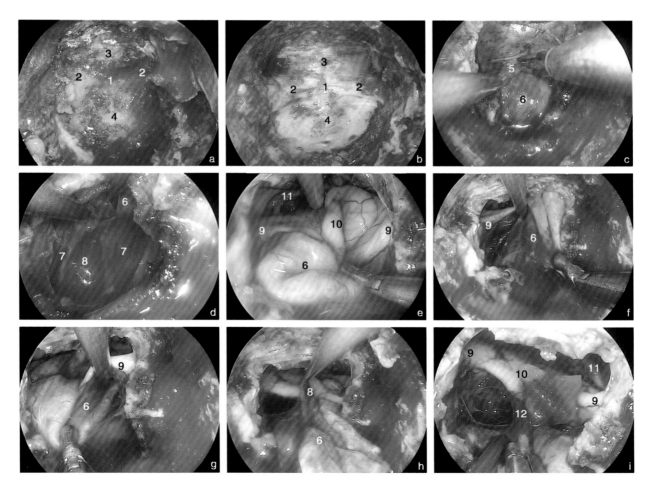

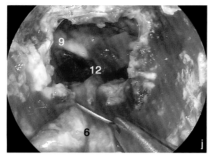
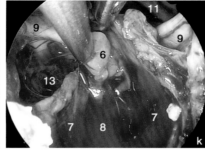
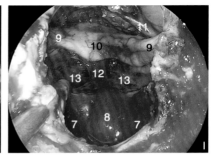

病例 15-3 术中所见

a、b. 颅底骨质及硬膜显露范围;c. 切开颅底硬膜后可见鞍上肿瘤表面覆盖一层鞍膈;d. 分离鞍内肿瘤与正常垂体界面,可清晰辨认腺垂体与神经垂体;e. 探查鞍上肿瘤部分,可见视交叉受压极度拉伸;f. 分离肿瘤与右侧视神经;g. 分离肿瘤与左侧视神经;h. 分离肿瘤与视交叉;i. 探查可见垂体柄被肿瘤推挤至上方;j. 肿瘤主体分离完毕后沿鞍膈上缘剪除大部分肿瘤;k. 切除靠近垂体柄部位残余肿瘤;l. 肿瘤全切除后显露术腔,可见神经垂体因表面有软膜层覆盖得以完整保留,而腺垂体因无这层膜性结构,仅能大部分保留,垂体柄亦保留完好 1:鞍结节;2:视神经管;3:蝶骨平台;4:垂体窝;5:鞍膈;6:肿瘤;7:腺垂体;8:神经垂体;9:视神经;10.视交叉;11:大脑前动脉;12:垂体柄;13:Liliequist膜中脑叶

【术后结局】

术后恢复顺利,有轻度尿崩症,水电解质紊乱,部分垂体功能低下。围术期需要检测患者的液体出入量以及血钠水平。

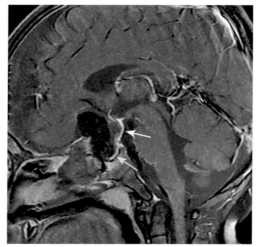
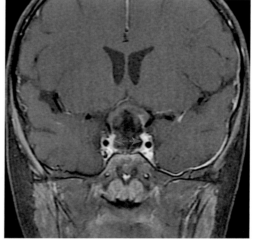

病例 15-4 术后 MRI 可见垂体柄(白色箭头)、神经垂体(黄色箭头)及腺垂体(绿色箭头)保留完好

【术后随访】

术后随访 1 年肿瘤未见复发,患者视力显著恢复,部分垂体功能低下,仍给予激素替代治疗。

第 21 章　S 型：鞍上蛛网膜下腔颅咽管瘤

本章我们通过典型病例的形式描述鞍上蛛网膜下腔型颅咽管瘤（S 型）的手术治疗，所包括的病例都具有典型形态学特征。

如前所述，鞍上主要位于蛛网膜下腔的颅咽管瘤起源于鞍上视交叉池，可以沿蛛网膜下腔向相邻脑池扩展，因此该型肿瘤常常见分叶状，部分体积巨大，甚至累及后颅窝及高位颈椎管内。

在漆松涛教授单位，S 型颅咽管瘤的手术入路主要取决于肿瘤累及的范围、质地及大小，当肿瘤局限于垂体柄轴位视交叉池内时，可选的入路主要包括经颅颅底轴外路径（包括翼点、额外侧、额下、前纵裂等）、扩大经蝶经鞍结节入路。而当肿瘤沿蛛网膜下腔向相邻多个脑池内扩展时，则超出了扩大经蝶入路可以暴露的范围，因此多选择颅底轴外入路，对于向斜坡后颅窝扩展的肿瘤，经颞下-经小脑幕路径成为颅底入路有力的补充，以上手术入路在典型病例中均有体现。

病例 16　扩大经蝶入路鞍上蛛网膜下腔颅咽管瘤（S 型）切除术

【主诉及病史】

患者 47 岁女性，主诉"月经紊乱 2 年，视力下降伴闭经 6 个月"。

【入院查体及实验室检查】

入院时右眼视力 0.01，左眼 0.2，30°视野检查双眼视敏度下降；术前垂体功能评估显示垂体生长激素轴、肾上腺素轴功能低下。体重 52kg，身高 158cm，BMI 20.83。

【术前影像学检查】

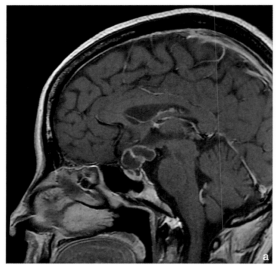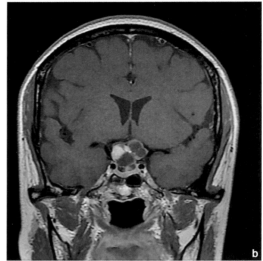

病例 16-1　术前影像

a、b. MRI 扫描提示鞍上囊实性占位，主要位于鞍上视交叉池空间，推挤视交叉上抬，垂体柄远端及鞍内垂体形态正常

【术前分析】

1. 这是 1 例典型成人鞍上蛛网膜下腔池内颅咽管瘤（S 型），肿瘤在鞍上池内生长，鞍内垂体正常，垂体窝未见明显增大，患者主要为视力障碍及内分泌功能障碍。

2. 该类型颅咽管瘤是扩大经蝶入路的最佳适应证。该型颅咽管瘤经蝶入路一般主张采用扩大经蝶入路，尽量充分暴露鞍底及鞍结节蝶骨平台骨质，双人 3～4 手操作，可以提高肿瘤全切除率，减少复发风险。

3. 该型颅咽管瘤严格意义上讲属于蛛网膜下脑室外肿瘤，术中主要通过鞍结节蝶骨平台磨除在鞍上基底蛛网膜与视交叉腹侧的空间处理肿瘤；鞍上蛛网膜需要完全敞开，增加了脑脊液漏的程度，肿瘤切除后颅底修补重建尤为重要，因此手术早期即应常规预留取黏膜瓣或 Rescue 瓣来修补鞍底。

【术中所见】

1. 鼻腔及鞍底节段　常规肾上腺素棉片收缩鼻腔黏膜，探查双侧鼻腔，决定手术方案。本例鼻腔内节段同经典扩大经蝶入路手术操作，选择从右侧鼻腔留取鼻中隔带蒂黏膜瓣。

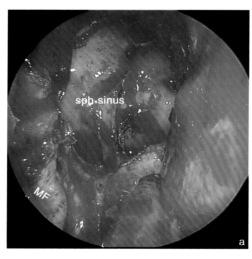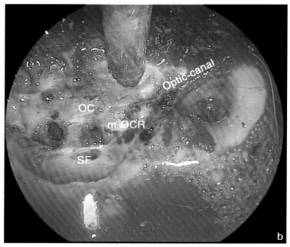

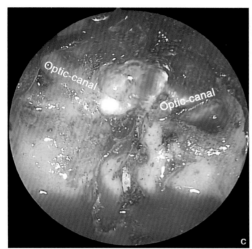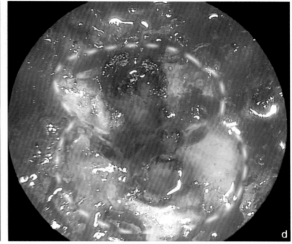

病例 16-2　蝶窦及鞍底的暴露

a. 黏膜瓣（MF）留取后放置入后鼻孔，充分暴露并切除蝶窦前壁，进入蝶窦腔（sph-sinus）；b. 暴露鞍底骨质，辨认局部骨性解剖标志（SF-鞍底；OC-视交叉对应的颅底骨质；m-OCR 内侧视神经颈内动脉隐窝；optic-canal-视神经隆起）；c. 辨认两侧视神经管隆起及颈内动脉大致位置，确定骨窗范围；d. 白色虚线显示磨除的颅底骨质范围

2. 肿瘤暴露与切除　蝶窦前壁及鞍底骨质充分切除，利于鞍上肿瘤的暴露及切除。

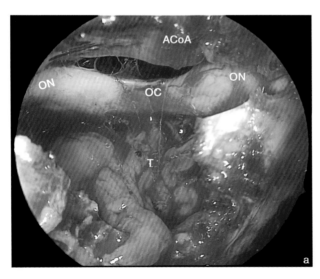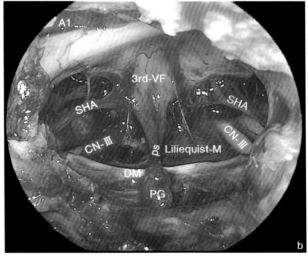

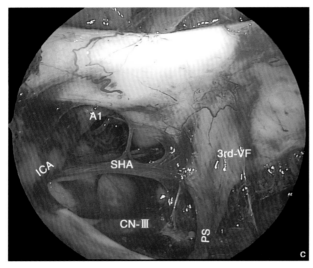
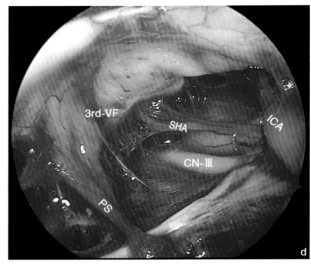

病例 16-3　鞍上肿瘤暴露及切除

a. 暴露鞍上池肿瘤：图片显示鞍上池内肿瘤与视交叉、鞍上蛛网膜的形态关系，肿瘤位于视交叉腹侧及鞍上蛛网膜之间，垂体柄鞍上池段之前，基底蛛网膜已经完全打开；b. 肿瘤切除后显露鞍上池结构，可见垂体柄部分保留，三脑室底及两侧神经血管结构保护完好；c、d 角度镜显示鞍上侧方脑池及神经血管结构；ACoA：前交通动脉复合体部；ICA：颈内动脉；OC：视交叉；ON：视神经；PS：垂体柄；SHA：垂体上动脉；A1：大脑前动脉起始部；CN-Ⅲ：动眼神经；DM：鞍背；3rd-VF：三脑室底；PG：垂体腺；Liliequist-M：Liliequist-膜

3. 术后修补采取经典"三明治"法。

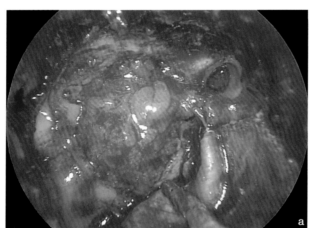
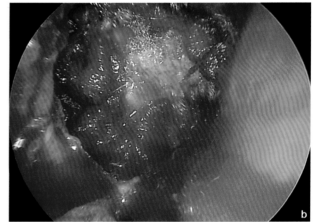
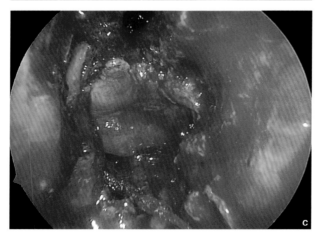

病例 16-4　鞍底修补重建

a. 第一层修补鞍上蛛网膜漏口，使用适合大小的自体脂肪帖服于鞍上蛛网膜层，周边使用止血海绵及少量生物蛋白胶固定，将中流量漏变为低流量漏；注意切勿大量填塞自体脂肪，以免对鞍上视交叉及视神经结构产生压迫；b. 第二层采用游离自体筋膜修补于鞍底缺损处，自体筋膜可以取自大腿或腹部，少数病人可以采用切除的中鼻甲黏膜，本例保留了双侧中鼻甲，因此取大腿部合适大小的阔筋膜；c. 第三层将预留的鼻中隔黏膜瓣翻转覆盖整个颅底缺损，带蒂黏膜瓣周围使用止血纱固定，黏膜瓣腹侧放置止血海绵等支撑，前部鼻中隔黏膜及双侧中鼻甲复位，膨胀海绵填塞鼻道

【术后结局】

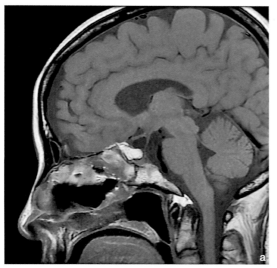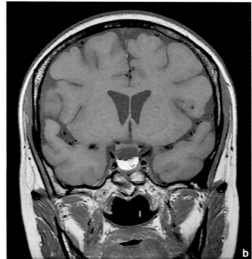

病例 16-5　术后 MRI 矢状位(a)和冠状位(b)提示肿瘤全切除,患者头痛显著减轻,视力明显恢复,围手术期合并尿崩及电解质紊乱,经治疗后好转

【术后随访】

术后 2 年内复查 MRI 未见鞍内肿瘤复发。

尿崩逐渐减轻,可通过口服去氨加压素控制尿量;随访期仍存在月经紊乱。

病例 17　内镜辅助眉弓锁孔入路鞍上垂体柄后 S 型颅咽管瘤切除术

【主诉及病史】

患者 51 岁女性,头痛合并双侧视力下降 4 个月余,无恶心呕吐。

【入院查体及实验室检查】

体格检查除右眼暂时性偏盲和双侧视力下降外无其他明显阳性体征。术前内分泌学检查示激素分泌正常。

【术前影像学检查】

CT 示鞍上圆形高信号病变,无明显钙化。MRI 示视交叉下一 2.6cm×3.0cm 大小的鞍上囊性肿瘤。肿瘤由交叉池扩展至脑桥前池处。视交叉前池空间小,不利于手术操作。垂体柄向左侧移位。

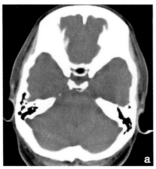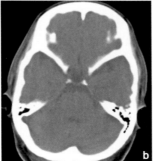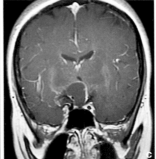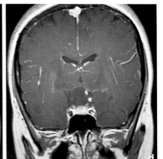

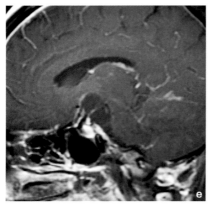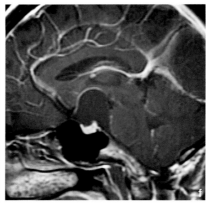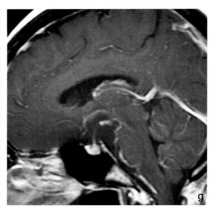

病例 17-1 术前影像

a、b. 术前 CT 扫描示鞍上病变,无明显钙化;c ~ g. 矢状位和冠状位 MRI 扫描示肿瘤侵占了蛛网膜下交叉池前大部分空间,并向后扩展至脑桥前池。肿瘤起源于垂体柄中段,垂体柄向肿瘤左侧移位

【术前分析】

1. MRI 显示肿瘤起源于垂体柄的蛛网膜下部分。

2. 肿瘤解剖位置位于视交叉腹侧与围绕垂体柄的基底蛛网膜(BAM)之间,肿瘤的膨胀性生长会凸入鞍上脑池,而非进一步凸入三脑室,向后生长会侵占脑桥前脑池。

3. 经蝶入路需要越过垂体以及垂体柄,操作位置深,难度较大,垂体移位手术难度大,创伤明显,且有脑脊液漏之虞,因此选择右侧眉锁孔入路,辅助内镜切除肿瘤,手术创伤小,恢复快。

4. 较少凸入三脑室,内镜角度镜抵近视角利于手术。手术时需要注意保护垂体柄和三脑室等附近神经结构的完整性。

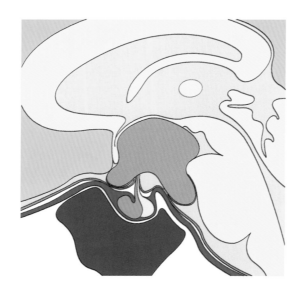

病例 17-2 肿瘤的膜性结构和肿瘤与附近结构的解剖关系示意图
蓝色线:硬脑膜;绿色线:蛛网膜

【术中所见】

采用右侧眉弓锁孔入路。解剖外侧裂以释放脑脊液后,额叶逐步塌陷,为内镜手术带来操作空间,用于暴露肿瘤。视交叉前方的空间被起源于漏斗结节部向鞍上生长的肿瘤扩大。蛛网膜下腔的肿瘤表面被蛛网膜覆盖。蛛网膜可将肿瘤与附近的神经血管结构隔开。例如 Liliequist 膜可将肿瘤后部与基底动脉分支隔开。当前普遍认为,向三脑室外生长的颅咽管瘤主干起源于垂体柄中上部,术中可以清楚地观察到。下丘脑-垂体柄的完整性可以得到保留。

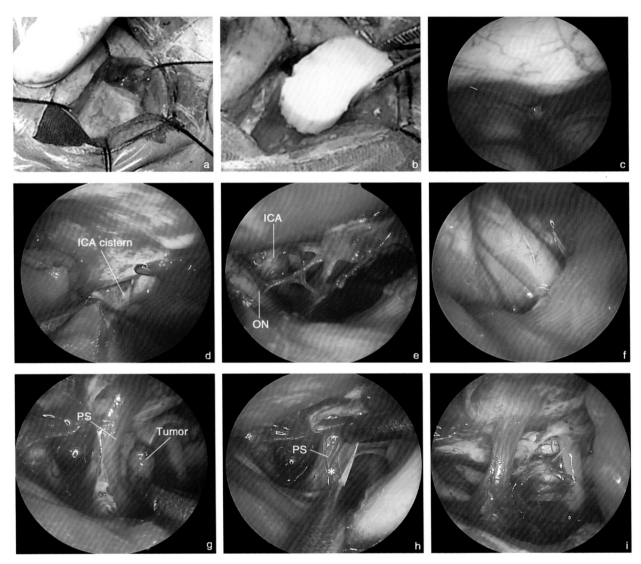

病例 17-3　术中所见

a、b. 右侧眉弓锁孔入路和骨瓣；c～e. 解剖外侧裂以释放脑脊液，打开颈内动脉脑池可看到右侧视神经；f～h. 从二次手术留下的空间（颈内动脉-视神经空间）可看到肿瘤位于脑室外，并且肿瘤和鞍上区域被蛛网膜隔开，在视交叉腹侧，肿瘤和垂体柄的漏斗结节部紧密粘连，该部位为肿瘤起源的部位（白色＊）；i. 肿瘤全切后，垂体柄和三脑室壁的解剖结构的完整性得到保存，垂体柄的肿瘤起源处可看见一缺陷　ICA 颈内动脉；ICA cistern 颈内动脉池；ON 视神经；PS 垂体柄；Tumor 肿瘤

【术后结局】

术后 MRI 显示肿瘤全切除,且垂体柄的完整性得到保留。尽管患者仍然会有垂体功能减退和暂时性尿崩,但这些症状得到有效控制,并逐渐减轻。

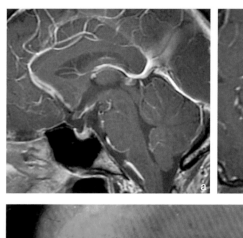
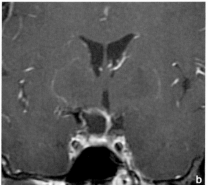
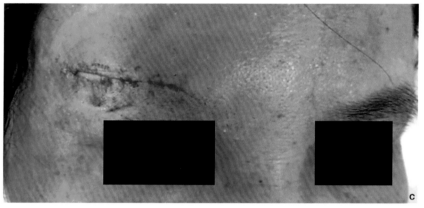

病例 17-4   术后影像学检查

a、b. MRI 扫描示肿瘤全切,且垂体柄的完整性得到很好保留;c. 目前患者的照片,展示其手术切口

【术后随访】

在 2 年随访期内无肿瘤复发。内分泌学检查示激素分泌接近正常水平。患者生活质量很好,有日常生活自理能力且能够正常工作。

病例 18   右侧扩大翼点入路 S 型颅咽管瘤切除术

【主诉及病史】

患者 24 岁女性,月经不调 2 年余,闭经 2 月余,反复头痛,视力下降和嗅觉功能紊乱 1 月余,无恶心呕吐。

【入院查体及实验室检查】

该患者意识正常,体格检查无明显阳性体征。内分泌学检查示 PRL 水平轻度升高。GH 水平下降。

【术前影像学检查】

术前 MRI 示鞍上囊性病变,垂体柄明显向肿瘤后方移位。增强 MRI 示囊壁明显增强信号,肿瘤主体向扩大的视交叉前方空间以及前颅窝底生长,视交叉和前交通动脉向上方移位。冠状位 MRI 示囊性病变向双侧扩大并凸入左侧外侧裂。

【术前分析】

1. 患者一般情况   体格检查除视力下降、视野缺损和嗅觉障碍外无其他阳性体征。至于内分泌学检查,患者有月经失调 2 年余、闭经 2 月余。GH 水平下降提示垂体的 GH 轴功能减退。

2. 手术难题   囊性肿瘤会凸入一些蛛网膜下腔结构,包括交叉池、左侧颈内动脉池、动眼神经池以及侧裂池,前方扩展至前颅窝底和嗅池。部分囊壁侵入大脑额叶腹侧。左侧颈内动脉及其分支还有动眼神经都被肿瘤包围,因此需要锐性分离肿瘤。肿瘤的粗钙化面紧紧黏附在垂体柄上,并且有可能也黏附在左颈内动脉(病例 18-1)。

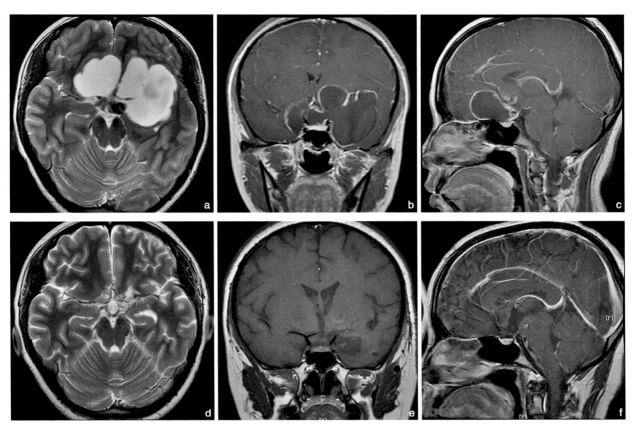

病例 18-1 术前和术后 MRI

a～c. 术前 MRI 示肿瘤位于视交叉前方，囊性肿瘤通过扩大的第一间隙凸入颅前窝和颅中窝右侧，垂体柄移向肿瘤的右后方；d～f. 术后 MRI 是肿瘤被全部切除且垂体柄和三脑室的完整性得到保存

3. 手术目的 肿瘤全切，并且尽可能保留下丘脑-漏斗-垂体轴的完整性。

4. 手术方案 因为该颅咽管瘤向三脑室外生长，是一例典型"S"型病例。这个蛛网膜下脑池内的颅咽管瘤起源于垂体柄的蛛网膜下部。囊性颅咽管瘤的主体通过扩大的第一间隙凸入颅前窝，并且有可能导致嗅觉功能紊乱。沿着双侧视神经末端，肿瘤通过扩大的第二间隙向两侧生长。尽管肿瘤在极度膨胀，然而其表面仍覆盖有一层蛛网膜的膜性结构，这使得肿瘤和周围的神经血管等结构分割开来。采用轴外入路可避免损伤重要的神经组织。

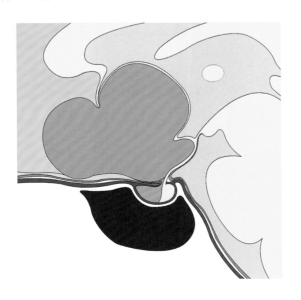

病例 18-2 肿瘤的膜性结构和肿瘤与附近结构的解剖关系示意图

蓝色线：硬脑膜；绿色线：蛛网膜

【术中所见】

采用扩大右侧翼点入路以暴露肿瘤的颅前窝 和颅中窝部分。

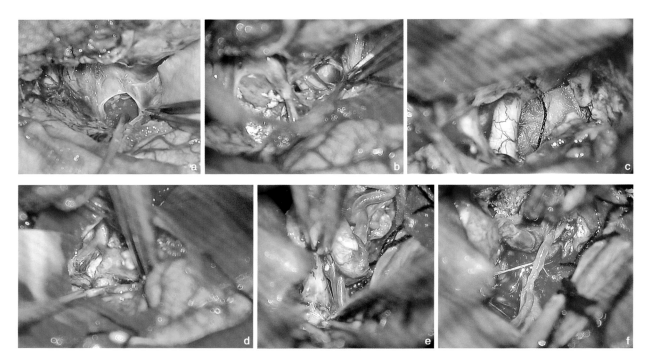

病例 18-3　术中所见

a. 分离外侧裂以暴露肿瘤,在蛛网膜下有一巨大囊性肿瘤,肿瘤囊壁和神经组织粘连紧密,需要锐性分离肿瘤,肿瘤囊壁上可见点状钙化;b、c. 锐性分离后,暴露双侧视神经;d. 钙化的肿瘤紧密黏附于左侧颈内动脉及其分支,给手术切除肿瘤带来了一定的困难;e、f. 颈内动脉和肿瘤分离,且保护完好

【术后结局】

内分泌学检查示 T3 和 TSH 释放明显下降。有水电解质平衡紊乱。但是,由于垂体柄和肿瘤的钙化部分粘连紧密,分离困难,患者术后水电解质紊乱的持续时间较长。

【术后随访】

术后患者有短暂的动眼神经麻痹症状,但在随访期得到恢复。随访期服用泼尼松和左旋甲状腺素片剂替代治疗。2.5 年随访 MRI 证实肿瘤完全切除。患者体重有轻度增高,无肥胖等其他下丘脑功能紊乱的症状。术后 2.5 年患者激素检查基本正常,该患者术后 3 年妊娠并生产正常男婴。

病例 19　右侧向颞部扩大改良的翼点入路切除垂体柄后 S 型颅咽管瘤

【主诉及病史】

患者 18 岁女性,头痛 5 年余,视力进行性下降 6 月余,月经不调 2 年余,且持续性闭经 6 月余。

【入院查体及实验室检查】

眼科检查视力视野无明显异常,术前内分泌学检查示 PRL 和 PRGE 轻度上升。

【术前影像学检查】

术前 CT 扫描示鞍上大块钙化的囊实性占位。MRI 示鞍上一囊-实性混杂肿瘤。肿瘤的囊性病变向斜坡扩张生长,在肿瘤上方的高信号影是实性部分,这里是肿瘤的起源位置,视交叉被移向上方,垂体柄漏斗部被推挤向肿瘤右前方。

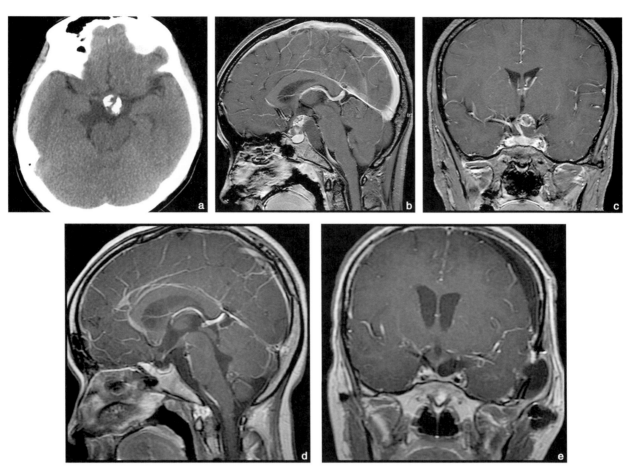

病例 19-1　术前和术后影像
a. 术前 CT 示鞍上蛛网膜下腔有一钙化严重的占位；b、c. 术前 MRI 可看出肿瘤和垂体柄、三脑室的解剖学关系，矢状位（b）可见肿瘤的囊性部分向斜坡后区域生长，位于三脑室底和 Liliequist 膜之间，冠状面（c）示肿瘤将垂体柄移向右方，提示肿瘤在漏斗结节部左侧；d、e. 术后 1 年复查 MRI 示肿瘤完全切除且三脑室保留完好

【术前分析】

1. 体征　体格检查示除了头痛和闭经外无其他明显阳性体征。

2. 手术目的　肿瘤主要在脑室外生长，除肿瘤的起源部位外，蛛网膜的膜性结构将肿瘤瘤壁与三脑室的其他神经组织隔开。因此，应尽量做到肿瘤完全切除且保护三脑室-漏斗-垂体柄的连续性完好。

3. 手术难点　该病例有两个关键部位很难暴露。①肿瘤的起源位置。由于肿瘤的大部分都向斜坡后方生长，因此，颅底入路无法暴露肿瘤起源处。并且患者的视力和视野完好，因此，应尽量避免损伤视神经和视交叉。②巨大的钙化大大增加了术中保护垂体柄完整性的难度。该患者肿瘤

的巨大钙化使得肿瘤和垂体柄还有后方的血管紧密粘连，这给手术带来了很大的风险。

4. 手术方案　这个病例非常典型，因为肿瘤起源于蛛网膜下腔且向后方生长。肿瘤起源于垂体柄的中上段偏左侧。尽管肿瘤主要朝后方生长且凸入斜坡中段，但是基底动脉及其分支仍然借 Liliequist 膜与肿瘤隔开，因此可以得到保护。垂体柄被挤压扭曲且向右侧移位。因为第一间隙没有扩大，所以第二和第三间隙成了鞍上区域手术操作最重要的通道。为了暴露颅后窝的肿瘤，需要切开小脑幕。在肿瘤切除过程中可使用内镜协助暴露肿瘤和邻近神经血管组织的解剖学关系以提高手术安全性。尽管肿瘤较大，因为是 S 型肿瘤，仍可采用轴外入路手术。

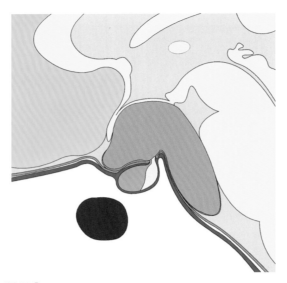

病例 19-2 肿瘤的膜性结构和肿瘤
与附近结构的解剖关系示意图
蓝色线:硬脑膜;绿色线:蛛网膜

【术中所见】

采用左侧额颞入路。

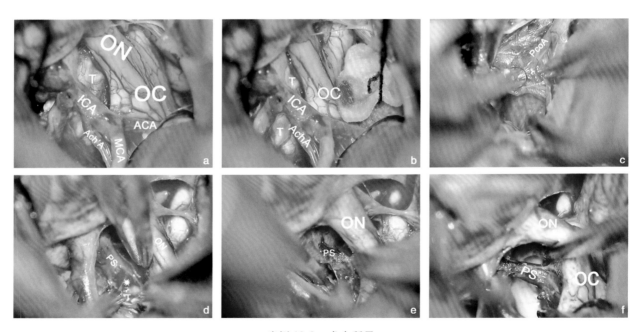

病例 19-3 术中所见

a. 解剖外侧裂后,暴露视交叉和左侧颈内动脉及其分支,颈内动脉侧面是主要的操作空间,切开额叶下蛛网膜可看见膨胀的终板;b. 在第二间隙暴露肿瘤后,借助棉片将终板上方的肿瘤推向下方,以便暴露肿瘤;c. 肿瘤囊壁包裹了颈内动脉大部分分支,手术时沿着肿瘤周边小心操作防止损伤血管和颅神经,值得注意的,肿瘤较大,尽量在直视下切除肿瘤;d. 通过颈内动脉-视神经间隙可看到垂体柄,在漏斗的肿瘤起源处无蛛网膜包裹,因此需要锐性分离肿瘤。要尽可能将垂体柄保护好;e、f. 肿瘤切除后暴露肿瘤起源,垂体柄和三脑室保护完好;AcA:大脑前动脉;AchA:脉络膜前动脉;ICA:颈内动脉;MCA:大脑中动脉;OC:视交叉;ON:视神经;PcoA:后交通动脉;PS:垂体柄;T:肿瘤

【术后结局】

肿瘤被全部切除且垂体柄保留完好。术后有短暂动眼神经麻痹和尿崩症。

【围术期治疗】

针对该患者的围术期治疗应包括严密监控摄入量、输出量和电解质水平。根据尿量和血钠水平使用垂体后叶素及去氨加压素控制术后尿崩。

【术后随访】

4 年随访期内无肿瘤复发迹象。左眼视力轻度下降,右眼正常。尿崩症在术后 1 年左右痊愈。患者仍有垂体功能减退症和月经不调症状。服用泼尼松和优甲乐片剂。体重轻度上升(术前 BMI 23.8,术后最近一次随访为 26.2),无其他垂体功能受损的临床表现。

病例 20　前纵裂入路向前颅窝扩展的 S 型颅咽管瘤切除术

【主诉及病史】

患者 10 岁女性，视物不清、复视 2 周余。

【入院查体及实验室检查】

该患者意识正常，体格检查右眼无可用视力，左眼视敏度显著下降，余无明显阳性体征。内分泌学检查示 PRL 水平轻度升高，GH 水平下降（1.96ng/l）。

【术前影像学检查】

术前 MRI 示鞍上囊实性病变。垂体柄明显向肿瘤后方移位，肿瘤从鞍上池向相邻脑池扩展，左侧进入颈内动脉池及动眼神经池、侧裂池，前方通过视交叉前池向额叶底面扩展，后方通过鞍背向脚间窝、桥前池扩展。增强 MRI 示实质部分明显强化信号。肿瘤主体向视交叉前方扩大的空间外部生长。冠状位 MRI 示囊性病变向双侧扩大并凸入左侧外侧裂。

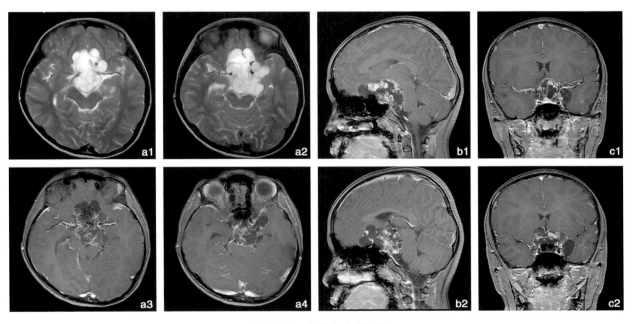

病例 20-1　术前和术后 MRI

a1 ~ a4. 术前轴位像显示肿瘤累及的范围；b1、b2. 矢状位扫描显示肿瘤占据脚间窝并向上中斜坡扩展，后方顶着 Liliquest 膜与后循环血管毗邻；c1、c2. 冠状位扫描显示肿瘤包绕左侧颈内动脉及前交通动脉复合体，并扩展至左侧侧裂间隙内

【术前分析】

1. 患者一般情况　患者视力障碍严重，但主诉症状轻，且家长汇报病史仅 2 周，反映了对于视力障碍，在儿童患者很容易被加重忽视，至视力严重损害时才引起注意。体格检查除双眼视力显著下降、复视外无其他阳性体征。至于内分泌学检查，GH 水平下降，儿童患者 GH 水平<5ng/L 一般认为存在生长激素不足，但客观评价的金标准为胰岛素低血糖激发试验。

2. 手术难点　肿瘤鞍上池内扩展，实性为主，肿瘤从视交叉池向前通过视交叉前间隙向嗅池、额叶底面扩展，包绕了视交叉和前交通动脉复合体；两侧向颈内动脉池扩展，可能与局部穿支血管形成粘连，向后方通过鞍背向脚间窝、桥脑前池

发展，可能与动眼神经形成粘连，并可能与基底动脉顶端及大脑后动脉形成毗邻关系，不过后方通常有 Liliquest 膜和基地动脉尖端结构分隔。部分囊壁侵入大脑额叶腹侧。左侧颈内动脉及其分支还有动眼神经都被肿瘤包围，因此需要锐性分离肿瘤。

3. 手术目的　肿瘤全切，并且尽可能保留下丘脑-漏斗-垂体轴的完整性。

4. 手术方案　因为该颅咽管瘤向三脑室外生长，是一例典型 S 型病例。该病例为蛛网膜下脑池内的颅咽管瘤，考虑起源于垂体柄的蛛网膜下部。尽管肿瘤在极度膨胀，然而其表面仍覆盖有一层蛛网膜的膜性结构，这使得肿瘤和周围的神经血管等结构分隔开来。采用

轴外入路可避免损伤重要的神经组织。肿瘤基本仍保持中线部位生长，且视神经长，视交叉后置，选择前纵裂入路，尽量经轴外间隙全切除肿瘤。

【术中所见】

采用前纵裂入路暴露肿瘤的颅前窝及累及终板池部分，并通过扩大的视交叉前间隙沿蛛网膜界面分离肿瘤侧方边界。

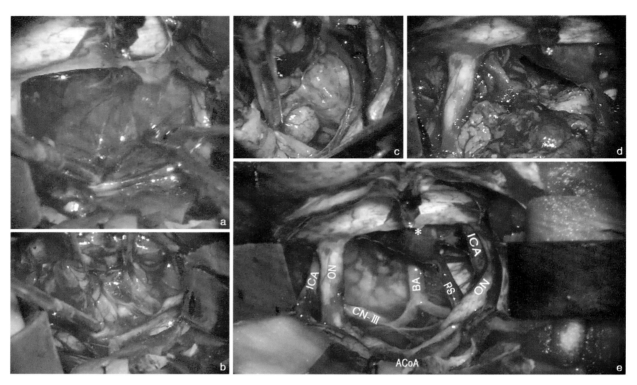

病例 20-2　术中所见

a. 前纵裂间隙解剖后暴露扩大的视交叉前间隙及肿瘤；b. 沿肿瘤与基底蛛网膜间隙分离肿瘤包绕视交叉前缘及前交通动脉复合体部分；c. 肿瘤突入视交叉蛛网膜池内部分与垂体柄远侧间界限清晰；d. 经蛛网膜边界分离肿瘤，暴露垂体柄蛛网膜池段及正常垂体（图中白色星号）；e. 肿瘤全切除后显示视交叉视神经、垂体柄垂体、Willis 环血管等结构保护完好　ACoA：前交通动脉；BA：基底动脉；ICA：颈内动脉；ON：视神经；CN-Ⅲ：动眼神经；PS：垂体柄

【术后结局】

肿瘤全切除，下丘脑-垂体柄-垂体轴结构保护良好，患者围手术期轻度尿崩外术后恢复顺利。

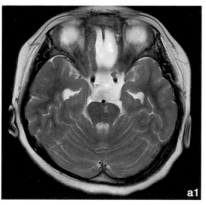
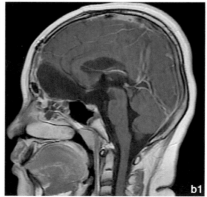
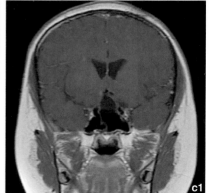

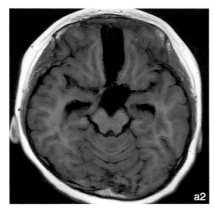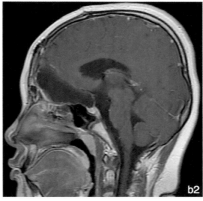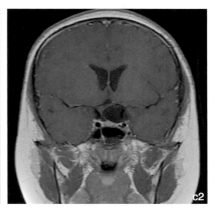

病例20-3　术后MRI扫描提示肿瘤全切除，鞍上池形态大致恢复，冠状位扫描可以显示保留的垂体柄及垂体形态
由于肿瘤推挤，垂体及垂体柄位置可能偏移正中位置，术后MR扫描提示：不同扫描层面显示的垂体及垂体柄位置：a1、a2为轴位T_1及T_2加权像鞍上池形态；b1、b2显示暴露的垂体柄并不在正中矢状位；c1、c2显示冠状位扫描垂体柄及垂体的移位

【围术期处理】

内分泌学检查示生长激素及皮质激素轴功能低下。有水电解质平衡紊乱，均经治疗后好转。

【术后随访】

术后患者有短暂的动眼神经麻痹症状，但在随访期得到恢复。随访期逐步停用激素替代。2.5年随访MRI证实肿瘤完全切除。患者体重有轻度增高，无肥胖等其他下丘脑功能紊乱的症状。术后3年患者激素检查基本正常，内分泌功能恢复良好。

病例21　经右侧扩大翼点入路经小脑幕裂孔巨大累及后颅窝S型颅咽管瘤切除术

【主诉及病史】

患者5岁女孩。左耳听力渐进性下降3月余，右耳听力下降至完全失聪伴步态不稳2月余。

【入院查体及实验室检查】

除了轻度吞咽困难和步态不稳以外无其他明显阳性体征。类似于病例17，该患者内分泌学检查示只有性激素分泌缺乏。

【术前影像学检查】

术前CT示鞍上区、双侧环池和脚间池一巨大囊性肿瘤。肿瘤的鞍上部分明显钙化。肿瘤凸入三脑室致患者有脑积水。MRI示起源于垂体柄后部一巨大囊性肿瘤向后方的桥前池生长达到C_4颈椎管内。肿瘤占据双侧环池。垂体柄在肿瘤前方。

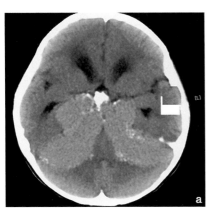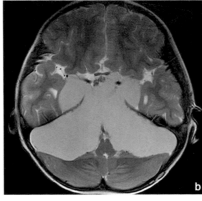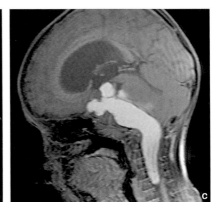

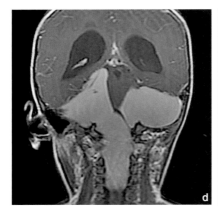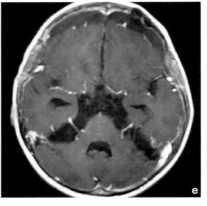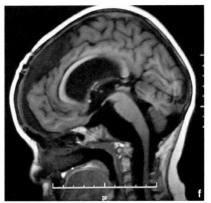

病例 21-1　术前和术后影像

a. 术前 CT 示鞍上区肿瘤钙化且肿瘤囊壁分布有明显钙化斑;b~d. 术前 MRI 示一巨大的囊性肿瘤起源于鞍上区且广泛扩张至双侧桥小脑脚区域和和枕骨大孔;e、f. 术后证实肿瘤被完全切除

【术前分析】

1. 患者的一般情况　患者 5 岁,肿瘤巨大。体格检查有许多颅神经和脑干受压迫的阳性体征。该患者还有垂体功能低下和生长迟缓的症状。

2. 手术目的　虽然肿瘤体积较大,然而肿瘤大部分区域都在蛛网膜下腔以内。因此,只要手术入路合适,便能充分暴露肿瘤。对于该患者而言,手术目的是肿瘤完全切除。同样,要尽可能保护三脑室-漏斗-垂体柄的解剖学连续性。

3. 手术难题　①患者年龄较小,肿瘤体积较大且向四周生长,因此很难充分暴露肿瘤。在分离肿瘤和颅神经及血管时需要采用锐性分离。②肿瘤在三脑室的位置较高,使得肿瘤凸入脚间窝,术中很难直接暴露肿瘤。③垂体柄的漏斗结节部有巨大的钙化斑,考虑该处为肿瘤的起源处。

4. 肿瘤主要在蛛网膜下腔,更精确地说,肿瘤在软脑膜外,蛛网膜下。

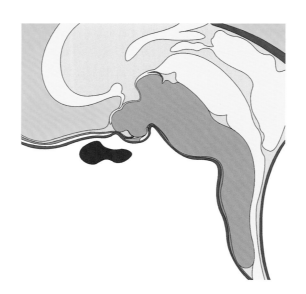

病例 21-2　肿瘤的膜性结构和肿瘤与附近结构的解剖关系示意图

蓝色线:硬脑膜;绿色线:蛛网膜

【术中所见】

采用右侧额颞横穿小脑幕入路。修改和扩大骨瓣以暴露颞骨鳞部。术中切开小脑幕以更好地暴露凸入颅后窝的肿瘤。

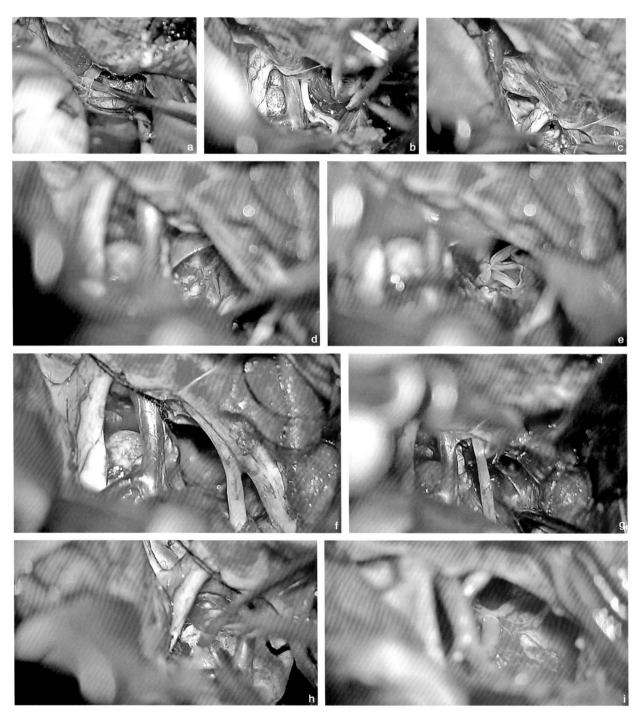

病例 21-3　术中所见

a. 切开大脑侧裂暴露底部蛛网膜膜性结构和肿瘤的关系，肿瘤的囊性部分位于脑池内；b. 切开颞叶以进一步暴露肿瘤，肿瘤囊壁包围动眼神经，瘤内减压后可剥离；c. 通过颈内动脉和视神经之间的空间切除肿瘤的实性部分，肿瘤严重的粘连钙化（黑色星号）使得垂体柄明显扭曲；d. 借助颈内动脉和动眼神经之间的空间，颅后窝部分的肿瘤得以暴露，肿瘤在三脑室底和 Liliequist 膜的间叶之间；e. 肿瘤和颅神经之间仍有一层蛛网膜结构；f. 主要经颈内动脉正中面和侧面及动眼神经侧面间隙暴露肿瘤；g. 切开小脑幕以扩大肿瘤的暴露面积；h. 肿瘤仍起源于垂体柄的漏斗结节部，需要采用锐性分离切除肿瘤；i. 肿瘤全切后，暴露脑干、基底动脉和双侧椎动脉

【围术期治疗】

内分泌学检查结果同术前。几种性激素的分泌水平仍然很低。步态不稳症状恢复。术后 6 个月余患者的听力功能明显增加。患者仍有垂体功能低下的症状和尿崩症,然而在服用低用量的去氨加压素后这些症状得以控制。患者还需要长期服用泼尼松以替代治疗激素缺陷。

【术后随访】

术后 2 年随访患者颅神经瘫痪明显恢复,但仍然合并垂体功能低下及尿崩症,需要激素替代治疗,该患者肿瘤累及范围广泛,肿瘤囊壁的微小残留可能无法通过 MR 扫描体现出来,需要长期随访已早期监测复发

病例22　翼点入路分叶状垂体柄后 S 型颅咽管瘤切除术

【主诉及病史】

患者 51 岁女性,渐进性视力下降合并呕吐 2 月余。

【入院查体及实验室检查】

未见明显阳性体征。内分泌学检查有轻微异常,如几种性激素分泌偏少。胰岛素刺激试验示皮质醇轴和甲状腺素轴功能正常,GH 激素轴缺陷。

【术前影像学检查】

术前影像示鞍内和鞍上囊实性混杂肿瘤。肿瘤内部无明显钙化。矢状位 MRI 示鞍内和鞍上区囊实性混杂肿瘤,且肿瘤向三脑室及脚间池生长。MRI 上显示腺垂体未受累及,垂体柄位于肿瘤前方。视交叉和前交通动脉向前上方移位,留下一较小的第一手术间隙。冠状位及矢状位 MRI 显示肿瘤囊腔呈多样分叶状,为包绕嵌顿局部动脉血管形成的。

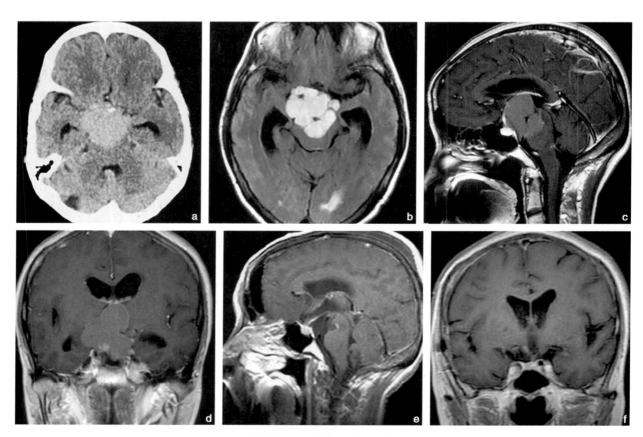

病例 22-1　术前和术后影像

a. 术前 CT 示鞍上区一囊实性混杂的肿瘤,肿瘤表面有少许钙化;b~d. 术前 MRI 示肿瘤凸入至脚间池和斜坡,垂体柄向肿瘤前侧移位,轴位扫描示血管四周被肿瘤囊性部分包围;e、f. 术后 MRI 证实肿瘤全部被切除,垂体柄和三脑室保留完好

【术前分析】

1. 患者的一般情况 这是一例51岁女性患者,患者有闭经症状,主要以视力下降来院就诊。术前监测到垂体功能部分低下。

2. 手术目的 改善视力且全切肿瘤。尽量保护三脑室和垂体柄的完整性。

3. 手术难点 肿瘤主要向垂体柄后方的脚间池生长,肿瘤位于经颅底入路很难暴露的区域。该类型颅咽管瘤理论上可能是扩大经蝶入路很好的适应证,但需要在垂体柄后方进行操作,手术难度增大,部分患者可能需要垂体移位等技术,增加了术后垂体功能障碍的发生率。术前轻度垂体功能异常,无明显下丘脑功能紊乱症状,所以,为了使患者在术后拥有一个较好的生活质量,保护三脑室-漏斗结节-垂体柄解剖学连续性的完好是非常重要的。肿瘤的起点仍然在垂体柄的软脑膜下。肿瘤主要向外呈囊性扩张生长。本例采用经额颞部入路开颅手术,由于肿瘤的上方和后方边缘向上挤压了三脑室,因此,为了将肿瘤推向视野中央,需要通过终板池置入棉片,这样做也有助于通过第二和第三间隙将肿瘤从三脑室漏斗结节区域切除。鞍上蛛网膜结构可将肿瘤和重要的神经血管组织隔离开从而保护正常结构。术中还需要额外注意保护Willis环血管的穿支。

【膜性结构和层面划分】

肿瘤主要在蛛网膜下腔,更精确地说,肿瘤在软脑膜外,蛛网膜下。

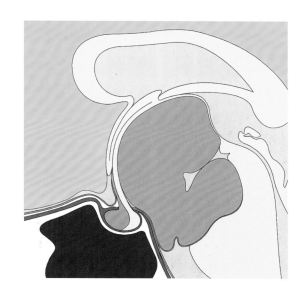

病例22-2 肿瘤的膜性结构和肿瘤与附近结构的解剖关系示意图
蓝色线:硬脑膜;绿色线:蛛网膜

【术中所见】

采用向颞部扩大改良的右侧额颞入路。切开右侧外侧裂可看见一囊性肿瘤占据第二和第三手术空间。肿瘤包围颈内动脉。钝性分离见肿瘤和重要神经血管组织如颈内动脉和视神经腹侧之间仍有膜性结构。分离肿瘤和周围组织后见肿瘤起源于垂体柄后端。肿瘤全切后,下丘脑-垂体柄保护完好。

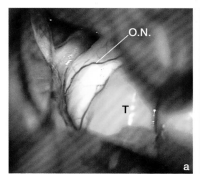
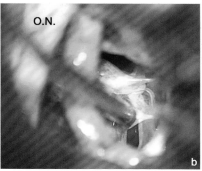
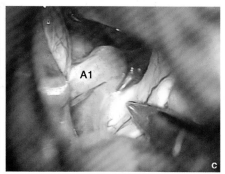

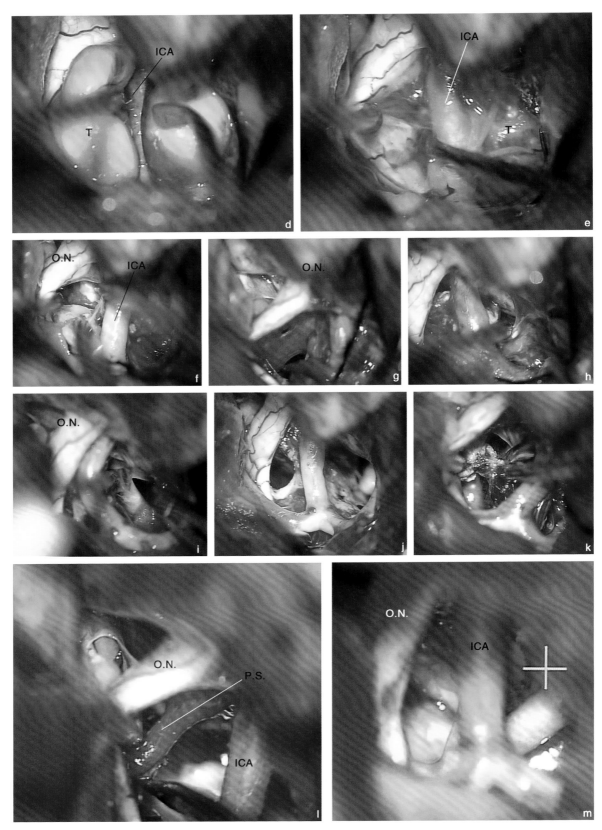

病例 22-3 术中所见

a～c. 切开右侧外侧裂后,暴露囊性肿瘤的黄色囊液;d、e. 通过第二和第三手术间隙,见肿瘤包围颈内动脉,然而两者之间仍有一层明显的蛛网膜结构,这层蛛网膜结构可将肿瘤和重要神经血管组织隔开;f～h. 肿瘤起源于垂体柄后上段;i～k. 肿瘤全切后,肿瘤起源处同样被完全切除;l、m. 肿瘤全切后,鞍上区神经血管包括下丘脑-垂体柄的连续性保护完好 ICA 颈内动脉;O. N. 视神经;P. S. 垂体柄;T 肿瘤

【围术期治疗】

患者有持续性垂体功能低下和轻度尿崩症状，由小剂量去氨加压素得以控制。

【术后随访】

3年随访期内无肿瘤复发迹象。患者的BMI增高至26.4，视力得以部分恢复。口服泼尼松以治疗激素分泌缺陷。尿崩症状明显好转后不需要长期服用去氨加压素。

病例23　右侧小翼点入路视交叉池S型颅咽管瘤切除术

【主诉及病史】

患者65岁男性，左眼视力突然下降且进行性恶化3月余。

【入院查体及实验室检查】

患者意识正常。左眼视力明显下降，经检查只能感光且视野很小。右眼视力同样下降，但视野范围正常。内分泌学检查示除了PRL轻度升高外，其他激素分泌水平接近正常。

【术前影像学检查】

CT示鞍上区肿瘤主要为实性且无明显钙化。MRI示病变起源于漏斗结节处并基本局限于视交叉内生长。根据我们的描述，该例肿瘤为鞍上脑室外型（S型）。肿瘤将横膈及腺垂体挤向下方。垂体柄下段正常。

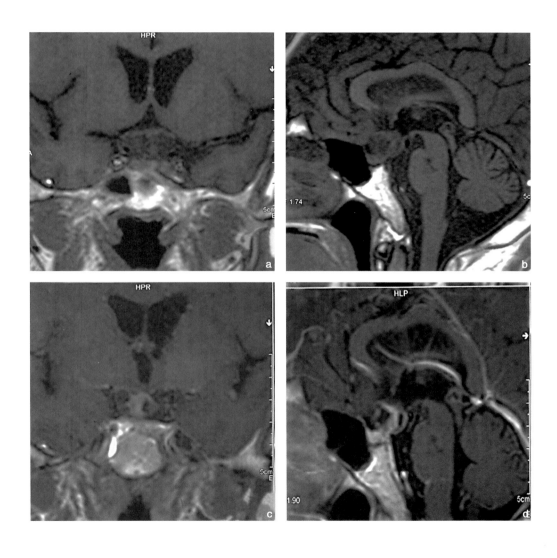

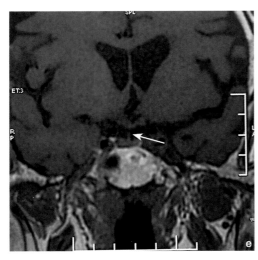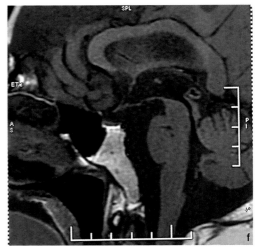

病例 23-1　术前和术后 MRI

a ~ d. 术前 MRI T_1加权像示鞍上囊实性混杂肿瘤,肿瘤起源于脑池下,增强 T_1 加权像示实性肿瘤
信号明显增加;e、f:全切肿瘤后,垂体柄上端可见肿瘤起始部位(白色箭头),三脑室底保护完好

【术前分析】

1. 这是 1 例典型的鞍上池内颅咽管瘤,肿瘤主要占据了视交叉池空间。垂体柄向后方移位。肿瘤起源点在垂体柄上段。肿瘤位于三脑室外,因此轴外入路是最好的手术入路。考虑到患者左眼视力明显下降,因此我们采用左侧额颞入路进行手术。

2. 该病例被选择作为典型病例主要源自两点:①这样的生长方式是 S 型肿瘤中最常见的;②这种类型颅咽管瘤选择扩大经蝶入路和开颅颅底入路目前存在争论,缺乏大宗病例前瞻性研究,这也是颅咽管瘤手术技术今后的研究方向。

3. 肿瘤主要在蛛网膜下腔,更精确地说,肿瘤在软脑膜外,蛛网膜下。

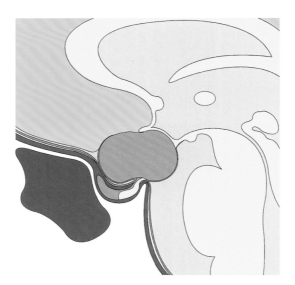

病例 23-2　肿瘤的膜性结构和肿瘤与附近结构的解剖
关系示意图

蓝色线:硬脑膜;绿色线:蛛网膜

【术中所见】

采用左侧翼点入路切除肿瘤。

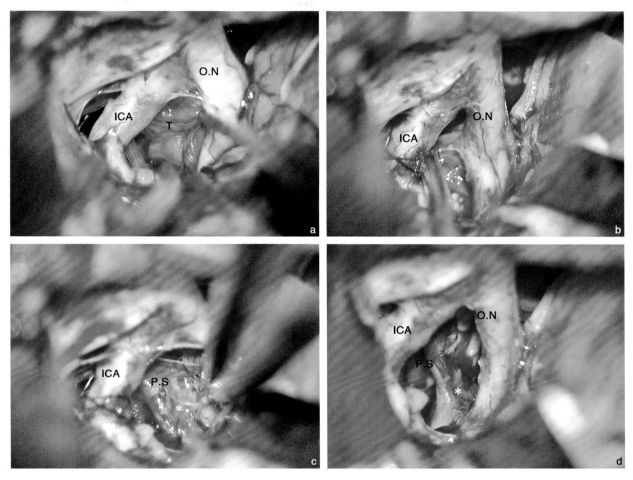

病例 23-3　术中所见

a. 通过颈内动脉内侧间隙暴露鞍上脑池内的肿瘤，在肿瘤和颈内动脉及其分支（后交通动脉和垂体上动脉）之间有一层明显的蛛网膜结构；b. 在肿瘤起源处并无膜性结构分隔肿瘤和漏斗；c. 在垂体柄的漏斗结节部需要采用锐性分离以分割嵌入垂体柄的肿瘤部分（白色星号）；d. 全切除肿瘤后，肿瘤的起源处留下一凹陷（白色星号）　ICA 颈内动脉；O.N 视神经；P.S 垂体柄；T 肿瘤

【围术期治疗】

患者有垂体功能低下和轻度尿崩症状，用低剂量去氨加压素控制良好。

【术后随访】

2.5 年随访期内无肿瘤复发迹象。患者的激素分泌水平接近正常。BMI 指数为 21.6，在正常范围内。尿崩症状明显好转后，可不需要长期服用去氨加压素。

病例 24　左侧翼点联合经小脑幕入路垂体柄后累及后颅窝的 S 型颅咽管瘤切除术

【主诉及病史】

患者 3 岁男孩，间歇性头痛头晕 1 年余，多饮多尿 6 月余，双侧视力低下和肌无力 1 月余。

【入院查体及实验室检查】

右侧眼球运动功能障碍，右下肢肌力下降且步态不稳。体格检查无其他明显阳性体征。术前内分泌学检查示垂体功能减退。甲状腺激素接近正常水平，生长激素和促肾上腺皮质激素低于正常水平。性激素水平低下。

【术前影像学检查】

术前 CT 示鞍上极度扩张的巨大囊性病变。肿瘤占据第三脑室，导致严重的脑积水。

肿瘤囊壁呈蛋壳样钙化。MRI 显示一个以囊性为主的肿瘤,肿瘤可能起源于垂体柄后部并向后延伸。肿瘤占据了鞍上池、桥前池、脚间池和环池的左侧。后方甚至达到了小脑顶。脑干向右方移位。肿瘤向左侧扩展到达大脑侧裂池。

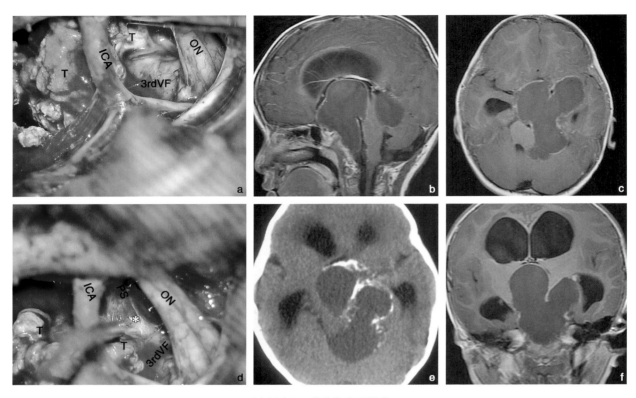

病例 24-1　术前和术后影像

MRI 和 CT(b、c、e、f)和术中影像(a、d)示一巨大的蛛网膜下囊性颅咽管瘤向斜坡后方及后颅窝生长。肿瘤起源于视交叉及垂体柄附近,肿瘤包膜向基底池扩张且显著压迫三脑室底,最终凸入多个脑池。采用左额颞入路联合幕上和幕下入路切除肿瘤。术中图像示肿瘤的多个情况:肿瘤紧密粘连三脑室底,但未侵入三脑室(a)。只有在最接近垂体柄和漏斗部分的肿瘤和神经组织为共生关系(d,白色星号)　ICA 颈内动脉;ON 视神经;PS 垂体柄;T 肿瘤;3rdVF 三脑室底

【术前分析】

1. 患者的一般情况　患者为儿童,肿瘤膨胀巨大。除了垂体功能减退外,患者还有明显的颅神经麻痹症状。肿瘤向脚间窝生长且三脑室有明显移位,提示肿瘤起源和漏斗及三脑室有紧密联系。

2. 手术目的　尽管肿瘤巨大且向四周扩张较广,但仍以肿瘤全切为手术目标。肿瘤黏附且包裹神经血管组织,因此需要根据术中情况选择治疗方案。应尽量争取保护好三脑室-漏斗-垂体柄的解剖学连续。

3. 手术难题　①巨大的肿瘤黏附且包裹在重要的神经血管周围。因此,常规入路无法完全暴露肿瘤,手术过程中难免会碰见盲区。②脚间池内的三脑室被明显抬高,提示肿瘤紧挨漏斗及三脑室底。并且常用的颅底入路也无法很好暴露该区域,尤其是肿瘤背向该入路的一侧。③患者年纪太小,难以耐受手术。在术前谈话中,医生需要和患者家属详细说明情况。

【膜性结构和层面划分】

肿瘤起源于垂体柄的漏斗部且向脚间窝、斜坡后方、脑桥池及桥小脑脚生长。同时,肿瘤的囊性部分会沿着环池左侧生长,凸入小脑幕边缘甚至达到松果体区。虽然肿瘤膨胀巨大,但仍在脑池内。理论上可借助肿瘤和附近神经血管组织之间的膜性结构将肿瘤囊壁安全剥离开。

【术中所见】

采用左侧额颞入路。去大骨瓣以暴露颞叶颅底。

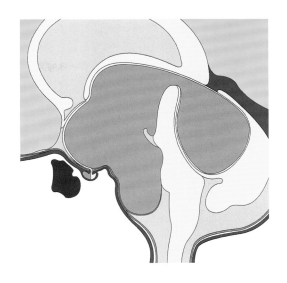

病例 24-2　肿瘤的膜性结构和肿瘤
与周围组织的关系示意图
蓝色线：硬脑膜；绿色线：蛛网膜

【围术期治疗】

术后内分泌学检查示除了 TSH 轻度下降以外无其他激素分泌异常。展神经暂时性麻痹、左侧轻偏瘫、尿崩症和电解质紊乱等症状经治疗后好转。经保守治疗后，硬脑膜下积液吸收。

【术后随访】

2 年随访期内无肿瘤复发迹象。患者中枢神经系统功能逐渐恢复。尿崩症明显减轻。患者持续服用泼尼松替代治疗激素缺陷。

病例 25　右侧扩大翼点小脑幕裂孔入路累及后颅窝 S 型颅咽管瘤切除术

【主诉及病史】

患者 6 岁女性，渐进性头痛 2 月余伴恶心呕吐 10 天。患者之前无手术史。

【实验室检查】

内分泌学检查示 FSH 和 PRL 分泌水平轻度偏高。

【术前影像学检查】

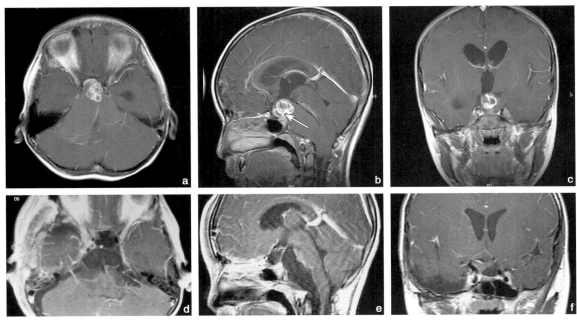

病例 25-1　术前和术后 MRI

a～c. 术前 MRI 示鞍上区一巨大囊实性混杂的肿瘤且肿瘤向颅后窝生长，肿瘤下部达 C_2 段。脑干和颈髓上端明显被挤向后方移位，垂体柄下段可见 T_1 像增高影（白色箭头）。视交叉和前交通动脉向前上方移位。d～f. 术后 MRI 扫描证实肿瘤被全部切除，三脑室底保留完整

【术前分析】

采用右侧额颞入路切除肿瘤。肿瘤主要在蛛网膜下生长，未压迫下丘脑结构。手术目的是积极肿瘤全切。

【膜性结构和层面划分】

肿瘤主要在蛛网膜下腔，更精确地说，肿瘤在软脑膜外，蛛网膜下。

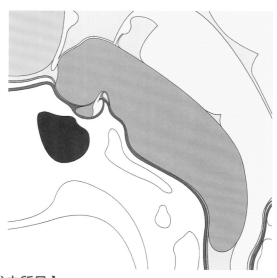

病例 25-2　肿瘤的膜性结构和肿瘤与附近结构的解剖关系示意图
蓝色线：硬脑膜；绿色线：蛛网膜

【术中所见】

采用右侧翼点入路切除肿瘤。

病例 25-3　术中所见

a、b. 通过颈内动脉和视神经间隙可暴露肿瘤鞍上区部分，肿瘤紧密粘连于附近的神经血管；c. 肿瘤扩张导致手术空间巨大，通过动眼神经后方扩大的间隙，可观察到肿瘤的囊性部分向颅后窝生长；d、e. 为了增加颅后窝的暴露面积，需要切开小脑幕，沿着囊壁剥离肿瘤，在肿瘤和脑干及血管紧密粘连部分采用锐性分离；BA：基底动脉；ICA：颈内动脉；ON：视神经；PS：垂体柄；T：肿瘤；VA：椎动脉；3rd-N：动眼神经；Vi-N：外展神经；AcA：大脑前动脉；Incised Tent：切开的小脑幕缘

【围术期处理】

患者持续患有垂体功能低下和轻度尿崩症状,使用小剂量去氨加压素控制良好。

【术后随访】

7 年(84 个月)随访期内无肿瘤复发迹象。

患者体重增加,BMI 达 17.2,视力恢复。内分泌学检查示激素分泌水平接近正常。不需要口服泼尼松。尿崩症状明显好转后不需要长期服用去氨加压素。

第22章 T型：鞍上结节漏斗型颅咽管瘤

本章我们通过典型病例的形式描述鞍上结节漏斗型颅咽管瘤（T型）的手术治疗，所包括的病例都具有典型形态学特征。

如前所述，T型肿瘤起源于结节漏斗部后主要向三脑室空间扩展，肿瘤主体位于三脑室壁的神经组织层内，在部分患者肿瘤下极可能突破三脑室底软膜向鞍上池蛛网膜下腔扩展，该型肿瘤常常导致梗阻性脑积水。

在漆松涛教授单位，T型颅咽管瘤的手术入路主要包括前纵裂经终板入路，在部分肿瘤已突破三脑室底向蛛网膜下腔扩展的病例，可以选择扩大经蝶经鞍结节路径进行手术，以上手术入路在典型病例中均有体现。

病例26 前纵裂经终板入路T型颅咽管瘤切除术（脑室内外生长型）

【主诉及病史】

患者59岁男性，头痛、头晕3个月，症状加重及呕吐1周。患者入院前未进行任何相关治疗。

【入院查体及实验室检查】

患者意识清醒，视力正常，未见明显视野缺损；双侧瞳孔大小及对光反射正常。内分泌学检验提示激素水平正常。

【术前影像学检查】

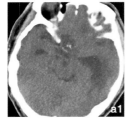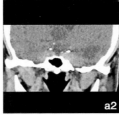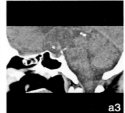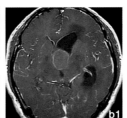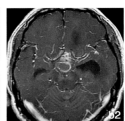

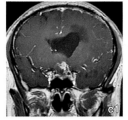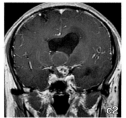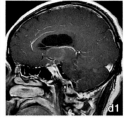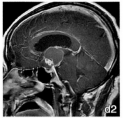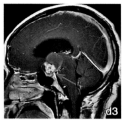

病例 26-1 术前影像学图片

a1 ~ a3. CT 扫描提示囊实性混合病变,位于鞍内及鞍上,伴随囊壁少量钙化;b ~ d. MRI 扫描提示典型的结节漏斗部型颅咽管瘤,突起的囊性病变已占满第三脑室腔并引起脑积水。根据我们的分型,该肿瘤属于 T 型合并蛛网膜下腔扩展(传统脑室内外形颅咽管瘤)。肿瘤实质位于结节漏斗部,同时延伸到第一间隙。红色箭头提示垂体柄下部分是完整的

【术前分析】

1. 肿瘤属于典型结节漏斗部的颅咽管瘤。关于它的起源,根据 Erdheim 学说,导致肿瘤发生的残存上皮细胞巢主要位于 2 个区域:①位于垂体窝内腺垂体与神经垂体之间的中间叶;②位于垂体柄顶端结节漏斗部。在这个病例中,起源位置属于后者。

2. 如示意图所示,肿瘤的实体部分主要位于垂体柄袖套内。因此,肿瘤与结节漏斗部之间没有明显的界面。然而,部分肿瘤通过视交叉间隙(第一间隙)延伸到蛛网膜下池,垂体柄蛛网膜袖套仍然覆盖这部分肿瘤表面,在周围结构之间提供一个手术界面。

3. 关于手术入路,肿瘤后方边界位于前交通动脉复合体后方,抵达前联合。因此,选择额底纵裂入路。术中终板间隙为主要的手术间隙,同时可以利用额外的轴外间隙(例如第一和第二间隙)切除肿瘤。在这个病例中,如果前交通动脉复合体妨碍肿瘤暴露,若双侧的 A1 和 A2 部分发育良好,前交通动脉主干可以进行离断,以利于更充分的暴露。

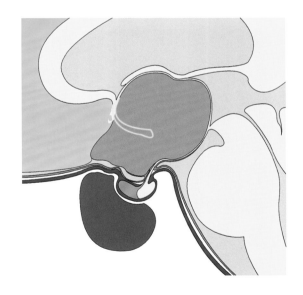

病例 26-2 肿瘤与周边膜性结构的形态关系示意图

图中绿色线条代表蛛网膜,蓝色线条表示鞍膈及颅底硬膜,可见肿瘤处理腹侧围绕垂体柄处有蛛网膜结构与鞍上池结构分界外,在垂体柄近端、漏斗结节部及三脑室底内与神经结构无膜性结构分界

【术中所见】

选择额底纵裂入路切除肿瘤。通过扩大的视交叉前间隙,可见肿瘤位于基底蛛网膜(BAM)下。解剖分离肿瘤与基底蛛网膜间隙,可见肿瘤与垂体柄的关系。这个肿瘤起源于漏斗部,脑室外肿瘤部分(T1)通过视交叉前间隙从视交叉池向终板池扩展,而后方肿瘤向通过卷入三脑室底神经组织层占据三脑室空间(T2)。肿瘤位于三脑室底内的部分通过终板进行切除。

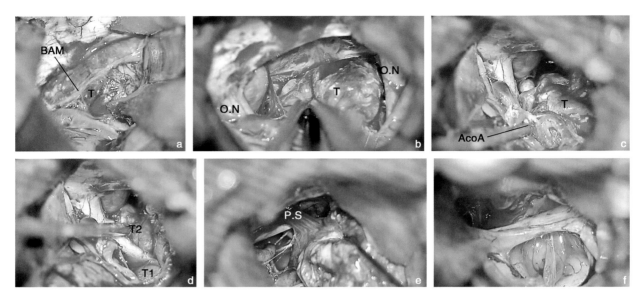

病例26-3 术中所见

a. 解剖双侧大脑半球纵裂后,覆盖肿瘤上方的基底蛛网膜(BAM)被暴露;b. 通过扩大的视交叉前间隙,位于鞍上蛛网膜池内的肿瘤被解剖,可见肿瘤与远端垂体柄的关系;c. 肿瘤与前交通动脉复合体的关系;d. 肿瘤起源于结节漏斗部,向第三脑室(T2)和蛛网膜下池(T1)生长;e. 肿瘤与垂体柄的关系;f. 通过打开的终板,完整剥除第三脑室底内的肿瘤囊壁 AcoA 前交通动脉;BAM 基底蛛网膜结构;O. N 视神经;P. S 垂体柄;T 肿瘤;T1 卷入视交叉背侧脑室外肿瘤部分;T2 三脑室底内外生长的肿瘤部分

【围术期处理】

术后恢复很顺利,除了轻度的尿崩症,水电解质紊乱,部分垂体功能低下。围术期需要检测患者的液体出入量以及血钠水平。

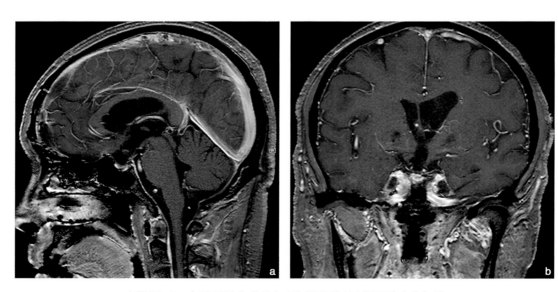

病例26-4 术后 MRI 矢状位(a)和冠状位(b)提示肿瘤全切除

【术后随访】

随访 8 年,肿瘤无复发。患者的垂体功能部分恢复。患者仍需要口服泼尼松补充激素水平不足。患者甲状腺激素水平恢复正常,不需要继续口服优甲乐替代治疗。BMI 从术前的 20.3 到目前的 22.4。患者的视力完全恢复正常。

病例27　扩大经鼻入路脑室底内型颅咽管瘤切除术

【主诉及病史】

患者 48 岁男性，因双眼视力下降 3 个月入院。

【入院查体及实验室检查】

入院时患者意识清楚，左眼视力下降，内分泌学检查示催乳素轻度增高，IGF-1 降低，皮质醇正常，fT4 及睾酮处于正常值下限水平。

【术前影像学检查】

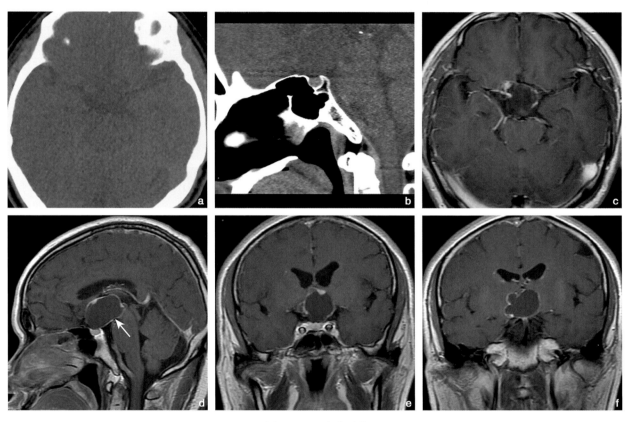

病例 27-1　术前影像

a、b. CT 扫描提示囊性病变，完全位于鞍上，未见明显钙化；c~f. MRI 扫描提示典型的结节漏斗部型（T 型）颅咽管瘤，病变向上突起占据三脑室腔，达室间孔水平，但尚未引起脑积水。根据我们的分型，该肿瘤属于 T 型（传统三脑室内外形颅咽管瘤）。肿瘤起源于结节漏斗部，沿三脑室方向生长，视交叉前置。白色箭头提示垂体柄下部是完整的

【术前分析】

1. 肿瘤属于典型结节漏斗部的颅咽管瘤。关于它的起源，根据 Erdheim 学说，导致肿瘤发生的残存上皮细胞巢主要位于 2 个区域：①位于垂体窝内腺垂体与神经垂体之间的中间叶；②位于垂体柄顶端结节漏斗部。在这个病例中，起源位置属于后者。因此，肿瘤位于结节漏斗部的软膜与三脑室底神经组织之间，没有明显的界面，垂体柄蛛网膜袖套覆盖于肿瘤表面的软膜之外。

2. 手术入路主要包括经前纵裂-终板入路和经鼻入路。因肿瘤上极较高，达室间孔水平，且视交叉前置并有前交通复合体阻挡，经颅入路很可能需离断前交通动脉以获得两侧的暴露，同时需切开终板及三脑室底后方能开始分离肿瘤，术中终板间隙为主要的手术间隙，同时还需利用额外的轴外间隙（例如第一和第二间隙）切除肿瘤。因此，经颅入路对视交叉、视神经及三脑室底的骚扰较大。而经鼻入路可避免分离纵裂及前交通复合体等血管，避开视交叉前间隙及第二间隙，主要利用视交叉后间隙切除肿瘤，从而避免对这些结构的骚扰。经鼻入路的另一个优势在于可早期显露肿瘤结节漏斗部的起源部位，并在直视下分离，同时可在抵近观察的直视下分离肿瘤与三脑室底之间的边界，有利于保留三脑室底完整。综上所述，此例患者采取

经鼻手术优于经颅手术。

【术中所见】

选择内镜经鼻经鞍结节入路,可在早期直视下分离肿瘤结节漏斗部起源部位,然后尽量循软膜及软膜被肿瘤突破后下三脑室底神经组织的边界逐步分离,最终达到肿瘤完整整块切除,三脑室底基本保留完整,结节漏斗部与垂体柄下段延续性已得以保留。

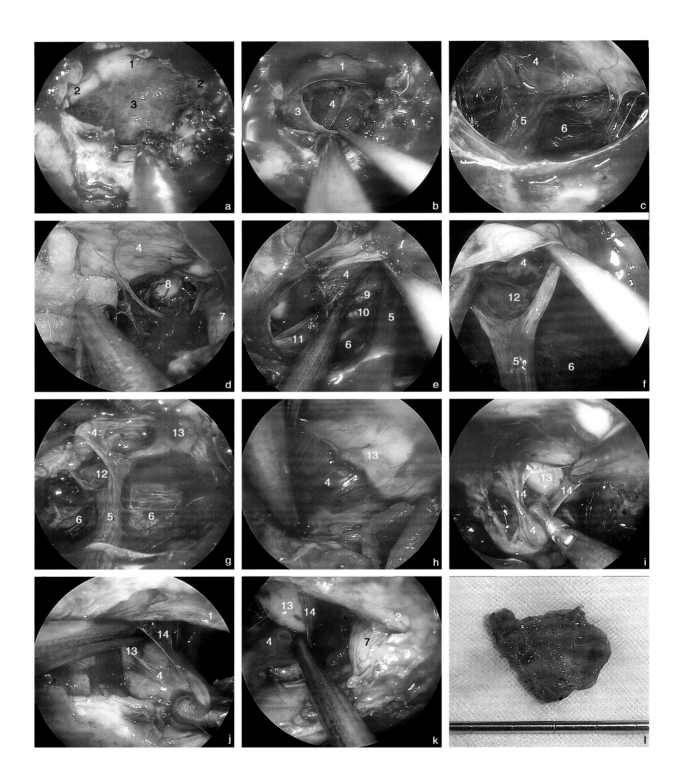

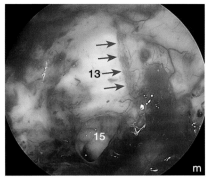
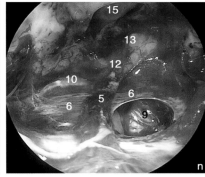
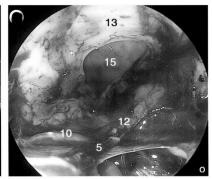

病例27-2 术中所见

a. 剪开鞍结节处硬膜后首先看到基底蛛网膜；b. 剪开基底蛛网膜后可见下方肿瘤；c. 首先沿肿瘤后方垂体柄寻找起源部位，可见垂体柄中下段完整，肿瘤起源于结节漏斗部，生长于蛛网膜袖套内；d、e. 分离肿瘤下极与周边结构，可见有蛛网膜小梁分隔，界面清晰，容易分离；f、g. 分离肿瘤结节漏斗部起源点，可见有明显粘连；h～k. 分离肿瘤与三脑室底，可见肿瘤位于三脑室底软膜与神经组织之间，需仔细寻找界面予以分离；l. 肿瘤完全分离后完整整块切除；m～o. 肿瘤切除后探查术腔，可清晰观察到三脑室底的软膜边界（蓝色箭头），三脑室底最薄弱处有小孔缺损，绝大部分保留完整，结节漏斗部与下丘脑的延续性得以保留完好 1. 视交叉；2. 视神经；3. 基底蛛网膜；4. 肿瘤；5. 垂体柄；6. Lil-iequist 膜间脑叶；7. 颈内动脉；8. 视束；9. 中脑；10. 大脑后动脉；11. 后交通动脉；12. 结节漏斗部；13. 三脑室底神经组织；14. 三脑室底软膜；15. 三脑室

【术后结局】

术后恢复良好，下丘脑反应轻微，有轻度尿崩症，无水电解质紊乱，无垂体功能低下。围术期需要检测患者的液体出入量以及血钠水平。

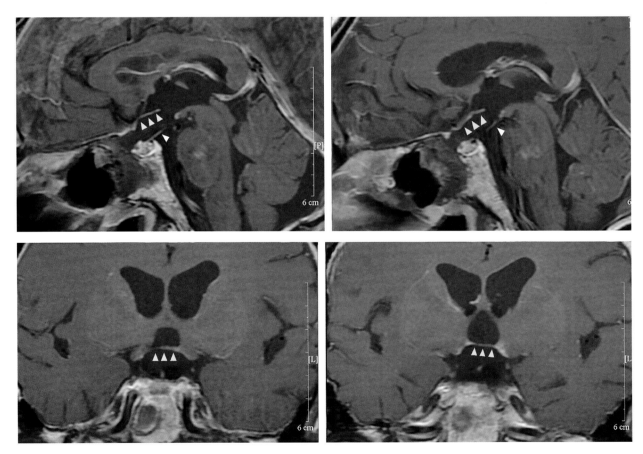

病例27-3 术后 MRI 示三脑室底（黄色箭头）基本保留完整，垂体柄（白色箭头）及其与下丘脑延续性保留完好

【术后随访】

该患者术后随访3年，未见肿瘤复发，除了轻度体重增加外患者垂体功能恢复，生活质量良好。

【主诉与病史】

患者 7 岁男性，头痛、头晕、视力减退进行性加重 6 个月。患者未见明显的尿崩症和渴感。患者入院前 1 年曾经在当地尝试做过经胼胝体前部穹隆间入路手术切除，术后曾因脑积水做过脑室腹腔分流术。随访期脑积水加重，考虑分流管堵塞，患者随后出现严重的头痛以及明显的视力减退。

【入院查体和实验室检查】

患者意识正常，右侧视力明显下降（0.5），左侧视力轻度减退（0.8）。右侧额部头皮可见手术瘢痕。内分泌学检查可见 PRL 轻度升高，FSH、fT4 水平下降。

【术前影像学检查】

CT 提示囊实性混合病变位于鞍内、鞍上区域，伴随鞍上病变内的巨大钙化。囊性肿瘤占据第三脑室，并导致脑积水。MRI 提示病变起源于结节漏斗部，囊性部位极度占满第三脑室腔，往后延伸至脚间池。根据我们的分型，这个肿瘤属于 T 型向蛛网膜下腔扩展。肿瘤的实质部分往下挤压鞍膈和垂体。垂体柄的下部分及垂体形态基本正常。

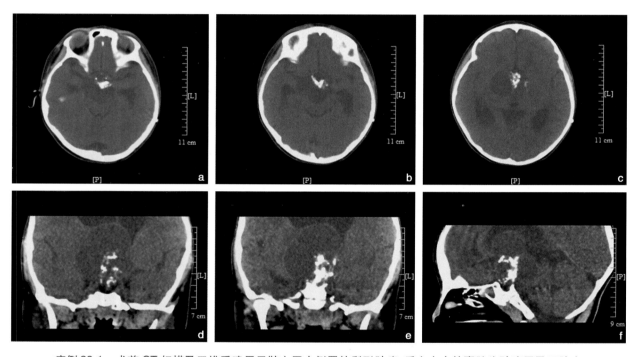

病例 28-1　术前 CT 扫描及三维重建显示鞍上巨大倒置的梨形肿瘤，后上方大的囊腔为肿瘤累及三脑室部分，下方小的实质和钙化为起源于结节漏斗部的肿瘤部分，是 T 型颅咽管瘤典型影像改变

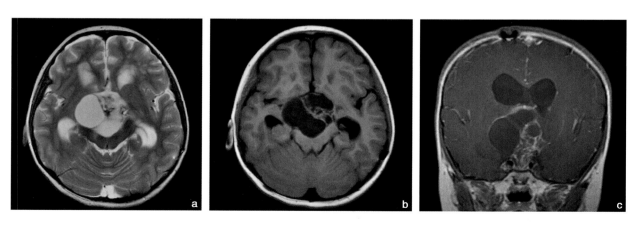

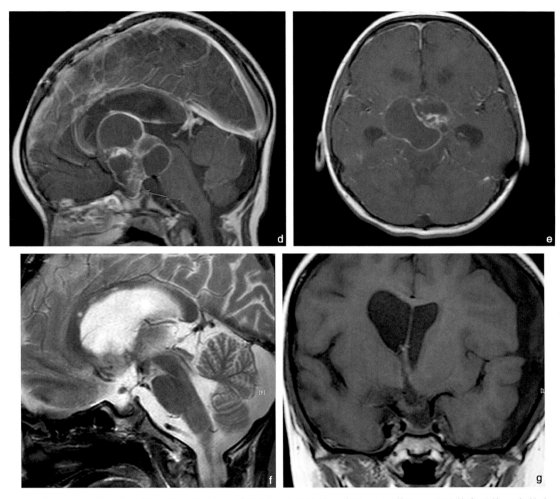

病例 28-2　术前 MRI 扫描更清晰地显示了肿瘤与周边结构的形态关系，垂体柄远端及鞍内垂体形态基本正常（红色箭头）

【术前分析】

1. 关于形态学特征，肿瘤被归类为成人的结节漏斗部颅咽管瘤，不同于典型的 T 型病例，该病例肿瘤向鞍上池扩展明显。

2. MRI 可见肿瘤朝 2 个方向生长（向三脑室和向鞍后），肿瘤的起源部分仍然位于漏斗部并卷入三脑室壁的神经组织层，原发病例三脑室内室管膜层仍然保持完整，但该病例前次手术从三脑室顶部操作，因此肿瘤顶端应存在一定粘连。

3. 由于肿瘤后方边界位于前交通动脉复合体的后方且达到前联合，所以采用额底纵裂入路。尽管需要打开终板切除鞍上生长的肿瘤，第三脑室内的神经组织层应该尽可能地保护。

4. 向后生长的肿瘤已经占据脚间池；然而，Liliequist 膜分隔肿瘤和脑干、基底动脉以及基底动脉的分支，是安全切除肿瘤边界，术中牵拉肿瘤时，应注意分离，否则这些分支可能损伤。

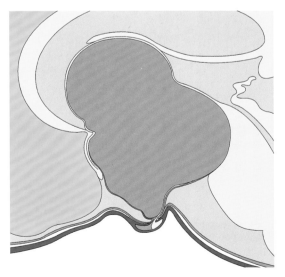

病例 28-3　肿瘤的形态学和周边结构的关系示意图
图中绿色线条表示鞍上蛛网膜结构；蓝色线条表示鞍膈及颅底硬膜结构

【术中所见】

通过充分解剖纵裂间隙依次暴露蝶骨平台、视交叉及前交通动脉复合体,为了更好地暴露终板间隙,前交通动脉被离断。肿瘤位于第三脑室神经组织层内生长,因此术中通过终板间隙切除肿瘤。肿瘤采用分块方式进行,但总是循肿瘤与周边结构的膜性边界进行。

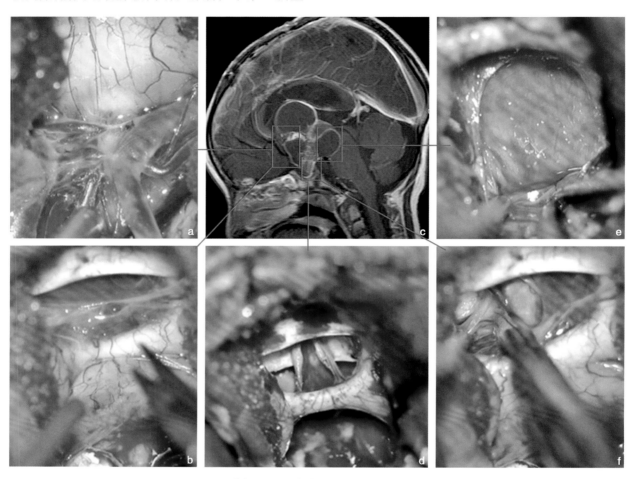

病例 28-4 术前 MRI 和术中图片

a~f. 术中图片展示肿瘤切除;c. 第二次手术术前 MRI T_1 增强像;a. 前交通动脉被断离后增加肿瘤的暴露;b. 解剖分离视交叉池蛛网膜,视交叉前间隙可见形态相对正常的垂体柄远端;d. 肿瘤切除后显示纵向剖开的垂体柄,常见于穿垂体柄生长肿瘤的切除;e. 提示肿瘤切除后变薄但连续的第三脑室底;f. 显示肿瘤突入鞍上池内的肿瘤与鞍上池蛛网膜的形态学关系

【围术期处理】

术后恢复顺利。术后出现水电解质紊乱,需要补充液体以及调整血钠水平。

【术后随访】

3 年的随访研究,没有发现肿瘤复发。患者仍然需要激素替代治疗。BMI 逐渐增高,从术前的 18.5 到目前的 24.6。随访期间没有明显的认知功能障碍。

病例 29 前纵裂经终板入路囊变的成人鳞状乳头型颅咽管瘤切除术

【主诉及病史】

患者 27 岁男性,主诉"头痛 2 个月,加重伴视力减退 1 个月"。病史中有性功能障碍、多饮多尿 1 个月余。

【入院查体及实验室检查】

双眼视敏度轻度下降,视野未见明显改变。内分泌检查提示垂体激素水平正常。

【术前影像学检查】

MRI 提示鞍上囊实混合性肿瘤。肿瘤主体占据第三脑室腔,肿瘤的实质部分位于前下方,该部位为垂体柄漏斗部,考虑为肿瘤起源部位,后上方囊变并占据三脑室空间。远端垂体柄大致正常(病例 29-1 白色燕尾箭头)。

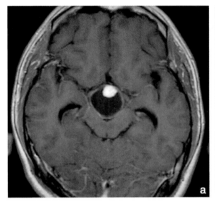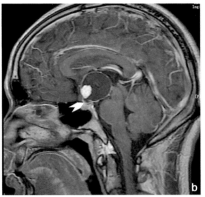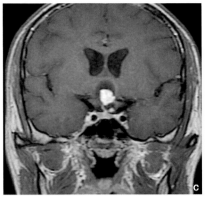

病例 29-1　术前轴位(a)、矢状位(b)、冠状位(c)MRI T₁增强像,典型漏斗部生长的囊性鳞皮型颅咽管瘤
肿瘤实质部分位于肿瘤囊性变内,是鳞状乳头型颅咽管瘤囊性变的特征性改变,不同于成釉细胞型颅咽管瘤的多分叶囊变方式

【术前分析】

1. 病变属于典型成人漏斗部鳞状乳头型颅咽管瘤。

2. 与 T 型成釉细胞型颅咽管瘤类似,该肿瘤位于三脑室底的神经组织层内,垂体柄主要纤维位于肿瘤前下方。

3. 肿瘤的起源部位为垂体柄漏斗部,手术中肿瘤及囊壁需要从三脑室壁的神经组织层中分离切除。

4. 该肿瘤需要打开终板经第三脑室操作,尽可能保留三脑室前部的神经组织层,选择向额部改良的翼点入路。

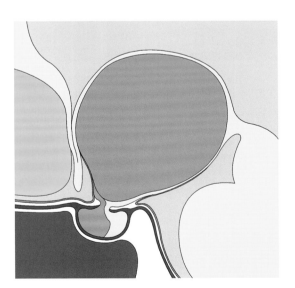

病例 29-2　肿瘤的形态学和周边的结构关系示意图
图中绿色线条表示鞍上蛛网膜结构;蓝色线条表示鞍膈及颅底硬膜结构

【术中所见】

右侧额颞部入路。

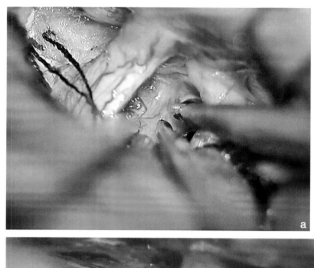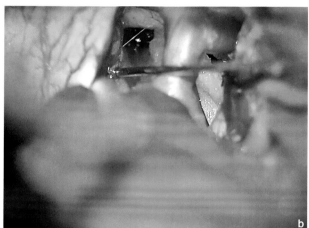

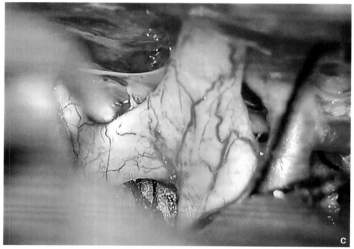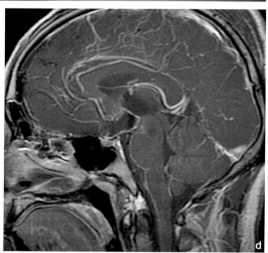

病例 29-3　术中发现以及术后 MRI 复查

a. 通过视神经和颈内动脉的间隙,可见垂体柄远端及膨胀的漏斗部,垂体柄远端下端形态完整;b. 囊性液体被抽吸减少肿瘤体积;c. 通过终板分离切除肿瘤;d. 术后 MRI 证实肿瘤被全切除。下丘脑垂体柄连续性得到保留

【围术期处理】

患者术后康复顺利,围术期短暂性尿崩症及水电解质紊乱。

【术后随访】

随访 2 年,未见肿瘤复发。患者没有明显的功能紊乱,除了体重的增加。患者的 BMI 从术前的 21.7 到目前的 24.2。该患者术后 2 年性功能恢复并生子。

病例 30　前纵裂经终板入路 T 型颅咽管瘤切除术（三脑室内底内生长）

【主诉及病史】

患者 7 岁男性,主诉"头痛、视力下降、多尿、烦渴 6 个月"。

【入院查体及实验室检查】

双眼视敏度下降,两眼视力分别为左 0.5,右 0.3。内分泌检查提示 T_4 轻度增高,黄体酮轻度下降,余垂体激素检查未见异常,患儿一般情况不佳,未行垂体激发试验检查。

【术前影像学检查】

CT 提示囊实性病变,病变在结节漏斗部有少量钙化。肿瘤囊性部分占据三脑室腔,导致梗阻性脑积水。MRI 提示典型漏斗部颅咽管瘤（T型）。肿瘤实质部分位于结节漏斗部,可能是肿瘤的起源部位。肿瘤囊性部分占据三脑室,并向后上方推挤,阻塞室间孔。垂体柄的下段正常（病例 30-1 白色箭头）。

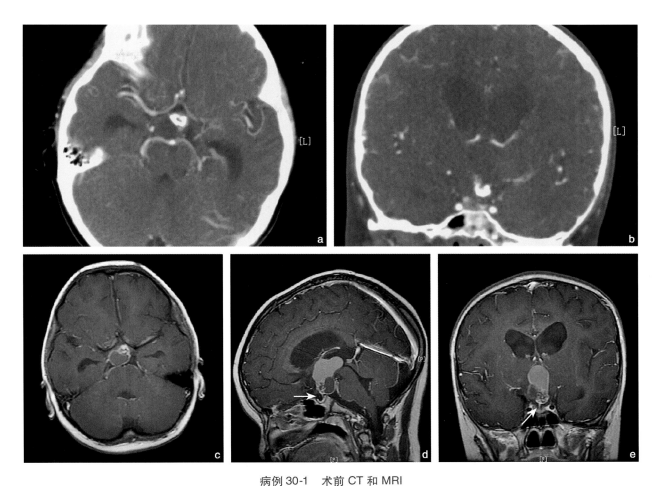

病例 30-1　术前 CT 和 MRI

　　a、b. 术前 CT 提示鞍上囊性为主的肿瘤,肿瘤未见明显钙化;c ~ e. MRI 提示肿瘤起源于结节漏斗部,卷入第三脑室底壁并占满三脑室腔

【术前分析】

　　这是典型儿童 T 型颅咽管瘤。对于该型颅咽管瘤,肿瘤与三脑室前部下丘脑神经组织间的形态学关系目前存在争论。有学者认为可以根据三脑室前部结构(乳头体等)的移位方向间接判断。当乳头体等结构上抬时意味着三脑室底神经组织位于肿瘤顶端,从腹侧入路可能更有利于保留下丘脑结构;反之,如果三脑室前部乳头体结构呈下压移位,则意味着有用的神经结构可能位于肿瘤腹侧,经上方入路(终板间隙)可能更合理。但在部分病例可能难以明确判断。该病例术前 MRI 提示肿瘤和第三脑室底神经组织层关系很难辨清。但三脑室前部似乎呈"鸟嘴样"改变,提示三脑室神经组织层可能位于肿瘤腹侧,因此选择从前纵裂终板入路。

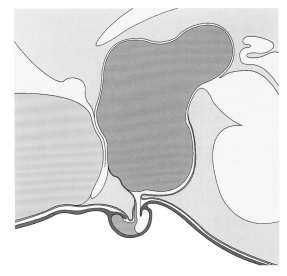

病例 30-2　肿瘤形态学和周围结构关系示意图

图中绿色线条表示鞍上蛛网膜结构;蓝色线条表示鞍膈及颅底硬膜结构

【术中所见】

采用额底纵裂入路切除肿瘤。

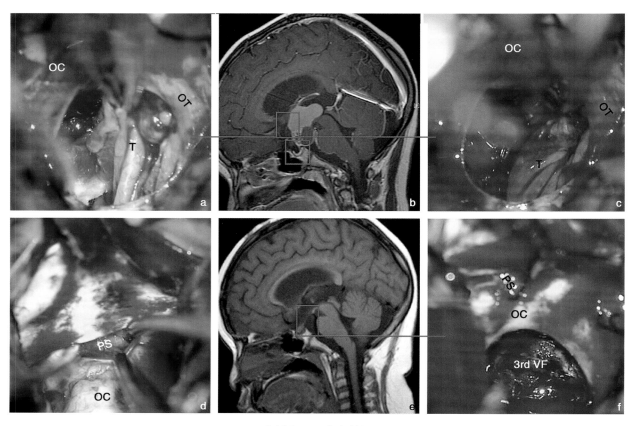

病例30-3 术中所见

a. 打开终板后,暴露肿瘤,沿着三脑室神经组织层与肿瘤之间交界分离肿瘤;b. 术前 MRI 图像;c. 肿瘤起源点仍位于垂体柄结节漏斗部,为了保护下丘脑垂体柄轴的连续性,在肿瘤起源点采取锐性分离肿瘤;d. 可见狭小的视交叉前间隙及残存远端垂体柄;e. 术后 MRI 检查提示肿瘤切除满意,三脑室底保留;f. 肿瘤全切除后,第三脑室得到很好的保护 3rd VF,三脑室底;OC,视交叉;OT,视束;PS,垂体柄;T,肿瘤

【围术期处理】

围术期合并一过性尿崩症和轻度水电解质紊乱,经治疗后好转,双眼视力好转,患者术后恢复良好。

【术后随访】

随访 3 年,未见肿瘤复发。除了体重有所增加,没有出现其他内分泌功能失调紊乱。不需要长期激素替代治疗。BMI 指数从术前 24.6 上升到目前 25.9。

病例31 前纵裂经终板入路儿童 T 型颅咽管瘤切除术(穿垂体柄型)

【主诉及病史】

患者 7 岁男性,主诉"头晕 3 周,加重伴呕吐 1 周"。

【入院查体及实验室检查】

患者意识清醒,视力正常,未见明显视野缺损;双侧瞳孔大小及对光反射正常。内分泌学检验提示激素水平均正常。

【术前影像学检查】

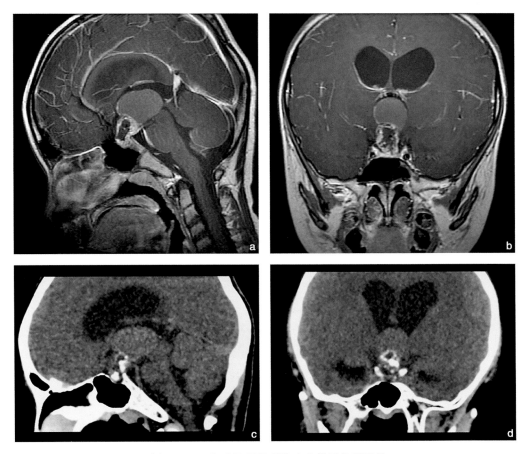

病例 31-1　典型 T 型颅咽管瘤术前影像学图片

a、b. 术前 MRI 扫描鞍上囊实性混合肿瘤，实质部分位于视交叉后垂体柄结节漏斗部，囊性部分卷入三脑室底并占据三脑室空间，导致梗阻性脑积水；c、d. CT 扫描提示肿瘤实质部分内合并沙砾样钙化。根据我们的分型，该肿瘤属于 T 型合并蛛网膜下腔扩展（传统脑室内外型颅咽管瘤）。该病例脑室外肿瘤部分穿垂体柄生长并下压鞍膈，垂体柄进入鞍膈孔处形态尚保留，鞍内垂体形态正常

【术前分析】

1. 肿瘤属于典型结节漏斗部的颅咽管瘤。肿瘤完全穿垂体柄长轴生长。

2. 肿瘤的实体部分主要位于垂体柄袖套内。

3. 该类型颅咽管瘤是额底前纵裂入路最佳适应证。术中终板间隙为主要的手术间隙，同时可以利用视交叉前轴外间隙纵向剖开垂体柄长轴分离肿瘤。若双侧的 A1 和 A2 部分发育良好，前交通动脉主干可以进行离断，以利于更充分的暴露，因此术前造影或 CTA 等有

助于术前判断前交通动脉复合体血管构筑的检查均为有益的。

【术中所见】

选择额底纵裂入路切除肿瘤。通过扩大的视交叉前间隙，可见肿瘤位于基底蛛网膜（Ara）下。这个肿瘤起源于漏斗部，脑室外肿瘤部分穿垂体柄长轴生长，显微镜下表现为肿瘤完全穿垂体柄生长；而后方肿瘤囊壁通过卷入三脑室底神经组织层占据三脑室空间。肿瘤位于三脑室底内的部分通过终板进行切除。

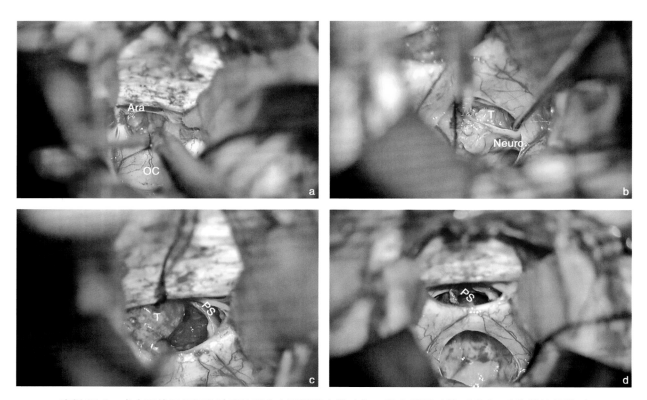

病例 31-2　术中图片显示切除肿瘤的两个主要间隙内肿瘤与三脑室壁下丘脑-垂体柄-垂体长轴间的形态关系

a. 显露视交叉前间隙内扩张膨隆的垂体柄纤维,表面分布垂体上动脉,其内为肿瘤实质部分;b. 显示经终板从三脑室腔内显露三脑室底内肿瘤,可见肿瘤(T)实质上位于三脑室底的神经组织层(Neuro)内;c. 显露纵行剖开垂体柄前方纤维分离肿瘤,肿瘤后方可见垂体中间叶与垂体柄间界面,通常该处界面欠光滑,容易残留肿瘤,特别是尝试保留垂体柄结构时;d. 显示肿瘤切除后三脑室底及片状膨隆的垂体柄残留纤维;Ara 围绕垂体柄的蛛网膜;OC 视交叉;PS 垂体柄

【围术期处理】

术后恢复顺利,围术期合并轻度尿崩症,水电解质紊乱,部分垂体功能低下。围术期需要检测患者的液体出入量以及血钠水平。

【术后随访】

随访 1 年时患者垂体功能完全恢复,逐步停用激素替代,患者一般情况好,正常上学,学习成绩优秀,患者仅在术后半年内体重轻度增加,随后逐步恢复正常,BMI 正常。但在术后 2 年半常规随访中发现漏斗部肿瘤复发,患者无任何自觉症状。

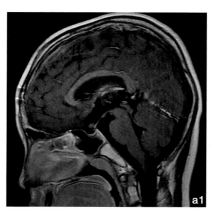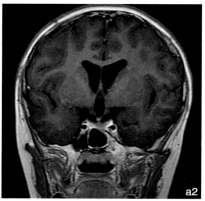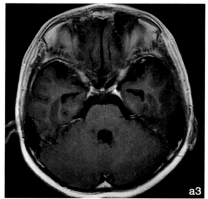

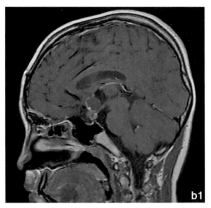
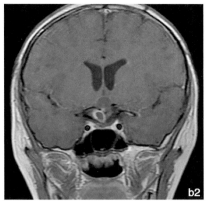
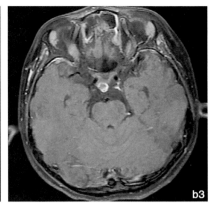

病例 31-3　术后 2 年 MRI 提示肿瘤切除满意，三脑室底垂体柄轴结构保留好（a1～a3），仅在漏斗部见可疑点状影，可见轻度强化。术后 2.5 年再次复查发现肿瘤复发（b1～b3），患者属于无症状复发，提示定期随访的重要性，同时需要反思术中垂体柄的处理

病例 32　前纵裂经终板入路囊变的鳞状乳头型颅咽管瘤切除术

【主诉及病史】

患者 35 岁男，主诉"性功能障碍 2 年，记忆力减退伴烦渴、多尿 6 个月"。初治患者。

【入院查体及实验室检查】

患者神志清楚，定向力轻度障碍。内分泌检查提示卵泡刺激素和催乳素轻度增高，余激素检查未见异常，胰岛素低血糖激发试验提示垂体-肾上腺素轴及生长激素轴反应偏低。

【术前影像学检查】

CT 扫描提示鞍上池及三脑室内囊实性占位，实性结节位于囊内，囊腔占据三脑室空间并导致梗阻性脑积水；MR 扫描提示囊实性占位，实性结节位于视交叉后结节漏斗部，囊腔占据第三脑室空间。如前典型病例 29 所述，这样的囊变方式是鳞状乳头型颅咽管瘤的特征性改变。

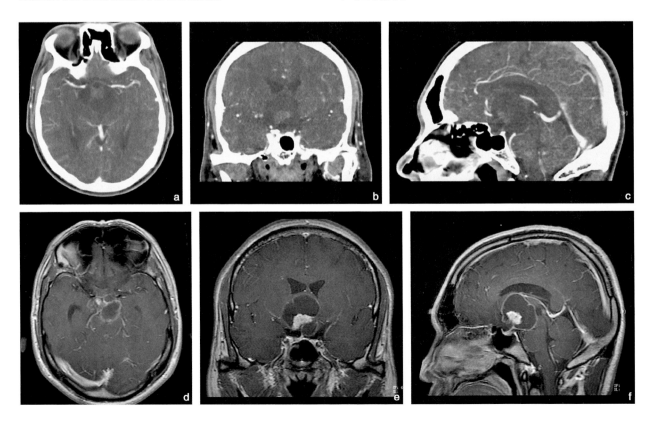

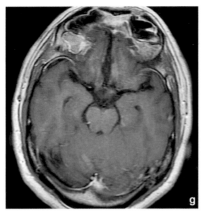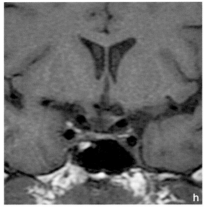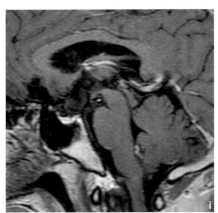

病例 32-1　术前和术后的 CT、MRI 检查

术前 CT 扫描（a～c）显示鞍上池囊实性肿物，实质部分位于囊内；术前 MR 扫描（d～f）显示典型囊变的鳞状乳头型颅咽管瘤，实质部分位于囊内，垂体柄远端清晰可辨；术后 MR 扫描（g～i）提示肿瘤全切除，三脑室侧壁保护良好，三脑室底前端有部分缺损

【术前分析】

1. 这是一例典型成人鳞状乳头型颅咽管瘤，肿瘤特征性的囊性变方式使得它区别于成釉细胞型颅咽管瘤的分叶状囊变，同时未见钙化。

2. 该患者术前合并有精神障碍，表现为记忆力减退及定向力障碍，也是鳞状乳头型颅咽管瘤多见的临床症状。

3. 肿瘤巨大，生长方式与病例 32 所描述的完全实质性鳞状乳头型颅咽管瘤类似，但肿瘤囊壁菲薄，在三脑室壁内扩张，因此手术分离切除困难。有作者仅行瘤内实质结节的切除（包括扩大经蝶窦入路时多数医生也是采取这样的手术方式以减少下丘脑损害），但根据漆松涛教授的临床经验，囊壁循边切除可能更有利于肿瘤的全切除，减少复发。

4. 手术入路选择经额底纵裂入路。由于视交叉前置，主要的手术操作空间为终板间隙。

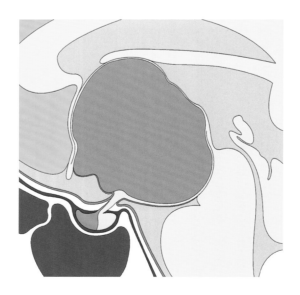

病例 32-2　肿瘤形态学和周围结构关系示意图
图中绿色线条表示鞍上蛛网膜结构；蓝色线条表示鞍膈及颅底硬膜结构

【术中所见】

分离双侧大脑半球纵裂后，鞍区的结构得以暴露。前置的视交叉间隙限制了使用第一间隙切除肿瘤。随着终板的充分暴露，可见前交通动脉复合体。前交通动脉自身较短且小。通过微小的第一间隙，可以看到垂体柄下方的完整。

因为双侧颈内动脉的 A1 和 A2 段发育良好，前交通动脉靠近右侧进行离断。全部的终板得以暴露。打开终板后以及三脑室底壁后，可见占据三脑室空间的肿瘤，沿着肿瘤与第三脑室的神经组织层边界进行分离肿瘤。肿瘤切除后，第三脑室保持完整。

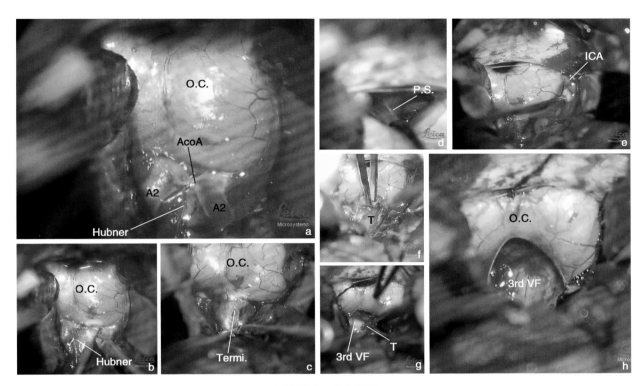

病例32-3 术中所见

a. 分离两侧大脑半球纵裂后,可见膨起的终板和狭小的第一间隙(由于视交叉前置),暴露前交通动脉复合体;b、c. 双侧A1和A2发育良好,离断靠近右侧的前交通动脉;d. 透过第一间隙可见垂体柄下方保持完整;e. 沿着蛛网膜界面,分离右侧颈内动脉与第三脑室;f. 充分暴露后,打开终板暴露肿瘤;g. 肿瘤位于第三脑室壁神经组织层内;h. 切除肿瘤后,第三脑室壁完整保存   3rd VF,三脑室底;A2,大脑前动脉A2段;ACoA,前交通动脉;ICA,颈内动脉;Hubner,回返动脉;O. C.,视交叉;P. S.,垂体柄;T,肿瘤;Termi.,终板

【围术期处理】

除了轻微的尿崩和水钠电解质紊乱,患者术后恢复顺利。通过积极的液体和血钠调整,这些状况很快得到缓解。

【术后随访】

术后复查提示三脑室前部脑室壁小的结节影,随访1年后提示缓慢增大,选择伽马刀进行外放射治疗。在随后的3年随访过程中,肿瘤保持静止状态。患者体重增加明显,BMI由术前22.8到目前26.3。

病例33 前纵裂经终板入路实质性鳞状乳头型颅咽管瘤切除术

【主诉及病史】

患者56岁男性,恶心、呕吐、视力下降2个月。初次治疗患者。

【入院查体及实验室检查】

意识正常。内分泌检查提示游离T4、卵泡刺激素、催乳素轻度增高。

【术前影像学检查】

CT提示鞍上实性肿瘤,肿瘤未见钙化。MRI提示病变起源于结节漏斗部。肿瘤明显强化。根据我们科室的分型,这肿瘤类型属于蛛网膜下及T型。垂体柄的下段保持完整。

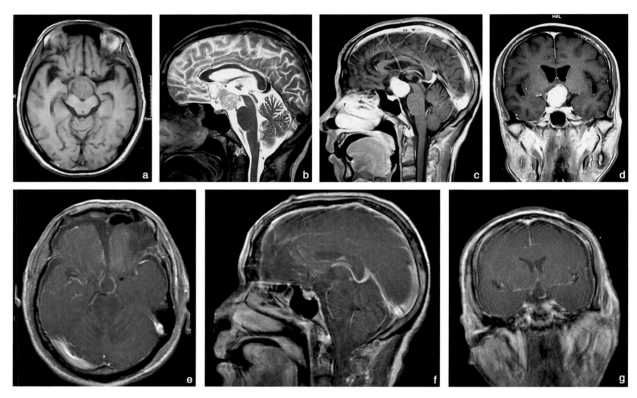

病例 33-1　术前和术后的 MRI 检查
a ~ d. 术前 MRI；e ~ g. 术后的 MRI，提示肿瘤全切除

【术前分析】

1. 这是一例典型成人鳞状乳头型颅咽管瘤，肿瘤生长方式按照我们的分型为 T 型。

2. 该型肿瘤起源于垂体柄顶端漏斗部鳞状上皮细胞，肿瘤呈实质性，卷入三脑室底的神经组织层内，与周边脑室壁边界清晰，但在垂体柄漏斗部与垂体柄三脑室底延续部位粘连明显，该部位常常成为肿瘤复发的根源。

3. 额底前纵裂入路有助于肿瘤的暴露，术中切除通常采用终板间隙，辅助使用视交叉前间隙。

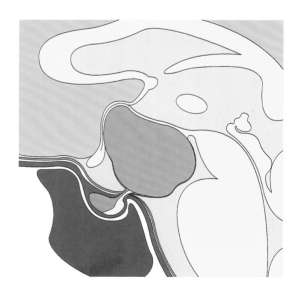

病例 33-2　肿瘤形态学和周围结构
关系示意图
图中绿色线条表示鞍上蛛网膜结构；
蓝色线条表示鞍膈及颅底硬膜结构

【术中所见】

经额底纵裂入路切除肿瘤。

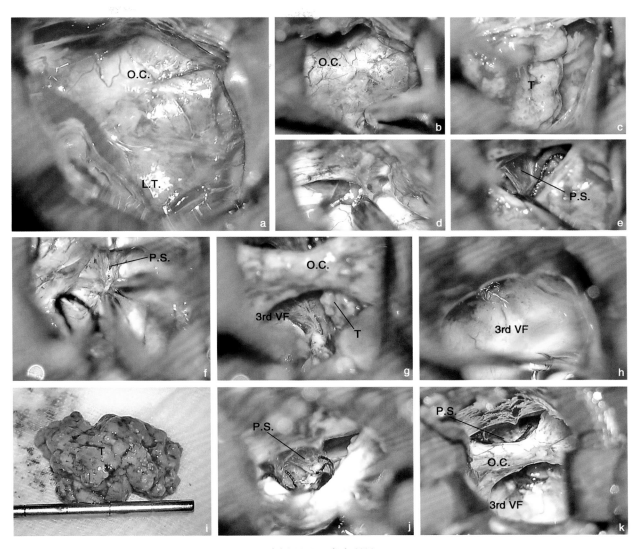

病例 33-3　术中所见

a. 分离两侧大脑半球纵裂后，可见视交叉和膨起的终板；b、c. 打开终板后，暴露肿瘤且进行分离；d、e. 透过第一间隙可见垂体柄下段完整；f. 肿瘤的起源点位于垂体柄上方；g. 通过打开的终板，可见结节漏斗部的肿瘤起源点；h. 除了肿瘤起源点，第三脑室壁保持完整；i. 肿瘤全切除；j、k. 移除肿瘤后，可见第三脑室壁前方部分（起源部位）存在缺损

3rd VF，三脑室底；L. T.，终板间隙；O. C.，视交叉；P. S.，垂体柄；T，肿瘤

【围术期处理】

除了轻微的尿崩症和水钠电解质紊乱，患者术后恢复良好。经过积极的补液和血钠水平调整，患者的状况得以缓解。

【术后随访】

术后随访 2 年，发现肿瘤复发。采用体外放射治疗复发肿瘤。在接下来的 2 年随访中，肿瘤保持稳定。患者体重明显增加，BMI 从术前 21.4 上升到目前 26.3。

病例34 前纵裂入路穿垂体柄型颅咽管瘤切除术

【主诉及病史】

患者 21 岁男性,剧烈头痛和记忆障碍 6 个月。

【入院查体及实验室检查】

未见明显的阳性体征。内分泌学检查提示全垂体功能低下,催乳素轻度增高。

【术前影像学检查】

CT 提示肿瘤位于鞍上,同时占据部分第三脑室腔,伴有钙化。MRI 提示肿瘤以囊性为主,起源于结节漏斗部。肿瘤推挤着整个三脑室。垂体柄下段保持完整,而垂体柄上段严重撑大散开。可见肿瘤囊壁明显强化。

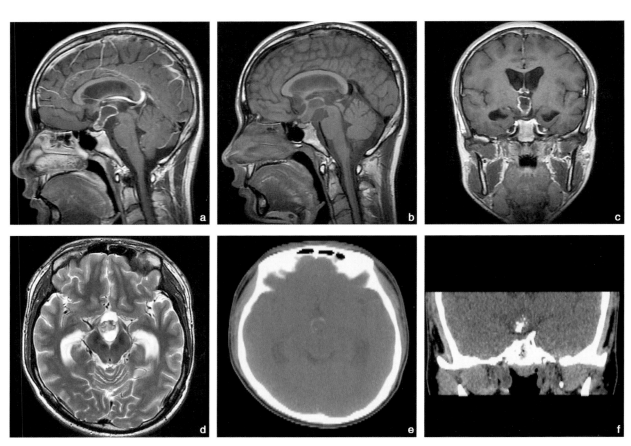

病例 34-1　术前 CT 和 MRI

术前 MR 扫描(a~d)显示鞍上沿垂体柄长轴生长的囊实性肿物,囊壁线样强化,囊内有局限性实性结节,冠状位扫描提示肿瘤三脑室侧壁间界线清晰;术前 CT 扫描(e、f)显示肿瘤实质部分碎屑样钙化

【术前分析】

1. 这是一例垂体柄内生长的成釉细胞性颅咽管瘤,肿瘤起源于漏斗结节部,穿垂体柄生长,属于 T 型。

2. 肿瘤完全局限于垂体柄袖套内生长,可能的原因为垂体柄蛛网膜袖套发育完整,对肿瘤的生长形成束缚,肿瘤穿垂体柄生长,后方卷入三脑室底实质内,鞍上池垂体柄扩张变粗。

3. 垂体柄远端形态正常,因此该类型肿瘤经蝶手术不利于垂体柄长轴形态的保护,故选择经前纵裂入路切除。

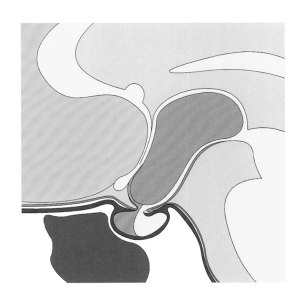

病例 34-2　肿瘤形态学和周围结构关系示意图

图中绿色线条表示鞍上蛛网膜结构；蓝色线条表示鞍膈及颅底硬膜结构

【术中所见】

经额底纵裂入路切除肿瘤。透过视交叉间隙，可见垂体柄下段完整，结节漏斗部以及上段垂体柄被肿瘤扩张。打开终板，切开第三脑室的神经组织层，暴露肿瘤。分离肿瘤过程中，尽量保护第三脑室壁的完整。

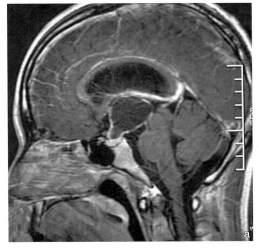

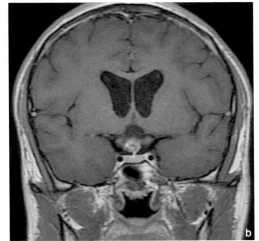

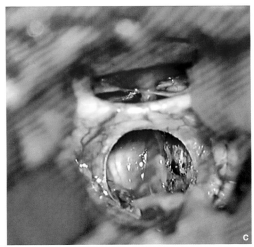

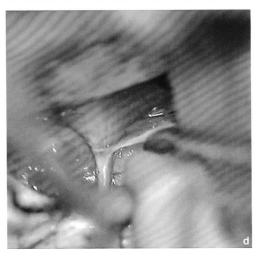

病例 34-3　术中所见

术前 MR 扫描（a、b）显示肿瘤主要突入三脑室腔内，鞍上垂体柄膨胀变粗，远端形态正常；术中经终板切除肿瘤后可见三脑室底残存一层神经组织层，远端垂体柄形态正常（c）；d. 垂体柄与鞍内神经垂体柄连接处形态正常

【术后结局】

术后内分泌检查提示全垂体功能低下。

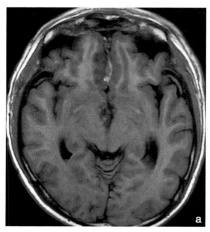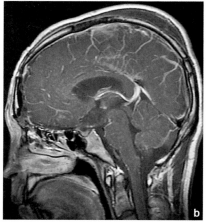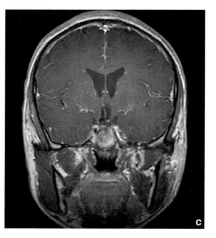

病例34-4 术后 MRI 轴位（a）、矢状位（b）和冠状位（c）提示肿瘤全切除，三脑室底及垂体柄保留

【术后随访】

术后随访 2 年，未见肿瘤复发。患者的性功能仍然低下。生长发育迟缓，需要口服泼尼松、优甲乐作为激素替代治疗。患者体重明显增加。BMI 从术前 25.2 上升到目前 28.2。

病例 35 前纵裂经终板入路切除 T 型颅咽管瘤（鞍上累及鞍内型）

【主诉及病史】

患者 14 岁男性，头痛 3 年，加重伴恶心、呕吐 1 个月。初治患者。

【入院查体及实验室检查】

神志清楚，内分泌检查提示生长激素水平低下，余未见垂体激素异常，胰岛素低血糖激发试验提示垂体-生长激素轴及肾上腺素轴反应偏低，甲状腺轴 fT4 水平正常范围。

【术前影像学检查】

肿瘤起源于结节漏斗部，占据三脑室空间，向下穿透软膜沿着垂体柄袖套内向下生长，垂体柄被推挤至肿瘤后方。

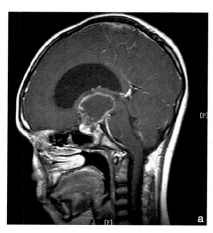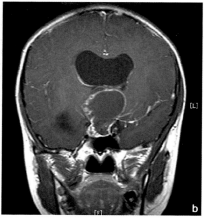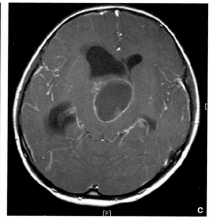

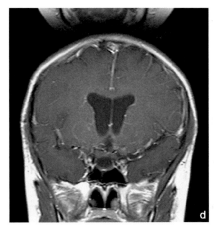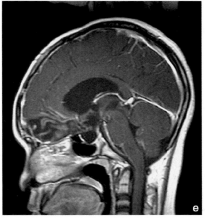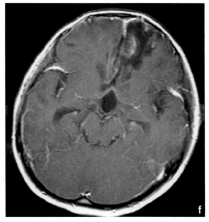

病例 35-1　术前与术后 MRI

术前 MR 三维扫描（a～c）提示鞍内鞍上三脑室内囊性占位病变,囊壁后,增强显著,符合颅咽管瘤影像特征;术后 MR 三维扫描（d～f）显示肿瘤全切除,三脑室底部分保留

【术前分析】

经额底纵裂入路切除肿瘤。视交叉前置限制了终板的暴露。术前评估双侧颈内动脉 A1 和 A2

段发育良好,术中断离前交通动脉,更好地暴露手术操作空间。

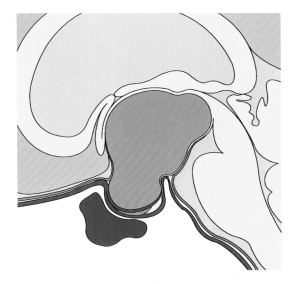

病例 35-2　肿瘤形态学和周围结构关系示意图
图中绿色线条表示鞍上蛛网膜结构;
蓝色线条表示鞍膈及颅底硬膜结构

【术中所见】

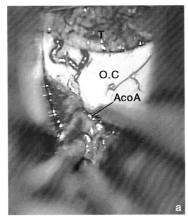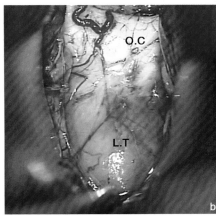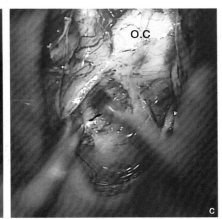

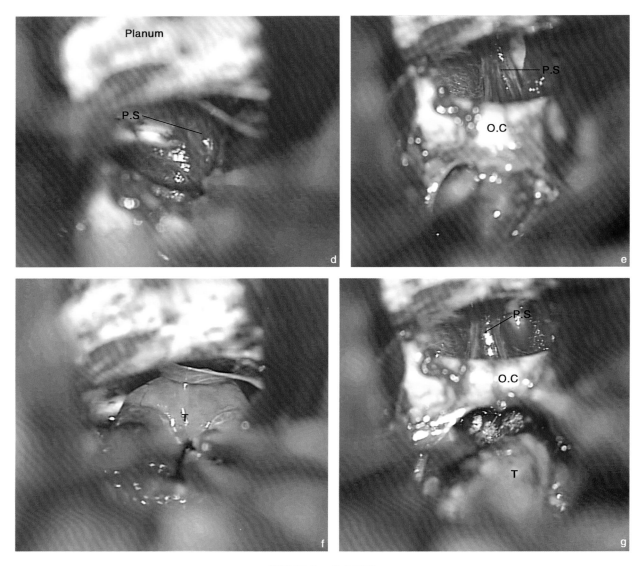

病例35-3   术中所见

a、b. 分离前纵裂后,可见视交叉,双侧颈内动脉 A1 和 A2 段发育良好,离断前交通动脉,以更好地暴露终板;c. 打开终板辨认肿瘤;d、e. 透过视交叉间隙可见完整的垂体柄;f. 脑池肿瘤可通过第一间隙进行分离;g. 肿瘤的起源位置仍然位于垂体柄结节漏斗部   AcoA 前交通动脉;L. T 终板;Planum,蝶骨平台;O. C 视交叉;P. S 垂体柄;T 肿瘤

【围术期处理】

除了轻微的尿崩和水钠电解质紊乱,患者术后恢复良好。经过积极补液和血钠的调整,这些状况都得到缓解。

【术后随访】

术后随访 6 年,未见肿瘤复发。患者体重明显增加。BMI 从术前 22.8 上升到目前 26.3。生长发育迟缓,需要激素替代治疗。

附 录

颜咽管瘤

The Status and Prospects of Craniopharyngioma

漆松涛　南方医科大学南方医院

由神经外科医生联合肿瘤放疗和内分泌多学科专家编写的颅咽管瘤治疗的一系列专家共识的第一部分,《颅咽管瘤治疗专家共识》就要出版了。应编辑要求和后续颅咽管瘤围术期管理、远期内分泌治疗、生长激素治疗等专家共识编写的需要,确实有必要对颅咽管瘤的治疗现状进行梳理,并对颅咽管瘤的临床和基础研究进行展望。这不但可以增加共识的影响和作用,也可以提高全国颅咽管瘤的治疗水平。

颅咽管瘤是一种应该可以治愈的疾病,但是目前疗效甚差,是令神经外科医生感到沮丧的神经系统良性肿瘤[1]。其占儿童颅内肿瘤的 6% ~ 9%,占儿童鞍区肿瘤的 54%,人群发生率为 1.3/(百万·年)[2-4]。可见颅咽管瘤不但不是罕见疾病,而且是一种儿童较为常见的颅内肿瘤。其来源于胚胎残存组织,组织学呈良性表现[5]。由于肿瘤位置深在,手术治疗极具挑战性[6],放疗、立体定向放射外科、内照射治疗、化疗等治疗恶性肿瘤的方法,被不少国家、地区的医院作为治疗颅咽管瘤的常规方法[1,7-12]。即使这样,颅咽管瘤的高复发率、生存质量低下及无瘤长期生存率低,使颅咽管瘤成为唯一被冠以恶性结果的良性肿瘤[13]。

颅咽管瘤有两个发病高峰,儿童高峰在 5 ~ 15 岁,成人高峰在 40 岁左右[14],起源于咽顶、鞍底、垂体中间叶、垂体柄纵轴,直达三脑室底结节漏斗部[15]。其位置深在,毗邻重要结构,手术复杂且困难,在神经外科手术技术上被称为皇冠上的明珠。因此,近代神经外科史上有许多里程碑式的神经外科专家为此花费了大量的心血。颅咽管瘤由德国病理学家 Zenker 教授于 1857 年冠名并沿用至今。著名的神经外科鼻祖 Harvey Cushing 教授于 1932 年提倡对颅咽管瘤进行手术治疗,尽管他在神经外科领域的贡献巨大,但在 20 世纪 30 年代的颅咽管瘤全切率为零,而手术死亡率高达 70% 以上。故其论断:"除非有一种技术能原位摧毁肿瘤,使其静止化,否则颅咽管瘤的死亡率将维持在一个较高的水平。"近 50 年来,随着显微外科的兴起和普及,加上影像学的飞速发展,以 Yasargil 为代表的许多重要神经外科专家报道了许多有影响力的颅咽管瘤外科治疗经验。在他报道的文献中,颅咽管瘤全切除率达 80%。Yasargil[16]、Kim[17]、Zuccaro[18]、Hoffman[10] 等均报道了相似的结果,再次证实了颅咽管瘤是一种外科疾病。颅咽管瘤手术困难和围术期的高风险,使得手术的全切除率相差甚大,大部分报道的全切除率都在 25% ~ 75%[19,20]。次全切除加放疗可以有效控制肿瘤,延缓复发,因此,欧美国家的保守手术辅助放化疗的治疗策略仍然十分普遍[13,21]。大量文献报道的次全切除加放化疗的 5 年复发率与全切除相似,而手术死亡率低于全切除,加上能胜任颅咽管瘤手术的医生的学习曲线漫长,因此,不少医生选择保守手术辅助放化疗和囊液抽吸的治疗策略就不足为奇了。究其原因,除客观上颅咽管瘤手术要求高以外,主要还有两条因素:文献意见的偏颇和重要外科治疗文献的疏漏或不当导致:①采用放射治疗的病例,将颅咽管瘤当作恶性肿瘤进行随访,从而5年复发率与全切除的病例相当,但忽视了会复发的病例只是手术未获得全切除的病例,而真正获得全切除的病例是不会复发的。随着随访时间的延长,切除程度越高,复发率会不断降低,而次全切除加放疗的患者复发率会不断提高[22]。真正获得全切除的患者将无瘤生存,而未获得全切除的患者,即使辅助了放疗,仍难免复发。②包括Yasargill[16]、Kassam[23]在内的著名神经外科专家总结临床经验,提出了各种不同的颅咽管瘤分型,这些分型是通过影像学观察和以某种重要结构作为参照而进行描述的,其既不能反映肿瘤的起源,也不能反映不同类型肿瘤与周边结构邻近关系的规律,甚至出现了完全三脑室内型这种违反组织胚胎学观点的分型。这不但导致学习和理解困难,甚至会出现部分颅咽管瘤无法全切除的错误观点。

南方医院自1998年以来使用积极的手术策略治疗颅咽管瘤患者超过了500例,近10年患者的疗效是国际最高水平,并在国际上发表相关研究论文近20篇。尤其是基于颅咽管瘤起源和与周边蛛网膜结构关系的QST分型受到了国际广泛的认可,在近期国际的颅咽管瘤相关的重要文章和综述都作为核心文章进行分析、比对和参照[24]。这一分型的特点是:反映了肿瘤胚胎组织学起源位置,既有助于对肿瘤不同生长方式的理解,也有助于选择合理的手术入路,能更好地体现肿瘤的手术难度和预后的判定。并且纠正了存在完全三脑室内型颅咽管瘤这一观念的错误,强调了所有颅咽管瘤均可以全切除,全切除肿瘤可以给患者提供完全治愈的机会[25,26]。

国内颅咽管瘤治疗的现状是国际现状的一个缩影。20世纪90年代初,朱贤立教授师从Yasargill,回国后,在国内较为积极地开展了以积极全切除为目的的显微外科治疗,这引起了国内神经外科同行的关注。但是全切除术后的围术期处理较为困难,因此并没有形成广泛的影响。近10年来,石祥恩、张玉琪、漆松涛等教授在国际上发表了颅咽管瘤外科治疗的相关文章[15,27-33],使颅咽管瘤这一享有神经外科皇冠上的明珠的疾病,在国际上有了中国人的声音。但是总体而言,我国采用保守姑息的方法治疗颅咽管瘤的情况比先进国家有过之而无不及。系统介绍颅咽管瘤文章寥寥无几,更多的是介绍次全切除加放疗或内照射治疗的研究报告,涉及通过根治颅咽管瘤获得长期生存的报道则更为罕见。甚至有些文章专门讨论放疗和内照射治疗颅咽管瘤,完全不涉及手术治疗的作用,这导致相当部分的颅咽管瘤患者从未接受手术治疗。由于科学发展的不均一性,以及传播时间的滞后性,导致许多的神经外科医生仅进行部分切除,随后交给放疗科治疗,这种现象十分普遍。没有得到恰当治疗的比例非常高,这是有职业操守的神经外科医生难以忍受的。

越来越多的文献显示,颅咽管瘤是可以通过外科治疗而得到根治的[6,18,28,34,35]。但是必须承认,无论技术多么娴熟的神经外科学专家,要对所有不同类型的颅咽管瘤的进行安全的全切除治疗是十分困难的。现代分子生物学研究、颅咽管瘤的炎症、肿瘤干样细胞的发现、导致颅咽管瘤粘连的病理生理机制越来越明了,降低手术难度,改善术前内分泌状态,对残存肿瘤进行靶向治疗将大大有利于改善颅咽管瘤疾病的整体疗效[36-38],这些应该是颅咽管瘤基础和临床研究的方向。

颅咽管瘤是一种外科性疾病,这一点是毋庸置疑的,然而国内外的治疗策略如此混乱,导致治疗效果的差异如此之大。这是一个新的时代,技术和资讯传播迅速,设备和材料完全能满足颅咽管瘤的治疗。我国人口如此之多,有充足的病例,使得我们可以,也应该在颅咽管瘤这种疾病中在国际上享有重要的发言权。因此,通过发布颅咽管瘤治疗专家共识的方式,对神经外科医生进行知识的普及,对改善患者的预后十分重要。

颅咽管瘤外科学治疗目前应该达到的目标是全切除率90%以上,死亡率2%以下,在多学科的协助下,儿童仍然可以生长和发育,部分成人仍然保有生育能力,这表明我国颅咽管瘤治疗仍有广泛的发展空间。促进我国神经外科事业的发展、提高颅咽管瘤整体治疗水平,其实就是颅咽管瘤一系列专家共识撰写和发表的目的。

参 考 文 献

[1] Karavitaki N, Cudlip S, Adams CB, et al. Craniopharyngiomas. Endocr Rev, 2006, 27(4): 371-397.

[2] Sanford RA, Muhlbauer MS. Craniopharyngioma in children. Neurol Clin, 1991, 9(2): 453-465.

[3] Habrand JL, Ganry O, Couanet D, et al. The role of radiation therapy in the management of craniopharyngioma: a 25-year experience and review of the literature. Int J Radiat Oncol Biol Phys, 1999, 44(2): 255-263.

[4] Muller HL. Childhood craniopharyngioma. Pituitary, 2013, 16(1): 56-67.

[5] Lubuulwa J, Lei T. Pathological and Topographical Classification of Craniopharyngiomas: A Literature Review. J Neurol Surg Rep, 2016, 77(3): e121-127.

[6] Morisako H, Goto T, Goto H, et al. Aggressive surgery based on an anatomical subclassification of craniopharyngiomas. Neurosurg Focus, 2016, 41(6): E10.

[7] Laws ER Jr. Transsphenoidal microsurgery in the management of craniopharyngioma. J Neurosurg, 1980, 52(5): 661-666.

[8] Richmond IL, Wara WM, Wilson CB. Role of radiation therapy in the management of craniopharyngiomas in children. Neurosurgery, 1980, 6(5): 513-517.

[9] Chin HW, Maruyama Y, Young B. The role of radiation treatment in craniopharyngioma. Strahlentherapie, 1983, 159(12): 741-744.

[10] Hoffman HJ, De Silva M, Humphreys RP, et al. Aggressive surgical management of craniopharyngiomas in children. J Neurosurg, 1992, 76(1): 47-52.

[11] Regine WF, Mohiuddin M, Kramer S. Long-term results of pediatric and adult craniopharyngiomas treated with combined surgery and radiation. Radiother Oncol, 1993, 27(1): 13-21.

[12] Tirakotai W, Sure U, Benes L, et al. Successful management of a symptomatic fusiform dilatation of the internal carotid artery following surgery of childhood craniopharyngioma. Childs Nerv Syst, 2002, 18(12): 717-721.

[13] Turel MK, Tsermoulas G, Gonen L, et al. Management and outcome of recurrent adult craniopharyngiomas: an analysis of 42 cases with long-term follow-up. Neurosurg Focus, 2016, 41(6): E11.

[14] Bunin GR, Surawicz TS, Witman PA, et al. The descriptive epidemiology of craniopharyngioma. J Neurosurg, 1998, 89(4): 547-551.

[15] Bao Y, Pan J, Qi ST, et al. Origin of craniopharyngiomas: implications for growth pattern, clinical characteristics, and outcomes of tumor recurrence. J Neurosurg, 2016, 125(1): 24-32.

[16] Yasargil MG, Curcic M, Kis M, et al. Total removal of craniopharyngiomas. Approaches and long-term results in 144 patients. J Neurosurg, 1990, 73(1): 3-11.

[17] Kim SK, Wang KC, Shin SH, et al. Radical excision of pediatric craniopharyngioma: recurrence pattern and prognostic factors. Childs Nerv Syst, 2001, 17(9): 531-536; discussion 537.

[18] Zuccaro G. Radical resection of craniopharyngioma. Childs Nerv Syst, 2005, 21(8-9): 679-690.

[19] Cavallo LM, Frank G, Cappabianca P, et al. The endoscopic endonasal approach for the management of craniopharyngiomas: a series of 103 patients. J Neurosurg, 2014, 121(1): 100-113.

[20] Wang L, Ni M, Jia W, et al. Primary adult infradiaphragmatic craniopharyngiomas: clinical features, management, and outcomes in one Chinese institution. World Neurosurg, 2014, 81(5-6): 773-782.

[21] Maarouf M, El Majdoub F, Fuetsch M, et al. Stereotactic intracavitary brachytherapy with P-32 for cystic craniopharyngiomas in children. Strahlenther Onkol, 2016, 192(3): 157-165.

[22] Iwata H, Tatewaki K, Inoue M, et al. Single and hypofractionated stereotactic radiotherapy with CyberKnife for craniopharyngioma. J Neurooncol, 2012, 106(3): 571-577.

[23] Kassam AB, Gardner PA, Snyderman CH, et al. Expanded endonasal approach, a fully endoscopic transnasal approach for the resection of midline suprasellar craniopharyngiomas: a new classification based on the infundibulum. J Neurosurg, 2008, 108(4): 715-728.

[24] Prieto R, Castro-Dufourny I, Carrasco R, et al. Craniopharyngioma recurrence: the impact of tumor topography. J Neurosurg, 2016, 125(4): 1043-1049.

[25] Lee EJ, Cho YH, Hong SH, et al. Is the Complete Resection of Craniopharyngiomas in Adults Feasible Considering Both the Oncologic and Functional Outcomes?. J Korean Neurosurg Soc, 2015, 58(5): 432-441.

[26] Kunihiro N, Goto T, Ishibashi K, et al. Surgical outcomes of the minimum anterior and posterior combined transpetrosal approach for resection of retrochiasmatic craniopharyngiomas with complicated conditions. J Neurosurg, 2014, 120(1): 1-11.

[27] Yang Y, Shrestha D, Shi XE, et al. Ectopic recurrence of craniopharyngioma: Reporting three new cases. Br J Neurosurg, 2015, 29(2): 295-297.

[28] Zhang YQ, Ma ZY, Wu ZB, et al. Radical resection of

202 pediatric craniopharyngiomas with special reference to the surgical approaches and hypothalamic protection. Pediatr Neurosurg,2008,44(6):435-443.

[29] Pan J,Qi S,Liu Y,et al. Growth patterns of craniopharyngiomas:clinical analysis of 226 patients. J Neurosurg Pediatr,2016,17(4):418-433.

[30] Bao Y,Qiu B,Qi S,et al. Influence of previous treatments on repeat surgery for recurrent craniopharyngiomas in children. Childs Nerv Syst,2016,32(3):485-491.

[31] Qi S,Pan J,Lu Y,et al. The impact of the site of origin and rate of tumour growth on clinical outcome in children with craniopharyngiomas. Clin Endocrinol(Oxf),2012,76(1):103-110.

[32] Qi S,Lu Y,Pan J,et al. Anatomic relations of the arachnoidea around the pituitary stalk:relevance for surgical removal of craniopharyngiomas. Acta Neurochir(Wien),2011,153(4):785-796.

[33] Pan J,Qi S,Lu Y,et al. Intraventricular craniopharyngioma:morphological analysis and outcome evaluation of 17 cases. Acta Neurochir(Wien),2011,153(4):773-784.

[34] Elliott RE,Hsieh K,Hochm T,et al. Efficacy and safety of radical resection of primary and recurrent craniopharyngiomas in 86 children. J Neurosurg Pediatr,2010,5(1):30-48.

[35] Tomita T,McLone DG. Radical resections of childhood craniopharyngiomas. Pediatr Neurosurg,1993,19(1):6-14.

[36] Martinez-Gutierrez JC,D'Andrea MR,Cahill DP,et al. Diagnosis and management of craniopharyngiomas in the era of genomics and targeted therapy. Neurosurg Focus,2016,41(6):E2.

[37] Pettorini BL,Inzitari R,Massimi L,et al. The role of inflammation in the genesis of the cystic component of craniopharyngiomas. Childs Nerv Syst,2010,26(12):1779-1784.

[38] Carpinteri R,Patelli I,Casanueva FF,et al. Pituitary tumours:inflammatory and granulomatous expansive lesions of the pituitary. Best Pract Res Clin Endocrinol Metab,2009,23(5):639-650.

附录2 颅咽管瘤治疗中外科医生的责任与担当

漆松涛

上海瑞金医院主办的"瑞金微创神经外科和神经内镜技术进展高峰论坛"就神经外科热点问题进行了集中讨论。2016年7月3日,就颅咽管瘤的治疗方法,尤其是经颅还是内镜经蝶手术进行了专题讨论,内容丰富、形式活跃。莅临现场共80余位专家,参加讨论的均为国内神经外科有重要影响的专家。会议还采用了微信平台、神外资讯等网络直播方式向全国同道进行推介。可以肯定这是一次有重要影响的学术会议。本人有幸现场参与并聆听了十余名专家的精彩发言,感受了会场内外热烈反响。一方面,很高兴此次会议能集中众多专家共同对重点问题进行讨论,可以高效率地互通有无、提高认识、增进技术水平。另一方面,通过大众投票的方式来评判颅咽管瘤外科治疗策略优劣的做法感到堪忧。颅咽管瘤外科手术复杂,大多数神经外科医生对治疗理念优劣的鉴别能力尚还不足。在目前尚缺乏前瞻性临床研究的循证医学证据的现实条件下,对颅咽管瘤外科治疗有着丰富经验的专家意见仍对指导治疗有举足轻重的作用。经过2个月的斟酌和文献复习,为颅咽管瘤患者的切身利益,从我国神经外科健康发展出发,将自己对神经外科医生的责任与担当的思考呈示,以飨同道。

颅咽管瘤属上皮来源的良性肿瘤,但也是一种公认的良性肿瘤呈恶性结果的疾病[1]。放疗、内照射、化疗等用于治疗恶性肿瘤的治疗方法都曾反复地用于治疗这种良性肿瘤。然而,颅咽管瘤却是一种对放、化疗均不敏感的肿瘤,是典型的外科性疾病。神经外科医生要为这种混乱的治疗现状负主要责任。颅咽管瘤周边紧密毗邻下丘脑、垂体内分泌器官,尚有视神经、视交叉、垂体柄,以及颈内动脉及其主要分枝,这些结构的阻挡和不同程度的损伤会导致的严重并发症和高死亡率,是手术全切除困难的主要原因。全切除死亡率、并发症发生率高,次全或部分切除后肿瘤再生长快,这导致了不少医生选用其他的治疗方式(放疗、立体定向外科治疗、囊内照射、ommaya囊治疗等)作为治疗颅咽管瘤的主要手段。

随着显微外科技术的发展,以及对颅咽管瘤的认识和经验的积累,一些国际大的神经外科中心和国际著名神经外科专家Yasargill[2]、Kim[3]、Zuccaro[4]、Hoffman[5]等早已倡导颅咽管瘤应以全切除为目的的外科治疗理念。北美、欧洲及日本等国家地区的重要文献、成果均表明颅咽管瘤可达到80%以上的全切除率[2,6,7]。由于真正意义上的全切除技术门槛要求十分高,需要通过长时间的学习才能主刀手术,加上部分切除后辅助立体定向放射治疗确能延长再生长和复发时间,故活检、部分切除、ommaya囊置管辅助立体定向方式或囊内照射仍成为一些医生和单位主要的治疗策略和方法[8-10]。更为可怕的是，这些姑息性治疗方法使用相当普遍，导致这些患者带瘤生存，复发最终无法避免，手术及放疗双重打击下的内分泌功能进一步低下，使再次手术困难[11]，这样大多患者不但已失去治愈的机会，而且生存质量也受到严重影响。这种组织学良性的肿瘤，治疗效果如此不遂人意，确实应该引起神经外科医生更多的关注，加强自己的担当。

　　颅咽管瘤的治疗是最具挑战性的领域，其引起如此多的神经外科医生的关注和努力，但结果仍然不尽人意。一方面，从活检到真正意义上的全切除，技术难度相差十分大。经验不丰富的医生也都尝试着进行外科治疗，导致手术治疗结果的差异也相去甚远。更有一些医生不重视只有全切除才能真正的治愈患者这一事实，在给患者做了肿瘤部分切除手术之后，主动让患者去接受放疗和内照射等姑息性治疗，使患者失去再次手术全切除治愈的机会。神经外科医生应当明确，目前主流的观点认为首次手术是颅咽管瘤患者得到真正意义上的全切除的最佳机会。

　　就颅咽管瘤的手术治疗而言，各种文献及神经外科专业书籍中可以罗列的手术入路就有十余种之多，权威教科书《尤曼斯神经外科学》上文字并图解性的入路也有8种之多。归纳起来有：经蝶颅外手术之路，经颅脑实质外入路（如经额下、经颞下经翼点、经纵裂入路等），经颅经脑实质入路（如经侧脑室、经胼胝体入路等）。《尤曼斯神经外科学》中注明手术入路是根据肿瘤大小、形态和医生的喜好来决定的。这个观点提出的基础是依照Yasargil（1990年）[2]、Samii（1991年）[12]、Steno（2004年）[13]、Pascual（2004年）[14]提出的外科分型。这些分型是基于肿瘤的解剖占位，与下丘脑、三脑室底的推挤程度，以及视交叉、结节漏斗部移位的情况来进行分型的。这些分型的广泛应用，虽然推动了神经外科作为颅咽管瘤治疗的主导地位，在一些单位也取得了较好的手术疗效（如Yasargil的全切除率可达90%[2]）。但是这些分型共同的缺陷是不以肿瘤的起源为依据，也未详尽考虑周边结构对肿瘤生长的影响，甚至颅咽管瘤是脑外起源这一重要因素都未给予足够的关注，因此会出现完全三脑室内型这样的值得商榷和怀疑的分型。这与颅咽管瘤是轴外起源的基本理论是相悖的，因此这一类型肿瘤实际上是不可能存在的。由于这些作者对神经外科的卓越贡献和强大的影响力，这些分型与观点在临床被广泛应用，进而导致很多医生在颅咽管瘤手术中，为防止术后并发症不追求全切除的观念盛行。不同手术入路切除程度的报道差异如此之大，放疗、立体定向放射治疗和P32囊内照射被如此普遍地用于颅咽管瘤就不足为奇了。这也是颅咽管瘤不追求彻底治愈的错误理念能被许多医生广泛接受的原因。因此，神经外科医生有责任进行进一步的学习和研究。

　　在显微微创神经外科走向精准神经外科的今天，新技术、新方法日新月异。经蝶、扩大经蝶入路在内镜设备和技术不断改进的条件下，应用越来越广泛[15,16]。垂体瘤这种起源及生长部位局限而衡定的肿瘤，在内镜技术成熟的单位，大部分患者可经蝶内镜手术[17]。因此一些医生和单位在尝试采用经蝶或扩大经蝶内镜下切除包括颅咽管瘤在内的脑膜瘤、胆脂瘤、蛛网膜囊肿、脊索瘤等鞍区占位疾病。娴熟的技术是神经外科实现微创精准治疗的重要手段。内镜下的外科手术，需要选择恰当的病例才能使患者获益。由于颅咽管瘤从咽部到三脑室底部结节漏斗部均可发生，其生长形态复杂多样[18,19]，在没有对其生长模式进行深入和详尽的研究之前，不以肿瘤全切除为目的的外科尝试，无疑会给患者带来灾难性的后果。因为颅咽管瘤的良性病理与后续治疗的困难，首次外科治疗必须建立在努力且有可能全切除的基本点上。这是包括内镜在内的所有外科手术治疗颅咽管瘤必须遵循的原则，也是我们神经外科医生应牢记的首要责任。

　　神经内镜技术作为一种新兴的技术，探索不同部位和性质的肿瘤的手术技术值得关注。但任何技术的探索都应对疾病本身的特点有详细了解，要防止激进与蛮干导致医疗问题的发生。否则，其结果会与要求十分严谨的神经外科的基本精神背道而驰，也会让内镜技术这样有无限前景的技术坠入毫末之技的境地。

　　颅咽管瘤的治疗困难和疗效不理想[20]，也与手术医生的相关知识和经验不足相关。并不是所有的手术医生经过严格的专门训练都能对颅咽管瘤进行手术，最终只有少部分医生能够胜任这一疾病的治疗，如同不是任何人经过训练均可以百米跑进10秒内是一样的道理。认同这种手术技术的难度，也是科学工作者重视客观规律的体现。

为了让颅咽管瘤患者能得到好的外科治疗结果，必须建立正确的解剖知识和病理、生理学观点，并且通过长期临床实践，循序渐进，最终实现尽可能多的患者的手术全切除这一目标。这是我们神经外科医生在颅咽管瘤治疗中的责任与担当。

（感谢潘军、包赟两位医生的讨论与意见。）

参 考 文 献

[1] Adamson TE, Wiestler OD, Kleihues P, et al. Correlation of clinical and pathological features in surgically treated craniopharyngiomas. J Neurosurg, 1990, 73(1):12-17.

[2] Yasargil MG, Curcic M, Kis M, et al. Total removal of craniopharyngiomas. Approaches and long-term results in 144 patients. J Neurosurg, 1990, 73(1):3-11.

[3] Kim SK, Wang KC, Shin SH, et al. Radical excision of pediatric craniopharyngioma: recurrence pattern and prognostic factors. Childs Nerv Syst, 2001, 17(9):531-536; discussion 537.

[4] Zuccaro G. Radical resection of craniopharyngioma. Childs Nerv Syst, 2005, 21(8-9):679-690.

[5] Hoffman HJ, De Silva M, Humphreys RP, et al. Aggressive surgical management of craniopharyngiomas in children. J Neurosurg, 1992, 76(1):47-52.

[6] Elliott RE, Moshel YA, Wisoff JH. Minimal residual calcification and recurrence after gross-total resection of craniopharyngioma in children. J Neurosurg Pediatr, 2009, 3(4):276-283.

[7] Kiran NA, Suri A, Kasliwal MK, et al. Gross total excision of pediatric giant cystic craniopharyngioma with huge retroclival extension to the level of foramen magnum by anterior trans petrous approach: report of two cases and review of literature. Childs Nerv Syst, 2008, 24(3):385-391.

[8] Rajan B, Ashley S, Gorman C, et al. Craniopharyngioma-a long-term results following limited surgery and radiotherapy. Radiother Oncol, 1993, 26(1):1-10.

[9] Veeravagu A, Lee M, Jiang B, et al. The role of radiosurgery in the treatment of craniopharyngiomas. Neurosurg Focus, 2010, 28(4):E11.

[10] Moussa AH, Kerasha AA, Mahmoud ME. Surprising outcome of ommaya reservoir in treating cystic craniopharyngioma: a retrospective study. Br J Neurosurg, 2013, 27(3):370-373.

[11] Bao Y, Qiu B, Qi S, et al. Influence of previous treatments on repeat surgery for recurrent craniopharyngiomas in children. Childs Nerv Syst, 2016, 32(3):485-491.

[12] Samii M, Bini W. Surgical treatment of craniopharyngiomas. Zentralbl Neurochir, 1991, 52(1):17-23.

[13] Steno J, Malacek M, Bizik I. Tumor-third ventricular relationships in supradiaphragmatic craniopharyngiomas: correlation of morphological, magnetic resonance imaging, and operative findings. Neurosurgery, 2004, 54(5):1051-1058; discussion 1058-1060.

[14] Pascual JM, Gonzalez-Llanos F, Barrios L, et al. Intraventricular craniopharyngiomas: topographical classification and surgical approach selection based on an extensive overview. Acta Neurochir (Wien), 2004, 146(8):785-802.

[15] Elliott RE, Jane JA, Jr., Wisoff JH. Surgical management of craniopharyngiomas in children: meta-analysis and comparison of transcranial and transsphenoidal approaches. Neurosurgery, 2011, 69(3):630-643; discussion 643.

[16] Solari D, Morace R, Cavallo LM, et al. The endoscopic endonasal approach for the management of craniopharyngiomas. J Neurosurg Sci, 2016, 60(4):454-462.

[17] Jang JH, Kim KH, Lee YM, et al. Surgical results of pure endoscopic endonasal transsphenoidal surgery for 331 pituitary adenomas: An experience of a single institute for 15 years. World Neurosurg, 2016.

[18] Bao Y, Pan J, Qi ST, et al. Origin of craniopharyngiomas: implications for growth pattern, clinical characteristics, and outcomes of tumor recurrence. J Neurosurg, 2016, 125(1):24-32.

[19] Pan J, Qi S, Liu Y, et al. Growth patterns of craniopharyngiomas: clinical analysis of 226 patients. J Neurosurg Pediatr, 2016, 17(4):418-433.

[20] Prieto R, Pascual JM, Subhi-Issa I, et al. Predictive factors for craniopharyngioma recurrence: a systematic review and illustrative case report of a rapid recurrence. World Neurosurg, 2013, 79(5-6):733-749.

颅咽管瘤治疗专家共识编写委员会　中华医学会神经外科分会
小儿神经外科学组　南方医院神经外科

一、前言

Cushing 教授曾在 1932 年指出，颅咽管瘤是最困扰神经外科医生的颅内肿瘤。直到今天，对颅咽管瘤患者实施较为满意的手术治疗仍然是神经外科医师面临的巨大挑战。一方面目前对于颅咽管瘤最佳治疗策略仍存在争论，另一方面由于对颅咽管瘤的认识参差不齐，不同单位对颅咽管瘤的处理差异很大。此外，对于术后水电解质紊乱、内分泌功能障碍、肥胖、认知功能障碍等垂体-下丘脑功能障碍的认识不足，严重影响颅咽管瘤患者的预后。

为了提高颅咽管瘤治疗水平，中华医学会神经外科分会小儿神经外科学组组织神经外科、放疗科、内分泌科等有关专家撰写了《颅咽管瘤治疗专家共识》，希望通过专家共识，加深我国医师对颅咽管瘤病理生理状态的理解，提高颅咽管瘤治疗的水平，规范治疗，进而改善患者预后。

二、颅咽管瘤概述（流行病学、治疗策略及现状）

颅咽管瘤占颅内肿瘤的 2%～5%，是儿童常见的颅内肿瘤，位居儿童颅内肿瘤的第二位，约占儿童颅内肿瘤的 5.6%～15.0%，占儿童鞍区肿瘤的 54%[1]。颅咽管瘤主要有两个发病高峰期：5～15 岁的儿童以及 40 岁左右的成人[2]。发病具有明显的地域特征，多见于东亚地区和非洲。

手术是治疗颅咽管瘤的主要手段。颅咽管瘤虽然是良性肿瘤，但位置深在，毗邻重要神经血管结构，部分患者手术难度较高。因此，三维适形放疗、立体定向放疗、ommaya 囊植入并核素内照射、化疗等治疗方式仍然在广泛使用。颅咽管瘤的手术治疗需要在充分保护垂体-下丘脑功能及视路结构的前提下积极地追求全切除方能治愈。对于严重侵犯下丘脑结构的颅咽管瘤，手术中对第三脑室壁结构与肿瘤间形态学关系的充分辨识至关重要，可最大限度地提高其全切除率。如果术后肿瘤残留，在充分告知患者放疗并发症（导致内分泌水平下降、导致再次手术困难等）的前提下，放疗是可能的选择[3]。因为治疗策略与手术水平的不一，因此，不同报道的复发率、生存率、垂体-下丘脑功能、生存质量等差别较大[4-6]。

三、诊断

1. 临床症状　颅咽管瘤是生长相对缓慢的脑外肿瘤，除内分泌症状外，通常在肿瘤较大的时候才开始出现临床表现。主要为：颅内压增高症状（头痛、恶心、呕吐）、视力下降、垂体-下丘脑功能障碍。当肿瘤发展到一定程度，这几种临床表现可以同时存在。儿童患者的生长发育和视力障碍发生率较高,成人内分泌功能障碍发生率较高。内分泌功能障碍包括生长激素（GH）、卵泡刺激素/黄体生成素（FSH/LH）、促肾上腺皮质激素（ACTH）、促甲状腺激素（TSH）缺乏[7]。部分颅咽管瘤患者具有下丘脑功能障碍,主要为：肥胖,疲劳,行为变化,昼夜睡眠节律不规律,渴感消失,体温、心率和血压变化；甚至致死性下丘脑功能障碍[8]。患者出现视力下降和视野缺损情况的发生率较高[9,10]。

2. 影像学检查 颅咽管瘤位于鞍区,可向各个方向生长,个体差异较大。影像学上呈类圆形或分叶状。肿瘤为囊性、实性、混合性。囊液的 MRI 表现：T_2WI 大多数为高信号,部分为低信号（有角蛋白或钙盐结晶）,T_1WI 因其成分不同而表现为低信号（含正铁血红蛋白）或高信号（其他蛋白含量高）。CT：囊液在 CT 上多为低密度影。实性成分在 CT 上为不均匀、等或稍高密度。MRI 的 T_1WI 上信号强度与灰质相似；T_2WI 多为不均匀的高信号。实性部分及囊壁的 MRI 增强扫描可有明显或不均匀强化。

四、病理

颅咽管瘤是常见的脑实质外起源的肿瘤,病理上分为成釉上皮型和鳞状乳头型[11]。目前研究认为成釉上皮型颅咽管瘤主要是由残存于拉克囊的上皮细胞 CTNNB1 基因外显子 3 发生突变,导致其编码的 β-catenin 不能被降解,激活经典 wnt 通路导致肿瘤发生[12-14]；鳞状乳头型颅咽管瘤可能是由于残存于结节漏斗部的拉克囊的上皮细胞发生鳞状化生导致,近年来 BRAF V600E 突变被发现广泛存在于鳞状乳头型颅咽管瘤中[15]。成釉上皮型颅咽管瘤主要以指轮状细胞、栅栏样上皮细胞、星网状细胞、湿性角化物以及散在的钙化为主要病理特征,与神经组织毗邻处往往可见到胶质增生带,部分与下丘脑毗邻处可见肿瘤呈指状生长进入下丘脑神经组织内[16],但不属于三脑室内肿瘤。鳞状乳头型颅咽管瘤以复层鳞状上皮形成乳头状为主要特征,乳头结构中心可见血管,钙化、湿性角化物罕见。两型颅咽管瘤间质中均可见到不同程度的炎症细胞浸润。既往文献还报道过混合型颅咽管瘤,即同时拥有两种类型颅咽管瘤的病理特征,现在认为混合型颅咽管瘤并不存在[17]。

五、手术治疗

1. 基本原则 手术是颅咽管瘤最主要的治疗手段,应在充分保护垂体-下丘脑功能及视路结构的前提下积极追求全切除,这是保证患者无瘤长期生存的基础[18-21]。

2. 外科学分型与手术入路 国内外学者根据解剖位置、与视交叉关系、对三脑室底推挤的程度等对颅咽管瘤进行分型。例如 Yasargil、Wang、Steno 等[22-24]使用的鞍下或鞍上型,脑室内或脑室外型肿瘤；Hoffman 等[25]使用的视交叉前或视交叉后型肿瘤；Kitano 等[26]使用的视交叉下型肿瘤；Kassam 等[27]使用的漏斗部前、穿漏斗部和漏斗部后型肿瘤；以及 Song 等[28-30]基于起源位置和周边膜性结构关系提出的 QST 分型。肿瘤的分型可以解释肿瘤的位置以及生长模式,能为手术入路的选取提供帮助。

颅咽管瘤是一种起源于脑实质外的肿瘤,但是会凸入脑实质生长。颅外入路（经蝶、扩大经蝶等）、经颅入路（经翼点、扩大翼点等）、经颅经脑入路（经终板、胼胝体、侧脑室等）均被用于肿瘤切除。手术医生应该根据不同分型的颅咽管瘤,在不同入路的优势和使用不同入路的代价之间进行权衡,选择最佳预后的入路。Q 型起源于鞍膈下,为鞍内、鞍内鞍上型,可以经颅或经蝶进行手术。S 型起源于垂体柄蛛网膜袖套内,为鞍上脑室外型,可经颅或经蝶进行手术。T 型起源于结节漏斗部,为结节漏斗型,建议选择经颅或经颅经脑入路,部分可选择经蝶入路。对于侵入脑实质较多的肿瘤,尤其是高度超过中间块或超过前交通动脉 1cm 的,建议选择经颅经脑入路。复发的患者或接受过放疗的患者,建议采取经颅联合入路。

颅咽管瘤切除术的关键是肿瘤与下丘脑-垂体柄及下丘脑组织之间关系的明确与辨识。肿瘤与颅内正常结构之间存在蛛网膜、软脑膜以及胶质反应层界面。在这些界面分离肿瘤不容易损伤正常神经组织及 Willis 环的细小分支血管。肿瘤的钙化需要经过仔细的锐性分离,多数情况下只要在直视下锐性分离就能安全地全切除。尽量识别和保留垂体柄,垂体柄的保留程度直接影响到术后内分泌紊乱的发生率和严重程度,术中垂体柄的辨认与保护可以作为下丘脑保护的标志性结构,应积极寻找和保护[22]。根据术前影像学表现判断垂体柄的位置,术中根据垂体柄与不同类型肿瘤的关系,尽可能多地或完整地保留垂体柄,可减少和减轻术后尿崩症[31]。

六、围术期管理(表1)

1. 术前检查　颅咽管瘤这样一个生长方式复杂多变的肿瘤,当临床考虑颅咽管瘤的诊断时,除常规检查外,需要完善以下检查:

(1) 鞍区平扫加增强 MRI,鞍区三维 CT 平扫。必要时行 CTA、MRA 或 DSA 检查,评价肿瘤与血管的关系。

(2) 垂体前叶激素水平测定:皮质醇(F,8:00AM 采血),ACTH,甲状腺功能(FT3/FT4/TSH),GH,胰岛素样生长因子1(IGF-1),性激素6项(FSH/LH/T/E2/P/PRL),24 小时尿游离皮质醇,清晨皮质醇为 3~18mg/L 时需行 ACTH 激发实验。

表 1　颅咽管瘤围术期管理流程

时间		检查项目
术前	影像学	头颅 CT;鞍区增强 MRI
	垂体前叶	皮质醇(8:00AM 采血,必要时行激发实验明确诊断);FT3/FT4/TSH(补充糖皮质激素后行甲状腺激素替代治疗);ACTH;GH/IGF-1;FSH/LH/T/E2/P/PRL
	垂体后叶	24 小时尿量/尿比重/尿渗透压;尿崩患者必要时行去氨加压素试验
	视力、视野和眼底检查	
	身高体重,发育情况	
	其他常规术前检查	
术后 1~3 天	每日血生化、电解质(必要时增加监测频率);每小时尿量;24 小时出入量、尿量、尿钠;中心静脉压;垂体前叶激素	
术后 3~5 天	每日血生化、电解质(必要时增加监测频率);每小时尿量(必要时);24 小时出入量、尿量、尿钠;垂体前叶激素	
术后 5~7 天	每日血生化、电解质(必要时增加监测频率);24 小时尿量、尿钠;垂体前叶激素	

(3) 多饮多尿症状明显患者:监测血浆渗透压,24 小时尿量,24 小时尿游离皮质醇,尿比重、尿渗透压及尿电解质情况。对于确诊中枢性尿崩困难的患者,应行加压素试验,以明确是否存在中枢性尿崩症。行血离子检查(钾钠氯)。

(4) 视力、视野检查:鞍区病变的占位压迫和手术所致的损伤,均可导致视神经功能暂时或永久受损。术前获得患者视力、视野情况,便于与术后视力、视野情况对比,有利于术中对视力、视野的保护。

2. 围术期水电解质紊乱的处理　颅咽管瘤术后发生尿崩比例较高,同时满足以下两个条件即可诊断尿崩:①血浆渗透压>300mOsm/L,同时尿渗透压<300mOsm/L;或者尿渗透压/血浆渗透压<1;②连续两个小时尿量>5ml/(kg·h)。典型过程分为三个阶段[32]:术后尿崩期(术后1~3天左右),低血钠期(术后 3~9 天左右),长期尿崩期(术后 7~9 天之后)。应该在严密监测出入量和电解质的前提下,及时调整输入量以及输入液体的电解质比例,保持患者在手术后急性期内基本的水电解质平衡状态。轻、中度尿崩症,建议垂体后叶素肌注或口服去氨加压素治疗;重度尿崩症,建议使用去氨加压素或垂体后叶素持续微量泵注入,并监测中心静脉压。

对于高钠血症,限制钠盐和含钠液体输入;动态监测血钠水平,如果血钠水平继续上升,可以胃管定期注入白开水,并注意糖皮质激素的补充,必要时血液滤过;注意如果开始限尿治疗,谨慎使用降血钠治疗,防止血钠水平迅速下降导致严重后果。同时应监测血糖水平,若存在血糖升高,加重患者高渗状态,可以泵入胰岛素降糖。

对于严重低钠血症,第一小时 3% NaCl 150ml 静脉输注 20 分钟,20 分钟后复测血钠,目标 1 小时血钠上升 5mmol/L。1 小时后症状无改善:继续输注 3% NaCl,使血钠上升 1mmol/(L·h),直到血钠达到 130~135mmol/h 和症状改善。如 1 小时后症状改善:根据尿量和尿钠的排出情况,继续输注 3% NaCl。原则上第一个 24 小时内限制血钠上升在 10mmol/L，随后每日血钠上升 < 8mmol/L，达到目标血钠 130 ~ 135mmol/L。但对于急性重度低钠血症，应尽快达到目标血钠。需要注意的是，过度快速纠正低钠血症可引起渗透性脱髓鞘综合征（ODS），建议补钠液浓度不超过 3%。

3. 围术期内分泌替代治疗　颅咽管瘤围术期应该重点关注糖皮质激素的应用，术前应该根据皮质醇检测结果决定是否进行替代治疗（图 1）。手术当天可予持续静脉输注氢化可的松，剂量为 200 ~ 300mg。术后 1 ~ 3 天：术后监测尿量和电解质水平，如血钠偏高，在补液同时，可予小剂量（0.025 ~ 0.050mg）去氨加压素（弥凝）对症治疗，儿童应注意根据其公斤体重进行剂量的调整。术后第 3 ~ 5 天：根据患者的一般状态、食欲、血压、血钠，决定补充糖皮质激素剂量。静脉输注氢化可的松 50 ~ 100mg 2 次/天；继续监测电解质和尿量，开始规律服用弥凝（根据尿量及体重调整剂量）。术后第 5 ~ 7 天：逐渐减少糖皮质激素剂量到氢化可的松 20mg 3 次/天，或泼尼松 5mg 3 次/天，根据患者病情，开始甲状腺激素替代治疗。

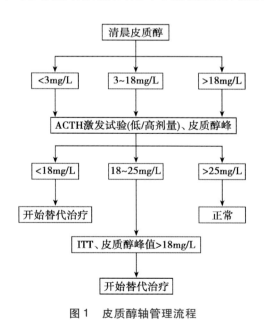

图 1　皮质醇轴管理流程

七、颅咽管瘤的其他治疗

由于颅咽管瘤常常累及三脑室前部，周边下丘脑等结构功能重要，部分肿瘤与周边重要结构关系密切，为保护重要结构，可能导致部分肿瘤残存，这部分患者近期复发率高达 50%，远期复发难免。因此放射治疗（三维适形分割放疗、立体定向放疗和放射外科治疗）、囊内近距离放、化疗（P32\I131 以及博来霉素等）、干扰素治疗等可作为延缓复发的治疗手段。但是这些姑息性治疗方法的远期疗效仍需进一步研究与评价。

放疗可延缓颅咽管瘤的复发，短期内控制肿瘤具有一定的疗效。对于多次复发、不能根治、年龄较大或难以耐受手术的患者可进行放射治疗。放射治疗可能引起肿瘤周围的下丘脑、视交叉、腺垂体、垂体柄等相邻部位及额叶的损伤，故治疗后患者可出现垂体功能低下表现以及记忆力减退等症状[31,33,34]，同时会加重肿瘤与周围组织结构粘连，给再次手术带来困难。儿童颅咽管瘤患者，尤其是 <6 岁的患者，要尽量避免接受放射治疗，以减少对智力和内分泌方面的影响。对于不愿接受手术治疗或不能耐受手术的成人患者，在充分告知患者及家属放疗副作用的情况下，放疗可以作为一种延长生存期的治疗手段。

Ommaya 囊置入并同位素放疗是一种治疗囊性颅咽管瘤的方法，对于一些不愿意接受手术的儿童患者，可以通过置入 Ommaya 囊来推迟接受手术治疗[35]。接受 Ommaya 囊植入并不影响远期的预后，但可以有效推迟手术时间。要注意的是囊液会刺激周围组织形成肉芽，这样会导致引流管的各个洞口周围有很多组织包绕引流管生长，有的甚至长入引流管的引流口内，加大了手术切除的难度，术者需要特别注意这种情况[36]。

八、长期激素替代治疗及随访

颅咽管瘤存在内分泌障碍是普遍现象，儿童患者的生长发育问题更加复杂，应该重视术后的长期激素替代治疗及随访。

1. 中枢性尿崩症　对于轻度尿崩症患者，不需要药物处理；对于中重度尿崩症患者，在补充体液丢失量的同时应给予 ADH 治疗，控制尿量在 200ml/h 左右。长期过量不恰当使用 ADH 药物会导致稀释性低钠血症，应注意定期复查血电解质。术后 1 个月内，每周检查血电解质水平。术后 1 ~ 6 个月每个月查电解质和肌酐水平（必要时加强监测频率）。根据血浆渗透压和血钠浓度以调整合适的剂量和给药间隔时间。部分低钠血症可通过补充糖皮质激素进行治疗，可经验性使用氢化可的松（50 ~ 100mg/8h，静脉给药），逐渐调整剂量到 15 ~ 25mg/d[37]。

2. 糖皮质激素的补充　对于肾上腺皮质激素分泌不足的患者,首选氢化可的松进行替代治疗,15～25mg,每天2～3次,也可应用泼尼松[38]。儿童用药剂量为6～10mg/(m² · d),分2～3次服药。应该使用最小剂量的糖皮质激素模拟皮质醇生理分泌节律进行用药,50%～60%剂量在白天给药,使患者皮质醇水平达到正常值[39]。剂量调整主要依据临床经验及调整后患者是否出现新发或症状缓解,不合理的提升糖皮质激素剂量也容易导致肾上腺危象的发生[38]。

3. 甲状腺激素补充　建议对甲状腺激素缺乏的患者使用左旋甲状腺素(L-T4)治疗,从低剂量开始逐渐增至每1～2周25μg,儿童应根据其公斤体重进行剂量的调整[40]。应先排除中枢性肾上腺低能症后再使用L-T4,以免出现肾上腺危象。如果在未评估肾上腺功能时开展了L-T4治疗,可预防性使用类固醇激素(氢化可的松或醋酸可的松)。治疗过程中需1～2个月调整一次剂量,使FT4逐渐升高到正常范围的中值水平。不应根据TSH水平调整药量[41,42]。

4. 生长激素补充:如果肿瘤术后1～2年,无复发迹象,可考虑生长激素替代治疗,生理剂量的生长激素,不会促进肿瘤复发[43]。对儿童和成人,补充生长激素都具有重要的意义。生长激素长期替代治疗过程中,应定期复查鞍区MRI。

对于骨骺未闭合的儿童,生理剂量(0.1U/kg)或更小剂量的生长激素,有助于身高增加,同时改善机体物质代谢,减少腹部脂肪,治疗效果良好。治疗期间,应监测身高增长幅度、甲状腺激素、血糖、IGF-1水平和骨龄。在替代治疗的过程中,甲状腺激素的剂量往往需要增加。IGF-1的水平升高到相应生物年龄(最好是骨龄)阶段的正常值范围内为宜。

成人生长激素缺乏症的替代治疗应当遵循个体化原则,而不是根据体重决定剂量。建议从小剂量人重组生长激素开始(0.2mg,睡前用),逐渐增加剂量,当恢复正常IGF-1值或出现疑似副作用症状或临床症状改善(如体脂分布、运动能力、神经心理表现、骨密度恢复,心血管事件危险因素减少)时停止增加剂量。<30岁的患者起始剂量要相应提高,而>60岁的患者起始剂量应控制在<每天0.2～0.4mg。此外,对于性腺轴正常或口服雌激素或绝经后接受雌激素治疗的女性,生长激素替代剂量应适当提高。替代治疗目标为维持血浆IGF-1水平在相应年龄的正常范围内中上水平,剂量调整期每1～2个月复查,以后每6个月复查一次[44]。

5. 性激素的补充　暂时无生育需求的成年患者,应给予长期性激素替代治疗,以维持第二性征、增加骨密度。为推迟儿童患者骨骺闭合而获得更好的终身高,应该在女孩12～13岁、男孩14～15岁开始少量性激素补充。

对于成年男性患者,在除外禁忌证(红细胞增多症、严重睡眠呼吸暂停、前列腺癌)后,应根据年龄、症状和可能的合并症调整睾酮剂量,使血浆睾酮水平尽量接近正常值。可选择的药物有:十一酸睾酮口服制剂40～80mg,每天2次;或长效十一酸睾酮注射制剂250mg,肌内注射,每月注射1次。睾酮替代治疗期间,应通过检测男性胡须生长、肌肉质量及力量、血红蛋白、红细胞计数、血细胞比容、血脂、PSA水平及前列腺体积、骨量来评估疗效。乳腺癌与前列腺癌患者,血细胞比容>50%,未经治疗的严重的呼吸睡眠暂停综合征,严重的下尿道梗阻以及严重的心力衰竭是睾酮替代治疗的禁忌证[45]。

对于年轻成年女性患者,可用雌孕激素序贯替代治疗,保持女性体态和月经来潮,最常用的替代疗法为口服雌二醇(2mg/d)[46]。对于子宫结构完整的患者,还需要在每月初的10～12天内加用甲孕酮10mg/天避免子宫内膜过度增生降低子宫癌变风险。对于年龄较大,不考虑月经来潮的女性患者,在完善宫颈刮片、乳腺超声和子宫卵巢超声后,如无其他禁忌证(高凝状态、乳腺癌家族史),可予以替勃龙每天1.25～2.50mg口服。服药期间,应每年常规进行妇科体检。雌激素可降低皮质醇结合球蛋白数量,因此同时口服雌激素的女性患者应适当提高糖皮质激素剂量。

6. 随访　随访能及时发现肿瘤复发,对水电解质及内分泌状态进行及时的纠正和治疗。应在术后14天、30天、3个月、6个月、1年进行内分泌、电解质、肝肾功能及鞍区MRI检查(必要时增加随访频率),并且记录体重指数及生活质量评估结果。建议参考Duff或De Vile[33,47]的生活质量评估量表,对神经系统功能、视力视野、垂体功能、下丘脑功能、精神心理,以及儿童受教育能力和成人工作能力等方面进行评估。1年以后,每年随访至少1次,除以上所有内容,还应包括骨龄(儿童)或骨密度(成人)检查。鉴于颅咽管瘤大部分在 5 年内复发,建议对所有患者随访至少 5 年。同时应注意患者的饮食摄入及体重情况,进行必要的相应控制,避免因下丘脑功能障碍,出现过度饮食,导致过度肥胖,出现相关并发症。

九、复发

颅咽管瘤全切除后仍有一定的复发比例,次全切除、部分切除即使辅助放化疗后复发仍不可避免。肿瘤复发后,容易导致内分泌功能障碍、视力下降甚至失明。所以颅咽管瘤患者要及时复查,以避免或减少肿瘤复发导致的各种神经功能障碍。复发颅咽管瘤的生长方式与原发肿瘤的生长方式密切相关[30]。对于鞍内起源的 Q 型肿瘤,对蝶鞍内肿瘤包膜的不完全切除,是容易导致肿瘤复发的原因。对于结节漏斗部起源的 T 型肿瘤,为保护下丘脑结构,容易导致肿瘤残存,这部分患者也比较容易复发。复发颅咽管瘤可以在不加重内分泌障碍的基础上再次手术,建议再次全切除术治疗。建议选择有利于全切除肿瘤的入路进行手术,以更好地暴露肿瘤,并且避免在处理前一次手术造成的粘连而浪费过多的时间和精力。多次复发又难以全切除的患者可选择放射治疗。

本共识撰写者名单:漆松涛(南方医科大学南方医院)、伍学焱(北京协和医院)、潘军(南方医科大学南方医院)、包赟(南方医科大学南方医院)、邱炳辉(南方医科大学南方医院)、彭俊祥(南方医科大学南方医院)、刘忆(南方医科大学南方医院)。

本共识编写专家组成员名单(按姓氏拼音为序):蒋传路(哈尔滨医科大学附属第二医院)、窦长武(内蒙古医学院第一附属医院)、洪涛(南昌大学第一附属医院)、江涛(北京市神经外科研究所)、况建国(南昌大学第一附属医院)、兰青(苏州大学附属第二医院)、雷鹏(兰州军区总医院)、李维平(深圳大学第一附属医院)、林志雄(南昌大学第一附属医院)、刘云会(中国医科大学附属盛京医院)、刘志雄(中南大学湘雅医院)、马驰原(南京军区总医院)、马杰(上海新华医院)、马文斌(北京协和医院)、马晓东(北京协和医院)、毛庆(四川大学华西医院)、毛颖(上海华山医院)、牛朝诗(安徽省立医院)、潘军(南方医科大学南方医院)、潘力(上海华山医院)、潘亚文(兰州大学第二医院)、漆松涛(南方医科大学南方医院)、邱炳辉(南方医科大学南方医院)、邱晓光(北京

天坛医院)、石祥恩(北京三博脑科医院)、王伟民(广州军区总医院)、吴安华(中国医科大学附属第一医院)、伍学焱(北京协和医院)、邢俭(北京武警总医院)、徐国政(武汉总医院)、杨学军(天津医科大学总医院)、尤永平(江苏省人民医院)、张剑宁(海军总医院)、张晓彪(上海中山医院)、张亚卓(北京市神经外科研究所)、张玉琪(清华大学玉泉医院)、张志文(解放军总医院第一附属医院)、赵刚(吉林大学第一医院)、

参 考 文 献

[1] Garre ML, Cama A. Craniopharyngioma: modern concepts in pathogenesis and treatment. Curr Opin Pediatr, 2007, 19(4):471-479.

[2] Bunin GR, Surawicz TS, Witman PA, et al. The descriptive epidemiology of craniopharyngioma. J Neurosurg, 1998,89(4):547-551.

[3] Muller HL. Childhood craniopharyngioma. Pituitary, 2013,16(1):56-67.

[4] Prieto R, Pascual JM, Subhi-Issa I, et al. Predictive factors for craniopharyngioma recurrence: a systematic review and illustrative case report of a rapid recurrence. World Neurosurg, 2013, 79(5-6):733-749.

[5] Karavitaki N, Cudlip S, Adams CB, et al. Craniopharyngiomas. Endocr Rev, 2006, 27(4):371-397.

[6] Ozyurt J, Muller HL, Thiel CM. A systematic review of cognitive performance in patients with childhood craniopharyngioma. J Neurooncol, 2015, 125(1):9-21.

[7] Halac I, Zimmerman D. Endocrine manifestations of craniopharyngioma. Childs Nerv Syst, 2005, 21(8-9):640-648.

[8] Muller HL. Childhood craniopharyngioma. Recent advances in diagnosis, treatment and follow-up. Horm Res, 2008,69(4):193-202.

[9] Elliott RE, Jane JA, Jr., Wisoff JH. Surgical management of craniopharyngiomas in children: meta-analysis and comparison of transcranial and transsphenoidal approaches. Neurosurgery, 2011, 69(3):630-643; discussion 643.

[10] Chakrabarti I, Amar AP, Couldwell W, et al. Long-term neurological, visual, and endocrine outcomes following transnasal resection of craniopharyngioma. J Neurosurg, 2005,102(4):650-657.

[11] Larkin SJ, Ansorge O. Pathology and pathogenesis of craniopharyngiomas. Pituitary, 2013, 16(1):9-17.

[12] Martinez-Barbera JP, Buslei R. Adamantinomatous cra-niopharyngioma: pathology, molecular genetics and mouse models. J Pediatr Endocrinol Metab, 2015, 28(1-2): 7-17./j/jpem. 2015. 28. issue-1-2/jpem-2014-0442/jpem-2014-0442. xml[pii].

[13] Gaston-Massuet C, Andoniadou CL, Signore M, et al. Increased Wingless (Wnt) signaling in pituitary pro-genitor/stem cells gives rise to pituitary tumors in mice and humans. Proc Natl Acad Sci U S A, 2011, 108 (28): 11482-11487.

[14] Holsken A, Kreutzer J, Hofmann BM, et al. Target gene activation of the Wnt signaling pathway in nuclear beta-catenin accumulating cells of adamantinomatous cranio-pharyngiomas. Brain Pathol, 2009, 19(3): 357-364.

[15] Brastianos PK, Taylor-Weiner A, Manley PE, et al. Ex-ome sequencing identifies BRAF mutations in papillary craniopharyngiomas. Nat Genet, 2014, 46 (2): 161-165.

[16] Burghaus S, Holsken A, Buchfelder M, et al. A tumor-specific cellular environment at the brain invasion bor-der of adamantinomatous craniopharyngiomas. Virchows Arch, 2010, 456(3): 287-300.

[17] Liu Y, Wang CH, Li DL, et al. TREM-1 expression in craniopharyngioma and Rathke's cleft cyst: its possible implication for controversial pathology. Oncotarget, 2016.

[18] Dhellemmes P, Vinchon M. Radical resection for cra-niopharyngiomas in children: surgical technique and clinical results. J Pediatr Endocrinol Metab, 2006, 19 Suppl 1: 329-335.

[19] Zuccaro G. Radical resection of craniopharyngioma. Childs Nerv Syst, 2005, 21(8-9): 679-690.

[20] Kim SK, Wang KC, Shin SH, et al. Radical excision of pediatric craniopharyngioma: recurrence pattern and prognostic factors. Childs Nerv Syst, 2001, 17(9): 531-536; discussion 537.

[21] Tomita T, McLone DG. Radical resections of childhood craniopharyngiomas. Pediatr Neurosurg, 1993, 19 (1): 6-14.

[22] Yasargil MG, Curcic M, Kis M, et al. Total removal of craniopharyngiomas. Approaches and long-term results in 144 patients. J Neurosurg, 1990, 73(1): 3-11.

[23] Wang KC, Hong SH, Kim SK, et al. Origin of cranio-pharyngiomas: implication on the growth pattern. Childs Nerv Syst, 2005, 21(8-9): 628-634.

[24] Steno J, Malacek M, Bizik I. Tumor-third ventricular re-lationships in supradiaphragmatic craniopharyngiomas: correlation of morphological, magnetic resonance ima-ging, and operative findings. Neurosurgery, 2004, 54

(5): 1051-1058; discussion 1058-1060.

[25] Hoffman HJ. Surgical management of craniopharyngio-ma. Pediatr Neurosurg, 1994, 21 Suppl 1: 44-49.

[26] Kitano M, Taneda M. Extended transsphenoidal surgery for suprasellar craniopharyngiomas: infrachiasmatic rad-ical resection combined with or without a suprachi-asmatic trans-lamina terminalis approach. Surg Neurol, 2009, 71(3): 290-298, discussion 298.

[27] Kassam AB, Gardner PA, Snyderman CH, et al. Ex-panded endonasal approach, a fully endoscopic trans-snasal approach for the resection of midline suprasellar craniopharyngiomas: a new classification based on the infundibulum. J Neurosurg, 2008, 108(4): 715-728.

[28] Qi S, Lu Y, Pan J, et al. Anatomic relations of the arachnoidea around the pituitary stalk: relevance for surgical removal of craniopharyngiomas. Acta Neurochir (Wien), 2011, 153(4): 785-796.

[29] Qi S, Pan J, Lu Y, et al. The impact of the site of origin and rate of tumour growth on clinical outcome in chil-dren with craniopharyngiomas. Clin Endocrinol (Oxf), 2012, 76(1): 103-110.

[30] Bao Y, Pan J, Qi ST, et al. Origin of craniopharyngio-mas: implications for growth pattern, clinical character-istics, and outcomes of tumor recurrence. J Neurosurg, 2016, 125(1): 24-32.

[31] Fahlbusch R, Honegger J, Paulus W, et al. Surgical treatment of craniopharyngiomas: experience with 168 patients. J Neurosurg, 1999, 90(2): 237-250.

[32] Nishizawa S, Ohta S, Oki Y. Spontaneous resolution of diabetes insipidus after pituitary stalk sectioning during surgery for large craniopharyngioma. Endocrinological evaluation and clinical implications for surgical strate-gy. Neurol Med Chir (Tokyo), 2006, 46(3): 126-134; discussion 134-125.

[33] Duff J, Meyer FB, Ilstrup DM, et al. Long-term out-comes for surgically resected craniopharyngiomas. Neu-rosurgery, 2000, 46(2): 291-302; discussion 302-295.

[34] Hoffman HJ, De Silva M, Humphreys RP, et al. Aggres-sive surgical management of craniopharyngiomas in children. J Neurosurg, 1992, 76(1): 47-52.

[35] Moussa AH, Kerasha AA, Mahmoud ME. Surprising outcome of ommaya reservoir in treating cystic cranio-pharyngioma: a retrospective study. Br J Neurosurg, 2013, 27(3): 370-373.

[36] Bao Y, Qiu B, Qi S, et al. Influence of previous treat-ments on repeat surgery for recurrent craniopharyngio-mas in children. Childs Nerv Syst, 2016, 32 (3): 485-491.

[37] Verbalis JG, Goldsmith SR, Greenberg A, et al. Hy-

ponatremia treatment guidelines 2007：expert panel recommendations. Am J Med,2007,120（11 Suppl 1）：S1-21.

［38］ Oksnes M,Ross R,Lovas K. Optimal glucocorticoid replacement in adrenal insufficiency. Best Pract Res Clin Endocrinol Metab,2015,29（1）：3-15.

［39］ Johannsson G,Nilsson AG,Bergthorsdottir R,et al. Improved cortisol exposure-time profile and outcome in patients with adrenal insufficiency：a prospective randomized trial of a novel hydrocortisone dual-release formulation. J Clin Endocrinol Metab,2012,97（2）：473-481.

［40］ Lania A,Persani L,Beck-Peccoz P. Central hypothyroidism. Pituitary,2008,11（2）：181-186.

［41］ Ferretti E,Persani L,Jaffrain-Rea ML,et al. Evaluation of the adequacy of levothyroxine replacement therapy in patients with central hypothyroidism. J Clin Endocrinol Metab,1999,84（3）：924-929.

［42］ Shimon I,Cohen O,Lubetsky A,et al. Thyrotropin suppression by thyroid hormone replacement is correlated with thyroxine level normalization in central hypothyroidism. Thyroid,2002,12（9）：823-827.

［43］ Karavitaki N,Warner JT,Marland A,et al. GH replacement does not increase the risk of recurrence in patients with craniopharyngioma. Clin Endocrinol（Oxf）,2006,64（5）：556-560.

［44］ Molitch ME,Clemmons DR,Malozowski S,et al. Evaluation and treatment of adult growth hormone deficiency：an Endocrine Society clinical practice guideline. J Clin Endocrinol Metab,2011,96（6）：1587-1609.

［45］ Bhasin S,Cunningham GR,Hayes FJ,et al. Testosterone therapy in men with androgen deficiency syndromes：an Endocrine Society clinical practice guideline. J Clin Endocrinol Metab,2010,95（6）：2536-2559.

［46］ Silveira LF,Latronico AC. Approach to the patient with hypogonadotropic hypogonadism. J Clin Endocrinol Metab,2013,98（5）：1781-1788.

［47］ De Vile CJ,Grant DB,Kendall BE,et al. Management of childhood craniopharyngioma：can the morbidity of radical surgery be predicted?. J Neurosurg,1996,85（1）：73-81.

附录4　重视围手术期及远期治疗是改善颅咽管瘤患者预后的关键

漆松涛　广州南方医科大学南方医院神经外科
伍学焱　北京协和医院内分泌科

颅咽管瘤是组织学良性的颅内常见肿瘤[1]。由于颅腔容积相对固定,如不手术治疗去除肿瘤,其占位、压迫效应常导致患者中枢神经系统和内分泌系统的功能异常而危及生命。因此,临床上手术治疗,是目前治疗颅咽管瘤最常用和最有效的手段。随着神经外科医生手术技能的提高,各种手术器械的改进,经验丰富的医生已经可以完整切除肿瘤,使患者无瘤长期生存。然而,就整体而言,目前国内外尚还较广泛地存在一种不追求无瘤长期生存,仅以延长生存时间为目标的现状和倾向。肿瘤全切除、次全切除、放化疗等几乎所有针对良恶性肿瘤的治疗手段均见用于治疗颅咽管瘤。不同医院或医学中心,治疗颅咽管瘤的策略迥异,采用保守治疗(放疗、内照射治疗、化疗等)策略的医生仍占相当大比例;在一些神经外科中心,由于临床经验丰富,他们报道的颅咽管瘤全切除率高达 80% 以上,手术死亡率在 2% 左右[2~5]。上述事实提示:神经外科医生应该更有担当,颅咽管瘤治疗应该以全切肿瘤,预防复发为目标。

就目前整体现状而言,颅咽管瘤围手术期死亡率高和长期生存患者生存质量低下的现象仍然十分普遍。因此,德国 muller 教授甚至说:为了降低围手术期死亡率和避免患者下丘脑-垂体内分泌功能障碍,应该避免对累及下丘脑的肿瘤进行切除[6],但是累及下丘脑的颅咽管瘤占 50% 以上,而未获得全切除的肿瘤,往往又难免复发[7]。而通过全切除来治愈颅咽管瘤的策略可能会导致围手术期并发症(水电解质紊乱、尿崩、高热、意识障碍等)增加,远期内分泌激素替代治疗繁杂,这成为了阻碍神经外科医生将颅咽管瘤全切除的主要障碍。可见颅咽管瘤围手术期及远期处理之重要,神经外科医生必须积极面对这个棘手的问题。可行的办法是,与内分泌科等相关的学科组成多学科团队(MDT),联手共同应对各种问题,提高对颅咽管瘤的治疗水平。

大部分颅咽管瘤患者,特别是 Q 型和 T 型颅咽管瘤患者,术前均有多种垂体促激素或生长激素分泌功能障碍、下丘脑功能障碍和全身多脏器功能的改变。手术前,由于肿瘤的占位效应对中枢神经系统或/和下丘脑-垂体的直接或间接压迫作用,患者可能就已经出现了昏迷、高热等神经系统症状,内分泌功能紊乱,甚至全身多器官功能障碍;手术时,因很难避免脑组织的重要结构的进一步损伤,则患者术后常常出现明显尿崩,水电解质变化剧烈,出现严重低钠或高钠血症,低钠血症导致脑水肿。高钠则引起脑细胞脱水,进而出现意识障碍和癫痫,是病人死亡的重要原因。当前,我国大部分神经外科医生内分泌知识不足,是不争的事实。若又缺少了有丰富临床经验的内分泌科医师参与的多学科团队,则围手术期对激素的补充不规范;少数神经外科医生对高颅内压和高钠血症处理缺乏经验,过快的纠正颅压和高钠状态;大量使用甘露醇,使水钠电解质紊乱更加复杂,医源性地导致病情进一步加重,均是增加颅咽管瘤围手术期死亡的重要原因。因此,厘清有不同临床特点的颅咽管瘤患者围手术期的变化规律,有效及时地处理颅咽管瘤围手术期出现的危险情况,提高患者的生存率和生活质量,急需有用于临床的指南。一方面,现有的资料数据尚无法提供足够级别的循证医学证据。另一方面,重要中心已可以做到无围手术期死亡的水平。为了有效的指导读者,特别是使年轻、经验尚少的读者能较快的从中获益,《颅咽管瘤围手术治疗专家共识》中采用了较多的临床应用方法的表述,类似MDT切实操作可行的治疗方案。

已有不少高质量的文献证实:颅咽管瘤是可以通过安全的全切除而治愈的[3,4,8,9]。这得益于近来对肿瘤起源和肿瘤周边结构对其生长方式影响的认识的提高。因为肿瘤起源空间较小,而当肿瘤较大时,容易导致分型错误和治疗方法选择的失当。虽然经典的 Pascual[10]、Yasargil[2]、Kassam[11]等的分型对采用不同治疗方式均有一定的指导价值,但对反映颅咽管瘤生长方式的本质缺乏足够的解剖学论据,对经验尚不足的读者容易造成极大的困惑。因此《颅咽管瘤围手术期管理中国专家共识》和《颅咽管瘤患者长期内分泌治疗专家共识》与2017年5月发布的《颅咽管瘤治疗专家共识》[12]有机结合,不但可以增加理解,也会对临床使用起到事半功倍的作用。如能在颅咽管瘤的临床实践前系统的阅读颅咽管瘤 QST 分型的解剖基础和临床相关论文,相信会对这样一种存在治疗困难肿瘤的正确处理打下良好的基础[13-18]。

无论采取保守治疗或全切除方案,颅咽管瘤患者均会面临以内分泌障碍为中心的生存质量低下的问题。因为有效手术治疗后,内分泌功能在术前已经受损的基础上会有进一步降低[19]。术前内分泌功能障碍规律与 QST 分析密切相关,Q型以垂体功能障碍为主;S 型患者内分泌功能障碍相对少且轻,多以部分垂体功能障碍为主;而 T型肿瘤的内分泌障碍以下丘脑性内分泌功能障碍为主。防止复发的术后放疗,将会使内分泌障碍反而更为严重,不合理的治疗过程更会导致内分

泌障碍的复杂化[20,21]。儿童患者需要继续生长发育;青年患者需要保持生育能力;一般患者需有参与社会工作、生活的能力。不同年龄阶段激素的替代治疗的主要目的有较大的不同,而激素间的相互作用又会导致药物实际效能和处方目标发生偏差。因此,内分泌替代治疗是需要不断精准调校且长久的工作。内分泌功能的严重受损,加上下丘脑功能障碍,如渴感消失、水电解质紊乱和继发的脏器功能低下是出院后病人的主要死亡原因。可见远期内分泌治疗不但是长期生存患者生活质量的保证,也是避免术后颅咽管瘤患者死亡的基础[13-18]。

手术治疗的困难、围手术处理的危险、远期内分泌替代治疗的繁杂,使颅咽管瘤在较长时间内仍然是疑难疾病。明确诊断的颅咽管瘤患者应该在较有经验、较大的神经外科中心治疗。但因为鞍区肿瘤多发而复杂,术前误诊难免,加上国家的医疗制度和神经外科的医生有尝试创新的需要,不同级别和水平的医院和医生都会可能遇到颅咽管瘤这样一种疾病的处理。为了给这些患者生存机会和有尊严的生活,我们组织神经外科、内分泌科和重症医学科等多学科团队制定颅咽管瘤系列专家共识的目的。希望借助医生的责任心、同情心和怜悯心,让广大的颅咽管瘤患者及家属受惠于此,也让医生能提高处理此类棘手病例的水平,进一步改善病人的治愈率和生存质量。

参 考 文 献

[1] Karavitaki N, Cudlip S, Adams CB, et al. Craniopharyngiomas[J]. Endocr Rev, 2006, 27(4):371-397. doi:er. 2006-0002[pii].

[2] Yasargil MG, Curcic M, Kis M, et al. Total removal of craniopharyngiomas. Approaches and long-term results in 144 patients[J]. J Neurosurg, 1990, 73(1):3-11. doi:10.3171/jns.1990.73.1.0003.

[3] Kim SK, Wang KC, Shin SH, et al. Radical excision of pediatric craniopharyngioma: recurrence pattern and prognostic factors[J]. Childs Nerv Syst, 2001, 17(9):531-536; discussion 537.

[4] Zuccaro G. Radical resection of craniopharyngioma[J]. Childs Nerv Syst, 2005, 21(8-9):679-690. doi:10.1007/s00381-005-1201-x.

[5] Hoffman HJ, De Silva M, Humphreys RP, et al. Aggres-

sive surgical management of craniopharyngiomas in children[J]. J Neurosurg, 1992, 76 (1): 47-52. doi: 10. 3171/jns. 1992. 76. 1. 0047.

[6] Sterkenburg AS, Hoffmann A, Gebhardt U, et al. Survival, hypothalamic obesity, and neuropsychological/psychosocial status after childhood-onset craniopharyngioma: newly reported long-term outcomes[J]. Neuro Oncol, 2015, 17 (7): 1029-1038. doi: 10. 1093/neuonc/nov044[pii].

[7] Iwata H, Tatewaki K, Inoue M, et al. Single and hypofractionated stereotactic radiotherapy with CyberKnife for craniopharyngioma[J]. J Neurooncol, 2012, 106 (3): 571-577. doi: 10. 1007/s11060-011-0693-3.

[8] Dhellemmes P, Vinchon M. Radical resection for craniopharyngiomas in children: surgical technique and clinical results[J]. J Pediatr Endocrinol Metab, 2006, 19 Suppl 1: 329-335.

[9] Tomita T, McLone DG. Radical resections of childhood craniopharyngiomas [J]. Pediatr Neurosurg, 1993, 19 (1): 6-14.

[10] Prieto R, Pascual JM, Rosdolsky M, et al. Craniopharyngioma adherence: a comprehensive topographical categorization and outcome-related risk stratification model based on the methodical examination of 500 tumors [J]. Neurosurg Focus, 2016, 41 (6): E13. doi: 10. 3171/2016. 9. FOCUS16304.

[11] Kassam AB, Gardner PA, Snyderman CH, et al. Expanded endonasal approach, a fully endoscopic transnasal approach for the resection of midline suprasellar craniopharyngiomas: a new classification based on the infundibulum[J]. J Neurosurg, 2008, 108 (4): 715-728. doi: 10. 3171/JNS/2008/108/4/0715.

[12] 漆松涛, 伍学焱, 伍学焱, 包赟, 彭俊祥, 刘忆. 颅咽管瘤治疗专家共识[J]. 中华医学杂志, 2017, 97(17): 1283-1289. doi: 10. 3760/cma. j. issn. 0376-2491. 2017. 17. 002.

[13] Pan J, Qi S, Liu Y, et al. Growth patterns of craniopharyngiomas: clinical analysis of 226 patients[J]. J Neurosurg Pediatr, 2016, 17 (4): 418-433. doi: 10. 3171/2015. 7. PEDS14449.

[14] Bao Y, Qiu B, Qi S, et al. Influence of previous treatments on repeat surgery for recurrent craniopharyngiomas in children[J]. Childs Nerv Syst, 2016, 32 (3): 485-491. doi: 10. 1007/s00381-015-3003-0[pii].

[15] Bao Y, Pan J, Qi ST, et al. Origin of craniopharyngiomas: implications for growth pattern, clinical characteristics, and outcomes of tumor recurrence[J]. J Neurosurg, 2016, 125 (1): 24-32. doi: 10. 3171/2015. 6. JNS141883.

[16] Qi S, Pan J, Lu Y, et al. The impact of the site of origin and rate of tumour growth on clinical outcome in children with craniopharyngiomas [J]. Clin Endocrinol (Oxf), 2012, 76 (1): 103-110. doi: 10. 1111/j. 1365-2265. 2011. 04172. x.

[17] Qi S, Lu Y, Pan J, et al. Anatomic relations of the arachnoidea around the pituitary stalk: relevance for surgical removal of craniopharyngiomas[J]. Acta Neurochir (Wien), 2011, 153(4): 785-796. doi: 10. 1007/s00701-010-0940-y.

[18] Pan J, Qi S, Lu Y, et al. Intraventricular craniopharyngioma: morphological analysis and outcome evaluation of 17 cases[J]. Acta Neurochir (Wien), 2011, 153 (4): 773-784. doi: 10. 1007/s00701-010-0938-5.

[19] Mortini P. Craniopharyngiomas: a life-changing tumor [J]. Endocrine, 2017, 57(2): 191-192. doi: 10. 1007/s12020-016-1192-2[pii].

[20] Turel MK, Tsermoulas G, Gonen L, et al. Management and outcome of recurrent adult craniopharyngiomas: an analysis of 42 cases with long-term follow-up[J]. Neurosurg Focus, 2016, 41(6): E11. doi: 10. 3171/2016. 9. FOCUS16315.

[21] Maarouf M, El Majdoub F, Fuetsch M, et al. Stereotactic intracavitary brachytherapy with P-32 for cystic craniopharyngiomas in children [J]. Strahlenther Onkol, 2016, 192 (3): 157-165. doi: 10. 1007/s00066-015-0910-7[pii].

附录5　颅咽管瘤患者长期内分泌治疗专家共识（2017）

颅咽管瘤治疗专家共识编写委员会　中华医学会神经外科分会小儿神经外科学组

随着显微神经外科技术的进步和对颅咽管瘤起源和生长方式认识的加深，外科手术根治性切除已成为可能。已有大宗病例报道，颅咽管瘤术后5年及10年总体生存率分别达到90%和80%以上。因此，目前对于颅咽管瘤患者预后的关注点不仅是要提高生存率，更要提高患者的生活质量。文献报道颅咽管瘤垂体功能减退发生率在生长激素轴为68%～100%；性腺轴60%～80%；促肾上腺皮质激素轴55%～88%；甲状腺激素轴为39%～85%；垂体后叶功能障碍25%～86%[1-4]。颅咽管瘤外科治疗后内分泌功能的水平是决定患者生活质量的基本因素，在高质量的内分泌替代治疗下不但可以长期生存，部分患者还可以继续生长发育，甚至保留生育能力。但是肿瘤类型的不同和治疗水平的差异，导致内分泌状况个体差异巨大而复杂，颅咽管瘤下丘脑-垂体功能减退患者各种激素应用还很不规范，激素之间的相互作用难以把握，因此，为提高颅咽管瘤患者远期生活质量，制订长期内分泌治疗专家共识显得尤为必要。

神经外科医生对内分泌知识的认识不够系统、完整，而内分泌科医生对于外科性内分泌障碍的理解缺乏手术解剖学基础，认识难以精准，导致部分颅咽管瘤患者即使平稳、安全渡过围手术期，仍然无法获得高质量的生活，严重时甚至危及生命。为了提高颅咽管瘤外科治疗后长期内分泌治疗水平，以神经外科、内分泌科为主的有关专家们撰写了《颅咽管瘤患者长期内分泌治疗专家共识（2017）》，希望通过专家共识，规范患者长期随访，促进患者垂体功能重建，进而改善患者预后，提高远期生活质量。

一、颅咽管瘤外科学分型及内分泌障碍的解剖学基础

合理的颅咽管瘤分型能够涵盖全部颅咽管瘤复杂多变的生长方式，有利于选择相宜的治疗方法并准确判断预后。国内外学者根据肿瘤的解剖位置、与视交叉关系、对三脑室底推挤的程度等对颅咽管瘤进行分型[5-8]。这些分型共同特点是一定程度上能反映手术难易程度，有利于手术治疗，但均只是以某种重要结构作为参照的相对解剖性分型。Songtao等[9-10]通过对成人及胎儿标本的大量解剖学研究，基于肿瘤起源位置和周边膜性结构分布规律提出了QST分型：鞍膈下起源颅咽管瘤（Q型），鞍上脑室外蛛网膜袖套起源肿瘤（S型），鞍上三脑室底内型颅咽管瘤（T型）。这种基于肿瘤起源部位，充分考虑鞍区周围重要膜性结构分布特点以及对肿瘤生长过程中与周围重要解剖结构毗邻关系

的分型,对术式的选择、预后判断及颅咽管瘤内分泌特点的分析均有重要指导作用。Q 型起源于鞍隔下,直接压迫垂体及部分垂体柄,大部分有完整的鞍膈膜与鞍上结构相隔,与三脑室底下丘脑结构为推挤毗邻关系,手术切除对下丘脑功能的损害较小,术后应主要关注垂体激素的替代治疗。S 型起源于垂体柄蛛网膜袖套段内,一般与三脑室底下丘脑结仅为推挤关系,术中操作空间均在蛛网膜下腔,在处理肿瘤在垂体柄的起源点时可能对垂体柄产生部分损害,但只要垂体柄的形态、连续性存在,术后反应常常轻微,尿崩也多为一过性,并且容易恢复,远期内分泌结果最好。T 型起源于垂体柄正中隆起、灰结节、三脑室底内被覆三脑室室管膜层及神经组织层,底端是漏斗柄与三脑室底神经组织层的延续部,由于肿瘤主体突向三脑室方向,因此常常需要经终板三脑室入路手术,手术操作对于三脑室前部下丘脑结构及其血供不可避免地会产生骚扰,术中采取正确的操作技巧是减少术后下丘脑反应,提高远期生活质量的关键,该型肿瘤术后主要关注下丘脑功能紊乱、严重性肥胖及代谢异常、尿崩及渴感减退等方面的处理。

二、放疗(内照射治疗)对颅咽管瘤患者内分泌的影响

为控制肿瘤生长与复发,对于不能耐受手术或不愿接受手术治疗的成人患者,放射治疗(包括肿瘤立体定向放疗、囊液抽吸或同位素、博来霉素注入)会作为一种延长生存期的治疗手段。但由于放疗(包括内照射)无法将肿瘤周围重要的神经内分泌组织结构排除在放射区域外,容易引起瘤周结构损伤。因肿瘤累及范围、放射剂量以及不同时间段放疗效应不同,加上肿瘤本身导致的内分泌功能障碍与神经机能障碍的交错,放疗后神经内分泌紊乱的处理更为困难。颅咽管瘤放疗后的内分泌障碍的大致规律如下:Q 型颅咽管瘤放疗后不但垂体功能进一步减退,还可能出现新的神经垂体功能障碍,替代治疗的激素种类及剂量较未放疗患者明显增多;T 型颅咽管瘤放疗后常在内分泌功能障碍的基础上出现严重的下丘脑肥胖、胰岛素耐受、暴饮暴食等症状,甚至伴随

精神异常、昼夜节律异常、渴感消失的尿崩症等复杂下丘脑综合征,难以控制,严重影响患者生活质量。

三、激素替代治疗

激素替代的目的就是使外源性激素尽可能模拟人体生理变化,优化患者生存和生活质量,同时注意预防并发症。准确判断肿瘤的分型、术前内分泌状态、手术方式与对下丘脑、垂体柄等结构的损伤程度,根据患者术后内分泌动态变化情况及对替代治疗的反应进行个体化治疗,是激素精准替代的基础。

1. 垂体前叶激素的替代

(1)中枢性肾上腺皮质功能减退的评估及替代:中枢性肾上腺皮质功能减退(AI)是因 ACTH 分泌不足继发肾上腺功能减退的疾病。推荐 AI 诊断标准(清晨8 ~ 9 点采血):血皮质醇<3μg/dl 提示 AI,皮质醇>18μg/dl 可排除 AI;若介于 3 ~ 18μg/dl 之间,需做激发试验协助诊断[11]。在 30 或 60 分钟时峰值血皮质醇水平<18.0nmol/L(500μg/dl)时提示 AI[12-14]。近期使用过糖皮质激素的患者应在最后一次使用氢化可的松(HC)至少 18 ~ 24 小时后评估下丘脑-垂体-肾上腺轴(HPA 轴)功能。

糖皮质激素替代治疗的原则是用最小剂量的皮质激素模拟皮质醇生理分泌节律用药,使患者皮质醇节律接近生理变化水平,且不出现皮质醇缺乏的症状。应根据不同疾病和各种糖皮质激素特点正确选用品种。氢化可的松(HC)推荐剂量为15 ~ 25mg,分 2 ~ 3 次服用,其中50% ~ 60%剂量在白天给药[15]。若决定每天服药 2 次,第 2 次服药时间应在清晨给药 6 ~ 8 小时后。对于每天服药 3 次的患者,清晨服药后每 4 ~ 6 小时服药 1 次,服药次数根据患者习惯和日常活动量而定。如仍有失盐症状,可加用小剂量盐皮质激素如氟氢可的松,0.05 ~ 0.20mg/d,剂量应根据 24 小时尿皮质醇和临床表现调节。儿童用药需根据体表面积进行计算,通常剂量为 6 ~ 10mg · m^{-2} · d^{-1},分 2 ~ 3 次服药。(表1)

皮质醇替代剂量遵从个体化原则,剂量过高容易增加骨质疏松症,肥胖,糖耐量异常等并发症,甚至导致肾上腺危象;过低的治疗剂量会增加肾上腺危象风险[11]。当患者生病或围手术期时

表 1　常用糖皮质激素类药物比较及等效剂量换算[12]

类别	药物	对糖皮质激素受体的亲和力	水盐代谢（比值）	糖代谢（比值）	抗炎作用（比值）	血浆半衰期（min）	作用持续时间（h）	等效剂量（mg）
短效	氢化可的松	1.00	1.0	1.0	1.0	90	8~12	20.00
	可的松	0.01	0.8	0.8	0.8	30	8~12	25.00
中效	泼尼松	0.05	0.8	4.0	3.5	60	12~36	5.00
	泼尼松龙	2.20	0.8	4.0	4.0	200	12~36	5.00
	甲泼尼龙	11.90	0.5	5.0	5.0	180	12~36	4.00
长效	地塞米松	7.10	0	20.0~30.0	30.0	100~300	36~54	0.75
	倍他米松	5.40	0	20.0~30.0	25.0~35.0	100~300	36~54	0.60

注：表中水盐代谢、糖代谢、抗炎作用的比值均以氢化可的松为 1 计；等效剂量以氢化可的松为标准计

激素剂量应加量，如果出现呕吐、腹泻等消化道症状可改为静脉用药（氢化可的松 100mg）[16]。建议所有 AI 患者备急救卡、带、项链等 AI 标示，备有含有高剂量 GC 注射剂型药物的急救包。

（2）中枢性甲状腺功能减退症的评估及替代：中枢性甲状腺功能减退症（CH）约占甲状腺功能低下症 1%~2%，儿童、成人颅咽管瘤患者常见[17]。目前公认 CH 诊断标准为：游离 T4 低下伴降低或异常 TSH 水平，不建议使用激发 TSH 试验协助诊断[18]。对于颅咽管瘤患者，FT4 在正常参考值范围的低值，则疑诊有轻度 CH；若伴有临床症状，或定期复查 FT4 下降 20% 或 20% 以上，建议开始 L-T4 治疗[18-19]。恢复并维持甲状腺正常功能是 CH 的治疗目标，从低剂量开始，每 2~3 周增加 25μg，L-T4 平均治疗量为 1.6μg·kg^{-1}·h^{-1}，根据临床情况、年龄、FT4 水平调整剂量，使 FT4 达到参考范围的中上水平。CH 的治疗过程中游离甲状腺素是监测 L-T4 治疗最好的指标[20-21]。需要注意的是，在 L-T4 治疗开始前，应先排除中枢性肾上腺皮质功能不全，以避免甲状腺功能恢复后可能出现的肾上腺危象。若在未评估肾上腺功能时进行 L-T4 治疗，可预防性使用类固醇激素（氢化可的松或醋酸可的松）。

（3）生长激素缺乏症（GHD）的评估及替代：胰岛素低血糖试验（ITT）被认为是诊断 5 岁以上 GHD 患者的金标准，对于有明确生长激素缺乏诊断特征依据，并有其他 3 个垂体激素轴缺乏的患者，不建议再进行生长激素激发试验。此外，存在其他多种垂体激素缺乏的垂体前叶功能减退患者，行 GH 兴奋试验前必须将其他激素替代治疗至正常生理范围内。

2000 年 CHRS[22] 和 2003 年 AAGE[23] 关于儿童 GHD 诊疗指南均推荐 GHD 的诊断阈值设为 10μg/L，青春期前 CP 患者 GHD 诊断标准为：①身高落后于同年龄、同性别正常健康儿童身高的第 3 百分位数或减 2 个标准差（-2SD）以下；②年生长速率<7cm/年（3 岁以下）；<5cm/年（3 岁至青春期前）；<6cm/年（青春期）；③骨龄落后于实际年龄；④2 项 GH 药物激发试验 GH 峰值均<10μg/L；⑤血清胰岛素样生长因子 1（IGF-1）水平低于正常。目前国际上公认的成人 GHD 诊断金标准是胰岛素低血糖试验，根据 2007 年至 2011 年内分泌协会、AAGE、CHRS 指南推荐[24-26]，胰岛素低血糖试验诊断阈值设定为 GH 峰值<3μg/L。

大部分的儿童内分泌学家认为 GH 的替代治疗不会增加 CP 肿瘤复发的危险性[27-28]，对于颅咽管瘤治疗后的患者，需手术或放疗后随访至少 1 年无肿瘤复发证据，才可考虑开始生长激素治疗，在给予 rhGH 治疗前以及治疗过程中应仔细监测肿瘤进展或复发迹象。对那些经治疗仍有肿瘤残留的颅咽管瘤患者，GH 替代治疗的确切预后并不十分清楚，推荐在残余颅咽管瘤稳定 1 年不再增大后，可考虑给予 GH 替代治疗。替代治疗目标为维持血浆 IGF-1 水平在相应年龄正常范围内中上水平，剂量调整期每 1~2 月复查，以后每 6 个月复查一次。采用每周 6~7d 给药方式，于睡前 30min 皮下注射。常用注射部位为大腿中部外侧面，也可选择上臂或腹壁等处。

（4）重组人生长激素在儿童 GHD 患者应用：①起始治疗年龄：为达到满意的成年身高，对 GHD 患儿必须尽早诊治。多数专家认为：术后 1 年，肿瘤无复发或进展，身高低于 2 个标准差可考

虑生长激素替代治疗,建议开始治疗年龄为 5 岁至青春期早期[29]。②治疗剂量:生长激素治疗效果具有剂量依赖效应和个体差异,不同疾病的起始治疗剂量亦有所不同。对于骨骺未闭合的儿童,推荐生长激素剂量为 0.1～0.15U/kg,增加身高的同时还可改善机体物质代谢,减少腹部脂肪。③剂量调整:IGF-1 水平是评价 rhGH 安全性和依从性的主要指标。在治疗过程中 IGF-1 的水平升高到相应生物年龄(最好是骨龄)阶段的正常值上限为宜。在依从性较好的情况下,若生长情况不理想,且 IGF-1 水平较低,可在批准剂量范围内增加 rhGH 剂量;在最初治疗 2 年后,若血清 IGF-1 水平高于正常范围,特别是持续高于 2.5SDS,可考虑减量或停药[30]。当生长速率降至 2cm/年同时腕部 X 线提示骨骺闭合后也应当调整替代治疗剂量。④停止治疗时间:除 GHD 以外,治疗后身高达正常成人身高范围内(>−2SD);或接近成年身高,即生长速率<2cm/年,男孩骨龄>16 岁,女孩骨龄>14 岁可考虑在严密监测下逐渐减少用药剂量。⑤注意事项:治疗期间,应监测身高增长幅度、甲状腺激素、血糖、IGF-1 水平、骨龄以及肿瘤是否复发。此外,在替代治疗的过程中,甲状腺激素的剂量往往需要增加。

(5) 重组人生长激素(rhGH)在 GHD 患者过渡期应用:GHD 过渡期指患者从青春期的中晚期至达到成人终身高后的 6～7 年[31]。对于青春期开始治疗的患者,为模仿成长青春期高生长激素分泌模式,过渡期患者必须采用足够的剂量以期获得如同正常人的青春期身高突增,同时克服青春期中、后期发生的生长激素抵抗,最终获得较好的患儿成年身高(FAH)。对于生长激素缺乏诊断明确的患者,青春期前中期,骨垢未闭合时,予以 0.1～0.2U·kg^{-1}·h^{-1},青春期后期推荐起始剂量 0.2～0.4mg/d。

在儿童起病的 CP 患者达到线性生长末期时,需要对其垂体生长激素分泌功能进行再评估[31]。线性生长末期定义为每年生长速度<1.5～2.0cm,或女性骨龄达到 14.5 岁以上,男性骨龄达到 16.5 岁以上。再评估前需停止生长激素注射,经过一段时间的洗脱期,以使体内生长激素消耗代谢,减少再评估的假阳性率。我们推荐最短洗脱期以 1～3 个月较为适宜。再评估 GHD 患者中有超过 2/3 的患者,通常难以恢复生长激素分泌功能。

(6) 重组人生长激素在成人 GHD 患者应用:成人生长激素缺乏症的替代治疗应当遵循个体化原则,建议从小剂量人重组生长激素开始,逐渐增加剂量,当恢复正常 IGF-1 值或出现疑似副作用症状或临床症状改善(如:体脂分布、运动能力、神经心理表现、骨密度恢复,心血管事件危险因素减少)时停止增加剂量。年龄<60 岁者,推荐起始剂量 0.2～0.4mg/d,年龄>60 岁者推荐剂量 0.1～0.2mg/d[21-32]。此外,对于性腺轴正常或口服雌激素或绝经后接受雌激素治疗的女性,生长激素替代剂量应适当提高[33]。

(7) 生长激素治疗有效性和安全性的监测:身高和生长速度是临床判断身材矮小 CP 患者治疗效果的重要指标。儿童患者应每 3 个月监测 1 次身高、体质量和生长速度,每年进行骨龄评估。根据生长速度、体质量变化和 IGF-1 水平进行剂量调整,同时需考虑性别和青春发育的因素,见图 1。对于成人 GHD 患者,根据 2011 年内分泌协会的成人 GHD 诊疗指南建议[31-32],成人 GHD 在最初治疗时需每 1～2 个月随访 1 次,进入维持剂量治疗后,每 6 个月随访 1 次即可。每次随访需要观察多项临床和生化指标,包括临床症状及副反应,体质量、身高、BMI、腰围及血压,每 6～12 个月评价生活质量,成人 GHD 患者在接受激素替代治疗之初、更改剂量后每 6 周监测 IGF-1,每半年监测血脂及空腹血糖,每 1.5～2 年检查 1 次骨密度。

(8) 性激素及性腺状况的评估及替代:颅咽管瘤患者出现低睾酮水平伴随正常或降低的促性腺激素水平即可确诊中枢性性腺功能减退。对于疑诊性腺功能减退的男性,建议在上午 10 点之前(夜间空腹)采集标本做血清睾酮(T)测定,并要同时测定卵泡刺激素(FSH)、黄体生成素(LH)、血清泌乳素(PRL)水平来诊断中枢性性腺功能减退[34-36]。成年女性患者,当出现月经稀发或停经时,推荐检测血清雌二醇(E2)、FSH、LH 明确判断。绝经后妇女血清 FSH 和 LH 降低亦足以诊断促性腺激素缺乏[37-38]。

治疗方面,对于暂时无生育需求的成年患者,应给予长期性激素替代治疗,以维持第二性征、增加骨密度,提高性欲和体能[39-44]。对于成年男性患者,在除外禁忌证(红细胞增多症、严重睡眠呼吸暂停、前列腺癌)后,应根据年龄、症状和可能的合并症调整睾酮剂量,使血浆睾酮水平尽量接

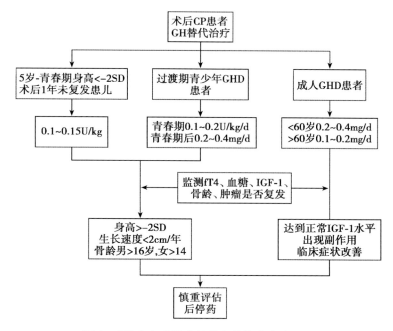

图1　CP 患者术后生长激素替代治疗流程图

近正常值[41-42]。可选择的药物有：十一酸睾酮口服制剂 40～80mg 每日 3 次；或长效十一酸睾酮注射制剂 250mg 肌肉注射，每月注射 1 次。睾酮替代治疗期间，应通过检测男性睾丸体积、胡须生长、肌肉质量及力量、血红蛋白、红细胞计数及血细胞比容、血脂来评估疗效，同时需定期监测 PSA 水平及前列腺体积进行安全评估。

对于年轻成年女性患者，可用雌孕激素序贯替代治疗，维持女性体态和月经周期，最常用的替代疗法为口服雌二醇（2mg/d）[45-47]。对于子宫结构完整的患者，需要在月经开始的 10～12d 内加用甲孕酮 10mg/d，避免子宫内膜过度增生降低子宫癌变风险。对于年龄较大、不考虑月经来潮的女性患者，在完善宫颈刮片、乳腺超声和子宫卵巢超声后，可予以替勃龙 1.25～2.5mg/d，口服。服药期间应每年常规进行妇科体检，此外，口服雌激素的女性患者应适当提高糖皮质激素剂量。

为推迟儿童患者骨骺闭合而获得更好的终身高，推荐在女孩 12～13 岁、男孩 14～15 岁开始少量补充性激素。

2. 垂体后叶素激素的替代　尿崩症（DI）是由于下丘脑-神经垂体病变引起精氨酸加压素（AVP）（又称抗利尿激素（ADH））不同程度缺乏导致肾小管重吸收水功能障碍的一组临床综合征。对于有多尿症状的患者（多于 50ml·kg^{-1}·h^{-1}，70kg 者多于 3.5L/d），需同步检测血渗透压和尿渗透压，在血渗透压 >295mOsmol/L 时，尿渗透压应达到约 600mosmol/L（尿渗透压/血渗透压比值约≥2），同时尿糖阴性即可确诊 DI。

去氨加压素（DDAVP）治疗尿崩症需遵从个体化治疗方案。轻度尿崩症患者无需药物干预；中重度尿崩症患者，在补充体液丢失量的同时应给予 ADH 治疗，控制尿量在 200ml/h 左右。长期过量不恰当使用 ADH 药物会导致稀释性低钠血症，需定期复查电解质加以避免。术后 1～6 个月每月查电解质和肌酐水平，根据血浆渗透压和血钠浓度调整合适的剂量和给药间隔时间。部分低钠血症可通过补充糖皮质激素得以纠正，往往可经验性使用氢化可的松（50～100mg/8h，静脉给药），逐渐调整剂量到 15～25mg/d。为了减少低钠血症的风险，推荐对所有患者进行 DDAVP 过量风险的教育[48-49]。尽管规律用药，患者仍会间隔出现多尿症状（至少每周会出现），在此期间药物疗效显著减弱。在手术后数周到数月时间内，至少尝试 1 次停用 DDAVP，以判断垂体后叶功能是否已恢复。在口渴感缺乏的尿崩症患者，建议谨慎使用 DDAVP，应当积极调整摄入液体量，并密切监测体重和监测血钠水平。建议所有尿崩症患者携带一个急救项链或手腕带，以提醒临床医师其病况。

3. 激素的序贯替代治疗及相互作用　对于多种激素不足的颅咽管瘤患者，应该最先应用糖皮质激素,然后是甲状腺素,病情稳定后再应用性激素,如果必要,最后应用生长激素。在评价尿崩症或应用甲状腺激素替代治疗之前,须先评估并纠正皮质激素不足[17,50-51]。

(1) 糖皮质激素与生长激素:GH 与 IGF-1 不但可能会通过抑制 11β-羟基类固醇脱氢酶 1 减少皮质酮向皮质醇的转化,还可以降低血清皮质醇结合蛋白,rhGH 替代治疗后可加重部分继发性隐匿性肾上腺皮质功能减退患者的临床症状。因此,接受生长激素替代治疗期间,需要正确评估肾上腺功能,密切随访并评估患者的体重、食欲、情绪等临床表现,必要时重新调整糖皮质激素的剂量[52]。

(2) 甲状腺激素与生长激素:研究显示接受生长激素替代治疗初期,甲功正常的患者有近 50% 在治疗期间出现 FT4 的显著下降,甚至降至甲减水平而需要开始左旋甲状腺素替代治疗[53]。在接受生长激素替代治疗期间有超过 20% 的中枢性甲减患者需要更大剂量的左旋甲状腺素以维持 FT4 的正常水平。出现这一现象可能是因为在血清 IGF-1 浓度上升过程中增加了外周 T_3、T_4 的转化,加速了甲状腺激素的代谢、清除速率,导致垂体对下丘脑释放的 TRH 反应迟钝,TSH 的分泌受到抑制。

(3) 性激素与生长激素:同时需要雌激素替代治疗的女性 GHD 患者,若予 rhGH 替代治疗,治疗前应重新评估制定雌激素替代治疗的最佳方案,并根据其不同给药途径调整 rhGH 剂量,所以垂体前叶功能减退绝经期前的女性患者予非口服途径的雌激素可减少 rhGH 替代治疗的用量。

(4) 胰岛素与生长激素:GHD 患者在 rhGH 替代治疗后脂肪组织减少及其作用于肝脏和其他组织后产生 IGF-1 增加,在一定程度上改善胰岛素敏感性,但 GH 的直接升血糖作用又可加重原有糖尿病患者病情,部分患者出现空腹血糖升高、糖耐量受损,因此糖尿病患者在 rhGH 替代治疗后需要重新密切监测血糖谱并制定最佳的血糖控制治疗方案[54]。

四、下丘脑综合症的治疗

颅咽管瘤导致下丘脑受损,出现以内分泌代谢障碍为主,可伴有自主神经系统紊乱症状和神经、精神症状的综合征,称为下丘脑综合症。患者的临床表现因肿瘤的分型不同有所差异,Q 型颅咽管瘤起源于鞍隔下,S 型颅咽管瘤起源于垂体柄蛛网膜袖套内,肿瘤本身及手术操作对鞍上结构扰动相对轻,术后下丘脑综合症较少见。T 型颅咽管瘤起源在垂体柄正中隆起、灰结节,该型肿瘤形态多变,下丘脑综合症的症状也不同:若肿瘤致下丘脑前部视前区受损,患者常表现为弛张型或不规则型高热,且一般退热药效果较差;如若肿瘤累及下丘脑前部,可因摄食中枢受损表现出极度消瘦或过度肥胖;如果肿瘤累及下丘脑前部及视上核、室旁核,常出现尿崩症、渴感缺乏、特发性高钠血症;肿瘤累及下丘脑后方则可出现意识改变、嗜睡、低温、运动功能减退等。

1. 下丘脑性内分泌功能障碍:下丘脑综合征出现的内分泌代谢障碍表现多样且多伴有多个系统的损害,可引起内分泌功能减退,造成一种或数种激素分泌紊乱。促性腺激素释放激素分泌失常,女性出现神经源性闭经,男性出现肥胖、生殖无能、营养不良症、性发育不全和嗅觉丧失症群;泌乳素释放抑制因子(或释放因子)分泌失常,既可发生泌乳或泌乳-闭经综合征,也可导致泌乳激素缺乏症;促甲状腺素释放激素分泌失常可导致下丘脑性甲状腺功能减退症;抗利尿激素分泌失常常表现为尿崩症,垂体激素缺乏常常需要药物替代治疗。

2. 下丘脑肥胖、代谢综合征:下丘脑性肥胖是指下丘脑能量稳态调节系统结构或功能损伤引起的食欲亢进和短期内体重显著增加综合征。研究发现[55-57],儿童颅咽管瘤术后前 6 个月体重指数快速增加,随后进入体重稳定阶段,成人颅咽管瘤患者严重肥胖常发生于术后 1 年内,患者常伴血糖、血脂、血压等多种代谢改变,某些患者还可表现为嗜睡、体温调节异常、易怒、行为障碍及性格改变。儿童颅咽管瘤患者下丘脑受累者较未受累者体重指数显著升高[58],而尿儿茶酚胺代谢产物和体力活动评分显著下降,提示下丘脑受累者交感活性下降与肥胖、体力活动减少相关。

控制体重对于颅咽管瘤预后意义重大,因为体重过度增加会严重降低患者生活质量,增加睡眠呼吸暂停综合征、代谢综合征、心血管疾病以及猝死风险。减重治疗包括改变生活方式、药物治疗、手术治疗 3 方面。其他下丘脑综合征症状如激惹、情绪不稳定、认知功能下降、记忆力障碍等,多以对症处理为主,体温过高者可予以物理或药物降温,过低者采取保暖措施等,渴感受损的患者需注意量出为入,保持出入液量平衡。

3. 睡眠、昼夜节律的改变 颅咽管瘤患者的不规则睡眠一觉醒类型与肿瘤导致的下丘脑和昼夜节律起搏点的结构性改变有关[59-60]，以昼夜节律紊乱即睡眠一觉醒周期的失调最为常见。对该病的诊断主要基于临床病史，需对患者的病史进行详细的询问，连续超过7d睡眠记录及体动记录仪监测睡眠觉醒模式能明确不规则或未发现的昼夜节律异常。本病治疗目标是重新调整生物节律钟到理想的24h白天黑夜周期，治疗首选行为疗法，尽量使睡眠维持于传统睡眠时间中，以逐渐重新建立规则的睡眠一觉醒周期。一个将时间疗法、维生素B_{12}和催眠药物联用的临床试验结果显示[61]，45%不规则睡眠一觉醒障碍患者对此有效。在儿童颅咽管瘤患者，夜间给予褪黑素口服可调节睡眠一觉醒周期及褪黑素的分泌节律、改善睡眠障碍。

五、结语

颅咽管瘤患者术后，需要神经外科、内分泌科、放疗科、心理科等多个团队的协作治疗，且极其有必要接受长期慢性疾病的管理和教育。根据个体需要，在充分认识激素间相互作用规律的前提下精细调整替代治疗的剂量。在整个治疗过程中，不仅要警惕肿瘤有无复发，还要关注下丘脑综合征和物质代谢平衡，警惕肥胖和骨质疏松症。通过全面的垂体激素替代，医患通力合作，可以让更多患者获得接近甚至达到正常人的生活质量。表2为颅咽管瘤长期内分泌治疗中的主要注意事项。表3及表4为本共识专家推荐及级别。

表2　颅咽管瘤远期内分泌治疗简表

替代治疗	监测指标	注意事项
中枢性尿崩	血、尿电解质，尿量	轻度尿崩适量补液；中度尿崩予ADH治疗控制尿量在200/h左右术后1月每周复查电解质，此后每3~6月复查电解质、肾功能
	其他垂体前叶激素	肾上腺机能减退导致的低钠血症予糖皮质激素治疗
补充糖皮质激素	皮质醇、ACTH	首选氢化可的松，成人推荐15~25mg/天；儿童6~10mg/m²/天；分2~3次服用
	患者症状	剂量个体化，注意肾上腺危象及医源性库欣综合征的识别
补充甲状腺激素	FT3/FT4/TSH	首选左旋甲状腺素（L-T4），先排除肾上腺激素缺乏
	患者症状	低剂量起，逐渐增至每1~2周25μg，儿童用量可能更大
补充生长激素	GH/IGF-1	1年无复发患者可考虑行替代治疗，补充生理剂量不促使肿瘤复发
	肿瘤是否复发	个体化剂量，小剂量开始
	儿童生长发育情况	IGF-1维持正常中上水平或出现副作用时需减量或停药
补充性激素	性激素第二性征	男：十一酸睾酮口服制剂40~80mg tid/长效十一酸睾酮注射制剂250mg im，1次/月 女：经皮雌二醇100μg/天/口服雌二醇2mg/天 儿童：女孩12~13岁、男孩14~15岁开始少量性激素补充维持第二性征、性激素接近正常水平
补充褪黑素	睡眠、昼夜节律变化	褪黑素0.1g 1/晚

附：还应注意术后患者体重增加及相应的心血管疾病的诊治

表3　专家共识推荐级别

推荐级别	
A级推荐	良好的科学证据提示该医疗行为带来的获益实质性地压倒其潜在的风险
B级推荐	至少是尚可的证据提示该医疗行为带来的获益超过其潜在的风险
C级推荐	至少是尚可的科学证据提示该医疗行为能提供益处，但获益与风险十分接近，无法进行一般性推荐
D级推荐	至少是尚可的科学证据提示该医疗行为的潜在风险超过潜在获益
I级推荐	该医疗行为缺少科学证据，或证据质量低下，或相互冲突，例如风险与获益无法衡量和评估

表 4　专家共识推荐

1. 合理的颅咽管瘤分型应基于肿瘤起源部位,能够涵盖颅咽管瘤复杂多变的生长方式,充分考虑鞍区周围重要膜性结构分布特点及对肿瘤生长过程中与周围重要解剖结构毗邻关系,有利于治疗方法选择和准确判断预后	A 级推荐
2. 颅咽管瘤患者垂体功能减退发生率高,通过全面、精准的激素替代,可以让患者获得接近甚至达到正常人的生活质量	A 级推荐
3. 使用清晨 8～9 点的血清皮质醇水平诊断 AI;不推荐随机血清皮质醇水平用以诊断 AI	B 级推荐
4. 血清皮质醇<3μg/dL 时提示 AI,>18μg/dL 时可能排除 AI;3～18μg/dL 行 ACTH 兴奋试验诊断 AI。激发试验在 30 或 60 分钟时峰值血皮质醇水平小于<18μg/dL(500nmol/L)时提示 AI	B 级推荐
5. 对于接受过糖皮质激素治疗的患者,应在最后一次使用氢化可的松(HC)后至少 18～24 小时后进行生化检测评估 HPA 轴	A 级推荐
6. 颅咽管瘤患者,FT4 水平低于实验室参考值范围,同时 TSH 降低、正常或者轻度升高,通常可以确诊 CH	B 级推荐
7. 颅咽管瘤患者、FT4 在正常低值,伴有临床症状,或者复查 FT4 下降 20% 以上,建议起始 L-T4 治疗	A 级推荐
8. 使用 TSH 激发试验诊断 CH	D 级推荐
9. 对于存在 GHD 的患者,如果颅咽管瘤术后 1 年肿瘤无复发或进展迹象可考虑采用基因重组人生长激素替代治疗	A 级推荐
10. 生长激素治疗目标为维持 IGF-1 水平低于正常值上限,若有副作用出现,应降低剂量	B 级推荐
11. 对于临床疑诊 5 岁以上 GHD 的患者,建议行 GH 兴奋试验协助诊断,超过 3 种垂体激素缺乏且有明确 GHD 症状、体征的患者,可直接诊断 GHD	A 级推荐
12. 在儿童起病的 CP 患者达到线性生长末期时,需要对其生长激素分泌功能进行再评估,再评估前需停止生长激素注射,经过一段时间的洗脱期,推荐最短洗脱期以 1～3 个月较为适宜	A 级推荐
13. 在 rhGH 治疗前需评价糖代谢情况、了解患者有无肿瘤病史和家族史,在 rhGH 治疗的过程中,每 3～6 个月监测甲状腺功能、空腹血糖及胰岛素、IGF-1 水平。每年监测肝功能、肾功能、肾上腺皮质功能、糖化血红蛋白	A 级推荐
14. GH 替代治疗不会影响颅咽管瘤的复发,不会增加新发恶性肿瘤的发生率或恶性肿瘤的复发率	B 级推荐
15. 使用睾酮补充治疗没有禁忌证的中枢性性腺功能减退成年男性颅咽管瘤患者	A 级推荐
16. 对没有禁忌证的中枢性性腺功能减退绝经前期女性患者给予性激素补充治疗	B 级推荐
17. 去氨加压素采用个体化治疗方案治疗尿崩症,治疗期间需要注意甲状腺激素的监测与补充治疗	B 级推荐
18. 垂体-肾上腺功能正常的患者接受 GH 替代治疗前后重新评估 HPA 轴	B 级推荐
19. 行 L-T4 替代治疗前先排除 AI,对于无法评估的病例可在 L-T4 治疗前经验性使用糖皮质激素	A 级推荐
20. 同时接受雌激素治疗的患者适当提升糖皮质激素剂量,并监测 FT4 水平使其维持在正常范围,如存在 GHD,可能需要更大剂量的 GH	A 级推荐
21. 出现下丘脑肥胖颅咽管瘤患者,可以通过改变生活方式、药物治疗、手术治疗三方面改善体重,提高远期生活质量	B 级推荐
22. 伴有睡眠障碍,昼夜节律改变颅咽管瘤患者,适当增加白天体育活动,以改善夜间睡眠,必要时予以褪黑素治疗	B 级推荐

本共识编写专家组成员名单（按姓氏拼音为序）：包赟（南方医科大学南方医院神经外科）、陈礼刚（泸州医学院附属医院神经外科）、崔大明（上海市第十人民医院神经外科）、樊俊（南方医科大学南方医院神经外科）、洪涛（南昌大学第一附属医院神经外科）、江荣才（天津医科大学总医院NICU神经外科）、姜晓兵（华中科技大学同济医学院附属协和医院神经外科）、康德智（福建医科大学附属第一医院神经外科）、兰青（苏州大学附属第二医院神经外科）、雷霆（华中科技大学同济医学院附属同济医院神经外科）、刘建英（南昌大学第一附属医院内分泌科）、刘忆（南方医科大学南方医院神经外科）、刘云会（中国医科大学附属盛京医院神经外科）、刘志雄（中南大学湘雅医院神经外科）、马杰（上海交通大学附属新华医院小儿神经外科）、毛庆（四川大学华西医院神经外科）、聂敏（北京协和医院内分泌科）、潘军（南方医科大学南方医院神经外科）、彭俊祥（南方医科大学南方医院神经外科）、漆松涛（南方医科大学南方医院神经外科）、邱炳辉（南方医科大学南方医院神经外科）、邱晓光（北京天坛医院神经外科）、王中（苏州大学附属第一医院神经外科）、伍学焱（北京协和医院内分泌科）、夏鹤春（宁夏医科大学总医院神经外科）、张剑宁（解放军海军总医院神经外科）、张庭荣（新疆医科大学附属第一医院神经外科）、张亚卓（北京市神经外科研究所神经外科）、赵洪洋（华中科技大学同济医学院附属协和医院神经外科）、赵世光（哈尔滨医科大学附属第一医院神经外科）、钟平（复旦大学华山医院神经外科）、周琳（南方医科大学南方医院内分泌科）、祝新根（南昌大学第二附属医院神经外科）

本共识撰写者名单：漆松涛（南方医科大学南方医院神经外科）、伍学焱（北京协和医院内分泌科）、潘军（南方医科大学南方医院神经外科）、彭俊祥（南方医科大学南方医院神经外科）、包赟（南方医科大学南方医院神经外科）、邱炳辉（南方医科大学南方医院神经外科）、刘忆（南方医科大学南方医院神经外科）

参 考 文 献

[1] Wijnen M, van den Heuvel-Eibrink MM, Janssen JA, et al. Very long-term sequelae of craniopharyngioma[J].. Eur J Endocrinol. 2017, 176（6）：755-767. DOI：10. 1530/EJE-17-0044.

[2] JeanWC. Multi-modality, Multi-directional Resection of Craniopharyngioma：versatility in alternating the principal and auxiliary surgical corridors and visualization modalities. World Neurosurg[J]. 2017,. pii：S1878-8750（17）30390-X. DOI：10. 1016/j. wneu. 2017. 03. 067.

[3] Sartoretti-Schefer S, Wichmann W, Aguzzi A, et al. MR differentiation of adamantinous and squamous-papillary craniopharyngiomas[J]. AJNR,1997,18（1）：77-87.

[4] Müller HL. Diagnosis, treatment, clinical course, and prognosis of childhood-onset cranipharyngioma patients[J]. Minerva Endocrinol. 2017,42（4）：356-375. DOI：10. 23736/S0391-1977. 17. 02615-3.

[5] Yasargil MG, Curcic M, Kis M, et al. Total removal of craniopharyngiomas. Approaches and long-term results in 144 patients[J]. J Neurosurg. 1990,73（1）：3-11. DOI：10. 3171/jns. 1990. 73. 1. 0003.

[6] Steno J, Malácek M, Bízik I. Tumor-third ventricular relationships in supradiaphragmatic craniopharyngiomas：correlation of morphological, magnetic resonance imaging,and operative findings[J]. Neurosurgery. 2004,54（5）：1051-58；discussion 1058-60. DOI：10. 1227/01. neu. 0000120421. 11171. 61.

[7] Hoffman HJ. Surgical management of craniopharyngioma[J]. Pediatr Neurosurg. 1994；21 Suppl 1：44-9.

[8] Kassam AB, Gardner PA, Snyderman CH, et al. Expanded endonasal approach, a fully endoscopic transnasal approach for the resection of midline suprasellar craniopharyngiomas：a new classification based on the infundibulum[J]. J Neurosurg. 2008,108（4）：715-28. DOI：10. 3171/JNS/2008/108/4/0715.

[9] Qi S, Lu Y, Pan J, etal. Anatomic relations of the arachnoidea around the pituitary stalk：relevance for surgical removal of craniopharyngiomas[J]. Acta Neurochir（Wien）. 2011,153（4）：785-96. DOI：10. 1007/s00701-010-0940-y.

[10] Pan J, Qi S, Liu Y, etal. Growth patterns of craniopharyngiomas：clinical analysis of 226 patients[J]. J Neurosurg Pediatr. 2016, 17（4）：418-33. DOI：10. 3171/2015. 7. PEDS14449.

[11] Bornstein SR, Allolio B, Arlt W, et al. Diagnosis and treatment of primary adrenal insufficiency：an Endocrine Society Clinical Practice Guideline[J]. J Clin Endocrinol Metab. 2016, 101：364-389. DOI：10. 1210/jc. 2015-1710.

[12] Fleseriu M, Hashim IA, Karavitaki N, et al. Hormonal Replacement in Hypopituitarism in Adults：An Endocrine Society Clinical Practice Guideline[J]. J Clin

Endocrinol Metab. 2016, 101 (11): 3888-3921. DOI: 10. 1210/jc. 2016-2118.

[13] Ospina NS, Al Nofal A, Bancos I, et al. ACTH stimulation tests for the diagnosis of adrenal insufficiency: systematic review and metaanalysis[J]. J Clin Endocrinol Metab. 2016, 101: 427-434.

[14] Krasowski MD, Drees D, Morris CS, et al. Cross-reactivity of steroid hormone immunoassays: clinical significance and two-dimensional molecular similarity prediction [J]. BMC Clin Pathol. 2014, 14: 33. DOI: 10. 1186/1472-6890-14-33.

[15] Esteban NV, Loughlin T, Yergey AL, et al. Daily cortisol production rate in man determined by stable isotope dilution/mass spectrometry [J]. J Clin Endocrinol Metab. 1991, 72: 39-45. DOI: 10. 1210/jcem-72-1-39.

[16] 糖皮质激素类药物临床应用指导原则[J]. 中华内分泌代谢杂志, 2012, 28 (2): I0002-I003 DOI: 10. 3760/cma. j. issn. 1000-6699. 2012. 02. 023.

[17] Persani L. Clinical review: central hypothyroidism: pathogenic, diagnostic, and therapeutic challenges [J]. J Clin Endocrinol Metab. 2012, 97: 3068-3078. DOI: 10. 1210/jc. 2012-1616.

[18] Alexopoulou O, Beguin C, De Nayer P, et al. Clinical and hormonal characteristics of central hypothyroidism at diagnosis and during follow-up in adult patients[J]. Eur J Endocrinol. 2004, 150: 1-8. DOI: 10. 1530/eje. 0. 1500001.

[19] Ferretti E, Persani L, Jaffrain-Rea ML, et al. Evaluation of the adequacy of levothyroxine replacement therapy in patients with central hypothyroidism[J]. J Clin Endocrinol Metab. 1999, 84: 924-929. DOI: 10. 1210/jcem. 84. 3. 5553.

[20] Persani L. Clinical review: central hypothyroidism: pathogenic, diagnostic, and therapeutic challenges [J]. J Clin Endocrinol Metab. 2012, 97: 3068-3078. DOI: 10. 1210/jc. 2012-1616.

[21] Mazziotti G, Mormando M, Cristiano A, et al. Association between L-thyroxine treatment, GH deficiency, and radiological vertebral fractures in patients with adult-onset hypopituitarism[J]. Eur J Endocrinol. 2014, 170: 893-899. DOI: doi: 10. 1530/EJE-14-0097.

[22] Inzaghi E, Cianfarani S. The Challenge of Growth Hormone Deficiency Diagnosis and Treatment during the Transition from Puberty into Adulthood[J]. Front Endocrinol (Lausanne). 2013, 4: 34. DOI: 10. 3389/fendo. 2013. 00034.

[23] Gharib H, Cook DM, Saenger PH, et al; American Association of Clinical Endocrinologists Growth Hormone Task Force. American Association of Clinical Endocri-

nologists medical guidelines for clinical practice for growth hormone use in adults and children—2003 update[J]. Endocr Pract. 2003, 9 (1): 64-76. DOI: 10. 3389/fendo. 2013. 00034.

[24] Cook DM, Yuen KC, Biller BM, et al; American Association of Clinical Endocrinologists. American Association of Clinical Endocrinologists medical guidelines for clinical practice for growth hormone use in growth hormone-deficient adults and transition patients-2009 update [J]. Endocr Pract. 2009, 15 Suppl 2: 1-29. DOI: doi/abs/10. 4158/EP. 15. S2. 1.

[25] Ho KK; 2007 GH Deficiency Consensus Workshop Participants. Consensus guidelines for the diagnosis and treatment of adults with GH deficiency II: a statement of the GH Research Society in association with the European Society for Pediatric Endocrinology, Lawson Wilkins Society, European Society of Endocrinology, Japan Endocrine Society, and Endocrine Society of Australia[J]. Eur J Endocrinol. 2007, 157 (6): 695-700. DOI: doi: 10. 1530/EJE-07-0631.

[26] Molitch ME, Clemmons DR, Malozowski S, et al; Endocrine Society. Evaluation and treatment of adult growth hormone deficiency: an Endocrine Society clinical practice guideline [J]. JClin Endocrinol Metab. 2011, 96 (6): 1587-609. doi: 10. 1210/jc. 2011-0179.

[27] Karavitaki N, Warner JT, Marland A, et al. GH replacement does not increase the risk of recurrence in patients with craniopharyngioma [J]. Clin Endocrinol (Oxf), 2006, 64: 556-560. doi: 10. 1111/j. 1365-2265. 2006. 02508. x.

[28] Olsson DS, Buchfelder M, Wiendieck K, et al. Tumour recurrence and enlargement in patients with craniopharyngioma with and without GH replacement therapy during more than 10 years of follow-up[J]. Eur J Endocrinol. 2012 Jun; 166(6): 1061-8. DOI:

[29] Deal CL1, Tony M, Höybye C, et al; Growth Hormone Research Society workshop summary: consensus guidelines for recombinant human growth hormone therapy in Prader-Willi syndrome[J]. J Clin Endocrinol Metab. 2013 Jun; 98(6): E1072-87. DOI.

[30] 中华医学会儿科学分会内分泌遗传代谢学组. 基因重组人生长激素儿科临床规范应用的建议[J]. 中华儿科杂志, 2013, 51(6): 426-32.

[31] Inzaghi E, Cianfarani S. The Challenge of Growth Hormone Deficiency Diagnosis and Treatment during the Transition from Puberty into Adulthood[J]. Front Endocrinol (Lausanne). 2013 Mar 20; 4: 34. DOI.

[32] Molitch ME, Clemmons DR, Malozowski S, et al. Evaluation and treatment of adult growth hormone deficiency:

an Endocrine Society Clinical Practice Guideline[J]. J Clin Endocrinol Metab. 2011;96:1587-1609. DOI:

[33] Johannsson G, Bjarnason R, Bramnert M, et al. The individual responsiveness to growth hormone (GH) treatment in GH-deficient adults is dependent on the level of GH-binding protein, body mass index, age, and gender[J]. J Clin Endocrinol Metab. 1996; 81: 1575-1581.

[34] Plymate SR, Tenover JS, Bremner WJ. Circadian variation in testosterone, sex hormone-binding globulin, and calculated non-sex hormone-binding globulin bound testosterone in healthy young and elderly men[J]. J Androl. 1989;10:366-371.

[35] Brambilla DJ, Matsumoto AM, Araujo AB, et al. The effect of diurnal variation on clinical measurement of serum testosterone and other sex hormone levels in men [J]. J Clin Endocrinol Metab. 2009;94:907-913.

[36] Cooke RR, McIntosh JE, McIntosh RP. Circadian variation in serum free and non-SHBG-bound testosterone in normal men:measurements, and simulation using a mass action model[J]. Clin Endocrinol (Oxf). 1993;39:163-171.

[37] Karavitaki N, Wass J. Disorders of the anterior pituitary gland. In: Warrell DD, Cox TM, Firth JD, eds. Oxford Textbook of Medicine. 5th ed. Chap 13. 2. Oxford, UK: Oxford University Press;2010:1799-1818.

[38] Silveira LF, Latronico AC. Approach to the patient with hypogonadotropic hypogonadism[J]. J Clin Endocrinol Metab. 2013;98:1781-1788.

[39] Katznelson L, Finkelstein JS, Schoenfeld DA, et al. Increase in bone density and lean body mass during testosterone administration in men with acquired hypogonadism[J]. J Clin Endocrinol Metab. 1996;81:4358-4365.

[40] Behre HM, Kliesch S, Leifke E, et al. Long-term effect of testosterone therapy on bone mineral density in hypogonadal men[J]. J Clin Endocrinol Metab. 1997;82:2386-2390.

[41] Snyder PJ, Peachey H, Berlin JA, et al. Effects of testosterone replacement in hypogonadal men[J]. J Clin Endocrinol Metab. 2000;85:2670-2677.

[42] Wang C, Cunningham G, Dobs A, et al. Long-term testosterone gel (AndroGel) treatment maintains beneficial effects on sexual function and mood, lean and fat mass, and bone mineral density in hypogonadal men [J]. J Clin Endocrinol Metab. 2004;89:2085-2098.

[43] Benito M, Vasilic B, Wehrli FW, et al. Effect of testosterone replacement on trabecular architecture in hypogonadal men[J]. J Bone Miner Res. 2005;20:1785-

1791.

[44] Zhang XH, Liu XS, Vasilic B, et al. In vivo micro MRI-based finite element and morphological analyses of tibial trabecular bone in eugonadal and hypogonadal men before and after testosterone treatment[J]. J Bone Miner Res. 2008;23:1426-1434.

[45] Maclennan AH, Broadbent JL, Lester S, et al. Oral oestrogen and combined oestrogen/progestogen therapy versus placebo for hot flushes[J]. Cochrane Database Syst Rev. 2004;Cd002978.

[46] Cardozo L, Bachmann G, McClish D, et al. Metaanalysis of estrogen therapy in the management of urogenital atrophy in postmenopausal women: second report of the Hormones and Urogenital Therapy Committee[J]. Obstet Gynecol. 1998;92:722-727.

[47] Cardozo L, Lose G, McClish D, et al. A systematic review of the effects of estrogens for symptoms suggestive of overactive bladder[J]. Acta Obstet Gynecol Scand. 2004;83:892-897.

[48] Behan LA, Sherlock M, Moyles P, et al. Abnormal plasma sodium concentrations in patients treated with desmopressin for cranial diabetes insipidus:results of a long-term retrospective study[J]. Eur J Endocrinol. 2015;172:243-250.

[49] Juul KV, Bichet DG, Nørgaard JP. Desmopressin duration of antidiuretic action in patients with central diabetes insipidus[J]. Endocrine. 2011;40:67-74. DOI:

[50] Stewart PM, Toogood AA, Tomlinson JW. Growth hormone, insulin like growth factor-I and the cortisol-cortisone shuttle[J]. Horm Res. 2001;56(suppl 1):1-6.

[51] Giavoli C, Libé R, Corbetta S, et al. Effect of recombinant human growth hormone (GH) replacement on the hypothalamic-pituitary-adrenal axis in adult GH-deficient patients[J]. J Clin Endocrinol Metab. 2004;89:5397-5401.

[52] Giavoli C, Libé R, Corbetta S, et al P. Effect of recombinant human growth hormone (GH) replacement on the hypothalamic-pituitary-adrenal axis in adult GH-deficient patients[J]. J Clin Endocrinol Metab. 2004 Nov; 89(11):5397-401.

[53] Porretti S, Giavoli C, Ronchi C, et al. Recombinant human GH replacement therapy and thyroid function in a large group of adult GH-deficient patients:when does L-T(4) therapy become mandatory[J]? J Clin Endocrinol Metab. 2002 May;87(5):2042-5. doi:10. 1210/jcem. 87. 5. 8479.

[54] Clemmons DR. The relative roles of growth hormone and IGF-1 in controlling insulin sensitivity[J]. J Clin Invest. 2004 Jan; 113 (1): 25-7. doi. 10. 1172/

JCI20660.

[55] Poretti A, Grotzer MA, Ribi K, et al. Outcome of cranio-pharyngioma in children: long-term complications and quality of life[J]. Dev Med Child Neurol. 2004 Apr;46 (4):220-9. doi. org/10. 1017/S0012162204000374.

[56] Page-Wilson G1, Wardlaw SL, Khandji AG, et al. Hypo-thalamic obesity in patients with craniopharyngioma: treatment approaches and the emerging role of gastric bypass surgery[J]. Pituitary. 2012 Mar;15(1):84-92. doi:10. 1007/s11102-011-0349-5.

[57] Müller HL. Childhood craniopharyngioma: treatment strategies and outcomes [J]. Expert Rev Neurother. 2014 Feb;14 (2):187-97. doi:10. 1586/14737175. 2014. 875470.

[58] Hochberg I, Hochberg Z. Expanding the definition of hypothalamic obesity [J]. Obes Rev. 2010 Oct;11 (10): 709-21. doi: 10. 1111/j. 1467-789X. 2010. 00727. x.

[59] Zoli M, Sambati L, Milanese L, et al. Postoperative out-come of body core temperature rhythm and sleep-wake cycle in third ventricle craniopharyngiomas[J]. Neuro-surg Focus. 2016 Dec;41 (6): E12. DOI: 10. 3171/2016. 9. FOCUS16317.

[60] Pickering L, Jennum P, Gammeltoft S, et al. Sleep-wake and melatonin pattern in craniopharyngioma patients [J]. Eur J Endocrinol. 2014 Jun; 170 (6): 873-84. doi:10. 1530/EJE-13-1025.

[61] Buscemi N, Vandermeer B, Hooton N, et al. Efficacy and safety of exogenous melatonin for secondary sleep disorders and sleep disorders accompanying sleep re-striction: meta—analysis [J]. BMJ, 2006. 332: 385-393. DOI:org/10. 1136/bmj. 38731. 532766. F6.

附录6 颅咽管瘤围手术期管理中国专家共识（2017）

颅咽管瘤治疗专家共识编写委员会　中华医学会神经外科分会
小儿神经外科学组

颅咽管瘤围手术期管理较为复杂，术后各种并发症的发生，是导致颅咽管瘤术后早期死亡的最重要因素，也是影响患者神经功能和生存质量的重要因素[1]。通常神经外科手术医生对术后内环境、脏器功能的监测和治疗知识与经验不足，而重症医生甚至神经重症医生对颅咽管瘤发病机制、解剖基础、术后病理生理改变的外科因素了解相对欠缺，因而对颅咽管瘤的围手术期管理也存在一定的困难。因此，中华医学会神经外科分会小儿神经外科学组联合神经外科、神经重症、重症医学、内分泌等专家共同制定《颅咽管瘤围手术期管理中国专家共识（2017）》，以期提高颅咽管瘤围手术期治疗的水平，改善患者预后。

一、术前管理

1. 影像学检查：术前应进行头颅 CT、MRI、MRI 增强扫描及 MRA 等影像学检查，以明确肿瘤分型、钙化、与周围重要结构尤其是与垂体柄、第三脑室底、丘脑下部和周围动脉的关系。根据术前检查，推断肿瘤起源和周边结构的关系来进行肿瘤分型非常重要[2-4]，将颅咽管瘤分为 Q 型肿瘤：起源于鞍隔下，属颅外肿瘤，但可以通过鞍隔孔凸向颅内生长，有基底蛛网膜将肿瘤和颅内神经血管结构隔开。主体位于鞍内，鞍隔向上弧形膨隆，多数垂体柄及结节漏斗部可见，较大的肿瘤

仍可见较为完整的鞍隔及基底蛛网膜环绕在肿瘤周边。S 型肿瘤起源于鞍上垂体柄蛛网膜袖套内、外段，有外层蛛网膜或内层蛛网膜与脑室底、结节漏斗部相隔，肿瘤主体位于蛛网膜腔内。鞍隔向下推移或不变，垂体清晰可见，第三脑室底部向上推移，矢状位可见结节漏斗部垂体柄。T 型肿瘤起源于结节漏斗部，肿瘤主体挤入第三脑室底内，但是仍有一层第三脑室内膜覆盖在肿瘤的上边缘，另有内层蛛网膜及 liliequest 膜间脑叶将肿瘤与脚间池隔离。

2. 内分泌检查、评估及治疗：术前应完善垂体前叶激素水平测定：皮质醇（上午 8:00 采血），促肾上腺皮质激素（ACTH），甲状腺功能（FT3/FT4/TSH），生长激素（GH），胰岛素样生长因子-1（IGF-1），性激素六项（FSH、LH、T、E2、P、PRL）。皮质醇为 82.92 ~ 414.6nmol/L 时需行胰岛素激发实验。如存在垂体功能低下，应进行激素替代治疗，如同时存在糖皮质激素和甲状腺功能低下，优先补充糖皮质激素，然后再补充甲状腺激素。常规监测 24h 尿量、24h 尿游离皮质醇、尿比重、尿渗透压，血浆渗透压及随机尿电解质情况，评估是否存在中枢性尿崩症，必要时行垂体加压素试验。

3. 脏器功能及手术耐受性评估：术前对患者进行常规术前检查及手术耐受性的评估，对有心

401

脏、肺部疾病的患者要进行心肺功能评估并给予相应的治疗，以减少术后并发症的发生率。要评估有无出血的危险因素：比如有无血液病病史，有无服用抗血小板药物或者抗凝药物，并评估凝血功能。如果患者年龄较大，合并有其他严重的系统脏器功能不全，可待术前脏器功能稳定后再手术治疗。

二、术中管理

颅咽管瘤手术应力争全切肿瘤，并对重要结构进行解剖分离和保护。针对不同分型的肿瘤，术中应采用不同的术中管理策略，包括对下丘脑和垂体功能障碍的评估、出血量、输液种类和总量，尤其强化尿量的监测。Q 型颅咽管瘤要注意垂体功能的变化，由于术中对垂体后叶的影响，在手术后期可能会出现尿崩。S 型颅咽管瘤术中可完整保留第三脑室底的结构，术后下丘脑损伤反应较轻。T 型颅咽管瘤对第三脑室底、下丘脑的损害更为严重，术后下丘脑功能障碍及水电解质紊乱表现最严重[5-9]。

对于术前就存在尿崩及高钠血症的患者，术中液体尽量少用或不用含钠液体，以避免术中血钠过高。可使用 5% 葡萄糖注射液，根据中心静脉压、动脉血压和尿量监测补液。通过多次血气分析监测血钠水平，及时调整补液方案。对于与下丘脑关系密切的颅咽管瘤，术中应实施体温监测，及时控制高热。

三、术后管理

颅咽管瘤术后围手术期的并发症包括垂体功能低下、下丘脑功能障碍、视力下降、发热、迟发性血肿、水肿、梗塞、癫痫、颅内感染、脑积水和其他脏器并发症。其中，最重要的是下丘脑垂体柄垂体相关结构损伤性并发症[10]。颅咽管瘤术后早期管理是围手术期管理的最重要过程，需结合术前评估、术中变化进行术后个体化管理。

1. 术后监测：①术后床旁监测：心率、呼吸、血压、体温、心电、血氧、神经系统、引流液、中心静脉压（CVP），必要时监测颅内压。术后 1 周内需记录尿色、每小时尿量、患者渴感程度，持续动态监测 CVP 或记录每小时 CVP，记录每 12 小时或 24 小时出入量，其中 CVP 监测和尿量监测尤为重要。②内环境监测：术后 3 天内，每 12 ~ 24 小时检查血电解质、血糖/血气、血生化，监测点尿钠和

24 小时尿钠水平；术后 4 ~ 7 天，每 24 小时检查血电解质、血糖/血气（必要时增加监测频率），应重视血钠水平的监测。③垂体功能监测：术后 1 周监测垂体前叶激素水平：皮质醇、ACTH、FT3/FT4/TSH、GH、IGF-1、FSH/LH/T/E2/P/PRL，应重视皮质醇水平的监测。④术后影像学检查：术后 12 小时内复查头颅 CT 以便及时判断颅内情况。术后 72 小时内复查头颅 MRI，判断肿瘤切除程度及重要结构受累情况。

2. 术后目标治疗：术后的目标化治疗包括：生命体征、意识状态、引流通畅、预防癫痫、预防再出血、预防感染等。颅咽管瘤术后应实施以下目标治疗：①颅内压目标管理：颅咽管瘤术后不常规使用颅内压监测。可依据临床和影像学表现判断颅内压情况。对于颅咽管瘤术后病人，要尽量避免经验性使用甘露醇和利尿药物，避免医源性水电解质紊乱。②尿量和容量目标。颅咽管瘤术后常常合并尿崩[11]，轻度尿崩可以通过经口摄入、合理的液体治疗能维持患者容量和内环境平衡。但持续的尿崩尤其是合并渴感减退的尿崩患者如果液体治疗不够，会导致容量不够、血液浓缩甚至低血容量休克。应首先维持尿量正常，然后通过补液达到容量正常。③水电解质平衡。颅咽管瘤术后水电解质紊乱较为常见[12]，垂体-下丘脑损伤会带来水钠代谢紊乱、尿崩及不当的医源性干预也会带来电解质的大幅度波动，应密切监测水电解质紊乱的情况，维持水电解质平衡。④合理激素替代。早期主要采用短效类糖皮质激素进行维持正常 HPA 轴的治疗，术后 1 ~ 3 天急性期常规使用氢化可的松 200 ~ 300mg/d，小儿根据其公斤体重计算用量，也可以用等效量的甲强龙来替代，4 ~ 7 天后逐渐减量，并口服泼尼松替代，1 周内不建议添加甲状腺素和其他激素。（附糖皮质激素剂量换算：氢化可的松 20mg = 泼尼松 5mg = 泼尼松龙 5mg = 甲泼尼龙 4mg = 地塞米松 0.75mg）。术后早期不建议用中效和长效的糖皮质激素。⑤下丘脑功能修复的目标治疗：颅咽管瘤可能会造成下丘脑的损伤[13]，急性期可采用改善微循环、营养神经来促进下丘脑功能的修复。

3. 术后常见问题的管理：颅咽管瘤术后最常见问题的就是下丘脑综合征和内分泌功能障碍，指因下丘脑功能及垂体与靶腺功能障碍为主，伴植物神经系统功能紊乱症候群，包括尿崩症、水电解质紊乱、睡眠、体温、进食、性功能障碍、精神异

常的临床综合征。其他一些问题包括癫痫、脑积水、颅内感染、脑脊液漏等。其中急性期最常发生和最应及时处理的就是尿崩、水钠代谢紊乱和癫痫等并发症。

（1）术后尿崩：术后发生尿崩发生的概率较高，不同文献报道的发生率差别较大[14-15]，术中对下丘脑、垂体柄和垂体后叶的牵拉、损伤都会导致不同程度的尿崩[16]。颅咽管瘤术后同时满足以下两个条件即可诊断尿崩[17]：①血浆渗透压>300mOsm/L，同时尿渗透压<300mOsm/L；或者尿渗透压/血浆渗透压<1；②连续 2 个小时尿量>4~5ml·kg^{-1}·h^{-1}。颅咽管瘤术后由于损伤及体内代偿情况不一，可以表现为持续性尿崩、迟发性尿崩、三相性尿崩。其中三相性尿崩的表现为[18]：术后尿崩期（术后 1~3 天左右），低钠血症期（ADH 假性分泌异常，术后 3~9 天左右），长期尿崩期（术后 7~9 天之后）。临床上要注意识别三相性尿崩，如在低钠血症期仍进行 ADH 替代治疗，容易导致危及生命的水电解质紊乱。少部分颅咽管瘤病人会出现渴感消失性尿崩，应该对这类病人进行严格的容量管理，严格控制出入量，避免血液浓缩、高凝、低血容量性休克的发生。

术后尿崩的治疗：①控制尿量，从术中尿量增多开始，成人尿量应维持在 50~200ml/h，儿童尿量应维持在 1~3ml·kg^{-1}·h^{-1}。轻度尿崩：无需药物治疗；中度尿崩：垂体后叶素肌注或口服去氨加压素，也可口服药物（双氢克尿噻、卡马西平）治疗；重度尿崩：去氨加压素或垂体后叶素持续性微量泵泵入静脉，或经鼻腔喷入去氨加压素。②维持容量平衡：行 CVP 监测或有创血流动力学监测，量出为入，根据每小时尿量来补充液体和饮水，保持出入量平衡或入量稍大于出量，维持容量正常，避免尿崩导致的低血容量性休克及急性肾损伤。③维持水电解质平衡：尽量避免甘露醇等脱水药物的使用。对合并低钠血症或脑性耗盐综合征的患者，应补充高渗氯化钠。三相性尿崩术后的尿崩期会出现短暂的血钠升高，不建议限钠，否则会导致重度低钠血症。④使用 ADH 治疗的同时，建议进行补钠治疗。ADH 的补充与水重吸收及降血钠的相关性需要严密监测血钠水平来判定用法与用量。

（2）术后低钠血症：诊断：低钠血症是下丘脑损伤后最常出现的水电解质紊乱[19]，有疾病源性的，也有医源性的[20]。低钠血症的程度分为轻度低钠血症：130~135mmol/L，中度低钠血症 125~129mmol/L，重度低钠血症<125mmol/L；病程分为急性期<48 小时，慢性期≥48 小时；症状分为中度症状：恶心、意识混乱和头痛；重度症状：呕吐、心脏呼吸窘迫、癫痫样发作、嗜睡甚至昏迷。术后低钠血症的原因可能为脑性耗盐综合征（CSWS）[21] 和抗利尿激素异常综合征（SIADH）[22]。临床上根据血容量、CVP 监测来鉴别 CSWS 还是 SIADH，CSWS 的尿量和尿钠远高于 SIADH。

1）监测：建议常规进行血钠、血浆渗透压、尿量、尿渗透压、尿钠和 24 小时尿钠监测；进行血容量、中心静脉压（CVP）监测，必要时行有创血流动力学监测。出现低钠血症时，血钠至少 12 小时监测 1 次，必要时每 4 小时 1 次；排除医源性因素的情况下，容量正常或过高，SIADH 可能性大；如果存在尿崩，可以排除 SIADH 的诊断。不建议对颅咽管瘤术后患者进行限水试验来鉴别 CSWS 和 SIADH。

2）治疗：CSWS 的治疗措施主要是补钠、扩容、必要时 ADH 替代等，SIADH 采取的治疗措施主要是限液、补钠、利尿、血管加压素受体拮抗剂[16]。对低钠血症的治疗方案根据临床症状的严重程度、血钠情况及病程来调整，包括以下几类：a. 重度症状的低钠血症患者，用高渗 NaCl 静脉输入，1 小时复测使血钠上升 5mmol/L，后 4~6 小时复测血钠一次。如 1 小时后症状无改善：继续输入高渗 NaCl，使血钠上升 1mmol/L·h，直到血钠达到 130mmol/h 和症状改善。如 1 小时后症状改善：根据尿量和尿钠的排出情况，维持静脉输入高渗 NaCl。原则上第 1 个 24 小时内限制血钠上升<10mmol/L，随后每日血钠上升<8mmol/L，达到目标血钠 130~135mmol/L。但对于急性重度低钠血症，应尽快达到目标血钠，不一定要拘泥于每日 10mmol/L 的阈值。b. 中度症状的低钠血症患者，建议复测血钠每 6~12 小时一次，用高渗 NaCl 静脉输入使每 24 小时血钠上升 5~10mmol/L 直至血钠 130mmol/L。c. 无中重度症状的低钠血症，纠正诱发因素，以病因治疗为主，如果急性血钠下降>10mmol/l，输入高渗 NaCl。（高渗 NaCl 输入常用 3% NaCl 静脉滴注或 10% NaCl 静脉泵注）。

3）补钠注意事项：低钠血症最重要的治疗途径就是补钠和病因治疗，补钠前先要去除诱因；

第 1 小时目标上升 5mmol/L,以后每小时钠升高幅度<1.0mmol/L,达到所要求的目标血钠浓度,24 小时尽量避免超过 10mmol/L;慢性低钠血症每小时钠升高幅度控制在 0.5mmol/L,过快过度纠正低钠血症可引起渗透性脱髓鞘综合征(ODS),ODS 会对大脑造成持续性永久性的损害。出于这个原因,使用高渗盐水纠正严重低钠血症必须在重症监护病房进行,且需密切监测。尿崩合并 CSWS 的情况,要监测 24 小时尿钠,根据前 24 小时尿钠排出量来补钠。达到血钠目标后,仍应根据尿量和尿钠情况继续维持钠的补充,每日应补充上个 24 小时尿钠排出的总量加上生理需要量。

(3)术后高钠血症:颅咽管瘤术后高钠血症的程度可分为:轻度(145 ~ 160mmol/L)、中度(161 ~ 170mmol/L)、重度(>170mmol/L)。除颅咽管瘤占位和手术因素外,尿崩补液量不足和高渗治疗等均可导致高钠血症[23]。治疗:高钠血症的治疗主要是根据血钠监测的水平使血钠下降到 145mmol/l。轻度低钠血症主要是限制钠盐及含钠液体的输入,动态监测血钠水平;中重度高钠血症在此基础上予口服白开水治疗(每次 100 ~ 200ml,每 4 ~ 8 小时 1 次)。对于部分重度高钠血症患者,如果上述方法治疗无效或者合并急性肾损伤的患者,行连续肾替代治疗。如果轻中度高钠血症已经进行 ADH 替代治疗,不建议同时使用其他的降血钠治疗方案,建议使血清钠浓度下降速度 1mmol/h。对连续几天血钠均较高的患者,建议使血清钠浓度下降速度 0.5mmol/h,24h < 10mmol/L,以预防脑水肿的发生[24]。

(4)术后内分泌功能紊乱:颅咽管瘤围手术期应该重点皮质醇轴激素的补充,术前应该根据皮质醇检测结果决定是否进行替代治疗。对于术前存在皮质醇轴功能低下的病人,术前 3 天予以泼尼松 5mg 每日 3 次口服。手术当日可予氢化可的松间断或持续静滴,成人剂量 200 ~ 300mg,儿童剂量相应减量。术后 1 ~ 3 天:静脉给予氢化可的松 100mg 每日 2 次,严密监测尿量和电解质水平,如血钠偏高,在补液同时,可临时予小剂量去氨加压素(弥凝)0.05 ~ 0.10mg 替代治疗。术后第 3 ~ 5 天:根据患者的一般状态、食欲、血压、血钠,糖皮质激素逐渐减量,静滴氢化可的松 50 ~ 100mg 每日 2 次;继续监测电解质和尿量,开始规律服用弥凝(成人剂量为 0.05 ~ 0.10mg 每日 2

次,儿童相应减量);术后第 5 ~ 7 天:根据患者病情缓解程度逐渐减少糖皮质激素剂量到氢化可的松 20mg 每日 3 次,或泼尼松 5mg 每日 3 次,规律应用弥凝 0.05mg 每日 3 次,儿童相应减少剂量,糖皮质激素剂量使用过量会导致肾上腺危象的发生[25-26]。

(5)术后下丘脑综合征:颅咽管瘤术后下丘脑综合征包括体温调节异常、渴感减退、昼夜节律改变、饥饱功能改变、行为改变和认知功能下降等。下丘脑后部受损的体温调节异常多表现为低体温,少数患者可有寒战现象,下丘脑前部受影响可致中枢性高热[27]。术后应严密监测体温,高热患者应使用冰毯、冰袋、温水擦浴等方法进行物理降温,并口服解热镇痛药。低体温患者建议使用保温毯维持体温。术后早期应该对渴感减退患者的饮水方案进行个体化控制,给予基础饮水量 1.5 ~ 2L/d,根据尿量和补液量等出入原则调整实际饮水量[28]。

(6)术后的其他问题:①癫痫:颅咽管瘤术后电解质的波动以及手术操作的损伤为癫痫发作的诱因[29],发病率高于其他幕上肿瘤开颅手术,且癫痫发作与血钠快速下降密切相关,尤其伴有交替性血钠异常者。因此术后必须常规预防性使用抗癫痫药物,尤其是血钠下降明显的病人。对于颅咽管瘤术后癫痫的预防,除了常规抗癫痫药物(丙戊酸钠、卡马西平、奥卡西平、苯妥英钠、左乙拉西坦)外,纠正低钠血症和预防血钠的突然下降,是预防颅咽管瘤术后癫痫的有效手段。一旦出现癫痫发作,应根据不同发作类型选择抗癫痫药物进行规范治疗。部分性发作首选卡马西平和苯妥英钠,次选丙戊酸钠、左乙拉西坦、奥卡西平、托吡酯、拉莫三嗪等。失神发作首选乙琥胺和丙戊酸钠。失张力发作与非典型失神发作首选丙戊酸钠,次选拉莫三嗪。肌阵挛发作首选丙戊酸钠,次选拉莫三嗪、氯硝西泮。全身性强直阵挛发作首选丙戊酸钠和苯妥英钠,左乙拉西坦、托吡酯、拉莫三嗪和唑尼沙胺等也可选用[30]。②脑积水:脑积水的发生率在 5.1% ~ 41.7%[31-32]。T 型肿瘤更容易向第三脑室扩展,术后容易形成梗阻性脑积水,部分病人存在非梗阻性脑积水[33]。如果脑积水严重或呈进行性加重,应通过内镜下第三脑室底造瘘术或脑室腹腔分流术进行治疗。③颅内感染:颅咽管瘤术后颅内感染发生率为 2.3% ~ 7.8%[34]。通过腰椎穿刺检验脑脊液的白细胞、脑脊液生化及细菌学检查进行诊断。早期经验性选择覆盖革兰阳性菌（如万古霉素）和阴性菌（三代或四代头孢、碳青霉烯类）的抗生素进行经验性治疗，根据脑脊液培养结果进行抗生素的调整实施目标性治疗，必要时辅助脑脊液引流。④脑脊液漏：术后脑脊液漏的发生率为2.6%～58.0%，经鼻蝶入路的手术发生率显著高于经颅入路[35-36]。如果出现脑脊液漏，应行腰大池引流术引流脑脊液，取头高位卧床休息，同时应避免咳嗽、喷嚏及用力。应避免保守治疗超过1个月，如果保守治疗期间无明显好转，可早期考虑行外科手术修补。

四、出院标准及出院后管理

1. 出院标准：精神状态良好，生命体征平稳，无脑脊液漏，无需静脉使用药物，病情稳定，水电解质结果连续正常3次以上。

2. 出院后注意事项：①出院后继续予以激素替代治疗：口服泼尼松片，需要逐渐减量，如果减量或停药后出现乏力、精神萎靡、嗜睡、纳差等症状，需要加量或重新服用，少数患者需要终身服药。需定期复查血皮质醇水平，以帮助调整泼尼松的剂量。②对于有甲状腺功能减退的患者，需适量补充甲状腺素，并定期复查甲状腺功能。③对于获全切除，复查无复发迹象且GH缺乏的患者，需进行目标性的替代治疗，具体方案可参考《颅咽管瘤长期内分泌治疗专家共识》。④对于出院后尿量较多的尿崩患者，可以适量服用弥凝片，一般是在连续2小时尿量>250～300ml/h，服用弥凝半片或1片，同时需定期化验血电解质水平。⑤开颅患者出院后仍需预防性抗癫痫治疗3个月以上，如果出现癫痫发作，应按癫痫进行规范治疗。⑥定期复查头颅MRI增强扫描，以了解肿瘤是否复发，并需定期行血内分泌功能检查。定期复查头颅MRI增强扫描，以了解肿瘤是否复发，并需定期行血内分泌功能检查。一旦出现肿瘤复发或内分泌检查异常，应返院进行检查和治疗。

本共识编写专家组成员名单（按姓氏拼音为序）：包赟（南方医科大学南方医院神经外科）、陈礼刚（泸州医学院附属医院神经外科）、陈文劲（北京宣武医院神经外科）、崔大明（上海市第十人民医院神经外科）、樊俊（南方医科大学南方医院神经外科）、高国一（上海交通大学附属仁济医院神经外科）、高亮（上海市第十人民医院神经外科）、洪涛（南昌大学第一附属医院神经外科）、胡锦（复旦大学华山医院神经外科）、黄齐兵（山东大学齐鲁医院急诊科）、江荣才（天津医科大学总医院NICU神经外科）、姜晓兵（华中科技大学同济医学院附属协和医院神经外科）、康德智（福建医科大学附属第一医院神经外科）、兰青（苏州大学附属第二医院神经外科）、雷霆（华中科技大学同济医学院附属同济医院神经外科）、李立宏（西安唐都医院神经外科）、刘劲芳（中南大学湘雅医院神经外科）、刘忆（南方医科大学南方医院神经外科）、刘云会（中国医科大学附属盛京医院神经外科）、刘志雄（中南大学湘雅医院神经外科）、马杰（上海交通大学附属新华医院小儿神经外科）、毛庆（四川大学华西医院神经外科）、潘军（南方医科大学南方医院神经外科）、彭俊祥（南方医科大学南方医院神经外科）、漆松涛（南方医科大学南方医院神经外科）、邱炳辉（南方医科大学南方医院神经外科）、邱晓光（北京天坛医院神经外科）、石广志（北京天坛医院重症医学科）、王中（苏州大学附属第一医院神经外科）、魏俊吉（北京协和医院神经外科）、夏鹤春（宁夏医科大学总医院神经外科）、杨小锋（浙江大学附属第一医院神经外科）、张剑宁（解放军海军总医院神经外科）、张庭荣（新疆医科大学附属第一医院神经外科）、张亚卓（北京市神经外科研究所神经外科）、张永明（解放军第105医院重症医学科）、赵洪洋（华中科技大学同济医学院附属协和医院神经外科）、赵世光（哈尔滨医科大学附属第一医院神经外科）、钟平（复旦大学华山医院神经外科）、祝新根（南昌大学第二附属医院神经外科）、蒋传路（哈尔滨医科大学附属第二医院神经外科）、窦长武（内蒙古医学院第一附属医院神经外科）、洪涛（南昌大学第一附属医院神经外科）、江涛（北京市神经外科研究所神经外科）、况建国（南昌大学第一附属医院神经外科）、兰青（苏州大学附属第二医院神经外科）、雷鹏（兰州军区总医院神经外科）、李维平（深圳大学第一附属医院神经外科）、林志雄（南昌大学第一附属医院神经外科）、刘云会（中国医科大学附属盛京医院神经外科）、刘志雄（中南大学湘雅医院神经外科）、马驰原（南京军区总医院神经外科）、马杰（上海新华医院神经外科）、马文斌（北京协和医院神经外科）、马晓东（北京协和医院神经外科）、毛庆（四川大学华西医院神经外科）、毛颖（上海华山医院神经外科）、牛朝诗

（安徽省立医院神经外科）、潘军（南方医科大学南方医院神经外科）、潘力（上海华山医院神经外科）、潘亚文（兰州大学第二医院神经外科）、漆松涛（南方医科大学南方医院神经外科）、邱炳辉（南方医科大学南方医院神经外科）、邱晓光（北京天坛医院神经外科）、石祥恩（北京三博脑科医院神经外科）、王伟民（广州军区总医院神经外科）、吴安华（中国医科大学附属第一医院神经外科）、伍学焱（北京协和医院内分泌科）、邢俭（北京武警总医院神经外科）、徐国政（武汉总医院神经外科）、杨学军（天津医科大学总医院神经外科）、尤永平（江苏省人民医院神经外科）、张剑宁（海军总医院神经外科）、张晓彪（上海中山医院神经外科）、张亚卓（北京市神经外科研究所神经外科）、张玉琪（清华大学玉泉医院神经外科）、张志文（304 医院神经外科）、赵刚（吉林大学第一医院神经外科）。

本共识撰写者名单：漆松涛（南方医科大学南方医院神经外科）、伍学焱（北京协和医院内分泌科）、邱炳辉（南方医科大学南方医院神经外科）、潘军（南方医科大学南方医院神经外科）、包赟（南方医科大学南方医院神经外科）、彭俊祥（南方医科大学南方医院神经外科）、刘忆（南方医科大学南方医院神经外科）。

参 考 文 献

[1] Karavitaki N. Management of craniopharyngiomas[J]. J Endocrinol Invest,2014,37(3):219-228. DOI:10.1007/s40618-013-0050-9.

[2] Qi S,Lu Y,Pan J,et al. Anatomic relations of the arachnoidea around the pituitary stalk:relevance for surgical removal of craniopharyngiomas[J]. Acta Neurochir,2011,153(4):785-796. DOI:org/10.1007/s00701-010-0940-y.

[3] Qi S,Pan J,Lu Y,et al. The impact of the site of origin and rate of tumour growth on clinical outcome in children with craniopharyngiomas[J]. Clin Endocrinol,2012,76(1):103-110. DOI:10.1111/j.1365-2265.2011.04172.x.

[4] Bao Y,Pan J,Qi ST,et al. Origin of craniopharyngiomas:implications for growth pattern,clinical characteristics,and outcomes of tumor recurrence[J]. J Neurosurg,2016,125(1):24-32. DOI:10.3171/2015.6.JNS141883.

[5] Dhellemmes P,Vinchon M. Radical resection for cranio-

[6] Zuccaro G. Radical resection of craniopharyngioma[J]. Childs Nerv Syst,2005,21(8-9):679-690. DOI.org/10.1007/s003810100458.

[7] Kim SK,Wang KC,Shin SH,et al. Radical excision of pediatric craniopharyngioma:recurrence pattern and prognostic factors[J]. Childs Nerv Syst,2001,17(9):531-536;discussion 537. DOI.org/10.1007/s003810100458.

[8] Tomita T,McLone DG. Radical resections of childhood craniopharyngiomas[J]. Pediatr Neurosurg,1993,19(1):6-14. DOI:10.1159/000120693.

[9] Prieto R,Pascual JM,Subhi-Issa I,et al. Predictive factors for craniopharyngioma recurrence:a systematic review and illustrative case report of a rapid recurrence[J]. World Neurosurg,2013,79(5-6):733-749. DOI.org/10.1016/j.wneu.2012.07.033.

[10] Hofmann BM,Hollig A,Strauss C,et al. Results after treatment of craniopharyngiomas:further experiences with 73 patients since 1997[J]. J Neurosurg,2012,116(2):373-384. DOI:10.3171/2011.6.JNS081451.

[11] Saito K. Postoperative diabetes insipidus in craniopharyngiomas:Effective management by adherence to a strict protocol[J]. Neurol India,2015,63(5):659-660. DOI:10.4103/0028-3886.166572.

[12] Mukherjee KK,Dutta P,Singh A,et al. Choice of fluid therapy in patients of craniopharyngioma in the perioperative period:A hospital-based preliminary study[J]. Surg Neurol Int,2014,5:105. DOI:10.4103/2152-7806.136399.

[13] Elowe-Gruau E,Beltrand J,Brauner R,et al. Childhood craniopharyngioma:hypothalamus-sparing surgery decreases the risk of obesity[J]. J Clin Endocrinol Metab,2013,98(6):2376-2382. DOI:10.1210/jc.2012-3928.

[14] Bakhsheshian J,Jin DL,Chang KE,et al. Risk factors associated with the surgical management of craniopharyngiomas in pediatric patients:analysis of 1961 patients from a national registry database[J]. Neurosurg Focus,2016,41(6):E8. DOI:10.3171/2016.8.FOCUS16268.

[15] Crowley RK,Hamnvik OP,O'Sullivan EP,et al. Morbidity and mortality in patients with craniopharyngioma after surgery[J]. Clin Endocrinol(Oxf),2010,73(4):516-521. DOI:10.1111/j.1365-2265.2010.03838.x.

[16] Banerji D. Management of diabetes insipidus in craniopharyngiomas[J]. Neurol India,2015,63(5):661-

662. DOI：10. 4103/0028-3886. 166576

［17］ Di Iorgi N，Napoli F，Allegri AE，et al. Diabetes insipidus—diagnosis and management［J］. Horm Res Paediatr，2012，77（2）：69-84. DOI. org/10. 1159/000336333.

［18］ Nishizawa S，Ohta S，Oki Y. Spontaneous resolution of diabetes insipidus after pituitary stalk sectioning during surgery for large craniopharyngioma. Endocrinological evaluation and clinical implications for surgical strategy［J］. Neurol Med Chir（Tokyo），2006，46（3）：126-134；discussion 134-125. DOI. org/10. 2176/nmc.

［19］ Verbalis JG，Goldsmith SR，Greenberg A，et al. Hyponatremia treatment guidelines 2007：expert panel recommendations［J］. Am J Med，2007，120（11 Suppl 1）：S1-21. DOI：10. 1016/j. amjmed. 2007. 09. 001.

［20］ Siegel AJ，Verbalis JG，Clement S，et al. Hyponatremia in marathon runners due inappropriate arginine vasopressin secretion［J］. Am J Med，2007，120（5）：461 e411-467. DOI：10. 1016/j. amjmed. 2006. 10. 027.

［21］ Raghunathan V，Dhaliwal MS，Gupta A，et al. From cerebral salt wasting to diabetes insipidus with adipsia：case report of a child with craniopharyngioma［J］. J Pediatr Endocrinol Metab，2015，28（3-4）：323-326. DOI：10. 1515/jpem-2014-0224.

［22］ Ghirardello S，Hopper N，Albanese A，et al. Diabetes insipidus in craniopharyngioma：postoperative management of water and electrolyte disorders［J］. J Pediatr Endocrinol Metab，2006，19 Suppl 1：413-421.

［23］ Halperin ML，Cherney DZ. Hypernatremia［J］. N Engl J Med，2000，343（11）：817；author reply 817-818.

［24］ Adrogue HJ，Madias NE. Hypernatremia［J］. N Engl J Med，2000，342（20）：1493-1499. DOI：10. 1056/NEJM200005183422006.

［25］ Oksnes M，Ross R，Lovas K. Optimal glucocorticoid replacement in adrenal insufficiency［J］. Best Pract Res Clin Endocrinol Metab，2015，29（1）：3-15. DOI：10. 1016/j. beem. 2014. 09. 009.

［26］ Johannsson G，Nilsson AG，Bergthorsdottir R，et al. Improved cortisol exposure-time profile and outcome in patients with adrenal insufficiency：a prospective randomized trial of a novel hydrocortisone dual-release formulation［J］. J Clin Endocrinol Metab，2012，97（2）：473-481. DOI：10. 1210/jc. 2011-1926.

［27］ Muller HL，Heinrich M，Bueb K，Etavard-Gorris N，Gebhardt U，Kolb R，Sorensen N. Perioperative dexamethasone treatment in childhood craniopharyngioma—influence on short-term and long-term weight gain［J］.

Exp Clin Endocrinol Diabetes，2003，111（6）：330-334. DOI：10. 1055/s-2003-42722.

［28］ Crowley RK，Sherlock M，Agha A，Smith D，Thompson CJ. Clinical insights into adipsic diabetes insipidus：a large case series［J］. Clin Endocrinol（Oxf），2007，66（4）：475-482. DOI：10. 1111/j. 1365-2265. 2007. 02754. x.

［29］ Komotar RJ，Starke RM，Raper DM，et al. Endoscopic endonasal compared with microscopic transsphenoidal and open transcranial resection of craniopharyngiomas［J］. World Neurosurg，2012，77（2）：329-341. DOI：10. 1016/j. wneu. 2011. 07. 011.

［30］ 中华医学会神经外科学分会. 神经外科重症管理专家共识［J］. 中华医学杂志，2013，93（23）：1765-1779. DOI：10. 3760/cma. j. issn. 0376-2491. 2013. 23. 003.

［31］ Elliott RE，Jane JA，Jr.，et al. Surgical management of craniopharyngiomas in children：meta-analysis and comparison of transcranial and transsphenoidal approaches［J］. Neurosurgery，2011，69（3）：630-643；discussion 643. DOI：10. 1530/EJE-14-1029.

［32］ Daubenbuchel AM，Hoffmann A，Gebhardt U，et al. Hydrocephalus and hypothalamic involvement in pediatric patients with craniopharyngioma or cysts of Rathke's pouch：impact on long-term prognosis［J］. Eur J Endocrinol，2015，172（5）：561-569. DOI：10. 1530/EJE-14-1029.

［33］ Kawaguchi T，Ogawa Y，Watanabe M，et al. Craniopharyngiomas Presenting with Nonobstructive Hydrocephalus：Underlying Influence of Subarachnoidal Hemorrhage. Two Case Reports［J］. J Neurol Surg A Cent Eur Neurosurg，2015，76（5）：418-423. DOI：10. 1055/s-0034-1382784.

［34］ Ziai WC1，Lewin JJ. Update in the diagnosis and management of central nervous system infections. Neurol Clin. 2008；26（2）：427-68. DOI：10. 1016/j. ncl. 2008. 03. 013.

［35］ Fatemi N，Dusick JR，de Paiva Neto MA，et al. Endonasal versus supraorbital keyhole removal of craniopharyngiomas and tuberculum sellae meningiomas［J］. Neurosurgery，2009，64（5 Suppl 2）：269-284；discussion 284-266. DOI：10. 1227/01. NEU. 0000327857. 22221. 53.

［36］ Gardner PA，Prevedello DM，Kassam AB，et al. The evolution of the endonasal approach for craniopharyngiomas［J］. J Neurosurg，2008，108（5）：1043-1047. DOI：10. 3171/JNS/2008/108/5/1043.

缩略词列表

3rdVF,third ventricle floor　第三脑室底

ACA,anterior cerebral artery　大脑前动脉

AcoA,anterior communicating artery　前交通动脉

ACP,Adamantinomatous craniopharyngioma　成釉细胞型颅咽管瘤

ACTH,adrenocorticotrophic hormone　促皮质激素

Adenohypo-adenohypophysis　腺垂体

ADH,antidiuretic hormone　抗利尿激素

ANHS,the adenoneurohypophysis septation　腺垂体-神经垂体间膜性分膈

anterior lobe-前叶、posterior lobe　后叶

Aque.,aqueduct　中脑导水管

ASPS,an arachnoidal sleeve envelope the PS　围绕垂体柄的蛛网膜袖套

AVP,vasopressin　血管加压素

BA,basal artery　基底动脉

BAM,the basement membrane of the arachnoid　基底蛛网膜

BMI,Body Mass Index　体重指数

CA,catecholamine　儿茶酚胺

CCK,cholecystokinin　胆囊收缩素

Cerebral vesicle　脑泡

CH,Central Hypothyroidism　中枢性甲状腺功能减退症

Chromophobe cell　嫌色细胞

Corticotroph,ACTH cell　促肾上腺皮质激素细胞

CPA,cerebellopontine angle　桥脑小脑角

Crista　鸡冠

DA,dopamine　多巴胺

Dental plate　牙板

DI,diabetes insipidus　尿崩症

Dia,diaphragma sellae　鞍膈

Diencep,diencephalon　间脑

DM,dorsum sellae　鞍背

DS,diaphragma sellae　鞍膈

EA,extra-arachnoidal　蛛网膜外

FIH,frontal basal interhemispheric approach　额底前纵裂入路

Follicle stimulating hormone,FSH cell 和 Luteinizing hormone,LH cell　促性腺激素细胞

Follicular cell　滤泡细胞

FSH,follicle stimulating hormone　卵泡刺激素

FT approach,frontotemporal approach　额颞部入路

GABA,γ-aminobutyric acid-γ　氨基丁酸

GH,growth hormone　生长激素

GHD,Growth Hormone Deficiency　生长激素缺乏

Growth hormone,GH cell　生长激素细胞

Herring body　赫林体

HPA,hypocorticalism　肾上腺皮质激素轴减退

HPG,hypogonadism　性激素轴减退

408

HPT,hypothyroidism　甲状腺激素轴减退

Pit. ,hypophysis,pituitary gland　垂体

IA,intra-arachnoidal　蛛网膜内

ICA,internal carotid artery　颈内动脉

ID,infradiaphragmatic　鞍膈下

IIH,insulin-induced hypoglycemia stimulation test　胰岛素低血糖兴奋实验

III-nerve,oculomotor nerve　动眼神经

Infun. Recess-infundibular recess　漏斗隐窝

Infun-infundibular stem　漏斗柄

LH,luteinizing hormone　黄体生成素

LHRH,luteinizing release hormone　促黄体激素释放激素

Lilieq,Liliequist membrane Liliequist　膜

Mami. mamillary body　乳头体

Median Emin,median eminence　正中隆起

m-OCR,medial optic-carotid artery recess　内侧视神经颈内动脉隐窝

MSH,melanocyte-stimulating hormone　促黑激素

Neurohypo. -,neurohypophysis　神经垂体

Neurohypo. bud-,neurohypophyseal bud　神经垂体芽

NT,noradrenaline　去甲肾上腺素

OC,optic chiasma　视交叉

OCR,optic-carotid recess　视神经-颈内动脉隐窝

ON,optic nerve　视神经

optic-canal　视神经管

Oral fossa(stomatodeum)　口凹

OT,oxytocin　催产素

PA,pterional approach　翼点入路

Pan-HP,pan-hypopituitarism　全垂体功能减退

pars distalis-远侧部、pars tuberalis-结节部（又称之为漏斗部）、pars intermedia　中间部

Partial-HP,partial-hypopituitarism　部分垂体功能减退

PcoA,posterior communicating artery　后交通动脉

PCP,Papillary craniopharyngioma　鳞状乳头型颅咽管瘤

Pharyngeal hypophysis　咽垂体

Pia mater　软膜

Planum-,planum sphenoidale　蝶骨平台

PRL,prolactin　泌乳素

Prolactin,PR cell-或 Lactogenic hormone,LTH cell　催乳素细胞

PS,pituitary stalk　垂体柄

QOL,quality of life　生活质量

Rathke's Pouch　颅颊囊

RCC,Rathke's cleft cyst　拉克囊肿

SA,subarachnoidal　蛛网膜下

SCA,superior cerebellar artery　小脑上动脉

SF approach,subfrontal approach　额底入路

SF-,sellar floor　鞍底

SOM,somatostatin　生长抑素

SRIF,somatotropin release inhibiting factor　生长激素释放抑制因子

T,tumor　肿瘤

Thyroid stimulating hormone,TSH cell　促甲状腺素细胞

TS approach,trans-sphenoid approach　经蝶窦入路

TSC approach, trans-frontal-callosal-interforniceal approach　经胼胝体-穹窿间入路

TSH,thyroid-stimulating hormone　促甲状腺激素

索 引